U0189694

Group Counseling and Therapy
A New Interpersonal and Psychodynamic Model

团体咨询与治疗

一种崭新的人际-心理动力模式

吴秀碧　著

中国轻工业出版社

图书在版编目（CIP）数据

团体咨询与治疗：一种崭新的人际-心理动力模式／
吴秀碧著．—北京：中国轻工业出版社，2018.8
（2020.6重印）
ISBN 978-7-5184-1792-6

Ⅰ.①团…　Ⅱ.①吴…　Ⅲ.①集体心理治疗-研究
Ⅳ.①R459.9

中国版本图书馆CIP数据核字（2018）第111216号

总策划：石　铁
策划编辑：戴　婕　　　　　　　责任终审：杜文勇
责任编辑：戴　婕　刘　雅　　　责任监印：刘志颖

出版发行：中国轻工业出版社（北京东长安街6号，邮编：100740）
印　　刷：三河市鑫金马印装有限公司
经　　销：各地新华书店
版　　次：2020年6月第1版第2次印刷
开　　本：710×1000　1/16　印张：31.50
字　　数：460千字
书　　号：ISBN 978-7-5184-1792-6　定价：88.00元
读者热线：010-65181109，65262933
发行电话：010-85119832　传真：010-85113293
网　　址：http://www.chlip.com.cn　http://www.wqedu.com
电子信箱：1012305542@qq.com
如发现图书残缺请与我社联系调换
171035Y2X101ZYW

推荐序一

当我手里捧着刚收到的沉甸甸的新书厚作——吴秀碧教授撰写的《团体咨询与治疗———一种崭新的人际-心理动力模式》时，心中油然而生的是深深的感动和无限的敬意。这本集秀碧老师 40 多年的探索、实践与钻研的心血之作实在太丰富、太珍贵了。我的脑海里不由自主地浮现出许多与吴老师相遇、相识和成为知音的那些感人的画面。

第一次见到吴秀碧教授是 16 年前的那个秋天。2002 年，受中国台湾辅导学会的邀请，我和北京大学心理学系的钱铭怡教授一起赴台参加了辅导学会年会，并应邀在会上介绍了大陆心理咨询与心理治疗的发展。会后，时任理事长的台湾政治大学钟思嘉教授安排我们去台中的暨南国际大学交流。萧文教授精心安排了多场两岸临床与咨询心理学的学术活动，其中一项是访问台湾彰化师范大学辅导与咨询学系。在那里，我见到了吴秀碧教授，因为对团体辅导与咨询的共同兴趣和热爱，也因为吴老师谦和温暖、平易近人的风格，我们一见如故。当我得知吴老师在台湾是团体辅导与咨询研究的顶级专家，在这个领域内造诣很深、影响很大时，我心中对她更是充满了敬佩，心想：何时有机会向吴老师好好学习呢？

2008 年机会来了，5 月 18 日中美团体咨询高峰论坛在北京召开，我有幸请秀碧老师到北京参加，并介绍她独创的螺旋式团体咨询理论模式。可惜，当时正值汶川大地震刚刚发生，我被教育部调派去地震灾区做心理援助工作，没有机会参加会后工作坊跟随吴老师系统地学习。

2012 年中国心理卫生协会团体心理辅导与治疗专业委员会主办的第一届

团体咨询与团体治疗大会在清华大学召开，作为大会主席的我马上想到邀请吴老师来参会分享她的学术心得，我们又一次相聚了。在清华园里我们探讨了两岸团体咨询与治疗发展的特点、现状和未来。此后，我俩多次在两岸心理咨询学术会议上一起主持论坛、一起分享经验，增加了了解，增进了友谊。当我得知秀碧老师在精心打造一本不同于以往任何团体咨询与心理治疗书籍的新作时，我就开始期盼能早点读到她的著作！

今天，这本凝结了秀碧老师学术生涯大半生努力，集结了她在团体咨询与心理治疗领域教学、研究、实务、训练与督导方面的思考、经验与智慧的著作就在眼前，我很兴奋，也很激动！

翻阅《团体咨询与治疗——一种崭新的人际-心理动力模式》，感觉这本专著真的很特别。它是一本理论广博、视角独特、论述严谨、中西融合、学用结合的好书！可以说，这是我从事团体辅导与咨询研究20多年来所读过的国内外关于团体咨询与团体治疗相关著作中理论论述最全面透彻、内容结构最新颖完整、方法技术最清晰实用的一本好书！

首先，这本书不仅汲取了心理咨询与治疗各个学派的精华，更集中了不同学科的智慧，比如社会学、社会心理学、人格心理学、发展心理学、临床心理学及咨询心理学等理论，对团体咨询与治疗的理论与过程进行了深入透彻的分析和解读，回答了目前这个领域尚未解决的一些难题。比如有关团体整体理论建构与其在治疗中的运用，团体凝聚力到底是什么，基于人际关系理论建构的团体发展历程等。尤其是本书对团体治疗机制的阐述不同于欧文·亚隆所述的疗效因子说，本书从人际-心理动力的视角，对此时此地、投射性认同、替罪羔羊、冲突、支持等做了深入精辟的分析。这些见解新颖、独创、精彩，丰富了团体咨询与治疗的理论体系。

其次，这本书的特色是中西融合，对西方理论在华人文化背景下的理解及应用有很多反思。我知道吴老师在美国的大学完成了咨询心理学硕士和博士的专业训练，对西方的团体咨询与治疗理论非常熟悉和了解。但她在台湾从事团体辅导、团体咨询与治疗的教学、研究、训练、实务及推广工作的40多年里，一直致力于结合本土文化和实践探索，形成了自己独特的螺旋式的历程领导理论模式，非常适合华人社会团体领导者的养成与训练。

再次，这本书不仅重视作为一个团体带领者要深知团体背后的理论依据，也重视团体带领的技术方法的完整阐述。书中关于团体带领者需要工作的三个层面：个体、人际及团体整体的论述，关于非结构式团体的历程领导，关于团体领导行为与干预技术，关于联合领导等内容阐述的全面、清晰和精准，都是其他相关书籍中少见的，有助于团体带领者在实务工作中更有方向和信心，对团体领导者的训练与督导有重要的参考价值。

最后，我还想说，作为 2016 年刚刚成立的台湾团体咨询与治疗研究学会创会第一任理事长，秀碧老师在花甲之年仍然在团体咨询与治疗的研究领域中孜孜不倦地求索，并且尽心尽力为团体事业的发展继续奉献智慧和力量，我深深地被她感动着，这也激励着我！

目前，团体咨询与治疗在大陆发展迅速，越来越多的心理健康服务专业人员，包括心理治疗师、心理咨询师、社会工作者、教师、医生等应用团体咨询与治疗作为助人的方式，服务于不同的人群。但是有一些团体带领者只满足于学习技术，却不了解团体背后的理论，不能真正发挥团体应有的效能。为了提升专业人员团体咨询与治疗的能力，我认为这本有深度、有广度、有厚度、有温度的大作值得所有从事团体咨询与治疗的专业人员好好学习！

樊富珉 敬笔

清华大学社会科学学院心理学系教授

中国心理卫生协会团体辅导与治疗专业委员会主任

中国心理学会临床与咨询心理学专业委员会副主任

中国社会心理学会心理健康专业委员会主任

2017 年 6 月 16 日于清华园

推荐序二

"萧老师，我可以请你帮我的新书写序吗？"

电话那头传来秀碧老师邀请我为她的新书《团体咨询与治疗——一种崭新的人际-心理动力模式》写一篇序文，刹那间我的血液沸腾起来，传说中的团体咨询九阳真经终于要问世了。在还未看到这本书的原文时，我心中浮现出秀碧老师的身影，记忆也拉回到1985年我刚到台湾彰化师范大学任教时，有天在建白馆的大廊巧遇秀碧老师，那时她正值青壮之年，面色和悦却眼光犀利。她问了我一些国外学习的情形，然后很坚定地鼓励我要为咨询辅导界打拼，事后我才知道她就是当时辅导系赫赫有名的秀碧老师。其后有段时间她出国进修，回来后先是在咨询督导方面倾注心力，然后又见她开始进行团体咨询方面的研究。她认真、敬业又执着。在过去20年的岁月里她投身于团体咨询这个领域，不只是教学而已，更在无数次的实作中反思，还结合了各学派理论的精华，独创了她自己的螺旋式团体咨询理论模式。近年来，听过她演讲和上课的人，没有不为她在团体咨询领域的精熟而深深佩服的。秀碧老师还是一个淡泊名利的人。她虽无显赫的行政职务，可是在团体咨询的殿堂里却是一个高不可攀的"巨人"，2016年10月她更是成立了团体咨询与治疗专业发展学会，竭力推动台湾团体咨询研究的专业发展，秀碧老师的学术超越的精神值得吾辈学习。

团体咨询虽不是我的专长，应该说我其实不懂团体咨询，可是当出版社把原稿寄给我看时，我很认真地拜读了这本著作。我发现这本团体咨询著作与我过去所见的类似书籍有很大的不同，它不是在讲述团体咨询的理论，也不是用一堆文献堆砌出来的篇章结构。读这本书的时候我感觉秀碧老师就好像坐在我前面娓娓地叙说团体咨询是什么！每一个概念、每一句话，都是如此的平易近人却又字字珠玑，就好像一个活生生的团体在面前开展起来。其中第三篇"团体中的重要议题与治疗机制"，更让我读来恍然大悟。如果不是秀碧老师已臻"人剑合一"的境界，这些议题不会写得如此深入却又自然地恰到好处。整本书我花了将近一个星期才阅读完，而且还有一种跃跃欲试的感觉。当然我不会真的去带团体，因为我真的不懂，但我知道这是一本非常值得推荐的好书！

我投身辅导界已经 30 余年，我在想要是台湾咨询辅导界能有位像秀碧老师这样的人，将其毕生精华著作传世，则是何等令人拍案叫绝的事啊！

萧　文　敬笔

台湾暨南国际大学荣誉教授

2016 年 12 月 25 日

推荐序三

　　秀碧老师的大作《团体咨询与治疗——一种崭新的人际-心理动力模式》要出版了！作为她近30年的同事及同行，我真的是非常佩服她。秀碧老师投身于团体咨询领域将近40年，她对团体咨询的钻研却始终不断，钻研之深，当今台湾咨询心理界，我认为没有人可与她匹敌。在校时，秀碧老师除了在课程中传递理念，还带着研究生就团体咨询的运作一步步地进行探讨及验证，以期从本土的研究中建构及印证团体咨询的理论和实务，即使是退休后，她也未曾停止，她仍投入博士班学生的团体咨询实务课程中，除了亲身示范外，还督导研究生所带的团体。依我对她的认识，她对台湾心理咨询领域界专业人才的培养有极强的使命感，有感于我们年轻一代在离开学校后，在带团体的方式上有偏向仅借用媒介或活动来运作的倾向，而忘却了如何激发团体自身特有的疗效因子带出团体咨询效能。她的感触驱使她想方设法让助人专业人员团体咨询的能力能够提升，我想著书就是在这样的一个心愿下的产物，将她投入团体咨询与治疗的经验及多年的思考呈现在这一本深度和广度兼具的精彩著作中。

　　当我拿到秀碧老师的文稿，一开启阅读时，就欲罢不能。其开宗明义就将人际互动和个人内在心理的互为表里阐述得清晰易懂，让带团体之实务工作者警惕在心，可以在带领时不致迷失，只关注其一，而忘了另一个潜在层面。此外，我特别欣赏的是本书将许多与团体相关联的知识（团体动力、系统理论、人格理论、社会心理学……）予以解析、论述、整合，再重新建构出本书所呈现的团体咨询与治疗模式。因此本书的丰富性可以说是超越了当今我所阅读到的许多团体咨询与治疗的书籍，因为过往大部分书籍的内容彰显的是团体咨询与治疗操作的外显状态，而没有详细言明其内在建基的理论与理论发展，本书不仅详细指引作为一个领导者如何带领咨询团体或治疗团体，更讲明了带领背后的理论凭据，因此本书对如何进行团体咨询与治疗之学习者或实务工作者有着极大的帮助。再者，在阅读本书时让我感到兴奋的是看到秀碧老师对"非结构（或程序结构）团体"的解说，其或能化解许多想尝试带领非结构团体领导者的内心的忐忑，而其创建发展的螺旋模式的历程领导，可以更清楚地指引团体带领者努力的方向，这些我相信可以更激发助人专业工作者运用团体的特质进行咨询与治疗的工作。

最后，我想说的是吴秀碧教授的《团体咨询与治疗——一种崭新的人际-心理动力模式》一书是其一生专业的体现，也是其对台湾心理咨询领域、咨询师培育上的贡献，这本书的出现与出版是后学者的福气，该是她引以为傲的。

程小萍　敬笔
台湾团体咨询与治疗研究学会理事
前台湾彰化师范大学学生辅导与咨询中心主任
2017 年 1 月于台湾彰化

推荐序四

如果说本书是吴秀碧老师的倾囊相授的代表著作，一点也不为过。这恐怕是国内外关于团体咨询与心理治疗相关书籍中第一本对团体咨询与心理治疗的理论基础做出最详尽探讨、又完整说明实务执行背后的理论依据的一本书。更难得的是，秀碧老师不仅对相关理论做了详尽的描述，更增加了她个人多年经验的反思与评论，同时佐以一些相关文献来支持，以及提供本土化的文化反思，又有实务的说明与呼应。阅读起来，有种终于"知其然，并知其所以然"的顿悟快感。

评论此书，虽然我十分喜欢后半段团体实务带领的说明，不过我更推崇秀碧老师对于团体咨询相关理论的完整整理与评析。这样的内容深度，十足反映出秀碧老师在团体咨询领域的深厚功力。若非有丰富的团体实务与教学经验，再加上勤于阅读与反思，恐怕是无法写出这样的深度和内容的。不同于其他团体咨询与心理治疗的教科书在理论基础的探究，多只聚焦于一两个团体动力或人际互动的理论基础，此书几乎是上穷碧落下黄泉般地探究与团体咨询与心理治疗相关的理论。它不仅从咨询与心理治疗理论和团体动力的角度探究，更包含心理学、社会学乃至华人文化的广度，详尽探究个体的人格发展与人际模式的理论、人际-心理动力、团体发展阶段与动力以及阿德勒（Adler）的家庭星座论等，来帮助读者理解团体，并理解可以如何运用团体从事咨询与心理治疗的助人工作。更重要的是，秀碧老师还针对这些主流理论提供了一些发人深省的反思。以目前在团体咨询与心理治疗很热的人际治疗理论为例，在大家一窝蜂追逐该理论时，秀碧老师除详尽地介绍相关理论，说明该理论可以如何协助治疗师理解个体的内在或人际模式，以及诠释个别成员与治疗师之间的关系，协助治疗师观察团体中成员彼此的人际互动特征与形态外，她更指出这些人际取向的治疗理论的限制，其中最大的问题即在缺少团体发展与阶段演进的原理，以及在团体层面或团体整体欠缺清晰与明确的建构概念。

此外，秀碧老师也指出了当今团体咨询与心理治疗教科书的通病，或理论缺乏，或仅依据实证和实务经验来描述其介入方式，导致当今团体咨询与心理治疗学习者容易陷入依样画葫芦、却不知所以然的困境，这或许也是秀碧老师用尽其洪荒之力将团体相关理论做如此详尽而完整的探究吧！以团体发展和阶段理论为例，目前所有相关书籍关于团体发展阶段的描述，大多只依据实证和实务去描述团体阶段特征，并未诠释团体发展和阶段特征如何形成。因此当治疗师以一个模糊的团体整体概念去带领团体，自然就无法充分地理解有关团体整体的现象，一旦遇到不同于教科书描述的团体现象，也就缺乏应变与有效介入的能力。当然团体的效能也就难以展现了。本书的另一个独到之处，就是秀碧老师特别依据社会心理学的人际关系理论建构了一个五阶段的团体发展历程，提出螺旋模式的历程领导，并透过实证研究加以检验，其精彩的内容与独特的见解，十分值得读者好好阅读。

本书还有一大特色，就是秀碧老师在每个章节都纳入华人文化对团体咨询与心理治疗工作可能的影响的反思，对读者学习如何在华人社会带领团体十分有帮助。以大我与小我的界限为例，秀碧老师指出，西方治疗因多采取"人""我"对立观，强调人际界限，因此在治疗上多重视协助个人发展"抉择"的能力，来处理其冲突困境；然而重视团体和谐的华人社会，治疗师则不能忽视当事人难以放弃人际亲和需求的内心的强烈冲突。当"大我"与"小我"间的界限，因人际亲和需求而被挤压到痛苦和无力的时候，坚持界限或强调抉择反而容易导致个体崩溃或逃离。如果治疗师可以协助个人的界限不僵化、不阻抗，甚至发展出可扩大个体界限的具有华人文化特性的"协调"策略，将有助于其化解冲突。

最后，虽然秀碧老师对团体理论做了详尽的说明，不过我更喜欢她的一段回答准治疗师询问如何才能够做到人对人的一段话："记住你的功能和任务就好，忘掉你是治疗师的角色，真诚地去对待成员"。 是的，虽然本书的内容十分丰富，绝对值得读者细细品尝、反复咀嚼，甚至当作典范加以熟背。不过一旦带领起团体时，请务必记得"你的功能与任务，并真诚地去对待你的成员"。

王丽斐 敬笔

台湾师范大学教育心理与辅导学系教授

前台湾咨询心理学会理事长

自　序

作者从事教授硕士和博士班团体咨询理论与实务训练的课程，以及多年工作坊的培训，长久以来深感训练团体领导者最大的困难，在于当代广泛的心理动力团体咨询与治疗相关理论所隐藏的两大缺失：（1）适当的凝聚力操作性定义和团体历程与阶段发展理论的缺乏，影响了领导者催化团体历程发展的明确指引；（2）有关团体整体（group as a whole）的理论建构与其在治疗的运用方面的讨论特别少，影响了领导者运用团体整体的治疗功能。另外，坊间团体咨询与治疗的书籍甚多，作者希望依据个人多年从事研究、教学与训练的心得，撰写一本在内容结构与组织上有别于现有的团体咨询与治疗的书籍。因此本书在基本理论建构、治疗与介入的原理、方法与技术等方面，有较为完整的论述。

第一篇"基本假设"有三章，包括第一章论述人际-心理动力团体咨询与治疗的基本假设，并于第五节根据阿德勒的家庭星座理论提出一个有关团体整体的建构概念及其运用，这个团体整体的建构概念，是阐明从团体历程发展所形成和产生的一个"看不见的团体"，为有效的团体领导者不能不知的团体结构。第三章则阐述了较新的通用系统理论，对团体整体的性质进行了论述，协助读者对团体整体的现象有更为清晰的认识。

第二篇"团体的发展与领导"共八章，其中最独特之处在于本书作者提出凝聚力的新概念与定义，及建构团体发展与阶段的原理和领导策略。其余各章内容，则包括对于团体中的治疗关系与人际网络相关议题，采取整合而具区分性和实用性的论述，并讨论非结构团体与螺旋式领导的运用，以及实用的领导相关行为与介入技术等。由于笔者曾于 2004 年在台湾辅导与咨询学会年会的演讲上，提出以社会心理学的人际关系理论建构团体历程和阶段发展的理论，因此本书将该理论及其在领导中的应用进行了较完整的论述，同时也以社会心理学的人际关系理论依据，提出具有操作性的团体凝聚力的定义，以使团体历程与阶段发展原理和凝聚力的建构概念两者，在理论建构的基础上能够一致与完整，使领导者知道催化团体历程发展与凝聚力的具体关联，因此在原理和应用上对于催化团体历程发展是一项重要的突破。

第三篇"团体中的重要议题与治疗机制"共六章。由于欧文·亚隆所提出的治疗因子已广为团体咨询与治疗专家和实务工作者所熟知，故本书不再赘述。因此第三篇特别针对团体中常见的重要治疗机制，包括此时此地、代罪羔羊、投射性认同、矫正性情感体验及团体中支持环境等，综合最新的一些观点加以阐述，使治疗机制及其在团体咨询与治疗的运用较为详细与具体。

第四篇"团体成员与领导"有三章，除了领导者与成员有关的重要议题之外，"联合领导"另成一章，书中对其做了更详细的说明，以供读者了解联合领导的多样性，以及不同的联合领导方法的特色与优劣。所以，本书希望带给读者有关团体咨询与治疗较为完整的理论与实用的指导。

完成本书最深刻的感受是，撰写的过程带给作者回顾多年来从事团体咨询与治疗的研究、教学、培训和实务工作，一个再度反省与整理的机会，并期待能够将个人的想法和经验同从事团体咨询与治疗研究、教学、训练及实务工作者分享。本书因篇幅限制或个人能力而有疏漏之处，请各位学者专家指正。

吴秀碧　谨识
2017 年初春于台湾彰化

目　录

第四篇　团体成员与领导

第一篇

基本假设

绪　论

由于咨询和治疗团体，不仅具有个体心理的性质，也具有人际和团体的心理-社会的本质。因此，人际-心理动力模式的团体咨询与治疗，视团体为一个复杂（complex）的现象，包括个体的内心层面，以及人际的和团体的两个心理-社会层面。所谓人际（interpersonal），是指发生在两人或更多人之间的关系或行动；而心理或内心（intrapersonal），则是指一个人内在独自发生的事。因此，人际-心理动力模式的团体咨询与治疗，主要以人际治疗相关的理论，作为理解成员个人内心以及人际模式或形态的依据。同时，以社会心理学的人际关系理论，以及小团体动力的原理，作为诠释团体中人际和团体历程在心理—社会层面的发展与阶段特征的基础。从个体、人际和团体三个层面，建构一个复合模式的团体咨询与治疗原理。这种咨询与治疗方法，兼顾了成员个人内心、人际以及团体整体（group-as-a-whole）的介入。

对个体的人格发展与人际模式的理解，主要依据人际心理学（Adler，1929，1931，1959；Sullivan，1953，1964）、客体关系理论（Greenberg & Mitchell，1983；Kohut，1977；Teyber，1997）以及依恋理论（Bowlby，1973，1980，1988）等，以理解个体成员的内在动力与外显人际形态或特征的关联。其次，以社会心理学的人际关系理论（Clark，Mills，& Corcoran，1999；Goffman，1955；Homans，1961；Jehn & Shah，1997；Rawlins，1981）作为建构团体发展与阶段特征概念的依据，提出一个团体阶段发展的模式。最后，并以阿德勒的家庭星座论诠释团体整体的意义，由于家庭星座理论与通用系统理论（General System Theory）及小团体动力学都重视整体观、结构与形态，故佐以小团体动力原理和通用系统理论等，以理解咨询与治疗团体的团体整体现象。这样领导者得以有系统地从较为宽广和多角度的概念，理解咨询与治疗团体多元而复杂的现象。

由于人际-心理动力的团体治疗，兼具人际动力取向的治疗和心理动力的治疗，故可处理团体成员较为广泛的问题与需求。人际动力的治疗，以经验性的治疗方法为主。经验性治疗方法，首先注重体验，因此强调"此时此地"。在人际互动中体验个人的人际关系、人际特征、人际形态或人际模式。这是一种垂直性质的改变历程。从经验获得知、情、意、行合一的体验，并从人际经验中学习新的行为。例如，人际历程评论、团体历程评论、反映、回馈、矫正性情感体验等方法和技术，都是经验性治疗方法的技术。心理动力治疗方法，主要在协助成员将"彼时彼地"的经验带到"此时此地"处理。让一个人的生命不发生断裂，能够经由叙述个人历史，而重构过去体验的认知，或将过去体验重新概念化。若是个人心理冲突问题，则协助个人能够自我对话和自我沟通，以便使内心冲突或对立的两部分，得以达到统一。若为失落问题，则协助成员个人将内心客体的角色，给予转化角色和重新安置，以便建立新关系和继续联结，而达到疗愈的效果。所以，重构、意义归因、宣泄、解释、面质、阅读治疗、角色扮演、创造、心理治疗仪式等，都是心理动力学治疗方法常用的技术。

最后，由于在美国有关心理工作的专业证照的规定，"专业咨询"（professional counseling）和"心理治疗"（psychotherapy）是两种不同的专业。从事咨询工作的专业人员，称为"专业咨询师"（professional counselor），在中国台湾则被称为"咨询心理师"；从事心理治疗工作的专业人员，则被称为"心理师"（psychologist），即中国台湾所称的临床心理师。两者都以协助个人改变为主要任务和功能，在美国这两种工作都可称为"治疗"（therapy）。其角色差别在于，前者主要是协助个人的生活和人生问题或适应的改变；后者处理的重点在于个人神经（neurotic）或精神（psychotic）。

总而言之，人际–心理动力团体咨询与治疗原理，相信人际和团体为影响成员个人改变的理想场所。此外，在成员处理个人内心自我冲突和失落问题，或是生活和人生问题时，团体也可以成为支持和协助成员的丰富资源。书中各章节的安排依次为：第一章论述了人际–心理动力模式的团体咨询与治疗的主要假设；第二章和第三章论述了小团体与团体治疗相关的概念；第四章、第五章、第六章，以社会心理学的人际关系理论，作为阐释团体历程发展与阶段模式的依据；并依此模式，在第七章、第八章、第九章提出了各阶段的领导任务与策略；从第十章至第十七章讨论了团体咨询与治疗的重要议题、方法和技术；最后，从第十八章至第二十章论述了团体成员、领导者，以及联合领导的相关议题。

| 第一章 |
人际－心理动力团体咨询与治疗的基本假设

第一节　治疗团体为复合的现象

　　团体咨询与治疗情境，远比个别咨询与治疗情境复杂和多面向。苏东坡在《题西林壁》古诗中写道："横看成岭侧成峰，远近高低各不同；不识庐山真面目，只缘身在此山中"。团体咨询与治疗的内涵与现象正是如此，具有复杂（complex）的性质。若只依据一个个别治疗理论所发展的团体治疗理论，企图去观察和解释其复杂的现象，不只"不识庐山真面目"，而且可能落入"见树不见林"的缺失。

一、复合模式为团体咨询与治疗理论建构的新趋势

　　传统心理动力相关学派的团体治疗理论，多数以个别治疗的理论为依据发展而成。为避免只从成员个人的视角去解读和运用团体的限制，当下有学者相继提出了人际取向的团体治疗方法。这些方法并非由单一理论作为治疗的依据，可以称为复合（complex）的模式。人际历程或人际动力治疗，由于不满意以治疗一个人的理论去诠释和治疗多人的情境，而采取人际复合模式理论，并相信这种模式可以了解人类的人格和行为（Carson，1969；Kiesler，

1983；Locke & Adamic，2012）。这类模式主要以沙利文的人际治疗理论、阿德勒（Adler）的人际心理学、客体关系治疗理论、家庭治疗理论，以及亚隆（Yalom）的社会缩影理论（social microcosm theory）为依据（Chen & Rybak，2004；Horowitz，2004；Kiesler，1982；Strupp & Binder，1984；Teyber，1997；Yalom，1985，1995，2005），开启了以非单一理论建构团体治疗的原理，这也是最新的趋势。

所以，这类复合式人际取向的团体治疗理论，不是由哪一位学者所开创的。虽然学者们的理论与方法或有差异，但是他们都有共同的重点，即：（1）人际关系；（2）矫正性情感体验；（3）团体如同社会缩影；（4）运用此时此地；（5）不使用难懂语言的对话（jargon-free dialogue）（也就是不使用行话或专业术语）；（6）治疗师同时为参与者和观察者（Zimmerman，2008）。由于人际取向的团体治疗都相信人格为人际产物（Sullivan，1953），这六项的交集之处，就是人际关系或人际动力概念的运用。治疗的方法主要是利用团体中的人际情境，介入焦点包括个别成员与领导者之间、成员与成员之间或团体整体。人际取向的团体治疗致力于摆脱只以个别成员内心或精神动力为焦点的团体治疗，更加重视团体中的人际互动和人际学习，迈出了团体治疗新的里程碑，也为团体治疗踏出了一大步。

二、当前人际取向团体咨询与治疗的优势与劣势

人际取向的团体治疗为当前广为运用的模式，这种模式具备相当多的优点。在团体中成员会显现其关系的习惯，由此团体能给治疗师提供独特的资料来源，可以评估和形成对于成员个人人际风格的概念。对于成员而言，则可以进一步去讨论个人在团体内和团体外平行呈现的人际形态。团体给成员提供了丰富的人际学习机会，能够去修正成员的人际形态或模式（Teyber & McClure，2011；Yalom & Leszcz，2005）。不过当前人际取向的团体治疗理论仍然有其限制，主要体现在缺少团体发展与阶段演进的原理，以及在团体层面或团体整体（group as a whole）上欠缺清晰与明确的建构概念。当前的理论几乎只从实证和实务提出阶段特征，而无法诠释团体发展和阶段特征是如何形成的，以及一个模糊的团体整体概念。因此，治疗师不只欠缺理论指

引，可据以提出团体各阶段领导的主要任务和策略，对于团体层面的概念和处理方法也不明确（吴秀碧，2015）。

团体由三个层面所构成——个体、人际和团体，且这三个层面的历程有交互影响的关联。个体层面，从人格理论可视为一个具有生理和心理意义的个体（individual），若从社会学和社会心理学的角度来看，则可视为一个具有社会文化意义的人（person）；人际层面，则由两三人或三四人之间的互动所构成；团体层面，则是由团体中全体成员所组成的一个整体。当前的人际治疗理论，主要可以协助治疗师理解个体的内在或人际模式。借此，治疗师除了可以诠释个别成员与治疗师之间的关系，还可以观察团体中成员彼此之间的人际互动特征与形态，由此能比在个别治疗情境中去理解一名当事人的资料更为丰富。然而，这些人际取向的治疗理论，无法帮助治疗师充分地理解有关团体整体的现象，必须借助其他与团体相关的理论，例如，家庭治疗理论和系统论，以明其现象。此外，20世纪80年代后崛起的亚隆的人际互动团体心理治疗（Interpersonal Interaction Group Psychotherapy），由于其信奉的存在主义的影响，过度强调团体中此时此地的人际互动的治疗价值，因而忽略了有些成员个人的问题并无法借助当下人际互动作为理解和改变的依据，而是需要处理和改变个人内心世界。

三、团体只是团体咨询与治疗的一项工具

虽然团体治疗的对象为个别成员，然而绝对不是在团体中对成员个人进行个别治疗的方式。就团体治疗的形式和性质而言，团体乃是作为改变个别成员的一种工具。进行改变的主要标靶是"个别成员"，"团体"只是一项工具。《论语·魏灵公篇》云："工欲善其事，必先利其器。"从工具的角度，领导者需要努力经营团体，以便创造出一个具有疗愈的团体环境。而这项任务为历程领导任务，不是终极领导任务。历程领导任务主要在使团体成为改变成员个人的有效工具；终极领导任务才是协助成员个人改变。所以领导者除了对所要改变的个体能够概念化之外，对于团体这个工具，也必须要概念化，而这部分正是当前人际取向治疗各家所较少论及的。

最后，团体治疗的环境基础，是团体凝聚力。凝聚力的本质为友谊关系

（Jehn & Shah，1997），即一种共享性质的人际关系；团体历程的发展，也是团体中人际关系发展的历程（吴秀碧，2005），这是社会心理学的人际关系理论研究的领域。蔡文辉提道："社会学是一门研究人与人之间互动的社会科学"，又说"研究的主题因此也就着重在人与人之间互动的形式与其所构成的团体结构"（引自蓝采风，2000）。而"社会心理学是对个人行为如何受到社会刺激的影响进行科学研究的一门学问"（陈皎眉、王丛桂、孙蒨如，2007）。所以社会学和社会心理学的研究对象是人的行为，不同于以研究自我（ego）和自体（self）的人格心理学。对于团体人际关系，仅以人格理论的个体内在动力来解释，只能观察关系的特征，无法观察团体的结构和团体中人际关系的发展历程。团体中人际关系的发展历程，也是团体发展的历程。由此社会学和社会心理学，可以提供领导者对于治疗团体的结构，以及人与人的互动和关系发展历程的理解。了解治疗团体的心理-社会层面是领导者介入以促进人际互动与关系发展的方法的重要依据。由此可知，由于治疗团体的复杂性，单一的个别治疗理论难以知其全貌，而仅从人格心理学的个体心理角度，也无法完整地诠释治疗团体的心理-社会面向。

第二节　社会性需求为人类行为的主要动力

人类是动物，但人类是社会性动物，更是高等动物。教育是人类社会化的历程，家庭和学校是一个人社会化历程的主要场所，因此造就了人类的社会性需求远比动物性需求重要，成为人类行为的主要动力。此外，阿德勒主张人类的行为具有目的性，这也表示个人的行为具有选择性，不同于低等动物，只能在本能的驱使下过一生。由此，一个人感到无意义的人生，也是选择的结果。

一、人类的社会本质

早期的心理学者如弗洛伊德和阿德勒都是以生物观为依据，发展他们个人的治疗理论，然而两人主张迥异。弗洛伊德（1920）重视人类的生物性本能，提出生和死的本能及性的本能，作为其驱力论的主要建构基础。以现代的基因学来看，这些主要与 DNA 有关。基因不只在一种生物的成长和发展的可能极限扮演着决定性的角色，也决定一种生物的生命极限。从这样的观点来看，生和死与其被视为一种本能，还不如说是一种生物性的潜力更贴近。而这种生物的潜力，在低等动物身上可能就是别无选择地这样过一生；然而，在大脑特别发达的人类身上则不然。由于人类有自知和自我决定的能力与行为，意义治疗大师维克多·弗兰克尔（Victor Frankle）便主张，人绝对不是遗传和环境所能完全决定的产物，人是有决定能力的（Frankle，1986/1991）。

具有生物学背景的阿德勒（1929）重视人类行为的社会性目的，他认为动物有两种，一种为独居型，另一种为群居型。这两种动物的生存形态都是来自天生的潜能。人是属于群居型的动物，需要重视人的社会性。人类属于群居型的动物，群居可以提高生存安全。以现在科学的观点，这可以被视为动物为了适应环境，在演化过程形成的基因，所以人类的社会兴趣是与生俱来的潜能。阿德勒的个体心理学，也是人际心理学（Ansbacher，1968）。在超越人际沟通，也就是发展身为社会整体之一分子的感觉，他统称为社会兴趣。这是指对所有社会成员的一种情感，表现为为了社会进步，而不是为了个人利益而与他人合作。阿德勒（1931）认为社会兴趣是人类本性的一部分，根植于每个人的潜能之中。因此，必须先发展社会兴趣，才能形成有用的生活风格。而社会兴趣的发展受到早期亲子教养的影响最大。阿德勒把社会兴趣作为衡量心理健康的指标。

二、人类的社会性动机

人文主义学者马斯洛（A. H. Maslow）同样重视人类的社会性本质，将阿德勒的社会兴趣转化成具体的社会性动机。马斯洛（1954）主张人类有五大基本阶梯需求：生理的需求、安全的需求、归属与爱的需求、自尊的需求和自我实现的需求。他并不否认性的驱力为动物的本能，但他认为性的需求只是人类行为的一小部分。毕竟人是社会性的动物，除了繁衍子孙作为延续个人生命之外，还有其他更重要的需求，而且主要表现为社会性。霍夫曼（Edward Hoffman）认为在马斯洛的基本需求当中，自我实现这项需求区分了人类与其他所有动物的基本需求，为个人成长的高峰（引自 Hoffman，1988/2000）。这项需求指实现个人的潜能，达成自我的愿望，追求成长和高峰经验。而存在（being）需求，为人生中实现潜能和意义，以创造自我成长。后来马斯洛（1968，1970）相继再提出知识（cognitive）与美的需求（aesthetic needs），以及超然存在的需求（transcendence needs）。知识与美的需求，即当知识缺乏或被扭曲的时候，感到不自在与怀疑；超然存在的需求，可视为超自我实现的需求，以协助他人获得自我实现的需求，属于灵性的需求。所以张春兴（2003）认为这是追求真、善、美的需求。

在马斯洛的五项需求当中，"爱与归属"及"自尊"可被视为人类最基本的社会性需求。现代化的社会，物质富裕，生存所需的物质和物质取得的安全程度，已经使得生理需求几乎不成问题。20 世纪中叶，美国心理学者便指出，满足爱与归属需求的困难，是当代美国人心理问题的主要来源，孤独和疏离为问题所在。其次，由于现代工业社会竞争激烈，自尊的需求，包括成就、声望、角色、地位、升迁等，都俨然成为现代人的挑战和难题。至于自我实现则是自我最高人生境界的需求，接纳自己、追求自由自在、表现个性、关怀人类、创造等需求，在现代工业结构的经济活动中，这也是人类另一项不容易实现的需求。弗兰克尔认为人有决定的自由，做一个意志自由的人，可以决定自己存在的自由。然而，忙碌而随波逐流的多数现代人，往往有意识或下意识地忽视这种意志的自由，而成为精神官能症的俘虏。

三、死亡与人类的灵性动机

虽然马斯洛与弗洛伊德不同，他并不重视生、死、性本能论的心理学。不过从存在主义的观点来看，马斯洛的五项基本需求与人类的生存和预知死亡的能力有关。弗兰克尔认为动物都会知道自己即将死亡，但唯有人类能够预知自己的死亡（Frankle，1986/1991）。的确，古人言：六十古来稀，过六十岁生日要大大庆祝一番。现在台湾每年有国民寿命统计的平均数，便成了人们预期自己寿命的参数之一。弗兰克尔（1986/1991）认为，由于人类能预知死亡，又因期望在有生之年创造生命的意义，这是人类造就文明进步的主要原因。个人意义的追求，也可从社会性意义到灵性意义，即从追求爱与归属，以及自尊等社会性的需求，到超自我实现的需求。超自我实现，可视为个人将自己与所有人类视为一体，成为一个大我，故不局限于满足个人的小我，要满足的是大我。

在埃里克森（Erikson）的人格发展理论中，最后阶段为自我调整期相对于绝望。就存在的价值或意义而言，即便到了人生的最后阶段，例如临终病患，处在生与死的关卡，面对自我调整相对于绝望的抉择之际，若个人感到生命有意义，便能成功地解决这个困境。所以，一个面对死亡绝境的人，可发现生命的意义从而能够解决自我调整与绝望的矛盾对立。从存在治疗的观点来看，便是解决了自由与决定的宿命。所以，临终的人最需要就是统整个人一生的意义。若感到有意义，也就可以安心瞑目了。

综合上述，人类的发展与其他动物不同，人有生物、心理和灵性三层面的发展。正如弗兰克尔所主张："人是生存于三次元的结构空间中：肉体的、心理的及灵性的"（Frankle，1986/1991）。因此，除了生物原始的性驱力和生存的物质基本需求，让生命有一份基本安全感之外，人类更重视社会性的心理与灵性需求的满足，以便创造个人的社会意义和存在意义。社会意义，主要和爱与归属及自尊有关；存在意义，则与自我实现和超自我实现有关，也就是弗兰克尔所指的："实现自身的潜在价值"（Frankle，1986/1991）。寻求咨询与治疗的当事人，多数与社会意义的丧失有关。在治疗团体中成员个人可以获得他人的支持和肯定，重建自我与他人的联结，同时看到自己的社会或人际价值。这是团体治疗胜于个别治疗之处，可以提供一个人安顿自己的地方。

第三节　人格是人际动力的产物

假如一个人和鲁滨逊一样漂流到孤岛上，然后一辈子自己一个人生活，只有猴子和山猪相伴，便无所谓人格这回事了。然而，在这样孤独的生活中，他一定很期待远方的海上能够出现一艘驶往岛上的船。因为，人类毕竟是社会性动物。

阿德勒（1929）主张个人的行为都发生在社会脉络当中，故无法孤立地去研究一个人。Mosak（1973）认为阿德勒的个体心理学（Individual Psychology）就是人际心理学（Interpersonal Psychology）。Segalla（2008）也提道："若离开与他人的生活，便无法理解一个人的自我。"这说明了只有在人际环境中，才能真正去理解一个人。尤其从文化的观点来看，在社会比较或社会对照之下，才能凸显出个人的独特性。由于相信个人的人格特征为人际产物，以及个人的问题多数也来自人际，才使得运用团体作为有用的治疗工具具备充足的理由。

团体治疗的首要假设就是，人格是人际动力的产物。个人内心世界，主要是人际经验的内化。若没有这个假设，使用团体作为治疗的情境便几乎少了很多的意义。阿尔波特（1937）追溯"人格"这个字的根源，为拉丁文的 per sonare。而 persona 一词为希腊时代演员所戴的面具。人格有几种意义：（1）一个人在他人面前所呈现的，但非真正的自己；（2）在生活中所扮演某人的部分；（3）个人特质的聚集，以适合他的工作；（4）特征与自尊（Allport，1937）。由此，人格或可视为一个人的社会面具，而戴着这个面具的演出者便是内心真正的自我。如同现代的京剧演员画着不同脸谱，演出不同古人角色一般，但是他一直都知道自己是何人。故团体成员在团体中呈现的人格特征，也可视为角色的演出。团体治疗协助成员学习安心地卸下沉重的面具，自在地活着。

一、人际动力是人格形成的主因

阿尔波特（Allport，1937）是第一位着重研究人格理论的心理学家，主张想了解一个人的人格，就必须了解一个人的动机。首创人际治疗的沙利文（Sullivan，1953，1964）主张人们需要"主宰"（control）、"隶属"（affiliation）和"包括"（inclusion），这是人际的三项核心动力；人格的形成，是在相当持久重复形态的人际情境之下产生的特征。沙利文认为儿童通过与父母持续重复的互动模式，以及互补形态的自我和他人关系，而建构儿童的个性与自尊。例如，如果父母以批评和要求的方式对待儿童，由于感到"失去主宰"和"被拒绝"，儿童可能会发展出无助或不重要的自我想象。一旦儿童学会这样的互动模式，他们还可能会使用同一种行为来逃避或降低焦虑的经验。这些导致焦虑的自我经验，就会被分裂或否认，并发展出人际关系的应对模式和策略，以防止再次造成焦虑。这就是个人人际防御的模式，并在成年期重复早期和父母形成的人际防御模式。由此可知，人际关系的模式和沟通策略，由早年的人际经验形成。这样的主张影响了后来有关人际理论的发展，例如，依恋理论、家庭治疗和人际取向治疗。

阿德勒（1929，1931，1959）也重视人际动力为个体人格形成的因素。他认为教养和家庭生活环境，影响个人生活风格（life style）的发展。生活风格是一个人对于友谊、爱和工作等主要任务的个人独特的、下意识的和重复的反应或回避；也是反映个人对其外在环境的想法、感受和行动。广义的观点，生活形态包括自我概念、自我理想、道德态度，以及如何看待世界。生活形态在幼年形成之后，日后便会影响到个人如何看待和感受其环境，以及如何行动。此外，阿德勒也提出个人人格在某种程度上受到在家庭中手足排行的影响；他指出，在家庭中父母对子女教养的方式或给予的关注，会根据子女的出生顺序而不同。同胞的兄弟姐妹之间也常常因争取父母的爱，而相互竞争。因此，长子的性格特征是聪明、有成就需要，但害怕竞争；次子喜欢竞争、有强烈的反抗性；最小的孩子有雄心，但懒散、难以实现抱负。独生子女的性格类似于长子，因为其竞争对手往往是来自学校的同学。阿德勒认为出生顺序固然有影响力，而手足的年龄间隔也是个重要因素。年龄越相近的两人竞争可能越激烈，或可能形同同侪关系。此外，文化、社会、性别、族群等因素，对于排行也会有交互作用的影响力。

阿德勒并未如弗洛伊德花很多时间专注在精神官能方面。阿德勒提出了方便区分的四种人格类型。这四种人格类型可称为四种不同的心理风格（psychological style，Barbara，2006），即："统治型"，特征为倾向于对人有攻击性和支配性；"依赖型"，特征为敏感和自我保护。依赖是"取"，而不是"给"；"回避型"，倾向于逃避生活问题，很少参与社会建设性活动；"社会有用型"，这是心理健康，感到有能力，充满社会兴趣和活动。不过值得注意的是，阿德勒认为人格类型不是绝对的，可能会因人际情境或人际际遇而变化。

此外，Horowitz（2004）认为人际亲和动机（communal motive）最早出现在婴儿依附成人照顾者的动机，以增加生存的机会。同时他也主张人际行为是受动机的驱使，人类的行为具有目的性。客体关系论学者也主张人类发展的主要动力为建立和维护与母亲的联结。显然，无论是客体关系论主张的依附，或是 Horowitz 所谓的人际亲和动机，都呼应了马斯洛主张爱与归属的基本需求，这在人格发展中扮演着核心的角色。

二、客体关系是依恋类型的成因

客体关系理论主要以"自我心理学"（Ego Psychology）为基础。它认为，在早期发展阶段，未满月的婴儿并没有将特殊的感官经验，联结到被爱或不值得被爱。因其以部分客体的关系取代和整体客体的关系，例如与母亲的乳房，而不是与母亲整体的关系。大部分时候当这些部分客体关联到让婴幼儿满足或快乐的时候，这类"兴趣"便代表早期阶段的无伤害遗留。幼儿要经过"分离—个体化"的过程才有心理的诞生，即"心理我"的诞生，有自我认同感（sense of self identity）和认知能力（Mahler，1952）。幼儿约在三四岁之后，"分离—个体化"这项分化工作才逐渐完成。这个过程的进展，使得幼儿与母亲的联结逐渐减弱。大部分幼儿在将近四岁的时候，会完成由"母亲为外在客体"到"母亲为内在客体"的发展过渡期。最后，完整的客体表征（whole object representation）与完整的主体表征（whole subject representation）得以分化开来，在幼儿的内在形成完整的自体（self）和完整的客体（object）（Coates，2004）。到这个阶段，当幼儿与母亲分离时，大部分的幼儿都已发展出足够的恒定性，且感到安全。内在母亲客体的存在，使幼儿拥有"内在精神的分离"能力，也成为幼儿安全感的来源，并发展扩展到成人期（Cashdan，1988/2001）。如果"分离—个体化"的发展过程受到干扰，将导致幼儿在成年期缺乏能力维持一个可信赖的自我认同感（Mitchell & Black，1995）。

存在主义强调独立、自由、负责。自我心理学强调个体化的完成与界限。家庭系统论治疗强调个人、次系统与家庭整体的情绪界限（boundaries），都有相同的意思。在团体中界限不明确者，在人际关系上会有问题。例如，为了保护界限被侵入而呈现界限僵化，与人难以建立关系，以及对他人情绪的无反应；而界限模糊者对他人过度认同或依赖，对他人情绪过度认同或依存。因此，在治疗团体中个人要学习个体化、独立与建立互相依赖，是疗愈的重要过程。

在幼儿分化过程的较早时期，有个值得注意的问题，即幼儿会从与母亲的关系中，体验到"好的"经验和"坏的"经验，因而内在母亲的客体意象，被区分为"好的"和"坏的"；而儿童的自体也被区分为"好的"和"坏的"。其后，逐渐经由认同发展，才将"好的"和"坏的"母亲意象统整为同一个客体，而"好的"和"坏的"自体也统整为同一个自体。基本上有两种假设：其一，假设达成了内射正向或负向的母亲已经被整合，则完成了恒定客体；其二，假设未能完全整合，则幼儿对于环境中的人，呈现两极化现象，不是"好"，就是"坏"。若非以拒绝或处罚以对，便是以不切实际的满足来对应，并以此形态持续到成人期。例如，边缘型人格障碍症患者的症状，便呈现自我意象（self-image），以及不稳定和强烈的人际模式，在理想化和贬抑两极之间转换（美国精神医学学会，2013/2015）。

此外，客体关系理论认为客体关系的发展，是婴幼儿抚慰自己的能力，并成为个人有能力、值得被爱与爱人的安全性，及成就自尊的来源。而客体关系的发展，形成婴幼儿内在运作的模式，且影响此后个人以相同的模式去建立新的关系（Teyber，2000/2003）。由于早年在无意识形成的内在客体意象和情境，将带到成人期的无意识中，作为个人预期其社会关系及互动中他人的行为的来源。

不过 Cashdan（1988）和 Mead（1934）都主张，一个人的自体并不会一直停留在早年的自体意象。由于成人自体的视野与人际关系非常密切，自体是与客体关系的经验，以及社会规范和习俗的内化所建构而成。自体和社会也被紧紧地绑在象征的互动中，所以这个内在的社会缩图也引导着个人的行为。自体也因不同形态的互动，例如家人、职场、社交圈等的互动，而分化成数个"次自体"，即分化为不同的认同类别，并组成一个整体的自体。因此，自我（ego）是"自体－客体系统"的集合，在个人发展的过程，随着时间越久，关系也越来越多，自我也会有变化。然而，个人早期与母亲关系的经验，仍是最具影响力的。

其次，依恋理论已被视为理解个体早期社会发展的依据。依恋理论的主要理念为：（1）幼儿约从六个月大到两岁半左右可能已经与家庭中重要照顾者建立了情绪依恋，尤其是和幼儿沟通时具有敏锐力和有反应的成人，最能形成情绪依恋；（2）能够从幼儿的行为所明显偏爱的家庭特定成人身上看到情绪依恋，尤其是幼儿在痛苦的时候，会倾向于寻找这个成人；（3）同时幼儿也有能力利用熟悉的成人，作为探索环境的安全基地；（4）幼儿情绪依恋的形式，促成日后一个人情绪和人格发展的基础；（5）分裂依恋的事件，例如幼儿突然和熟悉的成人分离，或照顾者缺乏敏察与反应等，或和幼儿的互动没有一致性，将会对孩子的情绪和认知有短期或长期的冲击（Mercer，2006）。

鲍尔比（1973，1980，1988）的理论强调婴儿需求和成年照顾者的安全关系，没有这样的关系就不可能有正常社会和情绪的发展。当幼儿成长的时候，便使用一个或一个以上的依恋对象，作为可以探索的安全基地。鲍尔比认为，所有人类都会发展出一个自体的内在运作模式，以及一个客体的内在运作模式。自体和客体都由早年和主要照顾者的照顾经验建构而成，并在无意识中塑造了个人未来对于与他人互动以及人际关系互动的期待。内在自体的模式将决定个人如何看待自己，并将影响个人的自信、自尊和依赖；内在客体的模式将决定个人如何看待他人，并影响个人对他人的趋近或回避的取向——孤独、寂寞和社会互动。依恋的发展历程不受性别影响，婴儿将与和他在社会互动时，敏感且有反应的持续照顾者形成依恋，且照顾者社会参与的质量显然比所花费的时间更具影响力。

依恋理论包含两个平行且交互作用的面向。这两个面向为：（1）互动或行为的面向，这是依据习性学理论（ethological theory）形成的，它认为特定的行为模式的发展和维持，是由婴儿与母亲的互动形成的；（2）表征或认知的面向，是依据认知发展和精神分析论来诠释（Bowlby，1973，1980；Main，Kaplan，& Cassidy，1985）。亲密的人际互动如何内化（internalized）或内建（interiorized）于内心，以作为照顾经验的"内在运作模式"，以及这些认知模式如何影响日后个人的情绪状态，及与他人发展和维持亲密关系，与前述这两个面向的交互作用有关。Diamond 和 Blatt（1994）认为弗洛伊德与克莱茵等人的客体关系理论，是以临床病人的研究为依据；而依恋理论的"内在运作模式"，则是以正常婴儿与母亲的行为研究作为依据。如果统整客体关系理论和依恋理论，对于个体在人际、情感和认知层面复杂的关系，如何经由生活中的人际循环而形成，便可对正常和病态的心理发展都有较充分的理解。

不管是依恋理论还是客体关系理论，都越来越认识到婴儿内化的自体和客体表征或意象并不是一成不变的。婴儿内化并建构不同层面的情感，管控自己和他人之间的关系，乃是依据被照顾经验的满足或挫折的基本经验（Behrends & Blatt，1985；Bretherton，1987；Kernberg，1993，1999）。在婴儿发展的过程中，情感关系、关系分离或关系干扰都是无可避免的，而这些都形成婴儿依恋关系的"内在运作模式"或心智表征的来源。总而言之，不论是依恋理论或是客体关系理论，与早年照顾者的关系将导致认知—情感模式的发展，并成为日后人际关系试探的指引。这些认知—情感结构或模式，就是个人心理正常或病态发展的核心。

总之，沙利文的人际治疗理论、阿德勒的个体心理学、客体关系理论及依恋理论，都同意早年的人际关系的基本模式及沟通风格，都将持续在成年期的人际关系中复制。然而，这些基本模式，并不是固定或不可改变的，主要是由于这些人际模式，会在特定的人际情境形成反馈循环，造成继续复制。因此团体治疗，便是要中断这个恶性的人际循环模式。

第四节　个人的问题多数来自人际关系

> 水可载舟，亦可覆舟。人格成在人际，病也在人际。个人一生的问题，多数来自人际方面的问题。

人际取向的治疗，都强调人际关系和社会性因素，在临床上将人际关系作为个人问题的主因。除了依恋关系类型是人际问题的基本来源之外，人际动机、角色、人际沟通等，往往也是个人生活和人生问题发生的重要因素。

人际取向的团体咨询与治疗的核心目标，即在强化成员发展有效的社会行为，使得成员能够获得比较亲密和满意的人际关系；而治疗团体，是成员人际学习和支持问题解决的场域和资源。这样的目标来自沙利文的立场，他主张所有的心理问题都有一个社会性根源。沙利文（1968）开启人际治疗的理论，用以平衡当时只注重个人内在精神状态的治疗取向。他的人际关系动力治疗，影响了后来人际取向治疗的发展与研究（Kiesler，1982；Strupp & Binder，1984；Teyber，1997）。

一、动机冲突与个人问题

主张动机冲突论者（Bakan，1966；Blatt，1990；Sullivan，1968），都认为个人问题的形成，是由于两种对立的需求或动机所致。沙利文（1968）为最早主张冲突论的学者，认为人格是由两股对立的力量（force）所形成。一股力量是追求满意；另一股力量是回避不安全。人际关系中的焦虑，是影响人类行为的核心动力。因而普遍的焦虑，为深植于害怕被他人，尤其是重要他人所拒绝，或不赞同，或贬抑。如此一来，也就无法满足"主宰"、"隶属"或被"包括"的人际需求。社会角色和人际互动，主要来自童年的经验、当下的经验以及个人是否有能力或能否主宰。没有能力或无法掌控，可能导致扭曲。病态，是因矛盾产生扭曲的结果。这是在协调冲突时产生矛盾的扭曲，为个人在下意识对他人反应扭曲的知觉。所以个人的问题，主要埋藏在失常的人际关系当中，并显现在人际沟通的障碍上。过度压抑愤怒和内疚，以及与重要他人沟通不良，低自尊等，决定了一个人在人际情境中的反应。个人重复的人际形态和沟通风格一旦形成，也会创造出个人人际循环反馈的回路。治疗过程在矫正这个矛盾扭曲，让个人了解这些来自早年的经验，如何影响当前自己每日的人际关系，使个人可以放弃与依附这些扭曲，得以自由地发展有弹性以及较少防御模式的互动，以便切断人际不良循环的回路。

Bakan（1966）提出人际动机的顶层涵盖有两种动机：其一为人际亲和动机，是一种想要和一位或多位他人之间有着无我的联结（selfless connection），个体投入一个较大的有机体中（即团体），成为其中的一部分；其二为成就自我动机（agentic motive），强调自己是一个与他人区隔的独特单位，特别强调一个人要表现出自己是一个个体（an individual），表现在对主宰的渴望。Blatt（1990）提出和 Bakan 相似的观点，认为人格是由两条发展路线的交互作用所形成的。一条是理想上可以通往与他人满意的亲密关系；另一条是通往稳定、实在、自主和具有胜任能力的自我形象。人际的困境，主要源自与人联结、个体化，或两者之间的动机冲突等三种问题。从沙利文的主张来诠释这种状况，便涉及如何满足成就自我需求，同时可以降低伤害人际亲和需求的不安全，或是反过来的情况。Weissman、Markwitz 和 Klerman（2000）认为一般正常的发展，人际亲和动机和成就自我动机两者可获得合理的满足，心理疾病患者是由于牺牲其中一种动机，且夸大另一种动机所造成的。

西方人比较重视自我成就动机，其他文化则比较重视人际亲和动机。不同文化会提供不同的途径来满足这些动机。不鼓励个人主义的文化，可透过对团体的贡献，例如对家族声望的提升，使自我成就动机得到满足（Weissman，Markwitz，& Klerman，2000/2005）。在哲学观方面，西方人采取二分法的二元论，视人我为对立的二元。因此，重视"人""我"的区别和人际界限，强调个人的"小我"；华人采取整体法的一元论，主张"人我"一体，不重视"个人"的"小我"，而强调"团体"的"大我"。古人追求功成名就，一方面可以光宗耀祖，另一方面可以成就自我，便是典型的同时满足大我和小我。不过古人想成就自我，并没有太多选项，科举通常是唯一的最佳选项，因此两种动机比较少发生冲突。在现代比较西化且多元的社会，子代对于传统文化可能有不同程度和范围的认同。子女追求自我成就的选项，若无法得到父母的认可，可能很难两全。在人际亲和与自我成就的二分化动机之间如何圆满，将影响代际间的和谐与冲突，这是不容忽视的现实议题。

在当事人遭遇自我成就动机与人际亲和动机冲突之际，采取人我对立观的西方治疗。由于强调人际界限，治疗师重视协助个人学习作抉择的策略，以便发展抉择的能力，作为处理其冲突的解决方法；在重视团体的华人社会，治疗师不能忽视当事人难以放弃人际亲和需求的内心强烈冲突。一个家庭或团体如同一个有机组织。抱守人我合一的基本信念，当大我中的小我之间薄弱的界限，被挤压到不能忍受而出现痛苦和无力的时候，坚持界限可能导致崩溃或逃离。如果治疗师可以协助个人的界限不僵化、不阻抗，而采取扩大个体的界限的策略，可以发现自己的能量不再无力。协调策略，乃是一种扩大界限的方法，所以现在在华人世界，治疗师更需要重视当事人协调能力的发展。协调能力发展的首要条件，在于当事人的弹性和创造力。在当事人遭遇自我成就动机和人际亲和动机冲突之际，治疗师需要协助当事人学习协调的策略和技术，以便发展协调能力，作为处理其冲突的解决之道。

二、客体关系与个人问题

客体关系论重视内在冲突的整合和心理防御，强调人类的幼儿由于生存需求依附照顾者。当幼儿与坏母亲的经验，对于幼儿极端的与特别的挫折时，或几乎完全被拒绝时，幼儿感到痛苦，便将这些情绪经验排除在知觉之外。且由于幼儿固着（fixation）在压力之下，不断循环而无整合，于是自我发生不正常的分裂（split）。幼儿借着分裂的自我防御，以便维持和好的母亲进行联结。由于幼儿面对强大且持续的威胁，无法整合好的与坏的母亲客体，只能以分裂的自我防御，在内心来保留好的母亲客体，坏的母亲客体则被压抑而排除在意识之外，让幼儿可以将外在世界看作安全的。而此过程付出的代价是，产生自我的破碎、缺乏统整。换言之，幼儿内化坏的母亲，幼儿的自体变成坏的了。幼儿认为自己是坏的，应受到处罚；或如果他表现不同时，母亲就会爱他。因为扭曲事实，也扭曲了自我，由于产生内在冲突，而内疚或拒绝。这种情况之下幼儿的内在世界，便被种下病态的人际依恋模式。因此安全的依恋，可以给幼儿提供健康的人格的发展；而不安全的依恋，则不能。

有关依恋关系理论的研究指出，不同程度的认知结构和基模，从界限的调节到统整，主要建立在人际脉络当中，并经由认知结构的类化而扩展，用以了解人际和个人的世界（Mercer，2006）。关于不安全依附的研究指出，在特定时期的生活循环，照顾关系的破裂将导致这些认知基模的扭曲（Ainsworth，1982；Bowlby，1973，1988；Bretherton，1987）。孩子和父母依恋的质量，决定了不同的发展途径，并导致心理健康或易发生心理疾病。虽然早期的照顾经验对于各种途径发展的影响很重要，也很大，但是后续的人际关系和生活经验，可以调和主要的脆弱；具有疗愈的关系，可能会弥补或修补早期破裂的人际关系（Bowlby，1973，1988）。因此，那些早期发展的途径，所伤害到的认知—情感或表征基模，并非固定或不可修复，可由后续的经验得到改变。然而，往往这些早期形成的认知—情感基模会因后续的经验，变得巩固或细微而复杂。由于个人会寻找与其期待一致的人际经验，并依据其先前建立的认知—情感基模来解释事情。这就是人际模式循环在人际关系中的影响。

上述人际取向治疗，都强调人际关系模式或形态的雏形，这起因于早年的人际经验。一旦形成特定的模式或形态，便在成年期的人际关系中继续复制，而成为临床上个人问题的主因。Horowitz 称这种重复发生的人际模式为"习得的脚本"（Horowitz，2004/2007）。而且，人们倾向于寻找能再次重复类似的互动模式的对象，例如"权力与控制"和"顺从与依赖"的配对模式。人际之间的互补现象，由于人际行为来自动机，人际彼此的反应可以使个人动机获得满足或受挫。人际行为与其互补的反应，在人际亲和层面相类似；但是在自我成就层面，则是相反的。如果个人的某个特定行为在心理上必有特定期待的反应，而所期待的对方并没有出现这个反应，个体便会产生挫败感。权力的竞争便是其中一种例子，双方的行为都期待对方顺从或配合，结果不如期待，因此容易产生冲突。这样会造成情绪的张力，直到一方被击败，无法再反击，而以疏离或中断联结为终结，例如脱离关系离家，或精神崩溃，作为逃离人际焦虑张力的途径（Weissman et al.，2000/2005）。因此如上述，在华人社会需要重视协调能力的发展，以便处理过于紧密的家族人伦关系和阶层分明的权力结构。

三、家庭人际沟通与个人问题

在家庭治疗方面，主要从人际沟通中的功能或角色，来讨论人际互补的现象。家庭结构理论主张家庭成员的功能，若具有互补性则可达成家庭的平衡和维持功能（Minuchin，1974）。萨提亚（1972）主张家庭沟通模式反映了家庭成员自我价值的情感层面，也就是自我感受和关系。失去功能的沟通为间接、模糊、不完整、不准确、不适当及扭曲，为家庭系统功能不良的特征。萨提亚提出在家庭中常出现的五种角色：指责者（The Blamer），这种家庭成员不断地找茬和批评；超理智者（The Computer），冷静或冷酷，保持控制情感情绪的智化方式；打岔者（The Distractor），转移事情的焦点，以便改变具有情绪的议题；讨好者（The Placator），道歉与讨好对方；一致者（The Leveler），开放、诚实与直接沟通。只有一致者是健康的角色，与家人沟通时内在情感与沟通呈现一致性，其他角色则由于低自尊、缺乏自我价值感而害怕表露或分享自己的情感。讨好者，害怕不被赞同；指责者，是隐藏对自己的无价值感，而攻击他人；超理智者，是靠理智而不让人知道他的感受；打岔者，以为如果被人认为可爱和无害的时候，才会被爱。从互补的观点来看，若家人使用不健康的角色，呈现互补的时候，例如指责者配对讨好者，或打岔者配对超理智者，可能得以维持家庭功能。然而，这种失功能的互补沟通，付出的代价就是让个人感到自己能力不胜负荷，令人感到受挫。

不过萨提亚在个人地位和角色上并非主张固定论。与阿德勒对于人格类型的主张相似，在萨提亚的种子模型的概念中，那五种角色并不决定个人认同。若给孩子提供适当的滋养，孩子就可以发展为健全的成人。根据这样的论说，没有机会得到适当滋养而成长的成人，可以利用治疗的团体情境，在其中成员重现其来自原生家庭的地位、角色或沟通风格的样貌，而得知其实际的人际问题，并可加以改变。

四、结语

最后，在此以马斯洛和亚隆的一些理念为本节画下句点。亚隆在较早期曾接受期刊访问，谈论存在治疗与团体治疗的关系，他特别指出，治疗一个人的存在意义，只能使用个别治疗方式；团体治疗只能治疗一个人的人际存在意义。但在 2005 年再度接受访问时，当被问到在他所提出的治疗因子当中，哪一项最重要，亚隆的答案是人际学习这一项因子，由于这项因子是导致个人人际关系改变的最广也最基本的因素。至于适合存在治疗的对象，亚隆提到有死亡、孤独、生命意义，以及自由与变更人生的选择等议题的人（Overholser，2005）。显然亚隆对于团体治疗的功能比早期有更为宽广的看法。

亚隆所谓的人际存在意义，从马斯洛的理论来看，不外乎是爱与归属及自尊。自尊是一个复杂的概念。Trotzer（1999）认为可以转换成为人际基础来诠释自尊；他主张自尊包括四元素，即价值（worth）、尊重（respect）、成就和责任，这四项元素环环相扣。当一个人感到自身对自己和他人有价值感，感到自重和受尊重，以及有成就和有能力负责时，就可以产生自尊，也就是自重感；多数人论及爱与归属，以及自尊的满足，通常是以个人为中心的观点。从 Trotzer 的观点来看，自尊主要与人际息息相关。实际上，自重感和自我价值感在更广的人际意义上，甚至可以包括马斯洛所主张的无私地协助他人，而获得"超自我实现"需求的满足。佛教在成佛之道主张：在修行的境界，虽然阿罗汉已经达到不生不灭的涅槃境界，然而也只是个自了汉，无法成佛，必须经过修行六波罗蜜的菩萨道，无私大慈大悲的渡救众生，才能成佛，佛教的修行观点与马斯洛的理念有异曲同工之妙。毕竟人只有在成就他人之中，才能真正成就自己。痛苦的人，基本上是人际关系的挫败和中断，以致无法继续人际意义的追寻；或因自私的仅以利己为主，而失去自我的人际意义。阿德勒主张，利他的社会兴趣发展是形成健康人格的要素，从这样的角度来看也就更容易理解了。

其次，个人问题多数与人际亲和动机和成就自我动机的冲突有关联。马斯洛认为自我实现的人酷爱创造。就解决冲突或矛盾方面而言，创造的概念或许也可以作为了解和获得自我实现的基础。Reitan（2013）认为经由体验自我觉察的具体化自我，例如诗或绘画，创造便反映自我实现的达成；创造也由于扩大主体和客体，或自己和他人的界限，使得二分的对立可以得到统合。由此观点，无法统合矛盾或对立的动机而导致扭曲的病态，可能由固着和分裂所致，与缺乏弹性和创造能力有关，以致持续病态或不适应的僵化和对立。所以，治疗也涉及协助团体成员，变得更有弹性和更有创造力，扩大自己和他人的界限，使得二分的对立可以得到统合，这便是协调的能力。

第五节　团体整体如家庭星座

我们每个人出生和成长的第一个团体是家庭。家庭团体和家庭团体中的人际经验，对于个人此后人生在所处的团体中人际的影响最为深远。团体情境和氛围，最容易诱发个人投射早年家庭经验的态度和情绪，并重演其原生家庭的个人位置与角色。

一、需要团体整体的建构概念

亚隆提出了社会缩影理论（social microcosm theory）和"镜厅"（hall of mirros）的隐喻（Yalom & Leszcz，2005）。社会缩影的概念能够诠释团体整体的现象。然而，亚隆对于社会缩影的论述篇幅不多，旨在说明团体是个实体（reality），成员在团体复制其病态行为，至于因何复制以及在治疗中的运用，均未加以说明。因此，社会缩影的概念只能提供治疗师知道个别成员在现实生活中的社会样貌；至于"镜厅"，即镜照（mirroring）的功能，不是指团体整体的概念，而是指成员个人在其他团体成员身上看到自己的部分；或更确切地说，是将自己的一部分投射在他人身上，再由认同（identity），而以为别人也有与自己相似之处。有一个团体的成员曾表示，在团体中从三名其他成员所陈述的个人故事中，分别看到了和自己儿时、青少年及当前三个阶段相似的人生议题，这就是团体的"镜厅"功能，故无法用以说明团体整体。治疗师运用团体层面，是团体治疗的重要手段之一。而团体层面的治疗性运用，有赖于团体整体概念的建构。当前的人际取向团体治疗，多专注在成员的人际现象。由于不接受分析论将"团体整体"视为成员早年与母亲情绪经验的移情，将团体整体视为母亲客体（group as a whole as mother object）。然而，对于团体整体或团体层面现象的诠释，却是空缺的。

有关团体整体的概念化，为治疗师不可或缺的能力。个体与团体治疗方式基本差别，即在于个体治疗为两人情境，当事人可能对治疗师产生亲子关系或手足关系的移情，使得治疗师可以通过移情概念化当事人；而在团体治疗情境中，则需要突破仅以亲子或手足关系移情的局限，以便处理更复杂的人际结构和关系。从团体动力学的角度来看，团体整体的现象主要由角色、地位、权力、凝聚力、规范和沟通等主要元素所构成。阿德勒的家庭星座，重视影响个人人格发展的手足排行，家庭位置和角色，家族承传的价值和规范；而家庭治疗则重视沟通与规范，这些可能都有助于了解团体整体的现象。尤其，华人的文化对于人伦辈分的位置、沟通、权力分配与规范的影响，不只存在于家庭团体中，同时也存在于任何社会团体中，为西方所没有的。所以这些将使得家庭星座图像，在治疗团体的复制更具有可能性。

二、看得见和看不见的团体

受到场地论（Lewin，1951）和通用系统论（von Bertalanffy，1968），以及完形心理学的影响，主张团体整体论的 Agazarian 和 Peters（1981）提出"看得见的团体"（visible group）和"看不见的团体"（invisible group）两个概念。Agazarian 陈述她以归纳法定义看得见的团体，这是当我们看一个团体时，我们看到一群人（一群个人）的团体，每个人有不同的人格特质、个性、社会角色、价值观等，我们将会在团体里由这些理解特定个体的动力；简言之，看得见的团体就是在一个特定时空当中数个不同个体的集合。至于看不见的团体，我们是看不到的，只存在以演绎法的理论当中，在看不见的团体里我们不能看到人们，因为他们不存在。看不见的团体，是就动力和结构的观点来定义的团体；换言之，看不见的团体，是由次系统的人、角色和团体等元素组成的团体整体系统。由此可知 Agazarian 和 Peters 所谓的看得见的团体，近似亚隆所谓微缩社会的概念；而看不见的团体，则是有机团体或系统化团体的概念。当个体进入团体之后，在团体互动中，由于每一位成员角色的分化与发展、关系的联结与发展、团体规范的形成与发展等，一群人逐渐发展出一个看不见的组织，形成一个有结构和功能的团体。Agazarian 和 Peters 指出个体的结构和功能与团体的结构和功能是两个不同的动力系统。然而，两者彼此相互关联，且并存在同一个时空的系统中。个体动力的特征，表达在作为成员角色的行为，在团体互动中会产生改变；而下意识的团体整体动力的特征，则表达在下意识的团体整体角色的行为，而影响团体整体的发展，再回过来影响成员个人。团体治疗，是利用团体生命空间作为现象场，以便观察和追踪，观察和诊断，以及观察介入的影响等。唯有能够知觉"看不见"的团体，治疗师方能使团体成为治疗可用的工具，只有同时了解团体动力和个人动力，才有办法使治疗的影响应用到个体成员和团体整体。这是一项高难度的能力。

三、阿德勒的家庭星座理论

心理动力取向的学派主张，影响个人人格成长与发展最为重要的团体情境，便是原生家庭。原生家庭为绝大多数人第一个且最基本的人际生活团体。因此，家庭对于个人内在图像（internal figured）之形塑和外在行为的学习来说，是最重要的社会场域。不只个人的人际形态（Adler，1959）、人际模式（Bowlby，1973；Main，Kaplan，& Cassidy，1985），或沟通策略（Satir，1972），原生家庭往往是重要的教育、学习和发展的场所。阿德勒（1929，1959）和Toman（1959）都在出生序和手足排行对于人格发展的影响方面有相当的论述。不过阿德勒和Toman的理论不同，他比较倾向以家庭星座的理论为重点，而不是手足排行的理论。阿德勒强调从手足位置论述个人的一般行为形态，因此他的论述以形态为主；Toman则特别强调手足排行与性别对人格发展的影响，因此Toman的论述以出生序和排行为主。Kroake和Olson（1977）的实证研究发现：虽然排行有些关联，然而家庭星座位置与人格特质的关系更为密切。因此，或许将家庭星座理论运用在团体治疗中，可以协助领导者更容易理解成员在团体中的人际形态与特征。

家庭星座（family constellation），是指在一个家庭单元的集体关系，也是在描述每个人如何在家庭系统中找到一个位置。一个家庭系统包括父母、兄弟姐妹，甚至扩大到其他原生大家族的成员。家庭星座，这个名词是以天上的星座作为隐喻家庭系统。一个家庭星座图，为一群人在与其他人关系之中各自有个人的位置，一如天文上的星座图。而在一个星座图中，通常包含着微缩的星座小单元，这种现象在家庭星座中亦然，例如父子两人的关系便是在家庭星座图上所有关系当中一个微缩的家庭小单元。当前人际取向的治疗理论，所重视的亲子关系或手足关系，便只是家庭星座中的星座小单元。

阿德勒（1929，1931，1959）认为我们每个人第一个社会脉络，就是在家庭星座之中。在儿时我们便从家庭、学校或其他外在社会场所的主观经验当中，形成了生活风格的结论。我们在儿时就创造出一张认知地图或生活风格，这张认知地图包括我们的期望、长程目标、道德立场和世界对我们的期待。这是由个人出生排序的动力所塑造的，为有关一个人如何看待生活事件的核心信念。一个孩子会寻求在其家庭和世界的意义，造成手足的竞争，以便在家庭建立一个让他感到值得被注意和被爱的位置。依此理论，可据以观察在其他团体情境的人际关系之中，每个人的出生序所涉及的协调情形。例如，在职场的主管与员工关系或同事之间的关系，假如彼此是在互补的出生序位置，例如长子和老幺，他们个人的核心信念可能会被强化。所以，当成员将他的生活风格带到治疗团体的同时，也在团体中重演其家庭星座的位置和角色，使得团体系统也如同一张星座图。团体星座图，也是成员个人在团体的社会脉络。领导者与成员个人的关系，或是成员亚团体，便是在团体星座图上所有关系当中一个微缩的星座小单元，重演每个成员的亲子关系和手足关系，并组成一个如同家庭星座的团体星座图。

四、家庭星座与团体整体

阿德勒的理论与强调内在精神动力的精神分析论不同，是个体心理学，也是一种人际心理学。所以根据阿德勒的理论，成员如何带着他的生活风格来到团体，不但领导者可以观察和了解"看得见"的团体当中的特定成员的特征，且随着成员在团体中的互动，在每一位个体成员产生角色分化与发展之际，成员将他们在原生家庭排行的角色和位置，有意识地或下意识地在治疗团体中重演。尤其华人重视人伦位阶的文化，对于团体星座形态的角色与地位发展，以及这个集体关系的规范与沟通的影响，可能与家庭系统相似，可佐助领导者观察与了解团体星座的发展与形成，使团体系统如同家庭星座系统，这是一个"看不见"的团体系统。这个团体整体系统，也包括小单元，如同家庭系统中的星座小单元，例如父子小单元或手足小单元。由于角色系统、地位、规范、沟通等皆为通用系统论的主张，是团体系统的重要元素，所以家庭星座理论，可以协助领导者观察"看不见的团体"系统的结构与动力。

亚隆在论述原生家庭团体的矫正性经验重现时提道："一旦克服了初始的不自在，不可避免的，这些成员迟早将以忆起他们过去和父母及手足互动方式的模式，与领导者和其他成员互动"（Yalom & Leszcz，2005）。虽然亚隆的重点在亲子权威议题和手足竞争议题的重演，从另一个角度，也就是亲子星座小单元和手足星座小单元的议题重演。成员将个人对于原生家庭团体的情绪和态度，移置到团体中，重演个人家庭星座的位置和角色，因而团体也出现如同家庭星座图一般的星座系统，有父母人物、手足人物和排序等。当各个成员有意识或无意识地复制原生家庭角色的人际模式之际，同时也在复制原生家庭的个人议题。因此，阿德勒的家庭星座理论可帮助领导者对于团体整体和成员个人人际模式的关联有个比较清晰的图像，也就是可以协助领导者概念化"看不见的团体"。

Schindler（1951）曾这样描述："每一个家庭就是一个团体，而每一个团体建立在一个家庭的形态（pattern）上，因此治疗性的团体呈现家庭关系的形态。各个团体成员是兄弟姊妹；领导者若是男性，便如同父亲。当团体为一个整体的时候，理所当然如同母亲"。显然 Schindler 主张"每一个团体建立在一个家庭的形态上"，已经明白道出了成员对于团体产生原生家庭关系形态的投射。这一段话可以呼应阿德勒的家庭星座理论。但是，仅只抱持和死守精神分析趋力论，使得 Schindler 对于团体整体的概念，仍旧无法摆脱将团体整体视为成员投射的母亲客体的窘境。阿德勒提倡具有社会性的人性观，家庭是一个系统或星座，包括父母和子女，甚至大家族，星座为一个家庭关系的聚集（collection）（Adler，1930，1938；Ansbacher & Ansbacher，1956）。Schindler 和阿德勒论点的差异，主要在于阿德勒理论的重点在人际，而 Schindler 仍旧沿用弗洛伊德和 Spotnitz 的性驱力论。因此，不如以阿德勒的观点来诠释成员对于团体的移情来得更合适。Trotzer（2013）也主张将团体视为成员个人所投射的一个原生家庭。在团体中，每一位成员都在反映着他的原生家庭承传。成员对于团体整体的移情，可视为个人早期家庭经验的复制，成员将早期的家庭经验的态度、情感投射在咨询与治疗的团体中，也在团体中复制自己早期家庭形态中的位置和角色。在实际的咨询中，笔者有时候会这样邀请成员对团体整体进行评论："现在如果以家庭来隐喻这个团体，你个人会描述这个团体是怎样的一个家庭，这个家庭有哪些角色？请描述每个角色"。也还可以进一步询问成员："你是什么家庭角色或排行？处在什么位置？"或"如果现在以家庭来隐喻这个团体，你个人会把这个团体描述成怎样的一个家庭，而你现在会想怎么办？"通过成员这样的评论，领导者和团体成员都可获得对于团体和成员个人珍贵的讯息。而且很有用的是，经过这样的评论，有助于成员们和领导者的自我觉察，往往可以改变团体的动力，促进团体历程发展。

五、星座概念有助于介入

同样主张团体整体治疗理论的 Foulkes（1990）和 Agazarian 都特别强调团体治疗的介入，以亚团体和团体整体为焦点。家庭团体中的次单元关系，如同治疗团体中的亚团体，界限比较明显；所以若从亲子次单元关系和手足次单元关系的角度去观察团体和介入，就更能理解亲子议题和手足议题。这样从团体整体的家庭星座角度，去观察和理解星座小单元的议题，比单纯只从亲子关系议题和手足关系议题，更能够了解这个议题是如何形成，该如何解套。Foulkes 强调以团体整体作为介入的焦点，主要在促进团体的发展，使团体成为有效的治疗工具。的确，重视团体历程取代个体成员历程的催化，尤其是团体初期领导的重点任务。此外，Foulkes（1964）也主张当成员个人从孤立状态来到一个社会情境中时，可以从他人身上接触到自己不认识或压抑的个人的那部分，并从他人呈现的各种症状中，认识到和自己相同的内在冲突。这个理念与亚隆的"镜厅"相似。因此，若团体由相同和不同家庭星座位置及角色的成员所组成，就更有利于成员的同盟形成和获得镜照之利。其次，在团体这个共同场域之中，有不同出生序和排行的成员，这些独特的个体能增进多元刺激的出现，可产生更多使成员个人开展探讨在个体治疗中所无法接触的部分。

由于家庭是一个系统，所以每个人存在着对其他人的影响力。阿德勒相信孩子对于家庭和互动的发展，远比父母具有影响力。这个道理也适用于治疗团体，成员对于团体和互动的发展，也远比领导者有影响力。其次，家庭氛围（atmosphere）或气氛（climate）的发展，可视为家庭中每一个成员如何彼此关联之特征化。家庭氛围是指："所有家庭力量的联结——存在人与人之间关系的气氛"（Sherman & Dinkmeyer，1987）。对于家庭氛围这样的定义，与 Foulkes（1990）主张文化是团体整体的基本基质，使得团体中的所有人得以捆绑在一起，有些相似。家庭氛围是家庭力量的联结；同样道理，团体力量的联结，有赖于团体氛围。由于规范、文化和氛围三者有着密切关联，为了促进团体氛围的营造，对于团体规范和文化的建立，都是领导者在团体初期相当重要的领导任务。

团体氛围会引发成员投射其对于原生家庭的情感，以及影响他们在团体中的行为，这些行为主要是家庭星座中个人位置和角色的特征。从实务经验来看，在团体初期不明确的氛围下，如同家庭出现不明确状况的氛围，孩子们会警觉地观望，团体成员亦然。在团体沉默的时刻，领导者也以沉默技术介入，多数成员会感到沉默的压力，呈现焦虑的行为。在我们的文化里，排行长子、长女成员可能会出现协助领导者的行为，或迎合领导者期待的行为，率先出来说话。虽然他们的目的不是在寻求处理个人问题，却觉得"应该"要有人出来，而自己就是这个角色。因为他们在原生家庭中通常是协助父母的好帮手；反之排行老幺的成员，可能会轻松以对这种情况，他们习惯于认为有状况的时候，"总是"有人会出来，而那个人绝对不会是"我"。另一种可能的状况是，习惯于领导的长子、长女成员，先出来说话或自我揭露之后，随之便指挥其他成员也要出来说话。可能不听指挥排行次子女的成员会这样反应："你自己出来了就好，干吗还要我出来说话。"但是也可能遇到排行老幺的成员，被指名时就配合老大的旨意。还有在持久有明显压力的氛围时，可能排行次子、次女成员会率先出来发难，表达对团体、领导者或某些成员的不满；而排行为中间子的成员，可能多数时候尽量远离这种情境，只焦虑地观望，并保持低调，避免被牵连或卷入冲突的漩涡。团体中的戏码和家庭中的戏码通常很相似，通俗而易懂。

六、家庭星座与非结构式团体

非结构团体（unstructured group），最可能促发成员重演家庭星座。亚隆（1985）有一段经典的描述："一个很少结构限制而自由互动的团体，将及时发展成为参与成员的社会缩影。给予充足的时间，团体成员将开始自在：他们将与其他成员互动，一如在其他社会情境中和他人互动一般，将在团体创造他们已禁制（inhibited）的人际世界"。这段话有几个关键的重点：其一，很少结构而能自由地互动，指非结构或极低结构的团体方式；其二，给予成员充足的时间并让他们感觉自在，意指团体发展出安全感与信任；其三，创造已经自我禁制（self-inhibited）的人际世界。所以，当成员呈现其与实际生活中相似的人际模式或形态时，团体便成了一个社会缩影的实体。而这个社会缩影，与其如大社会的缩影，不如更像最基本的社会单位，也就是家庭的缩影。以家庭星座的观点来看，便是由成员个人重现原生家庭的角色和位置所构成的星座图。所以团体中不可能只出现亲子权威的议题，手足竞争、配对、结盟、疏离与孤独及冲突等议题，还有"英雄""竞争者""疏离者""代罪羔羊""共生"（co-dependence）等家庭常见角色。以家庭经验为本的社会期待和规范，也影响着个人在团体中的行为和经验。例如以分离与归属的经验为例，来自疏离家庭的成员可能很快能认同团体，然而难以形成依附关系；来自混合家庭的成员，由于忠诚和内疚问题，在初期与团体的联结可能有困难（Minuchin，1974）。因此，当领导者知道成员个人家庭星座的图像和家庭经验时，则无论什么样的关系，都可以从其脉络中去观察和获得理解。

在一个团体中，有一名中年初期的男性成员 A，叙说着与父母同住受到的限制，虽然未婚，也到了这把年纪了，父母却把他管得像个小孩，禁止他做很多他想做的事，觉得很不自由。坐在 A 对面，正好有两名年纪略长他的一男一女两名成员，不断地竞相教导 A 如何争取自己做决定的权利；而 A 则不断间接地拒绝，表示行不通或不可行。几度三方争论张力升高，便有两名较年轻的女性成员出来圆场，其他成员有焦虑观望者，有若有所思者，有若无其事看热闹者。这个团体整体的现象，如同正在上演一出家庭大戏：一个试图以避免冲突的方式争取权利而每每败退的"儿子"，一对不肯放手不断提高压力的"父母"和伺机出来缓和紧张氛围的两个"女儿"，以及其他焦虑而不知所措和感到厌烦的几个"子女"。当领导者请成员暂停这场讨论，回顾并想象如果这个团体是一个家庭，自己的行为和每个人在原生家庭中相似的经验时，每位成员发现与其在原生家庭星座中的角色和位置相呼应。两位企图缓和隐晦冲突气氛的女性成员，都是长女，其中一位会支持与安抚父母情绪，另一位会支持与安慰手足，他们都发现自己在团体中安抚的对象与在家庭中相似。其他观望的成员都是家中的次子女、中间子和独子。而那两位不断建议的成员，则发现在与 A 的对话中，唤起了他们自己过去与父母争取权利的情绪经验，因而将自己过去的软弱挫败情感投射给 A，并下意识地演出亲子互补的角色。他们忽略了这位 A 是家中独子，与他们有手足的经验不同。

从上面所举的例子可以看出，领导者在团体层面的观察可以看到，成员带进他们个人的生活风格和重演其家庭星座的角色和位置，组成一个团体整体的星座图；而在人际层面，则可看到如同家庭星座的次单元关系。因此，团体的星座图，可视为成员的团体移情，将自己对原生家庭的情感和态度，投射到团体；同时自己再度演出原生家庭的个人角色和位置。这些信息可以协助领导者，了解每位成员如何在团体历程中找到他认为会被关注且习惯的安全位置和角色，从而能够协助成员自我觉察和自我发现，并在团体中进行改变。

第六节　团体治疗方法可以内外兼具

当前心理动力取向的团体咨询与治疗理论，有主张聚焦在个体内心的治疗和主张聚焦在团体此时此地人际的治疗。然而，个体具有内外不可分的整体性，外在行为和内在动力息息相关。因此很难完全只聚焦内在或外在的单一面向，而可以有效地处理成员的各种复杂问题。

一、人是内外不可区分的个体

西方哲学观强调二元对立说，传统上华人则主张一元论。不只认为天地一元，阴阳合一，人我一统；也抱持一个人为具内外统整的个体之信念，认为表里相应。即便一个人表面想隐藏内在情绪或意念，仍旧有蛛丝马迹可循。自古华人对于"人"有不少的论述，孔子对于人的行为或性格，主张"成于内，而形于外"。说明一个人内在的状态与外在的行为，有着不可分离的密切关联。中国人的命理学也主张："相由心生。""相"不只指一个人的长相或外表的样子，更是指一个人的个性、神态、气质、好恶、行为举止与动静等，这些都由内心的想法和情感情绪所呈现。最近有一种趋势，无论在理论的融合还是技术的使用，各学派之间的界限，逐渐越来越不像以前那样泾渭分明。所以，采取人际互动取向的治疗，而适时不放弃兼顾个人内心的治疗，可能是更为明智的选择。

　　传统的精神分析论，由于主要依据驱力论，都聚焦在内在精神层面的自我防御机制；而新分析论，则以个体的自我（ego）动力为焦点。尤其客体关系论主张个体内在自我之中的自体（self）与客体（object）的关系，影响着个体外显的人际形态和行为。鲍尔比（1969）提出依附理论，便主张个体在关系中的实际经验，产生了一种面对世界的"内在运作模式"，包括对自己和他人的认知、情绪和行为表征，以及这些之间的媒介联结关系。鲍尔比批评传统精神分析论过于重视个体内在冲突，而忽略了环境，以致将个体差异给压缩了。显然，外在环境是塑造个体内在运作模式的重要因素；而内在运作模式也反映了外在人际运作的形态。

　　沙利文（1968）主张心理治疗是一种人际生活的科学，治疗师是一名"参与者－观察者"（participant-observer）。治疗师所关切的是他所参与，同时也在观察的事件或过程。因此，治疗师与当事人彼此交谈，观察一个人对于另一个人的态度和感受，为心理治疗的核心历程。沙利文注意到在治疗中立即性的配对互动的重要性，也就是当前学者所主张的"此时此地"的人际关系。在团体中，随时随地没有一个人不与大团体单元组织联结在一起（Zimmerman，2008）。成员个人对于其他每一名成员的认同，是由其个人内在精神的（intrapsychic）、人际的（interpersonal），以及人际交流过程（transpersonal process）所构成。个人的界限乃从身体的"自体"延伸远传出去，而界限会因关系可大可小。例如，心理伤害会由人类的关系网络扩散出去，创伤的扩散便是一种明显的例子（Pines，1996）。Zimmerman（2008）恳切地呼吁："药物对心理疾病有帮助，然而只有这样不够。真正无可取代的是，我们必须建构与致力于关系的工作。"或许如 Hoekstra（2008）所见，他将行为治疗融入团体人际历程，主张人际取向的领导，主要必须具备精通、弹性、真诚和转化团体历程的能力。这说明在人际取向的团体治疗中，关系与历程是重点。

Black（2007）提到在心理分析治疗中，从关系的角度可以看到两个极端不同的层面：一端为个体活动的"外在"（external）经验；另一端就是个体不觉知、而已形成的"内在图像"（internal figured）。因此，在治疗团体情境中，成员个人的内在世界，由其觉知的过去经验所建构而成。然而，成员个人的内在世界是无法从外在探视而直接得知的，而是由观察其外在人际行为，并获自成员个人自我报告，经过推论而得到的。最近精神分析论已转移焦点，从原先研究驱力和防御，到当前不断聚焦在探讨内在和外在之间复杂与所显示的关系，而看似两极端的经验层面，则由于沙利文和费尔贝恩的贡献，而能够相互回响。简言之，内在的关系改变与外在的关系经验有密切关联，难以截然分开。因此，Black 认为传统精神分析，评估防御、固着的观点和病理，并不能让治疗师充分感受到当事人的依恋形态和认同。若治疗师能够在关系中去体验病人，也就是能共情，便能从当事人的语言和非语言，让治疗师得以接触到当事人，这是治疗师可以去评估当事人的工具。另一方面，也可以作为治疗师的治疗行动，一如当事人早年与他人联结的脉络，去重新塑造当事人的内在精神部分，故在治疗过程中当事人可以获得改变。以矫正性情感体验的治疗过程为例，传统精神分析，注重由治疗师操纵和创造移情的产生，然后使用解释技术，协助当事人领悟他的内在精神问题症结；而当今的心理治疗，则主张将问题带到此时此地的人际关系中，不只是使用解释，更重要的是体验，也就是当下的人际经验，并且主张经验必须先于解释。这就是同时运用内在与外在人际的治疗方法。

二、治疗需要同时重视个人内心与人际

当前心理动力取向的团体治疗理论，有两大不同取向的治疗理念：其一为"个人内心取向"（intrapersonal orientation），以个人内在为重点的领导，所关心的是团体成员个人的内在反应（Shapiro，1978），例如客体关系理论，治疗的焦点在团体中的每一名成员个人的自我中"自体"与"客体"的关系。客体关系的基本信念主张人性是社会性的，人最基本的需求是他人，关系在人性的发展位居核心的地位，因而主张参加团体的各个成员，投射所参与的团体为他的客体。治疗的焦点，在该个别成员的自体与其所投射的外在客体

（领导者或团体整体）的关系（Ganzarain，1989），因此以个体的内在心理历程为治疗重点。其二为"人际治疗取向"（interpersonal orientation），处理的焦点在于团体中的两名或多名成员之间的人际互动，主要以团体人际历程为治疗重点（Chen & Rybak，2004；Kiesler，1982；Teyber，1997；Yalom，1985，1995，2005），强调经验性的与团体此时此地的人际互动。此外，对照治疗取向，团体的领导也有两种常见的风格：一种是个人内心风格的团体领导（intrapersonal style of group leadership），重点在团体个别成员的内心反应；另一种是人际风格的团体领导（interpersonal style of group leadership），重点在团体中个体之间的交流沟通。

事实上，早在约 40 年前 Shapiro（1978）在论述外在人际风格的团体领导和内在精神风格的团体领导时，便主张两种领导风格在团体治疗中都有其重要位置，有效的团体领导者会同时两者兼备。最近 Hewitt 等人（2015）认为，治疗若只限于从单向概念化异常和问题，而只使用心理动力或人际治疗方法中的一种，不如使用多面向概念化，也就是综合的概念化异常和问题，并同时运用心理动力与人际取向兼具的团体治疗方法，尤其在短期治疗中，可能这样会更有帮助。他们也以此理念治疗完美主义人格的成员，并证实这样的方法改变的层面较多，治疗结果相当好。因此，领导者实在无须过度拘泥只以人际取向的治疗为焦点，或只以内在心理动力取向的治疗为焦点。人际－心理动力的团体咨询与治疗，便是以人际动力为治疗的主要焦点，然而，也不偏废适时采取个体内心治疗的焦点，以扩大治疗师对当事人的异常和问题的视野，以及可以使用的方法与技术，以提升团体治疗的绩效。

| 第二章 |
小团体与团体治疗

咨询与治疗团体，通常以小团体的形式进行。因此，作为领导者需要对小团体有所认识。团体是一个有机体，团体的任何一部分，都与团体整体及团体其他部分息息相关。所谓牵一发以动全身，故对于小团体的性质和结构要素的认识，有助于运作团体动力，为入门或新手领导者必备的知识。

咨询和心理治疗的团体普遍采取小团体的形式，因此领导者对小团体的性质需要有所认识。传统的精神分析论团体，由于主要以个别分析的理论延伸应用至团体治疗，以诱发成员移情为主要工作，因此对团体动力的关注较少。大多数领导者训练只关注个体和人际理论，很少提及小团体性质与治疗团体的关联。

然而，只要把小团体作为一种工作方式，就不可不知小团体的性质。就像工艺师利用黏土捏成各种动植物造型的玩偶。由于靠手艺成形，不能只有动植物形象的概念，也得了解黏土的性质。本章主要就小团体和咨询与治疗团体相关概念，特别就团体结构这个部分，进行重点讨论。"团体结构"（group structure）一词，指的是一个团体的物理安排，以及就团体整体关系而言，每一个成员的互动。而这两种结构都会影响团体能否成功，以及和谐地达成个人或团体的目标（Gladding，2012）。以下就小团体的定义和性质，以及团体结构要素——角色、沟通、规范、权力、气氛——进行论述。其次，凝聚力也是团体结构的重要元素之一。由于在团体咨询与治疗中，对于凝聚力需要特别的概念化，因此将在第四章"团体凝聚力的定义和概念"中另行叙述。

第一节　小团体的定义

一个团体是"大团体"还是"小团体"，实际上难以有绝对的标准。若是从相对的角度来比较，则容易界定出哪一个大，哪一个小。若没有比较的情况，则可能采取武断的划分。因此，在团体动力学方面，认为一个团体就人数上的多寡而言，当团体为一个整体，且能够让成员面对面一起处理他们的事务，便可以称为小团体，所以很难以特定的人数或理想的人数来界定。一个小团体不需要再分成几个小组，便能够有效达成他们的目标，就适用这个小团体大小的定义。至于 2 人配对（dyads）和 3 到 4 人或更多人的团体的差异，主要在于当需要做出一致的决定之际，配对无法如 3 至 4 人的团体一样，可以寻求多数人的支持，而是需要运用自己的说服技巧，以 1 人为一个社会单元来彼此应对（Mabry & Barnes，1980）。所以，2 人被称为配对，而不能称为小团体。

可见，小团体至少需要由 3 个人组成。咨询与治疗团体通常被认为是一种小团体，主要是依据团体动力学的观点而来。在儿童治疗团体中，最少的人数就是 3 人。其中 1 人为治疗师，其余 2 人为接受咨询与治疗的儿童。若只有 2 人，1 人为治疗师，另 1 人便是儿童，则形成个体治疗方式。因此，咨询与治疗的团体，除了领导者之外，至少需要包含 2 名成员，构成至少 3 人的团体。然而，人数的多寡会影响到成员之间互动所产生的影响。因此，一个比较适当的人数的咨询与治疗团体，到底应该包括多少人数，这需要考虑成员的年龄和发展程度、团体的类别和性质，以及最大经济效益等因素。依此原则，有关咨询与治疗团体的大小，在第十八章"团体成员"会有进一步的说明。

一个小团体，当团体的人数越多，成员行为的差异越大时，就会呈现出下列现象：（1）团体人数越多，就越少有时间供每一个人参与；（2）每一个人越少有时间参与，也意味着每一个成员参与以发展和维持彼此关系的时间越少；（3）发言越多的成员，越容易受到注意并有影响力；（4）参与频率不同，会越演越烈，越少参与的成员，参与频率会越低，同时会越隐藏自己，反之，参与越多的成员，参与频率会越积极；（5）指定的领导者，或非指定而是从团体互动中出现的领导者，获得对于团体历程的控制和引导也会较多；（6）成员之间很可能发展出亚团体（Bales & Borgatta，1965；Hare，1976）；（7）人数越多，成员越难以产生联结。

综上所述，将团体人数大小对成员行为影响的特征，应用在咨询与治疗团体，可以获得的启发是：（1）越重视团体成员互动，越依赖成员关系和凝聚力的团体方法，人数更需要限制在每一个成员可以有充分参与以及面对面交谈的机会之内；（2）由于发言的频率会影响成员个人对团体的影响力和受到注意的程度，因此需要留意团体中每一位成员发言的频率，尤其对于较沉默的成员，需要留意沉默的原因并给他们提供发言机会，以免沉默的成员被边缘化，或逐渐产生心理退出；（3）注意团体中成员发言频率的落差和极端状况，并加以调节，以避免沉默者越沉默，积极发言者越积极，以致占用团体多数的时间；（4）由于那些大量参与决定以及影响所有成员的成员，不知不觉中将成为小团体的领导角色或获得较高的地位，因此需要留意从成员团体中浮现的领导角色，是否操控团体或取代正式的领导者；（5）对于团体目标和任务越有共识，就越能在团体内分享对团体的认同；（6）在咨询与治疗团体中出现亚团体是不可避免的，需要预防对立或相互敌意的亚团体。

此外，小团体也有两种形式，即封闭式团体和开放式团体。封闭式团体的界限为封闭的、固定的，成员地位也不会变动；开放式团体的界限相当具有渗透性，当成员进进出出时，成员地位也会发生变化（Forsyth，2010）。当成员地位发生变动时，将会影响团体动力，尤其关联到凝聚力的浮动。所以，开放式的团体，当有旧成员退出或新成员加入的时候，团体历程的发展都会受到影响。

第二节　小团体的性质

团体工作的学者和专家可能都同意，团体是一个有机体的概念。视团体是有生命的、会改变与发展的，而不是将团体视为一个机械性的结构和组织，是固定的或只能规则性的运作。半个多世纪以前，Thelen（1959）便从结构的观点，以隐喻的方式来建构对于小团体的概念。他认为小团体有如一个有机体。Boyd（1991）从现象学的观点，也称小团体为一个有机体。这种结构与系统的生物学概念，也被结构论的家庭治疗学派大师 Minuchin 所采用，他认为："家族如同群居的动物，整体包括了不同的生命形式，每一个部分都各有作为，但是全部则形成一个多元体组合的有机体，而这个有机体本身就是家族的生命形式"（Minuchin & Fishman，1981）。Minuchin 对于家族如此微妙的隐喻，似乎也可以很贴切地描述咨询与治疗的小团体，其不同之处主要在于咨询与治疗团体生命的有限性。

因此，小团体为有机体这个隐喻的概念，对于团体咨询与治疗非常有用，其指出小团体并非只是一群人，缺乏组织和结构，而是一群每一名成员都有特定功能和角色、有关联、有组织、有结构、有运作系统的一个整体（entity）。如同我们人体就是一个整体一样，而不是手归手，脚归脚。俗语"牵一发以动全身"便很生动地描述了部分与整体的关系，任何一部分都相互关联和相互牵扯，当一名成员变得不一样时，会影响团体中的其他人。当团体中有一名成员出来说话时，绝对不会只是个人因素，而是与整个团体有关。因此，小团体具有共同的特征，即：（1）个人认定自己为团体成员的角色；（2）成员分担了团体生存的功能与任务，也就是角色；（3）成员对于团体规范有共识，并愿意遵守；（4）每个成员都知道自己在团体中的地位；（5）成员彼此之间有特定的关系；（6）成员感到"我们"是一体的关系。

Boyd（1994）从荣格的理论观点，提出一个基质模式（Matrix Model）的概念，也值得带领小团体的治疗师参考。他主张一个小团体由三个结构层面所构成，包括：人格系统、社会系统和文化系统。人格系统，是指团体中的成员个体；社会系统，指由数个成员个体所组成，这个社会系统在小团体的生命有自己的历史，也有自己的性质，自团体开始的那一刻，到团体结束的时候，这个系统完全受到这段特定时间之内的界定，也就是社会系统只限定在一个小团体存在的时限，且社会系统并不是所有成员行为加起来的总和；文化系统和人格系统一样，不受限于小团体存在的时限，因为一个小团体，是存在于一个社会的文化脉络当中，因而直接受到这个小团体所存在的社会文化结构和形态的影响，也受到组成团体的个体的人格系统所带来的文化的影响。从 Boyd 的理论可以解释为何治疗师所带领的每一个小团体都很独特，几乎没有任何一个小团体会和其他小团体一模一样。当治疗师面对一个团体时，不只需要掌握成员的人格，也需要重视组成团体的成员背后的社会与文化因素。

　　实际观察中的一些证据，也支持了 Boyd 的概念，例如，改变团体的成员组成，即便只更换一名成员，团体动力也会产生改变，或一个成员退出时，团体动力也会改变；这是由于成员个体的人格系统改变，影响了小团体的社会系统的变化。至于文化系统，组成团体的成员个体有时候由于性别组合的差异，也会影响到文化系统的变化。（此外，当一个小团体引进不同的文化规范或价值观时，不仅小团体的文化系统会产生不同，其社会系统和人格系统也会受到影响而产生改变。）例如，如果在小团体的文化系统引入保密的规范，团体中的社会系统可能就会变得比较独立自主起来，可以不那么依赖领导者，这是由于成员在团体中有安全感，所揭露的资料不会成为他人茶余饭后的消遣话题。虽然有些成员可能还是会谨慎观望，不揭露自己，然而，有的成员可能会认为可以在团体中开始讨论自己的困境。若是引入可以去面质似乎不真实的言谈这样的规范，由于成员担心面质可能会失控，团体中的社会系统将明显地变得比较依赖领导者，因而有的成员可能觉得，可以开始去探讨个人的情感情绪，甚至处理下意识的内在世界；然而有的成员，则由于害怕可能发生的事而变得沉默。因此，小团体中的文化与规范的建立与发展，当与团体发展阶段适配时，就能成为咨询与治疗的助力。

　　综上所述，在组成咨询与治疗团体时，成员的筛选工作非常重要。除了考虑适合团体咨询的成员之外，也要考虑组成这个团体的每位成员的特质。例如，全部由攻击性较强的成员，或全部由较社会退缩的成员所组成的团体，不但影响团体中的社会系统，也影响文化系统，这会严重地影响团体动力。由于规范与团体的文化系统有关，因此确定、建立及养成有助于治疗性环境发展的团体规范很重要。

第三节 角色

角色是一种隐喻。角色、功能或任务三者，为词异义同。个体依其需求、认知、价值观等，在社会刺激和被认定的位置之影响下过生活（Munich & Astrachan，1983）。多数团体由于需要继续存在，团体中的成员便会形成各种角色来承担团体的生存功能。而角色，也是个人在团体中生存的方式。Kenneth 与 Sheats（1948）指出，一个团体必须有三种角色形态：（1）任务角色，可以帮助团体去选择想要解决的问题，以及厘清问题，并寻求解决问题的方法；（2）建立和维持角色，可以促进团体的发展和持续；（3）个人角色，可以使成员满足个人独特的需求。显然，个人由于需要从团体获取所需，所以参加或继续留在一个团体。然而，团体也需要各种任务角色，以使团体持续下去。所以，每个人对自己的角色都会有所期待，而团体也期待个别成员承担特定的角色。

当一个团体持续发展时，在不同阶段，成员个人可能出现不同的角色，以承担不同时期的任务或功能，来促进团体的发展。这样也很像一个家庭，在家庭演进和发展过程中，家庭成员的法定角色不变。但是在家庭的不同阶段，个人功能需要发生变化，以承担不同的任务。新婚的两人，只有夫妻角色；孩子出生，就多了照顾者的父母角色；夫妻两人老了，轮到孩子长大，成为父母的照顾者角色。因此，一个成员在团体中的角色很少单纯只有一个角色。尤其随着团体阶段的发展，一个成员的角色也在改变，且可能获得一个以上的角色。因此，在团体的不同阶段，治疗师观察各个成员承担的团体角色，将对于该成员有更丰富的理解。

角色的产生与个人的期望，以及团体中其他成员对这个成员的期望有关。在团体中个人角色的获得，主要有几个影响因素：（1）他作为成员的行动；（2）其他成员对这个人的看法；（3）其他成员评鉴他所有的行动；（4）对他所形成的未来期望。由于一个团体在聚会中，成员们几乎不会直接表明他们对于彼此的表现的反应，因此决定一个人在团体中的角色通常需要检视这个人作为成员如何与他人互动，而他人对这个人的行动又如何反应（Mabry & Barnes，1980）。个人在团体互动之中，逐渐琢磨个人的期望和他人的期望，从而获得特定角色。然而，个体的内在因素和外在因素都会导致角色抵触（Gladding，2012）。若个人期望与他人期望相符合，所获得的角色最能满足个人独特需求，否则可能造成个人内在或外在角色冲突的问题。因此，治疗师可以在团体中观察一个成员的行动，以及其他成员对他的行动的反应状况，便可以判断这一名成员在团体中所获得的角色。而随着团体的发展和演进，团体内社会系统的改变，成员个人的角色也会产生演变。

　　角色抵触，对于成员个人不利，造成角色抵触的原因通常有三种情况：其一为角色混淆，当一个成员不知道如何表现其角色时，就会感到角色的模糊，例如在非结构治疗团体初期，成员可能比较熟悉的是过去生活当中的团体角色，如家庭或班级，以致在团体的初期，成员对自己在团体中该担当什么角色感到模糊；其二为角色不协调，一名成员在团体中被赋予一个他既不想要、也不能自在执行的角色，例如每次其他成员都期待他作为先出来说话的带头角色，然而这个成员却很不想如此，或在团体中有一名成员，如同领导者一般过度控制和指导团体，却得不到其他成员支持，可能因而心生不满而容易与其他成员或领导者发生人际冲突；其三为角色转换，在团体演进的过程中，有成员被认定为某一个角色，而他本人则感到不舒服，想停留在原来的角色，在团体中可能有这种状况，一向习惯作为追随者角色的成员，如果还没有准备好在团体中被其他成员或领导者推上需要作为成员们的领头羊角色，他们可能对于这样的角色转变也会感到不适应。其次，在咨询和治疗团体中，维持情绪与任务这两种角色需要平衡一下，太过于只注意维持团体中的社会情绪功能，可能让团体失去目标，例如成员停留在享受凝聚，而不冒险；然而过度任务取向，可能导致团体成员的不满意或障碍，如缺乏同理，只有探问或面质，因为成员也需要情绪出口。

　　家庭也是一种团体，对于个人而言，家庭是人生的第一个团体，个人出生后便生活于斯，长于斯。个人在家庭中所获得的角色和位置，对于个人人格的塑造有很大影响（Toman，1976）。在健康的家庭团体中，通常家庭成员都有较积极或正向的角色；而在不健康的家庭团体中，则家庭成员会有较多消极或负向的角色，这种情形在治疗团体中也一样。有趣的是，人格心理学中提到的 personality 这个词，是由希腊文 persona 演变而来，而 persona 是演戏时使用的面具，用以表征这个角色。中国人的京剧，演员演出的时候也依据演出的角色来勾勒脸谱，用以表征这个角色，例如忠臣与奸臣有不同脸谱，丑角和小生脸谱也有差别。阿德勒主张手足的排行与人格特征的发展有关。事实上，因手足排行所发展出来的个人人格特质，也与家庭生存功能有关，不同排行，承担不同的家庭功能。因此，手足的位置对个人的人格发展有长远的影响，例如长子担任社团领导者和被选为班长的人较多。对犯罪青少年的研究也发现，犯罪被判刑的时间长度以独子排第一，其他依序为老幺、中间子，判刑时间最短的为长子（Toman，1976）。一份有趣的研究发现，在团体治疗中，排行长子、长女的成员，在聚会中说话比其他排行的成员多，但比其他排行的成员焦虑（Eisenman，1966），这项发现结果，很可能与排行长子、长女通常被父母赋予责任有关。亚隆也指出，成员在原生家庭里的经验明显影响了他在团体中的角色，以及对于团体领导者的态度（Yalom & Leszcz，2005）。

Getzels 和 Guba（1957）的社会系统论主张工作团体（work group）是一种修正机构需求和个人需求，以使两者相互磨合的机制。由于工作团体中存在一种动态的交互关系，团体角色的形成、社会系统内的氛围发展，以及个别成员的人格之间，彼此交互影响。成员在团体中的行为，可以视为这种交互作用的产物，从个人不适应人格的发展，源自失去功能或功能不良的原生家庭的长期经验所致。可知治疗可以被视为一个缩短的反逆历程，所以相较于个人在家庭生活中的成长历史，参与团体治疗的历程是一个极短暂的过程，在极短的时间之内，期待让个人重新学习一个正向或健康的角色。换言之，早期原生家庭的人际经验，不论是亲子关系还是手足关系，由于有伤害或负面经验，而在团体中可以提供相反的人际经验，以协助成员修复扭曲或创伤。因此，团体咨询与治疗，很重视团体的社会心理环境或团体氛围的营造，领导者必须创造一个具有疗效的团体环境。从角色的观点来看，如何创造疗愈的改变，除了领导者必须扮演如同稳定的好父母角色之外，领导者还需要在团体过程，协助成员获得正向的成员角色。

由于角色认同会使一个人呈现符合角色的行为，例如一个人，认同教师角色，那么他的行为便会符合这个角色。而规范与社会角色相连，所以当教师的人，也会知道有一些场所不适合身为教师的人去。由此可见认同角色，为自我的核心（McCall & Simmons，1978）。研究指出团体规范的遵循行为，与成员对于团体的认同有关，高度自我认同团体的成员，认同成员的身份，会使得即便在有障碍的情况，成员也会以友善氛围来行动（Louis，Taylor，& Neil，2004）。团体中的角色自我认同为多面的，包括自我投资（self-investment）和自我定义（self-definition）。自我投资为对于成员身份的情感情绪性的承诺；自我定义则为认知性与团体有关联；其中自我投资比自我定义对于遵循规范的行为影响更大（Masson & Fritsche，2014）。在咨询与治疗团体中，成员的自我投资可以包括：揭露个人资料、给他人反馈、共情、支持等，从事人际交换的行为。这些成员投资为团体凝聚力发展的重要作为，同时可以说明在团体初期，成员关系的联结和团体凝聚力的发展为何最为优先和重要。

第四节　沟通

沟通包括讯息的交流通道、方式、形态、性质与内容。交流的通道指使用语言和非语言。口语或文字的表达都属于语言表达；身体动作、姿势、表情、声调，以及与环境互动，都属于非语言表达。在团体中很重要的一部分，就是注意去追踪谁对谁说话，以及他们彼此对话有多频繁。社会计量（sociometry）便是一种常用的方法。不过领导者通常需要以非正式的操作方式，在心中觉察和记得团体成员如何交谈。在社会关系当中，超过 50% 的讯息为非语言沟通，且通常较为诚实和较少主观性的操纵（Vander Kolk，1985）。在团体中，可以透过观察看到领导者和成员许多的非语言行为。

沟通包括三项元素：（1）交流的方式，指直接沟通和间接沟通，直接沟通为说话者直接称呼对方，并向他表达想说的内容；间接沟通则是告诉第三者，让第二者可以收到讯息，例如请第三者传讯息，或第二者在场，却对着第三者说出要给第二者听的讯息；（2）性质，指公开的表达和隐晦的表达，或用隐晦的语言表达，例如指桑骂槐，指着秃驴骂和尚，或不公开指称讯息所要传递的对方姓名，可能由于无法直接告诉对方自己的需求或情绪，而使用被动攻击的方式；（3）内容，指成员所说的话，内容有积极性和消极性两种。就交流方式而言，以我们的文化，在家庭或学校的班级里，习惯向权威的人报告。因此团体初期，一名成员对自我揭露的另一名成员有所反应时，通常会对着领导者去说，以取代直接告诉那位成员。领导者需要注意这种交流方式，并且不断协助成员改变，直到成为团体的规范。在沟通的性质方面，人际沟通有困难的成员的行为之一便是使用隐晦的表达，以致阻碍沟通。领导者需要特别注意，这样的成员可能由于害怕或憎恶，也会使用他惯用的隐晦表达。因此，需要协助这类成员学习有效的直接沟通技巧。

团体沟通的类型，有网络型、放射型（或称轮状型）、封闭式链状型。网络型，指每一名成员都能彼此接触和直接交谈，每一名成员的地位和权力平等，以这样来执行团体工作，具有民主结构的精神，可以让每一名成员有充分的自主性，能充分表达自己，可能最适合咨询和治疗团体。放射型，是一种以领导者为中心的沟通，每次讯息只往来于领导者与一名成员之间，或是几乎都由领导者发出讯息，这种沟通方式相较于成员的自主权，领导者有较多的控制权力，例如心理教育团体，比较容易倾向于这样的沟通。封闭式链状型，就像一条项链，指由一名成员开始说话绕一圈到最后一名成员，再回到第一名成员，再开始第二轮。在某些团体组织中，这是很常见的沟通形态，这种形态的沟通，每一名成员都有轮流发言的机会。然而，由于需要等待轮到自己才能发言，或轮到自己却还未准备好发言或不想发言，可能有发言的压力。不过在咨询和治疗团体的初期，这种轮流发言的形态，有时可作为结构来使用，以减少成员在团体规范尚未明确的时期的焦虑，让团体可以快速产生有一定程度的表达。但是，务必切记这种方式不要过度使用，使用越多成员的自主发展越低，也越慢。尤其是当过度使用结构来加速团体时，所付出的代价是阻碍了团体发展的自主和潜力。

每个人学习沟通方式和技巧的第一个社会团体，就是家庭。故家庭影响个人沟通学习的基本方式和技巧。在沟通时个人对自己和他人的知觉，主要受到五个因素的影响：（1）个人早期经验的影响所形成的生活观念；（2）刻板印象；（3）沟通者的地位和身份；（4）过去的经验；（5）个人的假设和价值观（Napier & Gershenfeld, 2004）。来咨询或接受心理治疗的成员，可能受到早年经验的影响，将在团体投射其沟通的个人地位和角色，以及呈现过去在沟通方面的一些缺失。领导者可以在团体历程中观察成员个人与其他成员及领导者的沟通，并对照从初晤所获得成员个人的资料，将有助于理解成员个人的沟通方式与技巧，并协助其改变。根据研究，排行最前面的五项疗效因子，依序为：人际内化、宣泄、凝聚力、自我了解和人际外显（Yalom，1995）。沟通方式与技巧，与前面那些人际学习息息相关，这显示了咨询与治疗团体过程中成员沟通学习的重要。

第五节　团体文化与规范

团体咨询与治疗学者和实务工作者，都非常重视团体文化及其形成。然而，团体文化对多数人而言似乎很抽象。从焦点冲突理论（Focal Conflict Theory）的观点来看，团体文化是一切团体行为规定的合成物，与团体规范的结构相似，这些规定的建立，来自对团体内各种焦点冲突的解决（Kline，2003）。所以，团体规范是团体文化的主要内涵。团体规范包括团体的规定、风气、氛围、习惯、仪式等。成员的期待、领导者，以及具有影响力的成员，为团体规范形成的主力。学者认为，形成团体规范是团体发展的一个重要阶段（Tuckman & Jensen，1977）。在 Tuckman（1965）的团体阶段论，在"成形"（Forming）和"风暴"（Storming）两个阶段之后，便是第三阶段的"规范形成"（Norming）。此阶段成员的角色和关系逐渐形成，成员建立团体规范，并对规范产生共识，会去实践和维持规范，因而团体凝聚力较强，团体内的关系也较和谐，显示"规范形成"这个阶段的重要，因为接着便是 Tuckman 所谓的"表现"（Performing）阶段，团体出现任务导向，可以去工作。Tuckman 的"规范形成"阶段，与其他学者分类的"凝聚"阶段相当，可以知道规范的形成与团体凝聚力的发展有关联，成员越认定团体，也越遵守团体规范。若一个团体没有形成重要或适当的规范，例如保密、接纳、尊重、支持、不批评、不指责等重要规范，团体可能无法进入工作的阶段。

一、团体规范的重要与特征

社会中的任何团体都有其团体规范，也需要团体规范。只有这样，团体才会有效能和产值。这些规范是指引和影响一个社会团体中的成员行为的准则，例如家庭团体，若没有家规，可能家庭的管理和亲子教育都会有较大困境。孩子在家庭和家庭之外的团体，在行为适应方面也可能有较多的困难。遵守规范，通常是任何团体成员的重要习惯，对于学校规范适应有困难的孩子，或对于国家法律或公司规章适应有困难的成员，都将发生人际和环境适应问题。在咨询与治疗团体中也是这样，必须有一些可以提升信任、合作、支持、情感和个人个性的规范，才会有凝聚力。而成员需要将个人在团体中学习和内化的规范，以及对规范的态度，应用到他实际生活的团体当中，以提升个人的人际适应。

不论是社会中的任何团体，或咨询与治疗团体，团体规范通常有一些共同特征：（1）描述团体成员应该做或不应该做的行动；（2）包含有评鉴的成分，因为规范中必须说明哪些行为好，哪些行为不好；（3）规范通常是成员的行为逐渐改变而形成的，而为大家所接受，可作为行动指引；（4）多数规范是由成员所默认的，只有违反规范的行为出现时，才彰显规范的存在；（5）成员遵守规范往往只是在避免被判决和惩罚，或希望被赞同，当成员内化了团体的规范时，规范便成为他个人价值观的一部分，如此规范的遵守便来自其个人内在，而不是外在压力；（6）成员偶尔偏离规范的行动，可以被接受或容忍，只有极端背离的规范，才会被团体其他成员判决和拒绝（Forsyth，1983）。

从上述有关规范的特征，身为咨询团体的领导者可以理解，如何建立和运用规范的重要。一个咨询与治疗团体的规范，除了开始的基本规范之外，其他规范都得由领导者作为典范，以及增强符合规范的成员行为，渐渐在团体过程中建立起来。所以，咨询与治疗团体的基本规范会以书面的形式说明，并在团体第一次聚会时提供给成员。至于成员对于规范的遵守，无法来自外在压力，必须让成员体验到团体规范对于团体的影响，成员会逐渐有共识，甚至成为其个人认同的行为准则和价值观，只有这样，成员才能确实遵循规范。而偏离规范的成员行为也需要他人去包容，才能避免成员感受到被团体或领导者拒绝。由于一个团体的规范一旦形成，便不容易改变，因此在团体初期领导者需要努力建立有利于团体的规范，并防范甚至阻止不利团体和成员的规范形成。

此外，由于任何团体的规范都具有一种压力，即期待成员遵守符合规范的行为。尤其高凝聚力的团体，对于成员个人行为的一致性期待，压力会很大，虽然对于完成团体任务有需要，但对于咨询和治疗团体过度期待和要求一致性，反而不适当，尤其有一些任务性团体的规范，并不适合治疗性的团体。因此，咨询团体的领导者，需要理解团体中要求服从一致性的压力，并发展有助于营造治疗性环境的规范。

团体中的成员依个人遵守规范的状况，可分为三类：第一类为会遵守规范的成员，这类成员都是依规范行事；第二类为会违反规范的成员，此类人员不依规范行事，甚至出现相反的行为；第三类为独立的成员，并不特别强调规范，这类成员期盼可依据当时他的判断，选择他认为最有利的状况行动。前两者被称为"场地—依赖"（field-dependent），后者被称为"自我—依赖"（self-reliant）（Vander Kolk，1985）。从控制理论（locus of control theory）来看，"场地—依赖"者的行为反应为"外在控制"（external locus of control），而"自我—依赖"者的行为反应则为"内在控制"（internal locus of control）。从控制理论的观点，通常心理比较健康的个体都是"内在控制"的人格特质，可能由于此人格特质，使得此类人员在遵守规范的行为比较有弹性，能因地制宜，因此能有利适应环境，也比较容易有自我主宰感。而"外在控制"者，通常适应有困难，从"场地—依赖"型的两极化，第一类的人倾向过于僵化，第二类的人倾向过于缺乏环境适配行为，与环境难以和谐。

领导者需要留意团体规范和每个成员的权利交互作用的影响。比较有权利的成员，可能会造成他人遵守规范的压力较大，如果领导者能够建立合宜的规范，便可调整成员的权利和地位，促进权力较少的成员的参与。此外，鼓励团体中成员的合作行为，或许会使团体中所有成员的权力比较均衡，也较有效率。例如，阻止强迫或指挥他人发言和行动的成员之行为，或鼓励倾听他人说话等规范，都可以减少团体中权力滥用的规范的形成。

二、规范的类别

（一）明确的规范与隐晦的规范

根据团体规范形成的过程，可将之分为明确的规范和隐晦的规范两种。有些为成员意识中认知的规范，有些则为成员潜意识认知的规范。前者为成员确知而行，后者成员可能行而未知，总之规范需要在成员有意或无意间知道，才有效用。明确的规范可由成员讨论和同意接受为行为的准则，领导者需要去增进成员遵守的意愿。例如，咨询团体首次聚会的结构化程序之一，便是签署同意书或契约，其中通常会包括需要遵守的基本规范，虽然是规定，也需要成员的理解和同意，这种基本规范就是明确的规范的一种，也是所有成员都需要遵守的规范，因为明确的团体规范通常是团体成员每个人都必须遵守的准则。

而隐晦的规范则容许个别差异，最常见的隐晦的规范为成员的自我揭露和给他人反馈，这两项规范虽然是团体中的重要规范，对于团体历程的效用不可缺少，但需要在容许成员个人感到安全、信任之后，才能自在地自我揭露，或给予团体中的他人反馈。而成员的安全感和信任能力，可因人而异，因此领导者只能容许和鼓励，不能强迫和引诱，让成员有意或无意之间做了让他事后感到焦虑、担心而不自在，或因感到伤害而后悔的行动。

此外，可以看到结构高的团体通常明确的规范较多。心理咨询和治疗团体，由于通常为低结构或非结构，所以团体在开始的时候只有很少的基本规范，随着团体的发展才渐渐形成和建立起团体的其他重要规范。由此可知，带领此类团体的领导者塑造和建立成员的规范不只是一项重要的领导任务，也是不可或缺的领导技术。

（二）共同的规范与特殊的规范

若从规范的适用对象观察，一个团体的规范，有些是一个团体对所有成员行为期待的准则，每位成员都被期待需要遵守；有些规范则与成员在团体中的角色有关，只有特定角色才会被期待有这样的行动。以家庭这个社会团体为例，可能不可抽烟和饮酒是这个家庭所有成员，无论父母或子女都必须遵守的准则。然而，作为父母或子女，则因其角色有被期待遵守的特殊准则，通常父母被期待必须负担起家庭经济和主要劳务，长子女被期待需要作为弟妹的典范和协助父母照顾和保护弟妹。在咨询团体的第一次聚会时，成员若由自我介绍知道彼此的年龄、职业和工作，在团体沉默或需要有成员主动出来发言的时候，在我们的文化中年长或社会地位较高的成员，可能会被期待出来先发言。若团体中刚好有这样的社会角色，很快这个人就会意识到被期待而出来说话，团体的压力很快就暂时得到解除。

所以成员在自我介绍的时候，最好避免让他们介绍自己的职业和职位。由一群都是大一学生所组成的团体，可能就没有这样明显的社会角色差异，在这样的情况下，每位成员可能压力都很大，且不知道谁是需要先出来发言的，沉默的时间可能会比较长。因此，假若咨询团体在进行过程中要迅速朝向一项任务，那么这个团体便需要有成员普遍专注任务，愿意自我揭露，给予揭露的成员回应，倾听每个人的想法；并且不接受干扰的行为，当有成员出现干扰行为时，其他成员会自动出来阻止，以及表现合作等，都是重要且需要养成的规范。所以团体规范不但影响成员的行为，也是影响团体动力的主要因素，每位成员需要学习到团体和其他成员对自己行为的期待，如此才能在自我探索的时候，有个稳定与安全的团体环境。

（三）社会规范在咨询与治疗团体中的应用

虽然咨询与治疗团体是一种特殊的团体，然而也有社会情境的性质，因此有一些基本的社会规范，也是这类团体的重要规范。从社会学的角度来看，公正、公平、权力、社会责任和互惠都是一个社会的基本规范（Vander Kolk，1985）。在团体中，成员获得的酬赏，往往与他所贡献的比例相称，这是社会的公正规范，在日常生活中，由于一般人认为个人付出得越多，也应该得到较多的酬赏。在咨询和治疗团体实务方面也可见到类似的情形，在团体中诚恳的自我揭露越多，给其他成员有助益的反应越多的成员，在团体结束的最后一次聚会中，通常获得其他成员给予的酬赏也越多；反之，较少揭露自己、沉默行为较多、较少给予其他成员反应的成员，在最后一次聚会中获得的酬赏也较少。

公平的规范，指所有的成员都应得到相等或同等的酬赏。在团体中有关公平的规范常常与权利有关，包括每位成员都有发言的权利，以及被倾听的权利。以结束团体的互相送礼作为道别的仪式为例，通常不会要求成员给团体中每位成员都制作礼物，因为可能成员并不想为某些人制作礼物，或不知道该制作什么合适的礼物给某些人。若规定每位成员都需要送礼物给其他所有成员，一则可能时间不够使用，二则可能造成部分成员应付了事，以致失去礼物的意义和力量。领导者需要知道，或许那些对于团体贡献少的成员，需要的是在团体历程之中获得注意和支持。

至于权力与社会责任的规范，在团体中权力与资源有关，或者在某种程度上，权力就是资源。成员个人的资源可以包括经验、智慧、情感、技术、信息、才干、毅力、勇气等，所以资源较多的成员，可能成为团体中权力或影响力较大的成员，若团体中多数成员需要这位成员的资源，他便对团体有较多的影响力或控制力。在一般社会团体中，资源较多者会被期待有较多的社会责任，去照顾弱者，但这个规范在团体咨询与治疗中应用时，领导者可能需要注意资源较多的成员是否会感到个人在团体中既然付出较多，酬赏却不如资源较少的成员，自己也是付费来参加团体的，因而内心忿忿不平。如果领导者能善用互惠规范，便可解决这个难题，所以领导者要避免过度强调单一规范的运用。

所谓互惠的规范，是指当一名成员对于团体或某一位成员有所付出时，他可以期待对等的酬赏，而不是相同的酬赏。团体中每位成员的资源不一样，所以谈到公平，有时候真的无法使每一位成员有相同的付出，并获得相同的酬赏。而互惠规范，则可以让每一位成员感到自己有资源，例如某位成员可以给另一位自我揭露的成员共情或反馈，却无法给予类似经验的自我揭露，因为他完全没有类似的经验；或是一名没有很多成功经验可以分享的成员，可能他能够在对方需要情感支持的时候，表达支持。这种互换有无，是久远以来便存在于社会中的互惠规范，让受者无愧，施者也不吃亏。在咨询与治疗团体中这项规范特别重要，领导者需要有能力观察与理解每位成员的资源，善用成员个人资源协助他人，由于让成员个人感到自己也有资源可以帮助他人，可以减少成员的无力感，也可提升他们个人的自尊。

第六节 权力

如上述，权力与资源意同。权力是一种影响力。一个人拥有他人所需要的资源，便对那个人有影响力，这就是权力。一个人过去经常失败且无法改进表现，可能因习得性无助而导致动机低落，以致缺乏学习动机（Stipek，1988）。带有悲观解释风格的人，倾向于问题解决和认知重建的贫乏，且在工作场所容易出现工作满意和人际关系的匮乏（Henry，2005；Welbourne，Eggerth，Hartley，Andrew，& Sanchez，2007）。忧郁便是被认为与习得无助有关，往往呈现低自我评价、低自我期望、自责、自我批评、难以作抉择，以及扭曲自我身体意象（Beck，2009）。因此，忧郁的人往往也有无力感，不知道自己可运用的资源，觉得自己对环境或他人没有影响力，也无法改变自己或环境，因而感到无能为力。当将权力视为个人的资源时，则个人的智力、智慧、才干、成就、经验、技术和技巧，甚至情感等，都可能可以成为他人所需要的资源。所以，在团体咨询与治疗中，特别重视权力是一种资源的概念。

组织心理学将权力划分为五种：（1）法定权，依组织的正式地位取得的合法权力；（2）奖赏权，当成员的绩效表现符合组织团体的要求时，领导者可以使用组织资源的分配权，使用精神或物质的奖励和赞许；（3）强制权，因法定位置而获得；（4）专家权，由于领导者具有团体中最重要的专业智能和丰富的专业经验而得；（5）参照权，指领导者可能因个人的人格修养，受人仰慕，或品德可为人表率，或有亲和力而令人悦服，或风范气质高尚产生吸引人的魅力。前述五种权力，奖赏权和强制权主要伴随法定权而生；法定权和专家权可能附带有奖赏权和强制权；法定权则可能含有强制权（李新乡，2008）。在团体中，领导者和成员由于个人的角色和资源，都可能会拥有某些权力，作为咨询与治疗团体的领导者，虽然也会拥有前述五种权力，例如，依法让不愿意签署契约的成员离开团体，然而最重要和最需要运用的权力，是专家权和参照权。领导者不只以专业知识和技术协助成员，在某些方面也是成员学习的典范；其次是奖赏权，领导者可以针对成员的行为提供正强化，以塑造出期待成员改变的行为。

第七节　团体气氛

何谓团体气氛（climate）？对于团体气氛的建构概念，50 年来学者一直有不同的见解。最近主要有三种看法：（1）一般建构概念，认为气氛是成员们在团体聚会时的社会情绪气氛所共识的知觉；（2）狭义的建构概念，认为气氛就是凝聚力；（3）多元因素建构概念，认为气氛是相对的或互补的人际和团体的力量（Gold，Kivlighan，& Patton，2013）。其中以第一种最为普遍，因此团体气氛最简单的定义是指团体中的社会气氛（social climate）或是指团体成员所知觉一个团体聚会时的人际环境（MacKenzie，1983）。

凝聚力是一种疗效因子，也是一个团体健康的间接特征；有凝聚力的团体关系紧密，士气高昂。团体气氛不只影响成员的感受，还可以影响成员自动参与的程度（潘正德，2012）。研究发现，团体气氛与长期团体（Ryum，Hagen，Nordahl，Vogel，& Stiles，2009）或短期团体（Ogrodniczuk & Piper，2003）的治疗效果都有相关；团体气氛与成员的自我揭露有关，当成员觉察到团体有凝聚的氛围时，团体就具有鼓励成员自由行动和表达情感的作用，且与疗效成正相关（Beech & Hamilton-Giachritsis，2005）；而成员个人风格，则与其所评定的团体气氛有关（Kivlighan & Angelone，1992）。此外，也有研究发现成员的依恋类型与团体气氛的发展有关（Illing，Tasca，Balfour，& Bissada，2011），而其他成员集体的依恋类型，比一个成员的依恋类型更能够预测团体气氛（Kivlighan，Lo Coco，& Gullo，2012）。另一项有趣的研究发现，女性非常适合团体情境，由于她们的社会化，能够提升情感表达和支持的行为，且她们能够致力于情绪和关系方面的议题（Ogrodniczuk，Piper，& Joyce，2004）。然而，Lo Coco、Gullo、Lo Verso 与 Kivlighan（2013）在研究性别组合和团体气氛的关系之后，认为与其花很多时间不断在探讨同性别或异性别组合的团体气氛何者有利，不如多想想哪一个成员在其他成员的关系脉络中更合适。

过去几乎在不同类别团体的所有研究，在逐次的聚会调查成员们对于团体气氛和治疗因子的知觉，发现无显著相关（Kivlighan，Multon，& Brossart，1996）。虽然，研究发现当成员认为团体的气氛为越参与和越工作导向，他们所获得的改变也越多（MacKenzie，1983）。然而，团体冲突具有治疗的功能，没有团体冲突，成员将错失人际学习的机会（Yalom & Leszcz，2005）。Gold、Kivlighan 和 Patton（2013）以人际取向的咨询师训练团体研究团体气氛与治疗因子的相关，并根据研究结论建议：较多团体冲突的聚会和较少团体冲突的聚会混合在一起，是最理想的团体状况。例如，有高度团体冲突的聚会次数很少，可能无法给成员提供重要的人际学习经验；反之，有相当高度团体冲突的聚会次数太多，将使成员有孤独和不被接纳的感觉。因此，团体冲突并不是都有帮助，然而没有冲突也会减少很多学习机会。俗语"不打不相识"，然而打得太多，或太严重，不只伤害彼此，恐怕也会翻脸成为仇人，而无法和解，成为无意义的冲突。

第三章
通用系统论与团体治疗

团体是一个复杂的有机体，无法从单一角度去理解其内涵。若治疗师只固守从个体的移情和防御去解释团体中所有的现象，不免有"门缝里看团体，把团体看扁"之嫌，忽视团体的多重性。当代心理动力取向团体咨询与治疗理论，最普遍的弱点便是在"团体整体"方面的诠释原理。通用系统理论是一个可以提供治疗师扩充对团体整体视野的参考架构。

通用系统论（General System Theory，GST）是一个由数种系统理论的基本概念合成的模式，源自生物学对于有机体的概念。这个概念已经从细胞组织的概念，扩大运用到诠释社会团体和组织的现象，当前已被认为是第三波的科学理论之一，超越直线式和因果论的思维（Connors & Caple，2005）。同样以团体形式进行治疗的家庭治疗理论，已采用系统论为基础，取代以依据个别心理治疗理论而发展的原理，例如 Gregory Bateson、Salvador Minuchin、Jay Haley 等人的家庭治疗理论（Cox & Paley，1997）。既然咨询与治疗团体是一种小团体，必具有小团体共同的基本特质；因此，从通用系统论可以提供咨询与治疗团体的治疗师对于团体整体（group as a whole）的理解，以补足多数心理动力取向或人际取向的团体治疗理论在团体层面论述的不足。

早在 1948 年，Foulkes 在介绍团体分析的心理治疗方法时便强调治疗师应将重点放在团体整体上，所谓"团体整体"，就是一个团体的"团体层面"。Foukes（1964，1990）与其他分析方法的团体治疗的最大差异，在于他认为将个体和团体加以完全区分，既无此需要，也只是表面而已，非常强调"社会"深植在每个人心里。"个人"与"社会"，或换个方式说，"内心"（intrapersonal）与"人际"（interpersonal）就如同莫比乌斯环（Mobious strip）一般，可以无限地延展，却无法相互脱离，发生在团体中的每一件事，都与团体整体和个体有关联。由此可知，Foulkes的分析论与传统分析论不同，不再是一种个体分析的方法，而是一种集体治疗（collective treatment）的方式（Maglo，2002）。Foulkes采取社会网络的概念，认为当疾病发生的时候，可以在网络之中追踪干扰的过程，便可以找到发病的人，这个病人就是"病"。这种理论假设来自生物学概念，当一个有机体某处受伤的时候，中枢神经便无法继续维持平衡，受伤的部分就是网络的一个节点，整个有机体就得去顺应这个失衡的焦点。由于强调社会与文化对个人的影响，Foulkes主张文化是团体的基本基质（foundation matrix），在一个特定文化中的人，都根植于一个相同的基本基质，这些人分享共同语言和在每日吃、喝、拉、睡的下意识，以及对世界本质的共同假设等。由于人的下意识力量，使得团体中的所有人捆绑在一起，文化就是捆绑的基本基质。由于我们身为分享文化的一员，这个基本基质使得我们可以容易了解彼此。在一个团体的心理组织发展的沟通网络，是以共享的经验、关系和了解为基础，因此任何形式的治疗，如果忽视人的社会本质，以及需要沟通和接纳，乃是一种缺失。因此Foulkes的理论被认为是社会—心理的分析法（Pines，2008）。

受到Foulkes的启发，Agazarian（1989，1997）更以系统论的观点诠释团体整体的现象，使得团体心理治疗更为丰富和多元；他的理论，被认为是一个完整的系统论（Pines，2008）。领导者可以在同一时空，从个体系统和团体系统两边的观点去观察和理解。个体的动力，呈现在其成员角色的特征中，并在团体的互动中发生改变；个人下意识的团体整体，则呈现在团体整体的角色行为的特征，并影响团体整体的发展，同时也影响着团体中的个别成员。角色系统是一般团体系统的元素，而团体整体不等于各部分之总和。Agazarian重视观察团体发展和分化的历程，并以亚团体作为观察的重点，而不是个体；由于亚团体有清楚可观察到的发展界限，他主张介入的焦点在团体，所以从可观察到的界限，方能找寻团体的发展问题的解决技巧。治疗的介入将各个系统之内和各个系统之间给予区分和统整，这些系统包括个别成员系统，即个人内心；成员彼此之间的系统，即人际；亚团体系统，以及团体整体系统。此外，他引用 Foulkes（1948）以"指挥家"（conductor）隐喻领导者，认为"指挥家"主要焦点在团体整体，监控（monitoring）和促进团体发展，以使团体成为有效的治疗工具。Agazarian 和 Foulkes 的这些理念，也值得治疗团体的领导者参考。

　　由于依赖个体治疗理论的团体咨询与治疗的限制，在于过度注重成员与治疗师的移情，至多也仅论及成员之间的移情，对于团体整体现象的论述很少或没有。所以超越个体层面去洞察人际和团体历程，已成为团体治疗师的重要技术（Crouch，Bloch，& Wanlass，1994；Fuhriman & Burlingame，1994）。20世纪80年代有更多学者从通用系统的观点论述团体咨询与治疗（Caple，1985；Donigian & Malnati，1997；Durkin，1989；Hines，1988；Trotzer，1988）。通用系统论的重要性，在于其可提供团体咨询与治疗在团体整体现象和历程的理解，其主要理念为，团体系统模式是使用系统概念来澄清，以及展开团体的历程，并用以推动团体动力的介入。通用系统论的主要概念有：整体观、相互依赖、结构、团体互动、团体成长的循环和阶段，以及情感要素（例如关心、亲切和积极注意）等（Connors & Caple，2005），可用于团体咨询与治疗，协助治疗师更能觉察治疗室内团体动力的影响。

第一节　整体观

　　所谓整体观（holism），是指系统论很强调团体为一个有机体，以及其功能的整体性质，不认为团体中任何一个个体可以单独存在，成员们在动力上都是相互依存，且整体大于所有成员的总和（von Bertalanffy，1968）。团体系统观的理念是，团体的整体观远比深入了解个体更重要；由于团体有三个层面，当治疗师聚焦在团体层面的时候，他们对于团体历程如何影响个别成员的现象会更清楚。过去半个世纪以来，人文主义的治疗师都采用系统论的整体观，但是多数团体治疗师依旧不太重视，也不察觉在治疗室之内团体的力量（Connors & Caple，2005）。由于大部分的治疗师深受西方文化对于所谓理想的个人的影响，也受到主要以依据个体治疗理论的团体治疗理论的影响，以致未能充分聚焦于团体整体的需求、动力和发展。

重视团体系统的治疗师由于重视团体作为介入的焦点，会经常提醒团体成员，请他们去思考整个团体的氛围和历程，诸如提问："在当前的互动之下团体进行得如何？""此刻你对团体的感受如何？""此刻的团体氛围让你想做什么？"诸如此类问题，便是就团体整体的现实来探问成员，与第五章"团体中的治疗关系"在成员对于团体整体的移情的探问有"同"与"异"之处；相同之处为，协助成员觉察团体动力或团体中的自己，以便改变行动和团体动力。治疗师一旦能够活络成员就团体动力整体来思考，那么成员就能够学习到自己去发问和探问，并对整体状况做出反应。如此一来，他在团体的行动和效果上会变成比较积极的角色；相异之处为，可协助成员觉察个人内在世界与当下个人行为的关联，除了可以改变当下的行为，还可以去探索在个人现实生活的团体中的议题并学习改变。所以，成员在团体中关于这类问题的学习经验，可以产生学习迁移，让成员学习去注意他生活的环境，环境如何影响个人，以及个人对于环境的反应，成为对自己的环境抱持比较积极的态度，而不是扮演被动的环境受害者。

第二节　相互依赖与互补

系统观的主要理念为，系统的各个元素，即角色、沟通、规范、权力、气氛，都相互依赖；系统的各个层面，即个体层面、人际层面、团体层面，也都彼此相互依赖。重视人际历程的团体治疗师，不可忽视这些相互依赖的动力。在社会学和心理学方面的研究都指出，无论是在社区、团体或家庭中，成员之间的关系，与成员个人的心理健康均息息相关（Vander Zanden，2003）。团体系统理论的假设是，所有团体成员都彼此相互依赖；而所有的团体，不论是这个团体内的还是其系统之间的层面，也都是相互依赖的。因此，每一个成员在团体动力和团体健康上面，都扮演着不容忽视的一部分，当有一个成员或团体中少数的成员发生任何状况时，也将影响到其他所有成员。比如，家庭也是一个系统，当家庭中有一个成员酗酒，或夫妻关系紧张时，家庭中的其他成员都将受到影响，尤其是孩子，每个孩子受到的影响都会很大。而这种现象同样会发生在咨询与治疗团体中，例如协同领导的两名治疗师有权力竞争问题，团体整体和成员个人都会受到负面影响；又例如一名成员退出团体，这对于其他留下来的成员来说，在角色承担和关系发展上都有影响，甚至影响团体氛围；或是团体中有专断的成员，将造成团体整体动力的失衡，而影响每位成员；当团体中有沉默或不参与的成员时，往往也会影响到整个团体，尤其是不能自我肯定的成员，更容易沦为被控制的对象。所以，Connors 和 Caple（2005）主张团体成员之间的精力和关系都需要平衡，以便缔造团体和个体最理想的功能；所以当团体中有专断的成员或团体成员的权力不均衡时，必须说出来，否则团体可能落入破坏的人际形态，并产生负面效果。尤其是当成员发言的次数和互动的频率过低，而使得沉默的频率和时间过多时，团体将呈现很缓慢的步调，这不仅会影响成员之间关系的程度，也会影响团体整体的精力和动力。

其次，在团体系统的相互依赖之间尚有互补现象。所谓"互补"是指在一个团体中成员的观念和目标有不同的情况，将有互补功能。这个互补概念在咨询与治疗团体成员的筛选和组成上是一个很有用的指引。由于成员具有差异性，对于所有系统的看法都可以提供重要讯息，且与任何一个人的看法相较之下，众人的看法可能比较接近事实，这种情况可以产生团体对个人的影响力。特别是当个别成员对团体或现实的认知有扭曲时，在社会对照之下，能够去检视自己的想法；而众人互异的观点，通常既非完全和谐共存，也并非全然相异，总有些共同基础，也有一些冲突存在（Durkin，1981）。因此，要求一致性的规范和文化，在团体治疗中并不适当；相反的，善用差异，可能对于团体和个别成员更为有利，可以获得多元学习。但需要注意单一或极少数，又差异特大，可能很难兼容，并容易发生冲突；这个问题，可以在筛选成员的时候采取预防性的处理，以减少团体组成包含有特质、问题或文化特异的一两名成员，同时可以避免这样的成员受到团体伤害或无法获得协助。不过即便谨慎筛选成员和组成团体，这种差异状况也在所难免，还是得依赖治疗师在团体历程中多加注意。

第三节 结构

通用系统理论对于结构的定义，指在一个实体中元素的组成（organizing），这个组成能指引其功能，以及与环境的界限（Connors & Caple，2005）。系统论认为无论一个细胞或一个社会团体，在整个系统中都有结构的相似性；这个共同的结构，特别是在界限和权力上的结构，以便控制或指引执行有关界限的状况等决定（von Bertalanffy，1951，1968）。团体的结构元素，在界限和权力方面，包括规范、目标、明的或暗的决定、可谈和不可谈的、可做和不可做的。咨询与治疗团体的结构，尚可包括领导者的指导，团体聚会前的筛选和准备，团体规范和指引，甚至结构活动（McClure，1998；Stockton，2003）。以下就界限和控制，以及权力结构做进一步说明。

所谓"界限"，就是那些界定一个团体的限制，界限具有动力的开启或关闭的作用，以便允许或不允许对环境输入或输出。在咨询与治疗团体中，例如要求保密的规范或限制，可以将个人揭露的资料限制在团体内，只允许在团体内流通和运用，以提升资料输入（例如成员的自我揭露）和流通的安全。其次，性关系的界限限制，可以避免团体中两名成员在团体外关系性质的改变，且输入团体，以致影响团体的人际和团体整体的界限。而亚团体在团体外的聚会活动，必须告知团体，也是在界限开放与安全的伸缩处理。还有加入新成员，也会导致团体或成员个人界限的更新。因此在系统论中，团体的界限包括成员的规则、概念和界定团体的理想，或成员在一起的界限，或任何涵盖团体的种种界限。团体治疗师特别需要考虑成员的安全和资源使用的限制，以便控制资源的获取，以及提升团体与成员的健康生存。

在治疗理论方面，存在主义强调独立、自由、负责；自我心理学强调个体化的完成与界限；家庭系统论治疗强调个人、次系统与家庭整体的情绪界限，都有界限的相同意义。在团体中个人重视学习个体化、独立与建立互相依赖，因此团体中界限不明确的成员，人际关系会有困境。例如，界限僵化的成员，是为了保护界限被侵入，导致与人难以建立关系，对他人的情绪也无反应；界限模糊的成员，对他人过度认同或依赖，以致对于他人情绪过度认同或依存。华人文化的家族取向，由于不鼓励独立，很难建立真正的互相依赖关系，人我界限不够清楚，容易产生亲子关系纠葛或是大家族内部的关系纠葛。常见的婆媳问题，其实也是亲子界限不良循环的典型例子。相反的，过度强调个人主义的西方家庭，如果界限过于僵化，也会使得需要被协助的个人，孤立无援。例如在台湾，离婚的妇女可能依靠娘家的协助渡过最困难的时期，但是美国的妇女则需要依赖社会资源。前者凭借的是情感界限的开放；后者凭借的是社会的互惠原则。

而所谓"控制"的定义，是指许多影响一个团体的功能和生存界限的决定过程。"权力"乃是行使控制的元素组合，例如每个家庭都有权力的位阶，其中父母可能就是家庭团体的主要决策者。而咨询与治疗团体的权力结构，可能包括直线的权力阶层，不明确的或不诚实的权力人物，组织的团体角色或某些结合。例如，团体中治疗师的法定角色为领导者，拥有法定角色和权力，但是当有成员形成且取代治疗师的领导角色，或少数成员共谋让一个成员取代治疗师时，则对于团体的影响不可不觉察。有关咨询与治疗团体的实证研究发现，结构的控制有其必要，尤其是在团体的初期阶段。不过若就团体历程整体而言，领导者减少控制则有助于催化更多的正向效果（Dies，1994；Stockton，2003）。由于团体的不确定感最可能出现在治疗师之外，来自成员系统的领导者。在非结构团体初期，若治疗师使用极少的指引或结构，有助于减少成员的不确定感，通常随着团体的发展，一旦成员可以逐渐接手去负责团体的运作，治疗师就要尽量避免引导和结构。治疗师的权力与控制团体方向的分享，有利于成员的自主和责任的成长与发展。

第四节　团体的互动

一、动力的互动

系统论者主张一个实体（个体或团体）的元素，彼此之间有动力的互动。时时刻刻系统都在监督内在与外在的环境，以便决定开放或关闭来自外界的影响（Mathews，1992）。就个体也是一种系统而言，与团体或人际的系统在道理上都相同。例如一名成员在团体内由于接收到他人的正向反馈，改变了他的自我概念，个人能量为之提升；相反地，若是他人给予负面反馈，打击了他的自我概念，这名成员退缩了，便不再参与到团体中。无论前者或后者，不只这个成员个人系统更新，他的能量流动，都影响到他所处的人际层面或团体整体。Caple（1985）主张一个团体的能量流动是一种循环的过程，这个过程的反馈将再造这个系统。因此，重视团体历程的治疗师，在邀请成员对于人际或团体整体进行反馈之际，也是在更新团体能量的时候。

团体互动包括：固定形态的互动、积极和消极反馈，以及改变刺激等三项重要议题（Connors & Caple，2005）。所谓固定形态的互动，指稳定的系统处在大量重复形态的忙碌之中，以提供安全和自律。因此稳定的系统也会比较封闭，以便能够避免过多的挑战去扰动信息的平衡状态。使用结构活动，便是一种固定形态的互动，所以过度使用的不利之处，即在封闭。在咨询与治疗团体初期的固定形态互动，有利于建立成员的安全感和自律能力。若治疗师毫无引导或只稍微使用一些结构，这类团体在初期容易引发动荡不安，甚至冲突，传统分析论的团体便是如此，分析论者将此现象归因于成员的心理退化，似乎有些牵强，也难以验证。相反地，高结构的团体，成员习惯于被限制的固定互动形态，因安逸而变得依赖和缺乏挑战。以轮流发言的活动为例，成员除了口语表达之外，很少能够从这样的互动形态中得到其他人际学习。因此，治疗师需要尽量酌情减少固定形态的活动。

其次，团体不可能永远维持稳定，由于成员之间的关系或外在环境的变化，都会影响其稳定性。通常越有创造力的团体，越少有固定互动形态的取向，并且越倾向于接收较多的挑战。从长期的观点来看，创造的系统将因面对环境的复杂要求而得利，可以发展出适应力，协助他们变得更强壮，从而能够对抗未来的干扰，由此可知，越有创造力的成员和团体也将越有适应力。在咨询与治疗团体中，为何非结构或低结构团体比较具有疗愈功能呢？主要在于非固定形态的互动，这对于成员乃是一种挑战和学习。越具有创造力的团体，其成员也越有创造力，反之亦然。由于创造能力是解决问题能力的主要成分，它能激发团体和成员的创造力，从而有利于促进成员的适应、改变和成长。

二、改变的刺激

至于积极和消极反馈，在系统论中是指一个系统来自环境的输入，可以分为积极的和消极的特征。积极的反馈，是对系统的压力或挑战，引发系统去适应，并可能由于发展，而变得更复杂或发生改变（Caple，1985）；消极的反馈，则被视为支持当前的系统平衡或恒常状态。所以系统论对于积极反馈和消极反馈，与咨询常用的词汇的定义和性质似乎略有差异，然而在实质上的作用则相同。例如，在咨询与治疗团体中，获得其他成员积极反馈的成员，通常会努力地去实践或持续从事符合被反馈的特质和行为，因而能够调适他的困境；而接收消极反馈的成员，则无须或无意愿改变习惯，因此继续处在困境中。

此外，系统论也使用"改变的刺激"（Change Stimulation）这样的词汇，来指称积极反馈和消极反馈。所谓积极反馈，指可以引起接收者改变的反馈。在团体中，通常使用建设性或支持性的语言（Stockton，2003）。因此，也可称之为"诱导改变的反馈"（Connors & Caple，2005）；消极的反馈则指阻抗改变的反馈，为破坏性或伤害性的反馈。因此，治疗师除了必须示范和提供成员积极的反馈外，还需要鼓励成员彼此给对方积极的反馈，以提升成员们改变的意愿和动机。此外，也需要改变给他人消极反馈的成员的行为，以减少团体中的破坏性。若有成员给他人消极的反馈，必须让接收反馈的成员有机会表达对这个反馈的感受，以及对那位成员的看法，以便让提供消极反馈的成员知道，他的行为如何影响了他人对他的观感。

由于诱导改变的反馈可用来描述有意图或无意图的挑战，或在推动接收者朝向改变；而消极的反馈，指反馈者以有意图或无意图的语言或非语言反馈，去表达无须改变或避免改变。因此，在咨询与治疗团体中使用积极反馈，也是期待能够催化接收的成员去改变；而消极反馈可分为负面反馈（negative feedback）和矫正性反馈（corrective feedback）两种。前者具有伤害性或破坏性，后者则是去挑战接收的成员，期待该成员产生改变的动机。因此，根据反馈的性质，在团体初期可多使用积极的反馈，来促进成员的人际交换，以及提升成员个人的精力；消极的反馈则不论是负面反馈或矫正性反馈，都不宜在团体初期使用。即便在团体工作期使用消极反馈，也需要谨慎，仔细斟酌语言词汇和非语言行为，以建设性和支持性的语言为主，以有效传达矫正性的反馈，避免形成负面的反馈。最后，不论对于个人或团体，引发改变的反馈有时会引发冲突。然而，冲突可以带来觉察，让个人或团体可以去检视态度，因此，通常改变的刺激能够引发团体去讨论，并增进团体和成员之间的沟通。

第五节　团体发展的循环和阶段

依系统论之见，团体系统在发展的早期比较有动力和不稳定；随后将发展出互动的形态和效率，而逐渐变得比较稳定。系统如同一个青少年，将经过不稳定时期，随着系统内在和外在的动力和联结，以及界限和结构一再受到考验并逐渐趋于稳定（Connors & Caple，2005）。从治疗团体的阶段发展来看，在团体前期，包括开始和联结阶段，有动力，但不稳定；经过了个体内在系统与外在人际系统和团体系统的互动、界限的扩展、联结等，团体结构发生改变，逐渐趋于稳定并有凝聚力；在团体后期的工作期，团体则变得稳定而有产值。长期以来团体的学者专家都主张团体经由一系列的阶段发展而进步，因而实务工作的领导者需要依据团体当下的阶段动力，采取适当的介入方法（Gladding，1995；Stockton，2003）。

一、阶段模式的种类

团体理论在阶段模式有两种不同的观点，有主张循序的阶段模式和重复主题循环的模式（Donigian & Malnati，2005；Toseland & Rivas，2011）。主张团体阶段循序发展模式者，当以 Tuckman 有严谨实证研究依据的五阶段模式最为著名。五阶段模式包括：形成（forming）、风暴（storming）、规范（norming）、表现（performing）及中止（adjourning）。团体的发展循着各阶段依序演进（Tuckman，1965；Tuckman & Jensen，1977）。至于主张团体的发展为循环模式者，则认为在团体中有重复出现的主题，而重复将可以导致一个新的发展水平出现（Donigian & Malnati，2005；Toseland & Rivas，2011）。这些循环的主题，包括有归属感、防御等（Toseland & Rivas，

2011）。如果将团体阶段模式和系统模式结合，相信可以深化和理解团体进展所经历过的阶段历程，因此，理解系统运作与影响团体历程循环的因素很重要。

二、影响团体历程循环的因素

导致团体历程循环的因素主要与：扰乱（perturbation）、混乱（chaos）、分歧（bifurcation）、自我组成（self-organizing）、自我稳定化，以及情感等六个因素有关（Connors & Caple，2005）。

（一）扰乱

扰乱与信息的输入有关。当团体突然获得大量新信息或当信息受到挑战时，团体的稳定就会受到干扰，团体可能会发生扰乱。通常发生这种摩擦状况，是由成员个人处在自主和依赖之间的挣扎所致（Matthews，1992）。自主与维持个人讯息有关，依赖则与接受他人讯息有关。因此，在咨询与治疗团体中，当团体内成员的意见多而分歧的时候，领导者需要给成员们足够的时间沟通和了解彼此，才能让团体恢复稳定。由于个体也是一个系统，因此一名成员若突然接收到过多的讯息，将造成他个人系统的扰乱。领导者最好在该成员接受一个重要讯息或少数重要讯息之后，给这位成员一些回应的机会和时间，以形成新的发展水平，以免形成疲劳轰炸，而造成对该成员个人系统的过度扰乱。扰乱可能会引发个体的威胁感，从而导致他们封闭界限，以求自保，这就会造成团体内成员无法沟通，讯息不能继续交流。

（二）混乱

混乱与界限有关。混乱会给个体系统或团体系统带来很大的压力，此时要去决定如何控制他们的界限。当团体处在这个发展阶段时会很不舒服，然而，要是没有混乱，也就没有改变的可能。不过混乱需要控制在不至于失控的混乱程度下，以免系统破裂和失序。以治疗团体的冲突为例，在个体层面，成员个人内在对界限是否开放；在人际层面也一样，成员个人对外与其他成员之间的界限是否开放。当治疗师处理得当时，成员的个人与人际界限都得以扩大，团体将产生改变，并进入凝聚阶段，即成员个人和人际界限扩大，从而能包容和联结。

（三）分歧

分歧与混乱有关。当意见出现分歧且混乱变得过度时，将威胁到系统的平衡和结构，使得组织到达改变的时刻，这被称为分歧点（Caple，1985）。此刻界限结构开始松弛，系统需要扩大界限和改变较高层的结构，以应对复杂的需求。自我组成，指系统有组织自己去追求目标，以便在环境中生存的倾向（von Bertalanffy，1951，1968）。以遭受多重压力的成员为例，当个人精力正处于分散和穷于应付之际，这种状况会威胁到个体内在的心理平衡和内在结构，而逐渐出现混乱现象，若在团体治疗过程中，个人系统在认知的旧有界限中扩大，改变为更高层的认知结构。例如原本的信念为"我很有能力和毅力，无难不克"，现在的信念则改变为"天下之大，总有人力不及之处"，或原本的信念为"我的投资损失了我所有的储蓄，我实在无法活下去了"，现在的信念则改变为"留得青山在，不怕没柴烧"。以这样更高的认知去面对外在现实，便能产生适应性，也是一个学习和成长的历程。再以团体为例，当团体中的成员意见极为分歧时，是个体固守系统的原因，当混乱变得过度时，将出现团体内的冲突，这是由于成员个体的界限彼此发生摩擦，或可能更严重，终至解散团体；如果成员们的人际界限扩大，能彼此包容不同的意见，便能够度过危机，而更为团结。俗语："退一步，海阔天空"，便是指个人界限的移动。

自我组成和自我稳定化，是对治混乱和分歧的两个重要因素。由于团体的需求和成员的需求之间不断在争斗，因而依赖与独立、联结与划清界限之间，无可避免地会有挣扎，各自不断地在影响和改变彼此。能够获得稳定的平衡和改变，便可以维持个体或团体系统的统整和保持健康的联结，这也是团体发展和成员个人成长的必要历程。个性开放的成员比较容易进步，这是由于个体的开放系统组成比较活络，自然会朝向较高层次进步。

系统的自我稳定化本质是指，由防止改变和让系统收到的讯息能适合当前的结构，以试图去维持恒常状态。所以，在团体中当成员收到的讯息过量而不堪负荷，或不适合当前的内在世界时，成员便会出现防御，以维持系统的稳定。在治疗团体的初期，无论是成员个人，还是团体，维持系统的自我稳定是主要工作。所谓维持稳定，就是维持安全。若去面质一名成员，由于这样的讯息不适合其当前内在世界，成员便会出现防御，其他成员看到这个负面例子，也会产生威胁感，从而都封闭个人的内在与人际系统，这将成为团体凝聚力发展的障碍。

（四）情感

情感因素指关心、亲切和积极注意。关心、亲切和积极注意为词异义同之词，都指爱、接纳、参与、情绪的亲密和滋养等。对于心理脆弱的个体来说，他最需要的是情绪的滋养，有如体弱的个体最需要营养一样。在一个家庭中，不论父母有无仇视孩子的情况，如果孩子过度缺乏关爱与支持，那么孩子的发展都会有问题，尤其以父母攻击孩子的状况最为严重（Hemphill & Sanson，2001；Vander Zanden，2003）。因此，团体治疗很重视催化成员共享关系的发展，当团体发展出共享关系后，这是一种支持和关心的关系与氛围，对于处在脆弱期的成员来说，他们很需要从团体中得到这样的情感滋养。团体发展的不同阶段，好似有机体不同的成长时期，所以，在团体发展的早期阶段，接纳、同理、尊重、支持性反馈特别重要。由于可以给予处在脆弱状态的团体和成员提供滋养，随着团体发展，成员也在学习和成长。在团体的中期，最理想的领导作为是支持性反馈结合挑战性反馈（Stockton，2003），就像成熟的青少年一样，可以经得起挑战，而且也需要挑战，去面对改变的期待；同时也得给予他们支持，他们才能有足够的力量，去成长和发展。此外，领导者也需要学习如何善用注意去促进成员的进步（Dies，1994）。这对于正在改变的成员，如同赛跑中选手的拉拉队，会让已经筋疲力尽的选手，持续向前奔跑。

第六节　结语

综上所述，通用系统论所主张的整体观、相互依赖、互动、结构和团体发展的理念，对于团体层面的理解是有帮助的。在团体阶段的议题，固然Tuckman 的阶段论有良好的实证基础，值得信赖，也提供了很明确的各阶段特征，但是缺乏说明团体成长与阶段演进的原理。重复主题循环的阶段模式，可给治疗师提供对于影响团体历程发展的因素的另一种理解，颇具实用价值。

实际上循序发展的阶段，无法避免出现重复循环的主题，治疗师必须借助对于导致团体历程循环的因素的理解，妥善处理，以便推进团体的发展。若治疗师无法妥善处理出现的循环主题，将导致团体历程阻碍不前而停滞在一个阶段，甚至退回到前一个阶段，所以能辨识阶段循环的主题和导致循环的因素，并及时妥善处理是很重要的。

第二篇

团体的发展与领导

绪　论

领导与团体的发展息息相关。领导者如船长，需要一张清晰的航海图作为指引；团体历程的发展，就如航海图的水道，凝聚力如水性，认识水道和水性，是领航成功的必备知识。同样的道理，对于团体领导者而言，一个实用的团体治疗理论，对于凝聚力需要有明确的定义和性质的说明。对于团体的历程发展，也必须有明确而具体的立论，并提出历程各阶段领导的任务和策略。由于当前西方的团体咨询和治疗理论，对于凝聚力的概念与定义，是抽象而概化的，很需要一个具体的操作性定义和概念。此外，虽然学者们都提出了团体的阶段模式，然而这些模式多数来自实证的根据，仅说明各阶段特征，因缺乏理论基础，故没有解说团体历程发展的原理，因此无法据此提出各阶段的领导任务和策略。所以，第二篇的第四章和第五章，主要在建构一个具体可用的凝聚力的概念和定义，同时论述团体中的关系，并于第七章至第九章阐述了团体历程发展的理论基础，以此提出团体各阶段的主要领导任务和策略，以及讨论非结构团体的领导。最后，在第十章和第十一章提出了领导的相关作为和技术，以供实务工作者参阅。

| 第四章 |
团体凝聚力的定义和概念

　　凝聚力是咨询与治疗团体发展的重要因子，同时也是多数团体治疗因子发展的核心因子。有关凝聚力的定义，既与人们对团体发展和阶段的诠释与理解有关，同时也是领导者的领导任务与策略发展的依据。综观当前的团体咨询与治疗领域，各学者对于凝聚力的定义存在分歧，有必要重新探讨一下，给咨询与治疗团体一个具有实用价值的凝聚力的定义。在本书中，团体凝聚力被定义为一种人际关系，是团体中成员的共享关系的展现。

第一节　再定义凝聚力的需要

一、凝聚力在咨询与治疗团体中的重要性

　　实证研究指出，良好疗效的一个必要条件就是适当的治疗关系。进一步强调团体凝聚力本身，不只是一个强力的治疗力量，也是其他团体疗效因子得以运作的必要条件，堪称团体疗效因子的核心因子（Yalom，2005）。一个团体的凝聚力和真正有治疗性的接纳，能使成员有归属感。当面质他的困难而感到特别焦虑时，团体的凝聚力可以让成员去忍受那些可能让他逃离个别治疗的焦虑（Guttmacher & Birk，1971）。故团体凝聚力对于咨询与治疗历程非常重要。

　　过去许多学者和实证研究都指出，凝聚力对于治疗效果有很重要的影响。凝聚力与团体治疗效果的正相关，也在文献后设分析研究获得了支持

（Alonso，2011）。最近 Burlingame、McClendon 和 Alonso（2011）对于 40 篇研究报告所做的后设分析，发现有 43% 的报告称凝聚力与效果有显著相关，相较于其他疗效因子，凝聚力对于团体咨询与治疗效果确实有很重要的贡献。可能凝聚力是团体历程中一个始终不可缺少的因子。

凝聚力对于团体历程和咨询与治疗效果的重要性，文献中已有很多论述。然而，提高凝聚力不是只需要精熟的领导能力与技术，还需要其他因素的适当经营才能奏效。Burlingame 等人（2011）有关凝聚力与团体治疗效果的研究，可能是有关凝聚力很重要的一篇研究报告，对于团体领导实务有很高的参考价值。他们发现，在凝聚力与治疗效果之间会受到一些中介因素调节的影响，这些中介因素包括：团体成员的年龄、领导的理论取向、一个团体的人数多少、团体时间长度等，对于凝聚力与效果之间的相关有显著影响。Burlingame 等人从研究结果中获得的主要结论为：（1）凝聚力有助于明显改善症状困扰和人际功能；（2）成员评定人际取向的领导的团体凝聚力，高于心理动力学与认知—行为取向的领导的团体凝聚力，不过三种取向的团体，其凝聚力确实都与病人的改善有关；（3）鼓励成员互动很重要，有利于提高团体的凝聚力和治疗效果；（4）使用凝聚力去解释效果的关系，需要成员有较多的互动和时间；（5）成员年纪轻且凝聚力高的团体，评估效果也高，因此大学生和青少年的团体要特别重视凝聚力；（6）不管是门诊还是住院病人，以及不同的疾病和问题，凝聚力都有助于改善状况，因此领导者需要刻意介入，去促进凝聚力。

虽然研究一再强调，凝聚力对于团体历程与治疗效果有很重要的影响。然而，至目前为止在团体咨询与治疗领域，对于凝聚力的定义与建构概念仍旧没有定论，这不仅对凝聚力的研究造成了困难，同时对于咨询与治疗团体的历程领导实务，也难以有比较实用且可以作为指引领导策略的适当定义。

二、凝聚力定义与概念的分歧

凝聚力（cohesion）一词源自拉丁文 "choaesus"，其义意为黏着、忠于（cleave）或固守、坚持在一起（stick together）。在社会学、社会心理学和咨询心理学领域都广泛地使用 "凝聚力" 一词，这是一个与团体研究相关的重要概念。早期 Seashore（1954）以场地论（field theory）取向研究工厂情境的凝聚力和工作产值的关系。此后，凝聚力便常被社会学领域用以研究与工作表现的关系（Evans & Dion，1991；Gully，Devine，& Whitney，1995；Kelly & Duran，1985），或用以探讨凝聚力与不同种类的团体表现之间的中介变量（Zaccaro & Lowe，1986），例如团体的大小（Carron & Spink，1995）、成员的相似性（Tajfel，1982），而心理咨询与治疗领域则常用以探讨凝聚力与治疗因子（Gold，Kivlighan，& Patton，2013；Kivlighan，Multon，& Brossart，1996；Yalom，2005）、治疗效果的关系（Alonso，2011；Burlingame，McClendon，& Alonso，2011）等。因此，不同社会科学领域在凝聚力的研究目的上与场域不同，为符合其研究目的，研究者对于凝聚力的定义和概念便不尽相同，主要由于研究者从事研究的时候，都依其概念建构不同的凝聚力定义，以有利于其研究进行。因此，可能不同性质的团体和不同团体工作或任务的研究，需要不同的凝聚力定义。此外，在凝聚力的操作定义方面，由于凝聚力有单一和多向两种建构概念，实证研究曾经比较了单一和多向建构概念的凝聚力与团体表现的关系，发现结果并不一致。所以，本章将先回顾和检视凝聚力定义的历史，再选择比较适合咨询与治疗团体的凝聚力定义，作为本书中讨论凝聚力相关议题的依据。

第二节　凝聚力定义的演进

一、早期的凝聚力定义

Lewin（1943）提出"心理动力场"（Field of Forces）理论，认为凝聚力是一种成员聚在一起的意愿的展现，也是团体存在的一种必要特征。Lewin 将凝聚力定义为："让成员留在团体中的整体力场"，包括吸引（attraction）和排斥（repulsion）。前者为成员聚在一起的正向力量；后者为成员分散的负向力量，两者皆为"团体动力"（group dynamics）的展现。之后，陆续有学者努力对凝聚力给予定义。有主张凝聚力是"团体对于其成员们的吸引力量"（Back，1950），或定义为"力场的友谊元素"（Shachter，1952），或凝聚力是让成员留在团体中的一切力量之结果（Festinger，1950，1953），也有将凝聚力视为"一个团体的过程倾向，倾向于聚在一起，并继续维持团结以完成一个共同目标"（Carron，1982），或定义为成员对团体工作的承诺和奉献（Goodman，Ravlin，& Schminke，1987）。在团体心理治疗方面，Frank（1957）认为凝聚力是"团体对于其所有成员的吸引力"，Cartwright 和 Zander（1962）则视凝聚力为"作用于全体成员身上，使成员留在团体的所有力量产生之结果"。综观上述这些定义，都没有脱离 Lewin 的力场论之影响。其间的差异在于 Festinger、Back 或 Shachter 等人先采取从原因（causal）的角度，建立凝聚力的概念（Back，1950；Festinger，Shachter，Back，1950；Shachter，1952）；后来 Festinger 又从效果（effects）的角度，主张凝聚力是成员留在团体的力量之合并力（resultant）（Festinger，1950）。

二、近期的凝聚力定义

Dion（2000）从文献回顾，指出约在 20 世纪四五十年代心理学才开始有关凝聚力的研究，当时对于凝聚力的概念以"力场"为主，强调这个力量将成员留在团体中。在 20 世纪 60 年代，则增加了人际吸引的建构概念，然而仍没有脱离"力场"的概念。直到 20 世纪 80 年代，才开启了多维度建构概念的研究。

与早期学者之见不同，Carron（1982）试图从历程去定义凝聚力。Carron 提出了一个阶层模式（hierarchical model），从凝聚力的方向和功能各产生双维度模式，包括：（1）任务和社会凝聚力，任务凝聚力与达成工作目标有关，社会凝聚力则与团体内的关系有关；（2）垂直和水平凝聚力，垂直维度为领导者与成员上下之间的关系，而水平维度为成员之间的关系；（3）归属和士气，归属为反映认知的部分，而士气则为反映情感的部分；（4）个人相对于社会吸引力，社会吸引力为团体层面的吸引力，当成员的自我处在团体层面时，自我感会消失，团体内成员会出现比较正向的态度。这个模式主要用在运动心理学的研究方面，几乎未见用于治疗团体。

Bollen 和 Hoyle（1990）回顾了自费斯廷格（Festinger）以来学者对于凝聚力的建构概念的文献，他们认为凝聚力的定义不明确，不只是没有一个普遍共识的定义，也没有"真正"的定义，需要更清楚与精准的概念才有助于研究。Bollen 和 Hoyle 不认同"力场"概念的定义，认为其并未清楚交代"原因"，也就是合并力或所有力量究竟所指为何物。此外，他们也质疑团体的吸引力可以等同凝聚力，因而提出一个理论性的定义，为"知觉的凝聚力（perceived cohesion），包含个人对于一个团体的归属感，以及有关在团体中身为成员个人的士气感受（feeling of morale）"（Bollen & Hoyle，1990）。他们通过实证研究结果，主张凝聚力包括两个相关而独立的层面：一是归属感；二是士气感受。同时，确定了成员知觉的凝聚力与人际吸引和期望的交换这两项因素没有关联，且声称对于凝聚力如此的建构概念，不只适用于小团体，也适用于中型与大型团体规模的研究。虽然，Bollen 和 Hoyle 对于凝聚力的建构概念形成了操作定义，有助于对团体凝聚力的测量与研究，堪称是凝聚力定义和建构概念上的一大进步。然而，Bollen 和 Hoyle 的兴趣比较倾向于对于一般性团体和大团体的研究，例如一所大学的学生团体。因此他们的操作定义对于治疗性的小团体可能不太适用，也无法提供领导者催化与促进凝聚力发展的方法与策略作为指引。

其后 Forsyth（2010）也提出多元结构的凝聚力概念，主张凝聚力包括：（1）社会凝聚力（social cohesion），指成员彼此之间及成员对于团体的吸引力；（2）任务凝聚力（task cohesion），指作为合伙的单位或团体成功的表现之能力；（3）知觉的凝聚力（perceived cohesion），对于团体的归属感；（4）情绪的凝聚力（emotional cohesion），指团体和个人在团体中的情绪强度。显然，Forsyth 对于凝聚力的定义和 Carron（1988）的定义很相似，都包含任务和情感的因素，适合探讨任务性团体的凝聚力和表现方面的相关研究之用。

Burlingame、McClendon 和 Alonso（2011）在回顾有关文献之后，认为凝聚力包含两个基本层面：一是关系的结构；二是关系的质量。关系的结构是指关系的方向和功能；关系的质量是指正向联结、正向工作和负向关系，这三者也是关系的质量之因子。正向联结，为成员感到与领导者，以及成员与成员之间的情感性关系；正向工作，为团体的目标与任务；负向关系，为领导者没有共情，以及团体冲突。此外，他们还指出凝聚力有两个结构因素，即领导者与成员，以及成员与成员。Burlingame 等人的研究，对于凝聚力有更具体和清晰的建构概念，由于采取元素结构的观点，对于理解凝聚力的内涵非常有帮助，只是无法说明凝聚力的性质及其如何发展。

第三节　团体凝聚力是友谊

费斯廷格（1950）对于凝聚力的定义，对于后来学者在概念化凝聚力时的影响最为普遍。费斯廷格主张凝聚力是成员对"团体的吸引力"（attraction-to-group）。其后，根据费斯廷格对于凝聚力的定义，各个研究又发展出不同的概念。有关集体思考和凝聚力的研究指出，团体凝聚力对于集体思考（group thinking）的影响，与凝聚力的操作定义以及概念有密切关系（Hogg & Chains，1998）。因此，需要一个更严谨且具体的凝聚力定义和概念，以及确定凝聚力在集体思考中的角色（Hogg，1992；McCauley，1989）。

在集体思考的研究方面，归纳学者对于"团体的吸引力"主要有两种不同主张。依概念化区分有"人际吸引力"（Lott & Lott，1965）和"社会吸引力"（Turner，Pratkanis，Probasco，& Leve，1992）两种不同的概念。从人际关系理论的观点来看，凝聚力是成员的"人际吸引力"（Hogg & Chains，1998），也是"友谊"（friendship）（Janis，1982），以人际关系的积极肯定为基础。成员喜欢彼此，是由于成员个人的独特性，以及基于个人的关系，特征是个性和人际有别；从社会认同理论（social identity theory）和自我归类理论（self-categorization theory）的观点来看，凝聚力是成员的"社会吸引力"，以团体成员关系的积极肯定为基础。社会吸引力是去个人化的（depersonalized），包括力求团体内的一致性、要求赞成与同意、族群优越感，以及团体外的与其他团体的区别性，具有集体思考等特征。

就凝聚力为成员的"团体的吸引力"而言，由于 Hogg 和 Chains（1998）认为从"人际吸引力"（或友谊）和"社会吸引力"两种概念的特征来看，后者才是影响集体思考的凝聚力，于是他们进行了实验研究，结果发现：（1）对于团体的认同，"友谊"和"社会吸引力"两组都达到显著相关；（2）在参与者主观的决定过程中（由自陈量表分数分析），两组在知觉领导者行为、领导者参与决定以及领导经验等都未达到显著差异，在团体做出了什么决定，两组也无差异；（3）在客观的决定过程（从录音分析）中，各个变量都无显著差异，唯在"询问信息"这一个变量上，"友谊"这一组显著比"社会吸引力"这一组高；（4）"友谊"、"社会吸引"和"团体认同"相互存在相关。因此，他们得到了三个结论：（1）"团体认同"和"社会吸引力"不会和"友谊"混淆，但是"友谊"会与"团体认同"和"社会吸引力"混淆，如此呼应了在小团体中进行的研究，人在一起时间久了，一方面会发展成为友谊关系，另一方面"友谊也会发展出团体认同"（Hogg，1996）；（2）从人际观点的"友谊"作为凝聚力的定义和概念，能增进主观和客观的团体决策历程，然而在主观方面，比较不会服从领导者、较少要求听取众议、较少需要大家都同意、较少需要快速做决定、决策过程较多听取众议，在客观方面，则看到会提供较多事实、讨论较多的不同提议、寻求较多信息、较有语言压力、较少理智化；（3）"社会吸引力"则会要求听取众议、努力达到一致同意、强烈要求多数决、很服从领导、较多理性的决策，团体有顺从领导者决定的倾向而不保留开放，这些特征与集体思考特征相符合。总而言之，通过这些研究结论，Hogg 和 Chains 认为采取"社会吸引力"的定义最符合用来研究集体思考。

由于团体咨询与治疗和其他性质与任务的团体有类似之处，即在团体中有大家一起来思考的情境。而不同之处在于，集体思考常被使用在政府的决策上（Janis，1982），以达成团体的目标和需要。然而，咨询与治疗团体的一起思考，主要是为了满足成员个人的目标和需要，两者的性质有很大的差异。Hogga（1992）呼吁，在建构凝聚力的定义和概念化，需要考虑凝聚力在集体思考的角色，以便建构合适的凝聚力的定义与概念。同样的道理，在团体咨询与治疗中寻找一个合适的凝聚力定义和概念，也必须考虑凝聚力在咨询与治疗团体中的角色。由于在咨询与治疗团体中，不需要强调成员个人服从领导者，或强调成员个人的决策过程需要听取众议、也很少强调需要大家都同意和需要快速做决定。因此，Hogg 和 Chains（1998）的研究发现，将凝聚力定义为"社会吸引力"并不适合凝聚力在咨询与治疗团体中的角色；若以人际观点的"人际吸引力"或"友谊"作为凝聚力的定义和概念，似乎更适合凝聚力在咨询与治疗团体中的角色。所以，在咨询与治疗团体中可以概念化"凝聚力"是成员的"人际吸引力"，也是"友谊"（Janis，1982）。特别是咨询与治疗团体聚会的时间，绝对多于 Hogg 和 Chains 的研究参与者聚会的时间，所以这不仅有利于发展友谊关系，还有利于发展团体认同。

第四节　凝聚力的本质是一种人际关系

另外，有研究从团体历程来探讨团体凝聚力。Jehn 和 Shah（1997）将凝聚力定义为团体成员之间的行为与互动的形态（patterns），并借用"友谊"作为凝聚力的操作概念，他们使用团体之间的比较法，即在友谊与泛泛之交（acquaintance）两种不同性质的团体之间做比较，以及使用团体内的比较法，探讨认知作为决策相对于行动的两种工作类型（cognitive as decision- making vs. motor），研究不同的组合方式，以观察中介调节过程的建构概念。研究结果发现，友谊性质的团体在认知与行动两种类型上的表现，皆优于泛泛之交性质的团体。

Mills 和 Clark（1982）认为：友谊即是共享关系（communal relationship）；而泛泛之交是指一般的社交关系（social relationship）。共享关系常存在爱情伴侣、家庭成员、夫妻以及亲朋好友等人际关系之间；交换关系（exchange relationship）则存在泛泛之交的人际关系当中。从人际关系的发展历程，社交关系可能发展为友谊。换言之，交换关系可能发展成为共享关系。Clark、Mills 与 Corcoran（1989）为了探究"友谊"与"社交关系"究竟是关系的性质差异或程度差异，他们从实验研究证实：两者的差异主要在性质的差别，而不是关系的程度上。在友谊（或共享关系）交往的双方有一种默契，即关心对方的需求与福祉，并以满足对方的需求为个人的职责，愿意不求报酬地为对方付出，且期望与对方建立长久的亲密关系；相反的，处在社交关系中（交换关系）的人，只关心自己的利益，彼此会计较关系之间的得失，不会无报酬地为对方设想或做任何事。显然，共享关系和交换关系的最主要差异，在于关系当中互动的规范。Shutz（1958）认为团体凝聚力是一种成员关系中亲密和关心的程度，感受到"我们一体"（we-ness），Shutz 对凝聚力的概念与共享关系很相近。因此，当团体有凝聚力的时候，成员彼此将感受到一种归属、同在一起（togetherness）和一种关联（relatedness）的感觉（Ohrt，

Ener，Porter，& Young，2014）。

　　Forsyth（2010）也赞同有两种很不一样的社会关系，即交换关系和共享关系。Forsyth 还指出个人主义和集体主义对于关系的概念化上，整体而言是不同的。个人主义与交换资源有关，而集体主义则在分享共享的资源。因此，在个人主义的社会，互惠为关系当中的重要规范，个人从他人取得什么，也就得付出相对等的。因此，处在交换关系中的人，若无法辨识出在团体或社区中去协助别人时是否可以获得任何个人利益，那么他就不会提供任何协助（Ratner & Miller，2001）；在集体主义的社会，个人重视他的团体得到什么，胜过于他自己得到的结果，因此在一个共享关系的团体，成员会更多地帮助他们的伙伴，且偏好抱持一起努力的想法，若有人坚持提供帮助需要互惠，一定令人感到失望（Clark，Mills，& Powell，1986）。华人一向被归为集体主义的族群，由于长期生活在家族主义之下，人际界限总是不如个人主义清晰明确。因此会发生如同 Forsyth 所指出的，对于关系的概念化不同；不但家族内人我不分，还有"四海之内皆兄弟"的豪语，可以从"朋友"和"相识的人"两种概念的混用中可见一斑。美国人则对于我的"朋友"和我"认识"的人，有很明确的区隔。因此也如 Clark、Mills 和 Powell 对于集体主义族群的看法，华人的文化在助人的时候较少会抱持互惠原则，并且鼓励"施比受有福"。所以，华人有一旦成为朋友，不只"有福同享"，也有"有难同当"的文化信念。这样的华人族群应该很适合团体咨询与治疗的形式，不过最重要的优先条件，就是必须发展成友谊的关系。

第五节　结语

　　综合上述，从社会学的人际理论来理解凝聚力的性质与形成，可能比较有助于理解咨询与治疗团体中凝聚力的概念和发展。凝聚力可视为团体中的人际关系的一种，在团体发展的过程中，团体成员们的人际关系随之成长与发展。他们从陌生到形成社交关系，再从社交关系发展成为友谊关系，并对团体产生认同，或者从交换关系发展为共享关系，再产生团体认同。在具有凝聚力的团体之中，成员们能互相关心对方的需求与福祉，并以满足对方的需求为个人的职责，愿意不求回报地为对方付出，领导者可以协助成员运用自己的资源去协助伙伴。由此提出凝聚力的理论性定义为：凝聚力，是一种共享关系性质的人际关系；在性质上，凝聚力可视为团体中成员彼此之间的友谊或共享关系；在历程上，凝聚力是人际关系发展的一种结果。

除了可依据社会心理学的人际理论作为定义凝聚力的性质之外，在第五章将继续借用人际理论，以 Goffman（1955）的"面子功课"（face-work）理论和 Homans（1961）的交易理论（exchange theory）作为理解共享关系发展的方法，以及在第六章以 Rawlins（1981）的友谊关系发展模式，作为诠释凝聚力和团体发展的阶段模式之依据。因此，从社会心理学的人际理论作为定义凝聚力为共享关系，具有协助领导者了解凝聚力的性质，以及指引领导者催化团体历程和促进凝聚力发展的优势。

| 第五章 |
团体中的治疗关系

不论个别治疗或团体治疗，治疗关系都是达成改变的核心因素。即便精神分析也已经从当初的研究驱力和防御，转移到越来越重视和探究内在或外在的错综复杂和显现的关系现象（Black，2007）。尤其在团体中，团体整体的治疗关系乃是一种疗愈的环境。然而，在团体咨询与治疗情境中，关系的经营和运用，远比个别咨询的情境复杂。除了治疗师与个别成员之间的关系，以及成员彼此之间的关系外，治疗师与团体整体，甚至与亚团体之间或亚团体彼此之间的关系，都不容忽视。

谈到团体中的关系，一般人很快便联想到团体凝聚力。事实上，团体中的人际关系相当复杂，不能仅就成员彼此之间的关系这一部分来论述，也不能仅就个别成员与领导者关系的部分来理解。特别是把小团体作为一个社会实体（social entity）的概念来解读时，团体便是一个系统。因此，领导者需要知道团体中的人际关系的性质与系统，才能够找到适当的办法来建立、发展和维持团体中的人际关系。谈到团体中的关系，最常见的就是将治疗关系与凝聚力分开论述。由于治疗关系也是团体中人际关系的一部分，故在本章中所讨论的团体中的人际关系，将包括领导者与成员之间的治疗关系，以及团体成员们之间的关系，也就是凝聚力，以便协助领导者观察和处理团体中的人际关系，并促进团体中领导者与成员，以及成员与成员之间关系的发展。

第一节　团体中的人际网络

　　学者主张团体咨询与治疗中的凝聚力，可以类比个别治疗中的治疗关系。而将治疗关系也视为一种人际关系，为个人中心治疗学派最为经典的主张，此学派认为心理治疗只是具有建设性的一种人际关系；在其中，人们通过与另一个具备关怀、了解与真诚的人建立关系的过程，获得了治疗性的成长（Corey，1977/2002）。一个团体的凝聚力和接纳，是真正具有治疗性，能产生归属感，让很多成员在被面质的困难当下，可以去忍受各种焦虑，而那种焦虑可能是有些当事人逃离个别治疗的原因所在（Guttmacher & Birk，1971）。亚隆认为："关系，在团体治疗与个别治疗为同义词"（Yalom & Leszcz，2005）。这个观点，应该只限于从关系的重要性来看待，若就关系的内涵与性质来说，团体治疗中的关系难以完全被视同为个别治疗中的关系。由于团体的治疗关系远比个别治疗复杂，主要在于团体中的多元角色和复杂的人际结构。换言之，团体咨询与治疗的关系，牵涉到复杂的团体中的沟通网络和团体的社会结构，不是个别咨询的治疗关系可以相比的。团体中除了成员之间的人际关系外，还有不可忽视的领导者与每位个别成员之间的治疗关系；而领导者与任何一名特定成员的治疗关系，不只影响这位成员与其他成员的关系，也影响其他成员与领导者的关系。因此，团体凝聚力是一个复杂的人际网络与情感网络。

　　从角色的角度来看，自团体开始直至团体结束，无论团体中的人际关系如何发展，也不管在团体结构中非明文规定的每位成员的角色随着团体阶段的发展将会如何演变。其中一直不变的，是治疗契约所明文规定的两种角色，就是"领导者"与"成员"，因而在团体的人际关系中，这个关系称之为"治疗关系"。若从人际关系发展理论的观点来看，在团体中展开人际关系的基础，就是人际关系中的既定成分（杨中芳，1999）。在治疗团体中，人际关系的既定成分，就是治疗契约中所规范的角色——治疗师与成员这两种，且不论治疗师与各个成员的关系质量如何改变，在关系的定位中依然是治疗关系。因此从角色的观点来看，团体中的人际结构，也就是小团体中的社会系统（Body，1991），可以分为领导者与个别成员关系、成员与成员关系，以及团体整体的关系。因此，前面两种人际关系为次系统，这两个次系统并非独立运作，而是交互影响，并影响团体整体系统的关系。

客体关系的团体治疗理论主张，成员投射其早年与母亲的经验，将领导者视为一个好的或坏的客体；在团体层面，也将团体整体，视为一个成员所投射的好的或坏的母亲客体（Ganzarain，1989）。从团体人际网络的观点，这样的论述不如将团体视为成员个人所投射的一个成员个人早年原生家庭的经验与态度。在团体咨询当中，每一名成员都在反映着他的原生家庭承传，这是影响团体历程发展的重要因素之一（Trotzer，2013）。团体中人际关系的系统，如同一个家族团体系统，可以分别看到两种次级人际关系系统，即：领导者与个别成员的关系，形同父母与个别子女之间的亲子关系；而成员彼此之间的关系，则形同各个子女彼此之间的手足关系。若将团体视为一个家族，成员可能投射其与家族的态度和情感，若一个团体有两名协同领导者（co-leaders），则还有领导者彼此之间的关系，也就如同家族团体的父母系统的夫妻关系。因此，父母之间的人际关系，父母个人分别与每个子女之间的人际关系，都会影响子女彼此之间的人际关系，而形成一个家族团体整体复杂的人际关系网络。因此，咨询与治疗团体的人际网络系统也与家族团体很相似。

如同家庭治疗的治疗师如何进入家庭系统一般，团体领导者也借由与个别成员的关系而进入了团体成员的人际关系系统之中，团体由此形成了一个复杂的人际网络。所以，一个团体的人际关系发展，可以包括领导者与个别成员之间关系的建立与发展，以及领导者如何促进各个成员之间关系的建立与发展；若有协同领导者，则还包括协同领导者彼此之间关系的建立与发展。通常有关团体咨询与治疗的理论，都分别论述了领导者和个别成员，以及所有团体成员这两种次系统的关系，前者的焦点在治疗关系，后者的焦点在凝聚力。根据前面的论述可知，这两种关系实不宜分开论述。

而谈到团体中的凝聚力，通常主要聚焦在团体中成员的部分。从精神分析的观点来看，手足团体是人类团体的原型，在讨论团体成员对于领导者的移情时，亚隆（1995，2005）采取了弗洛伊德的观点，主张源自团体中的每位成员都想要成为领导者最喜爱的那一个人，与每个人在孩童时期都希望是父母的宠儿有关。手足之间争宠竞争的戏码，在小团体中由于成员对于领导者的移情，而重演儿时的竞争。有的成员可能以讨好领导者的方式，有的可能以攻击其他成员的方式，好让自己赢得宠儿的宝座。对于怎样可以处理阻碍或破坏凝聚力的竞争，亚隆建议："唯一可能解决的办法就是公平。假如一个人无法成为最爱，那就必须根本没有所谓最爱这件事。保证每个人都受到领导者公平的关注，而要求公平性便诞生了我们所谓的'团队精神'（group spirit）"（Yalom & Leszcz, 2005）。因此，团体中的治疗关系，并不能完全独立于团体中的其他人际关系。

其次，当谈到团体中的关系时，多数的团体咨询与治疗理论都分别从领导者本身的透明化，处理移情与反移情，以及团体层面的领导技术如何增进凝聚力等两方面去论述。至于领导者与成员的人际系统，成员与成员的人际系统，以及两者如何联结这些方面，则谈论得较少。实际上，"团体"只是一个抽象的概念，在实务上领导者如何与一个完全抽象化的团体去建立关系，确实难以理解。所以，在本书中将这两种关系纳入同一章来论述，并从有机体的隐喻，仔细去理解或许比较有帮助。至于协同领导者之间的关系，则将在第二十章"联合领导"中进行论述。

由于有关团体中的关系，无论领导者与成员，或成员与成员的关系在研究方面尚比较有限。因此，本章借用其他已经发展得比较成熟的相关领域理论，来理解团体中的人际关系。因此一方面借用个别治疗对于治疗师与当事人关系的论述，来理解团体中领导者与个别成员的关系；另一方面借用家庭治疗的理论，来理解领导者如何与团体建立关系，用以说明领导者如何进入团体，以及与团体联结的关系；最后运用社会心理学的人际理论，来理解团体中的凝聚力发展。通过这些，我们期待从多元角度对团体中的复杂的人际关系，可以有一个比较清晰的图像，以便提供领导者处理团体中的关系，甚至作为研究团体中的人际关系的参考。

第二节　领导者与成员的治疗关系

治疗师在带领一个咨询与治疗团体的初期，工作重点在于团体历程。而团体历程的主要任务在于促进团体成员之间的关系，以及成员与领导者之间关系的发展。关系的建立是团体初期的领导要务，一个有经验的领导者，在协助成员之间联结关系之际，也不会忽略自己与各个成员之间关系的建立与发展，而这个部分的工作，就是领导者与个别成员之间的治疗关系的经营。关系影响个人行为反应，不只是心理的作用，近年脑神经科学的研究也显示关系与生理有关。Benedetti（2011）发现在高质量的关系中，个人在神经系统中涉及负面情绪时的自律效用获益较大，也就是说当关系质量好时，如果个人遭遇负面情绪，个人自律神经的反应会出现较有利于处理负面情绪的状况。可见关系在咨询与治疗中的重要性。

最近，有关治疗师与当事人的治疗关系这个议题，有研究发现，不论任何学派，治疗关系都是影响治疗效果的重要因素（Norcross，2011）。因此，相比以往，对于治疗关系的研究更进一步超越了过去对于治疗关系的一般性或概化性的看法（Horvath，2009）。Gelso 与他的同事从长期的研究结果中，提出了一个三部分模式（tripartite model）的治疗关系理论，这个模式说明了治疗关系，包括治疗同盟、移情与反移情，以及真实的关系（real relationship）等三个部分（Gelso & Carter，1985；Gelso & Hayes，1998；Gelso & Samstag，2008）。关于这三部分的议题，最近的学者对于治疗关系的论述如下，希望对于领导者在团体治疗关系的理解上有所助益。

一、治疗同盟

治疗同盟，通常指治疗师与当事人在治疗的任务和目标上有一定的共识，以及具有一定的联结（collaborative bond）（Bordin，1979）。治疗同盟在心理治疗方面，是受到研究关注最多的一个概念。Horvath 与 Symonds（1991）使用后设分析法研究发现，治疗同盟与疗效的相关极为显著，在治疗中扮演着症状改变的必要角色，这显示了同盟关系的重要性。有关成员对于领导者同盟关系与团体疗效相关的研究，多数呈现正相关；成员在团体同盟中的关系与其个人疗效也有显著的正相关（Tasca & Lampard，2012）。尤其是有研究指出，对于疗效的影响，团体同盟优于凝聚力（Marziali，Munroe-Blum，& McCleary，1997），可见治疗同盟的重要性。

团体咨询与治疗为同盟的关系，因此领导者在团体的初次聚会上，应协助各个成员了解团体的总目标，并厘清其个人目标，以及说明团体任务等工作。虽然个别成员和领导者两人之间的关系，通常在和成员的个别初晤（intake interview）之际便展开，其后，延续到团体聚会的第一次，领导者需要继续努力与成员处理目标与任务的共识，以便推进治疗同盟。到了团体工作期，领导者还需要继续协助正在工作的成员，建立其具体的工作目标焦点，以及说明该阶段的团体任务，这些都很重要。因此，在领导团体的过程中，持续适时检视成员个人的目标和沟通团体任务，以保持领导者与每位成员，以及所有团体成员彼此对于治疗目标与任务的共识，才能产生同舟共济的力量。

而在协助成员建立目标方面，必须以成员个人的需求和选择为依据，来帮助成员形成和建立现实的目标，而不是以领导者主导的理想目标来强制成员接受，这样才能够让成员感受到被尊重与了解，有助于情感的联结。当然，领导者与成员的情感性联结之强弱，还需要透过领导者与各个成员之间了解性的沟通，以及尊重和诚恳的态度去提升，亦即在建立治疗关系这方面，治疗同盟是领导者在团体过程中需要持续不断努力地工作。

二、团体中的移情与反移情

越是深陷困境的当事人，移情的扭曲也会越广泛，并造成他们在亲密关系中有明显的问题（Gelso & Hayes，1998）。因此，移情是关系中的首要议题，不论在个别治疗的情境还是团体治疗的情境中，移情都是治疗历程的重要议题，尤其在团体治疗中的移情比起个别治疗情境更为复杂。团体中的移情为多元性，不只有权威的移情，也有手足竞争的移情，以及原生家庭情感的移情。

（一）对权威者的移情和反移情

有关领导者与成员的关系，除了治疗同盟之外，长久以来讨论最多的当属两者之间的移情和反移情议题。在传统的精神分析团体中，重视早年亲子关系的议题，而将治疗关系中成员对于领导者的移情，作为治疗的全部或重要的治疗任务。主要原因在于传统的精神分析团体强调自我（ego）的驱力或发展，因而比较忽视人际关系对于个人终身发展的影响。精神分析团体治疗的领导者通常抱持客观中立的观察，个人不透明也不涉入，并以角色隐藏的方式来鼓励成员将生活中重要他人的情感投射至治疗师。因此，领导者并不负责引导和催化团体，其假设是，让成员在必须为自己负责任的强大压力下，感到极大焦虑而产生心理退化，退回如个人早年一般的行为模式，且变得不安全与依赖，将领导者视为早年心中万能的父母。然后，治疗师总是在成员的过去和现在的经历中企图找出成员个人早年或现在的行为重复模式，以便理解造成当前成员个人精神官能模式的过去经验的事件。

实际上在咨询与治疗团体中，成员对于领导者的权威角色的移情，何需使用操纵来诱发成员退化呢？基本上，在治疗团体中由于正式角色的划分，已经让领导者需要承担某种权威的角色。Cottle（1968）主张引入社会学理论来解释团体中的一些过程，而不能只从传统分析论的移情去解释团体的移情与冲突。由于在团体中成员与治疗师的互动复杂而丰富，治疗师不只是一个移情的客体，治疗师也是团体义务性权威（group-bound authority）的现场执行者；治疗师也是一个心理的父亲与权威，且不只是一个单独的互动对象，他是成员们在一个系统里面工作的组织者和维持者。显然，成员对于领导者权威角色的移情几乎不可避免，成员对于领导者的权威角色的移情，也不限于团体初期的开始之际，而是可能发生在团体任何时期。所以展开团体，不给团体任何一点点引导或结构，一个令成员感到挫折的领导者，将因而活化了成员过去记得的学习，来应对面前这个领导者（Anderson & Beck，1998）。此外，成员对于治疗师的移情，也不是治疗师可以单方面操控而得（Alexander & French，1946），所以在团体初期，传统精神分析论的领导理念与领导方式，实无必要。

人际取向团体治疗的核心，焦点在成员与治疗师之间关系的现象与历程。由于成员与治疗师之间是微缩的此时此地，虽然只是一小"部分"，却反映了可以观察到的成员生活世界的人际之"整体"。治疗师积极检视两者间"并列的扭曲"（parataxis / parataxic distortion）（即移情）和不适应的人际形态，以及自己对于成员的反应，可以利用阐释来深化对于成员人际核心的理解。Leszcz（2008）采用 Safran 和 Segal（1999）的人际基模概念，主张在成员与治疗师的合伙关系中，移情被关系所驱使，且成员的反应为其个人人际的基模，以及成员在其环境的人际各种色彩的呈现。若治疗师对于人际历程缺乏注意，一定会持续维持成员生活中不良的人际循环。由于成员有意识或无意识地诱使治疗师上钩，以便两人进入不良人际循环，复制成员的人际形态，治疗师上钩的历程为治疗的要素。为了协助成员处理其人际互动风格，能够不被勾到，对于治疗师是一种挑战。是否会上钩的历程，主要是治疗师能富有同理心地觉知成员的人际基模，而成为治疗的桥梁，让治疗师能够以同调和合调的模式去反应。这样，在成员与治疗师的共同努力之下，得以深入去探讨当前关系的现象。虽然这个方法强调当前关系，然而涉及许多有关成员过去人际经验的试探，将伴随着不确定和挑战成员的人际基模。历史的重建，可以协助成员对于人际形态产生意义，然而也可以是对于个人的失功能行为感到羞愧或内疚。因此，治疗师必须切记，稳定的关系和治疗同盟，是运用阐释和处理治疗的重要先决条件。

此外，成员对治疗师的移情，不只无法操纵，也不可预测。有时候成员会将治疗师视为个人眼中的核心人物，凡是强烈的憎恨、爱、害怕、忌妒或需要，都对准治疗师这个"客体母亲"；有时候成员则未将治疗师放在眼中，仿佛将治疗师当作局外人。在团体过程中，治疗师几乎不受到注意，仿佛被弃如敝屣，这两种情况都会引起治疗师的反移情，身为治疗师需要能够去认识和处理这些情况，在关系中做一个"足够好的母亲"（good enough mother）（Winnicott，1953），以便可以支撑当事人迎接治疗的挑战。尤其对于有早期创伤，以致人际界限发展有困难的当事人而言，从温尼科特的过渡性客体的观点，在治疗关系中，治疗师也可以视作为当事人走向疗愈历程的过渡性客体，作为当事人投射性认同的对象。

（二）手足移情和反移情

治疗师无法操控团体成员的移情，也包括成员个人和治疗师的移情及反移情，可能不限于父母权威移情的动力，也可能对领导者发生手足移情的动力（Moser，Jones，Zaorski，& Mirsalimi，2005），这是领导者必须特别留意的议题。最近的研究显示，手足关系对于个人终身发展的影响和形式，不亚于亲子关系（Hazan & Shaver，1987；Kobak & Hazan，1991）。Moser 等人

（2005）从文献回顾当代人际关系取向的心理治疗，发现当代关系取向的治疗中，治疗师与当事人之间为合伙的关系，而不是如同分析治疗是一种专家权威的关系，因而移情不是固定的状态，而是流动的。当事人对于治疗师的移情，即便在同一次的会谈当中，某个时段对于治疗师可能产生与父母关系的复活，治疗师被引发个人的亲子反移情；而在另一个时段，则呈现出手足关系的再生状态，而治疗师也被引发个人的手足反移情。因此，对于手足动力和手足移情的理解，有助于形成个案概念化和选择介入策略。对人际关系取向治疗的实证研究发现，手足关系的议题出现在治疗关系的移情和反移情当中，这些移情的议题包括：认同发展、妒忌、竞争、羡慕、憎恨，以及手足受虐与失落手足的哀伤等。Shechter（1999）认为，如果手足移情发生在当事人和治疗师之间的移情和反移情，则比发生父母移情的动力，对于治疗师更感到威胁。由于治疗师撤退到"父母权力和权威"的阶层上，会让自己感到比较自在，且在处理当事人对治疗师的手足移情方面，治疗师也比较不熟悉，所以，容易不去注意或忽略了当事人对治疗师的手足移情。其次，由于手足移情的议题在团体咨询与治疗的情境中，发生在成员之间的关系上可能更普遍，因而，在团体治疗情境中，有关移情与反移情的探讨，应该不限于成员个人与治疗师之间，也需要重视成员与成员之间的移情和反移情。

在团体中必须重视手足移情，由于手足所引发的移情和反移情共有四个议题：（1）手足角色影响认同发展，包括认同（identification）、理想化、分离—个体化、相对认同（counteridentification），以及互补；（2）手足报复、忌妒、羡慕、内疚和憎恨；（3）手足依恋和成年爱的关系；（4）受虐和失落（Moser et al.，2005）。在手足动力与移情议题当中，竞争的议题最受到重视，不过研究发现，成员对于其他成员的评估，在成员之间有非常好的信度；然而成员对于领导者的评估却不然，成员对于领导者的知觉很不真实。从客观层面来看，成员对于领导者实际上无法正确评估，显然，在团体中成员对于领导者的看法，更为主观并受其他因素影响（Yalom，1995）。这种情况也发生在一般的家庭中，父母普遍认为公平地对待每个子女，而子女却都认为父母对于手足的宠爱程度有不同的排序。因此，即便领导者公平对待每位成员，成员的看法却不一定是这样的，或可能有成员不在意公平，却极度希望依赖领导者，或反过来由于极度害怕依赖，而不断攻击领导者，这个时候，处理成员个人的移情就变得优先了。可以从团体层面来处理竞争的问题，当领导者公平对待每个成员时，是可以处理竞争的问题的，不过也得谨慎，有时候不是公平就能了事的。

（三）对于团体整体的移情和反移情

从客体论的观点看，学者也认为成员可能对团体整体产生移情，也就是将整个团体视为一个客体（Pines，2008）。治疗师能否处理病人将团体视为整体产生的移情，依赖于治疗师有无能力将团体整体形成一个意象（image），促进团体成员的关系与团体发展，以及让成员感到团体关系的重要性，并引以为荣，也就是让成员感到身为这个团体的一员的荣幸。这道理和一个家庭团体相似，一个可以让家庭成员感到荣幸和认同的家庭，对于家庭成员的成长和发展肯定有积极影响。然而，在实务工作中这个议题通常被误解或不受重视；一般情况下，成员可能以认同所参加的治疗团体为一种羞耻，然而，如果成员感到与团体关系的重要性，就可以减少这个忧虑。

分析论者将团体整体视为成员对于社会或团体的态度，以早年已经建立起来的对母亲的态度为基础（Schindler，1951），或主张移情为早年对待母亲的情感和行为，认为成员对于团体整体的移情，如同父母客体或母亲客体（Rosenthal，2005；Slater，1966）。Spotnitz（1961）提到团体成员对于领导者全然如其父亲或母亲客体，也可能迁移他们的情感到"团体整体"，如同另一个父母（as other parent），如此将对团体整体视为父母客体，也如同领导者被视为父母客体，令人感到难以理解。分析论的主要局限在于，努力企图以个体治疗理论去扩展解释团体中的一切，分析论学者将团体整体视为父母或母亲客体，乃受到弗洛伊德使用集体内化（collective internalization）的理念的影响。Lieberman、Lakin 和 Whitaker（1968）从社会学的角度使用凝聚力，以取代弗洛伊德使用集体的内化，前者为人际的观点，后者为个体内在的观点。所以，成员对于团体整体的态度、情感及认同，不等同于复制对母亲或父母客体的情感和态度，若将其视同为复制早期的家庭团体的情绪与态度应该更为贴切。

除了成员可能对团体整体产生移情外，领导者也可能对团体整体产生相对移情。Rosenthal（2005）认为："作为领导者，去看和体验团体时如同一个母亲的倾向一样，是无可避免的。"这说明了领导者对团体的相对移情，也如同成员一样，只是将团体视如母亲，因此，不如将领导者投射团体如同个人早年的家庭经验更为实用。领导者可以检视个人对于团体的态度和情感，反省自己的原生家庭对自己的影响，不过当领导者对团体整体产生移情时，领导者通常很难自我发现，但是这却是相当重要的一件事。领导者可能由于挫败，对团体整体产生负面移情，投射早年让他感到挫败的家庭经验，而回避或攻击团体整体，或特别不喜欢团体中的某个或某些成员，归因他们是导致他失败的人。因此，领导者对于团体整体的情感的自我觉察和反省是不可缺少的功课。

（四）团体中的移情不是治疗的唯一重点

自从团体中的多元疗效因子被发现以来，移情是否是团体中唯一的或极为重要的治疗焦点便受到挑战。亚隆（1985）可能是首开先锋，挑战团体中移情是绝对重要性的鼻祖。他很明确地主张："团体治疗中的问题，不是移情为如何重要的工作；而是在治疗的过程中相对于其他疗效因子，处理移情的工作的优先级。治疗师不能只聚焦在移情上，而要同时执行各种必要任务，以便建立一个去运用种种重要疗效因子的团体"（Yalom & Leszcz，2005）。显然，移情是需要优先处理的治疗工作，然而，并不是唯一最重要的治疗工作。

在人际关系取向和强调团体历程领导的理论中，相对于个人事件，多数时候更优先处理团体中人际互动过程的事件。成员对于领导者的移情固然是不可避免的，当团体中有更重要的事件需要处理的时候，移情就不是一个唯一或需要时时刻刻作为团体领导者工作的焦点。传统精神分析治疗将移情当作重要的治疗理念，将处理焦点放在个人身上，更确切地说，就是以成员个人内在精神的人格结构和动力为焦点。治疗师主要以向成员解释其个人婴幼期的冲突情绪的转移为主。而关系取向的治疗，则将焦点放在人际，也就是团体中成员与治疗师两人的互动关系，成员对于治疗师的移情可以视为发展的议题。由于早期照顾的缺失，干扰到成员个人自我感的整合，而出现一个完全自我中心的个人自我，成员所需要的，是持续的体验被注意、被重视和被关怀，这些远超过于需要解释和顿悟（Mitchell，1993）。团体治疗的独特优点，在于团体可以提供一些新客体，作为长期治疗的病人的社会学习；在团体中治疗师容易被视为真实的人，会更自然地发生认同的过程，而通常成员也使用彼此作为负向和正向的典范（Guttmacher & Birk，1971）。可见在关系取向的治疗中，成员与领导者在每个当下的互动经验，对于成员而言，比注重解释其精神层面的动力更为重要。

三、真实的关系

最近在论及治疗师与当事人的关系时，真实的关系（real relationship）再度成为焦点。虽然，真实的关系在理论上由来已久，早在精神分析论中已有所论述；真实的关系，也称为"私人关系"（personal relationship）（Gelso，Kivlighan，Busa-Knepp，& Spiegel，2012）。尤其，在罗杰斯的以人为中心的治疗理论中，非常强调在治疗关系中，治疗师需要以"人对人"（person to person）的方式来看待治疗关系。所谓"人对人"，不是"角色对角色"，而是有真实的关系的意思。

"真实的关系"是指"存在于两人或更多人之间，显现的程度为，每个人都真诚地对待对方，且以合适的方式看待对方"（Gelso，2011）。在这个定义中，真实的关系有两个重要元素，就是"诚恳"（genuineness）和"真实"（realism）；"诚恳"可视为心理治疗的参与者，即治疗师与成员，彼此以个人的真实性（authenticity）呈现，亦即以真正的个人面貌呈现，不是虚假或虚伪的；"真实"是指体验或知觉到对方是实在的或正确的，而不是反映知觉者的害怕、期待或需求（Gelso，2011）。罗杰斯所谓的以"人对人"的方式，是指治疗师可以除去角色的面具，以真实的自己来对待当事人或成员。杨中芳（1999）在探讨华人的人际关系发展方面，认为在人际关系中的情感成分，能做到"诚心相待"，便能够"尽己之心为人"，是华人人际关系发展的最终期待。杨中芳所谓的"诚心相待"与 Gelso 所主张的真实的关系，实有词异义同之趣。治疗师在会谈关系中必须抱持平等的态度对待当事人或成员。真正的平等，就是治疗师能够"诚心相待"，用"尽己之心"来对待成员。因此，治疗师以真实的关系作为与成员之间交流的治疗关系，是治疗关系良好质量的保障。

多年来在准治疗师的实务训练课程中，容易被问到与当事人或成员的会谈过程中，如何才能够做到人对人，我的答案很简单："记得你的功能和任务就好，忘掉你是治疗师的角色，真诚地去对待成员"。这个道理很容易明白，由于角色是一种隐喻，使用一个名词来意指一个人的功能或任务，可以减少冗长的描述；所以面对当事人或成员的时候，只要牢牢记得治疗师应该要执行的任务和需要发挥的功能就好，不用将自己是治疗师的"角色"或"头衔"时时刻刻放在心上，来隔离自己真实的感受与反应。如此，便比较容易呈现真实的自己，从而做到"人对人"。新手治疗师最常发生的，就是时时意识到自己的治疗师"头衔"，而担心自己有不符合当事人心目中治疗师形象的行为。实际上，这也是治疗师自己担心角色不称职的投射所引发的焦虑。人本取向的沙盘治疗者 Armstrong（2008/2012）特别提到，在治疗中运用自我，是新手治疗师和经验丰富的资深治疗师的差异所在。虽然技术也很重要，然而令人满意的治疗不是复杂的技术，而是治疗师将自己置身在与当事人的工作当中，当资深的治疗师与当事人工作时，当事人会接触到治疗师"这个人"本身，即治疗师真实的人。

Wampold（2012）在论述人文主义是心理治疗的一个共同因素时，提到心理治疗能创造改变，是经由联结（connectedness）、期望（expectation）和精熟（mastery）；他认为建立良好的归属是人类的特征，也是生存所需，有依恋关系的个体比无依恋关系的个体，在心理与生理上都较为健康。Wampold 也赞同 Gelso 等人的看法，认为所有的心理治疗，在治疗师和当事人之间都有一个真实的关系，且这个关系的独特之处，在于期待治疗师留在这个关系中，不管当事人揭露什么，都能够充满共情与关心。由于这个真实的关系带给当事人归属感，而这个真实的关系本身，或处在这样的关系中，便具有疗愈作用，因为人性的联结（human connections）是健康的要素，尤其在团体中治疗师倾向于被视为真实的人，认同（identification）的过程会更自然而然地发生，这是团体咨询与治疗的优势之一（Guttmacher & Birk，1971）。

研究已经证实，真实关系不是治疗同盟的一部分。关于短期治疗的研究发现：在治疗的初始，治疗师对于真实的关系的评价与疗效没有显著相关；然而随着疗程的进展，治疗师对于真实的关系的评价越强，与当事人对于真实的关系的评价越接近，这个评价就越和疗效相关；而平均来说，所有当事人评定的个人与治疗师的真实的关系强度都与疗效有关。值得注意的是，当事人在疗程中评定个人与治疗师真实的关系的强度增加，且与治疗师的评定相近，并不是产生疗效的关键，而是在治疗的初期，当事人便评定两人关系为强而真实的关系，且真实的关系在整个疗程中持续被评为强，这是与疗效或成功的治疗相关的（Gelso et al.，2012）。可见在治疗的初始，治疗师需要诚恳和真实地对待每位成员，不可因成员的个人条件而有差别。换言之，治疗师在建立治疗关系的初始，便需要抱持为团体中每位成员尽心尽力服务的态度，诚心相待，能够让成员感受到治疗师的诚恳，这对于咨询与治疗的效果将有所助益。

第三节　领导者进入成员关系的系统

由于家庭治疗被视为人际取向的一种治疗，因此家庭治疗的理念常被用来理解咨询与治疗团体，并且相当有帮助。Minuchin（1974）强调治疗师试图去面质或挑战家庭成员互动的问题形态之前，很重要的一点就是，需要与每位家庭成员先形成一个关系，显然，Minuchin很清楚关系的重要性。当一个家庭面对有任何一名成员被面质的时候，整个家庭氛围的张力是很大的，这是一个高焦虑的情境，每个人的情绪都很紧张。因而，治疗师与每位成员的安全关系，将是可以支撑这个焦虑的主要力量，这个道理同样适用于咨询与治疗团体。若从Boyd（1994）基质模式的概念来看，人格系统与社会系统相互影响。所以，当领导者去面质团体中的一名成员时，这个个体的人格系统便处在焦虑和高张力状态下，这个小团体中的社会系统也将受到影响，而处在焦虑的不安状态中。这时可以让个别成员和其他团体成员感到安心的，将会是每一名成员与领导者的关系。从这样的观点来看，在一个团体可以面质成员之前，领导者需要与团体中的每一名成员有安全与信任的关系，否则面质可能造成某个或某些成员，或整个团体的不安全感。

Eron 和 Lund（1996）提出了"加入"（joining）这个概念，这个名词是结构式家庭治疗理论的概念，用以协助治疗师了解他本身，就是他想要去改变的系统的一部分，这个概念隐含在这个大系统当中有很多个体的个人生活。因此，在企图去重新安排家庭成员彼此的关系之前，治疗师需要知道每个人的希望、意图和偏好，有了这样的观念，治疗师可以免于将系统想象成非人的机械组织，而能使治疗师如同一名积极的参与者，去和家庭成员交谈。显然，"加入"这个概念不是说明关系的成分，而是说明关系的联结方法。

阿德勒学派的治疗师在与当事人会谈的时候，很强调进行人与人的真正接触（person-to-person contact），而不是以"问题"作为开始。治疗师需要优先去以"这个人"作为焦点，而不是"这个问题"，如此当事人困扰的问题在会谈中很快便会出现（Corey，1977/2002）。这个观点与 Eron 和 Lund 的"加入"几乎不谋而合，在叙事治疗上也有类似的做法。促进叙事治疗的第一步，就是治疗师要就每一名当事人或成员自己的偏好来谈。联结个人偏好的观点，与社会建构主义对共情的看法似乎相契合，如此治疗师便可以共情于任何一名成员对自己的问题的体验，而不会隐含治疗师个人的"对"、"错"判断，让成员可以感到比较安心。

因此，若借用结构学派家庭治疗师以"加入"来进入家族团体的方法，也能协助领导者知道如何进入一个咨询与治疗团体。从 Boyd 的模式来看，领导者也是咨询与治疗团体这个大系统中的人格系统的一部分，领导者要进入团体这个大系统，需要先与个别成员或其人格系统作联结，即领导者得先和成员进行人与人的真正接触，而不是以成员的问题为焦点。因此，一方面领导者需要先知道每位成员的希望、意图和偏好，而非其问题；另一方面也要有自知之明，善用自己的人格特质，能够先进入成员的人格系统，其后才能进入团体的社会系统。

所以，在这个过程中领导者也将自己的人格特质和行为，先暴露在其他成员之前。因此，不能忽视领导者个人的各部分对于其他成员和团体的影响，也就是领导者个人对于这个小团体的社会系统与文化系统的影响。在笔者曾经带过的一个体验性团体（experiential group）中，有一名成员 A，有分裂性格议题，无论他自己在说话或听其他成员说话的时候，脸部表情都非常呆板，几乎没有一丝情感表露，两眼空洞，很少注视他人，若被邀请出来说话，也只有极为简短的一两句，而且仿佛话都含在口中，或似喃喃自语，音量又低，不容易让人听清楚。为了与他进行联结，在他被其他成员邀请说话的时候，我都会微笑地注视着他，以便给他鼓励，并耐心地等候他的回应，虽然有时候会等上一分多钟，其他成员也因此学会了耐心、专注地等待他。受到鼓励的 A 的确有进步，他逐渐变得比较能够自我表达，甚至也有一些主动的情感表达了。在第四次聚会的时候，团体已经有容许说实话的规范，一名成员 B 在团体里说："我注意到老师在 A 说话的时候，会对他微笑和花时间等候，让我好羡慕"，这个 B 是具有讨好他人性格的一名成员。在团体这个社会系统中，成员由于手足竞争的移情，会特别注意领导者在团体中对其他成员的反应，尤其是那些他所期待的、需要的或想要回避的反应。B 正在告诉我，他期待被注意，这个例子告诉我们，不论是领导者还是成员，个人小系统或人格系统都是与团体大系统交互作用的。

综上所述，由于团体常被视为一个很抽象的概念，与团体建立关系，对于领导者来说是一项挑战性的任务，对于新手领导者尤其困难。新手领导者通常都知道与所带领的团体建立关系很重要，然而，并没有很具体的方法可以与团体建立关系。研究指出，团体初期的前几次聚会，主要为成员与领导者的联结，后来才发展出成员与其他成员的联结（Burlingame et al., 2011）。可见当领导者与团体建立关系时，可以先与个别成员建立联结，进入一个团体，然后再协助成员彼此联结。若借用了 Eron 和 Lund（1996）结构式家庭治疗的"加入"这个概念，并融合 Body 的系统观，对于领导者如何进入团体，以便与团体建立治疗关系的途径，就变得比较清晰了。另外，由于领导者被提醒要特别注意每位成员的特殊性，因此不会让成员个体在团体的较大影像下，成为模糊的小身影，也不会由于专注于成员个人系统，而忘却团体系统；同时，也不会忽略领导者个人的言行举止对于团体和个体成员的影响。

第四节　团体中成员关系的发展

虽然凝聚力对于团体历程和治疗效果的重要性，文献言之凿凿，然而，到目前为止，有关团体凝聚力的定义与建构概念仍旧没有一致的结论。在第四章，我们已经从人际历程的层面，详细论述了凝聚力的性质是一种人际关系，并将凝聚力定义为友谊或共享关系。在本节我们将继续以人际理论为依据，论述凝聚力的发展，如何从社交关系的性质，经由人际交换，促进人际关系的成长与发展，从而形成共享关系的性质的。Kelly（1979）认为当人际交往的动机产生改变时，彼此的人际规则和关系的性质也改变了。交换关系和共享关系在人际规则和关系两方面的性质都不同，因此从社会心理学的人际关系理论，可以整合出理解不同规则、不同性质的人际关系的互动和关系推进的原理，以作为团体领导者的参考。以下分三部分论述团体凝聚力的发展，首先论述在社交关系之中，初邂逅时在泛泛之交下的面子工作，其次阐述人际关系推进的交换原理，最后论述共享关系的发展，也就是凝聚力的发展。

一、初邂逅的面子工作

在社会互动理论当中，Goffman（1959）的"剧场理论"（Dramanturgy）特别有趣，他将社会互动的参与者比喻成戏剧中的演员，认为在日常生活中，个人的自我如同在舞台前后的反应；在舞台前个人依据角色行动，即必须依照角色的剧本扮演，以符合观众的期待。因此，一个人会在不同的社会情境下，对不同的人扮演不同的样貌；在后台由于没有观众，不担心被评价，行动便可以依据自我自由选择，甚至可以不符合社会规范。例如一名学校的校长，在学校师生面前与在家里的孩子面前，甚至在自己父母面前，都会有不同的面貌和行动，当然只有私下才能完全放松做自己。

此外，Goffman（1955）在"面子工作"（face-work）理论中主张，在人际邂逅情境中个人为了顾全自己的面子，会关注自己所表达内容的广度和深度。控制所表达内容的深度和广度，是用以确保并维持一种表达的秩序；每人所表达的事，不分大小，必与他的面子力求一致，且在自重与体谅的游戏规则之下，约束自己的行动。故在人际邂逅情境的沟通中，个人不仅维护自己的面子，同时也会顾及他人的面子，这是一般社交风格与沟通的特征。所谓的面子，也就是角色的面具，不同角色都有社会期待的演出规则，所以，人际间那些可能是明确的或隐晦的规则，都是用来维持社交互动中关系的动态性稳定的。

观察咨询与治疗团体中的成员，通常每人都各具有几个特定的社会角色。在团体初期的聚会中，成员常自觉或不自觉地尽量维持和扮演个人所选择在团体中想呈现的社会角色，以维护自己的面子。同时，也在团体中使用社交性质的风格和沟通规范，既不会揭露个人隐私性的资料，也不会探问他人隐私性的资料，以保持在关系中与他人某种程度的心理安全距离。所谓"客客气气"，实际上也是一种保持人际心理安全距离的惯用社交手法，主要以某个社会角色的面具与他人互动，而不敢、也不知道如何以"真实自我"呈现在其他成员面前。然而，在咨询与治疗团体中，成员是持有特定的个人目的和需求的，人际的动态稳定，很快就会被成员解决问题的期待与需求所破坏。在现实生活中他们所熟悉和习惯用以维持社交关系的诸种规则，并不能满足他们来参加团体的目的和需求，如果领导者未使用过程结构化技术（structuring），指引他们怎么做可以从团体满足其个人需求或有所获益（Yalom，2001），那么团体中的不满情绪会越来越高，将使冲突愈来愈明显，也愈强烈。所以，协助成员发展团体中人际互动的新规范，并改变成员沟通与人际接触的风格，建立团体中的文化，是团体初期领导要务之一。

二、人际关系推进的交换原理

在人际历程中，社会交换被视为由人际行为规则所规范；规则或标准是指成员被期待的行为（Homans，1961；Thibaut & Kelly，1959）。Homans（1961）的交易理论（exchange theory）主张在人际之间，个人通常会评估可能付出的代价与获得的酬赏，来决定是否建立关系。人际关系的形成和维持，基本原则在于人们看到潜在的酬赏可能大于维持关系所付出的代价。在研究团体的理论当中，有一种交易理论，就连锁的行为执行或交换方面来解释团体行为，用以建立和维持成员之间的社会关系。因此，这种计较得失的人际现象，在咨询与治疗团体成员的人际行为中也可以看到。

在团体初期，由于在意付出与酬赏，有自我揭露的成员对于团体中过于沉默的成员行为，都会有负面反应。成员会留意自己的揭露和其他成员揭露的质与量的落差，也就是水平式自我揭露和垂直式自我揭露的落差，而彼此小心翼翼，于是有自我揭露的成员，若没有获得预期的酬赏，便会感到不满意而开始变得沉默；假如成员透过试探性的自我揭露，而成功地获得期待的酬赏，那么这对于自我揭露的成员，便具有增强和鼓励的作用，可能提升成员进一步揭露的意愿。成员与成员之间持续的社会交换，不但会让彼此之间的关系得以维持，还能让彼此逐步亲近。可见，在团体初期成员尚处在社交关系当中，比较注意和在意彼此之间自我揭露的多寡和深浅，以作为评估付出的预期报酬率。

此外，在团体初期，成员们也会在意团体时间的分配，投入团体的时间是成员的一种个人付出，也是成员投资（例如费用）的报酬。通常可以看到，对于在团体中发言过于冗长的成员行为，成员都会有负面反应，认为那种成员过度占用了团体的时间。然而，到了工作期，当有成员使用较多时间来解决个人问题的时候，其他成员不但没有负面反应，反而愿意给这名成员足够时间，且都聚精会神地听着，努力协助这位成员。原因在于工作期，成员的关系已形成共享关系，因而不但不会去计较他人占用团体的时间，反而会将其他成员个人困扰的解决与需要的满足，视为个人的职责。

最后，团体初期成员在评估人际冒险的时候，对于自我揭露所付出的代价与预期可能获得的酬赏，由于彼此初识，并无把握，甚至担心有负面酬赏，因而对于人际冒险的意愿比较低。研究还发现，在团体初期通常成员较少有重要的或带有情绪的个人资料的揭露（Bednar，Melnick，& Kaul，1974；Robison，Stockton，& Morran，1990）。可见，团体初期成员的人际互动，会相当的谨慎，可能与担心冒险的负面酬赏有关。在 Floy 和 Rex（1990）对于团体第一次聚会的研究中发现，成员预期沟通中导致他们害怕作自我揭露的因素共有六项：（1）自尊 / 应对能力；（2）关系 / 隐晦地被拒绝；（3）攻击 / 明着被拒绝；（4）自我主宰；（5）荒谬 / 被视为异端；（6）影响他人 / 被报复等。显然在团体初期，由于成员担心有诸种负面人际酬赏的因素，导致他们对于人际冒险的焦虑与不安全感。若从人际关系的层面观之，团体冲突阶段也可视为反映成员评估在团体中冒险去自我揭露的代价与报酬的两难，所造成的个人内心冲突的外化行为。所以，在团体初期促进成员间沟通的质与量平衡，促进他们对于人际交换的满意经验，以及创造团体中沟通的安全与信任条件，可以促进人际关系的发展，这是团体初期领导的要务之二。

三、共享关系的发展

（一）交往动机的改变与亲密关系

从"社会交换理论"的观点来看，人际的社会交换以公平为基本原则。当人与人之间付出的贡献与所得的报酬比例相近时，个人对于关系感到最为满意。若发生不公平、过度获利和获利不足等情况时，将造成不稳定和不愉快的关系。其次，人际关系之所以能够维持，与付出较少代价、能够提供较多报酬的关系比较能令人感到满意，因此能较为持久（Homans，1961）。显然，在人际关系当中，人性普遍期待少付出，多获利，但是，这样便违背公平原则，如前所述，会影响关系的维持与稳定。然而，处在共享关系中的人们，却不是以公平交换作为关系交往的基本原则，这不免让人想到，偶然认识的人变成朋友，或交往一段时间的人，也可能成了朋友，这些是如何发生的。

亲密关系形成的指标，是交往动机的转变。由关注个人一时的得失，转变为关注双方共同的利益，并对共同利益产生责任感，这两种动机对应着不同的关系类型，前者对应的是交换关系，后者对应的是共享关系（Kelly，1979）。亲密关系的发展是一种人际过程——一种由自我揭露和同伴反应的互动过程，而彼此相互揭露能使关系感到满意（Sprecher & Hendrick，2004），这可能是由于如此交换会感到彼此所得到的酬赏相互对等。

（二）关系的构成要素和成员关系的发展与维持

此外，社会交换理论认为关系的构成有几个要素：第一个要素是"酬赏"，如友谊、爱情、安慰等；第二个要素是"代价"，如付出的努力、冲突、妥协或牺牲其他机会等；第三个要素是"比较水平"，代表对于关系的平均预期结果，在付出与酬赏之间比较水平是一个参照，用来判断付出和酬赏的比率的个人标准，当酬赏符合或超过个人的比较水平时，比较能令个人感到满意；第四个要素是"其他方案的比较水平"，指个人在其他情境下可以得到的期待，若一个人在其他情境下可以得到很高的报酬，那这个人是不会承诺留在目前的关系里的。不过，当个人觉察到其他很少可接受的方案（也就是没有其他更好的出路）时，则会倾向于留在关系中，即便对这个关系不满意或感到无法满足；第五个要素是"投资"，指个人在一个关系中投入某些事物，若关系结束时这些是无法取回的，投资可以增进对关系的承诺。前述这些要件与在亲密关系中体验到满意和承诺都有很高的相关（Brem & Kassin，2002/2006）。

依上述社会交换理论关系构成的要件，在咨询与治疗团体中的社会交换物品，与其他人际情境有些不同。成员与成员之间或与领导者之间的交换，通常不是物质，而是信息、情感、想法及行动。从实务经验看，成员付出的代价，主要是自我揭露，协助其他成员伙伴，让出自己可使用的团体时间等。而成员个人可以得到的报酬，则是领导者和其他成员给予的了解性反应，包括倾听、尊重、接纳、共情、积极性反馈、支持和反应等，以及提供信息和后设自我揭露。至于比较水平，可能是成员个人的自我揭露，而预期得到领导者和其他成员的反应，可以感受到被接纳、理解和共情，或是可以得到困扰的舒缓，甚至可以获得问题的解决；若将自己可以使用的时间让出来给特别需要的其他成员，则期待可以得到友谊或个人价值感、成就感与自尊。但是若自我揭露引发了团体的人际冲突，则可能会退出关系。当成员通过想象的个人行为或观察其他成员的行为，发现其他成员实际得到的报酬，比他在目前关系中的社会交换所获得的报酬高，那成员则可能采取其他行为或仿效投入团体中的新关系，或从目前的人际互动中退缩，对团体很不满意，甚至会退出团体。在投资方面，成员的投资主要是自我揭露的个人资料，给予他人的情感和在团体参与的时间，这是在团体中人际关系结束时无法取回的。比起个别咨询与治疗，团体咨询与治疗中个人可能更需要一些投资和等待获益的时间，若领导者在团体初期没有向成员说明，成员对于投资与期待获利的时间的预期可能不切实际，而对于投入团体感到不满意，将影响其参与团体的承诺。

由此在团体初期的领导任务需要以团体历程为主，而不是聚焦在个别成员的问题的探讨或深化上，领导者需要留意成员互动的满意状况，协助成员可以尽快与其他成员建立有意义的关系，维持成员交换的质与量的均衡，以便积极创造安全与信任的团体环境和氛围。领导者需要一方面协助和鼓励成员相互自我揭露，促进彼此较多的认识，并注意人际自我揭露的平衡，以利于团体人际安全感的提升；另一方面要协助其他成员对于自我揭露的成员积极地给予接纳和表达了解性的反应，以协助成员达到关系的平均预期结果或超过其预期结果，以增进关系的满意程度。

此外最重要的是，领导者要知道如何促使成员交往动机的改变，转化团体中人际交换的基本规则，促进共享关系的发展与形成。为了达成这些目标，一方面，领导者需要知道在团体中，成员感到自我揭露获益最大的地方是获得的共情、支持、反应和正向反馈，而这些有利反应的提供者，不只是领导者一人，还可以来自其他成员。因此，领导者要多多鼓励其他成员给予自我揭露成员反应，使他感到报酬不少于付出，甚至获得的报酬高于付出，可以促进其交往动机的改变。如此，可增进成员之间及成员与领导者之间的关系，并让成员参与团体的满意度提高，继续留在团体中去努力朝向个人目标；另一方面，领导者需要在团体开始之际，便明确指出团体成员的共同利益，即每个人都期待可以在团体中达成个人目标，而这是一个互助的咨询与治疗的团体形式。这个历程需要成员同舟共济，相互协助，才能满足个人的需求，或解决个人的困扰。

（三）成员人际关系的成分

杨中芳（1999）在人际关系的概念化中，主张人际关系的成分有三个：一是"既定成分"，指人在某个时间点以前，经由交往所建立的社会既定的联系；二是"工具成分"，指交往过程某个时间点上的特定场合，在工具层面的满意程度；三是"感情成分"，指交往过程某个时间点上，自发性的情感交流层面，感到亲密或不亲密的程度。对参加咨询与治疗团体的成员而言，多数成员参加团体之前相互不认识，没有联系，因此具有既定成分的可能较少；尤其通常不会，也不宜有家属、师生、同事等既定关系的成员。因此，这些成员的联系是由参加团体开始的，在团体开始时，领导者便能重视成员之间的联结，有助于团体中人际关系的开展。其次，当成员参加了咨询与治疗团体这样的特定场合，经由领导者协助发展同盟，对团体任务与目标形成共识，相互协助，便有工具交换的工具成分；至于感情成分，在团体聚会的时间里，随着彼此的互动，可以增加自发性的情感交流机会，良好的团体互动质量，有利于感情成分的成长，提升亲密感，所以，在有凝聚力的团体中，成员会有友谊关系，即共享关系的亲密感。虽然成员们来到团体的目的并不是为了交朋友，他们是抱着工具性的目的而来，然而，在有凝聚力的团体中，成员之间确实存在亲密感的关系，亲密感正是友谊关系的特征；且实际上，有凝聚力的团体的成员往往在后来成为朋友，更有可能成为团体结束之后的支持网络。因此，就人际关系的成分而言，团体中的凝聚力可以包括工具成分和情感成分，工具成分与成员参加团体的目的有关，而情感成分则与团体历程有关。

（四）亲密感的人际历程模式在治疗团体的应用

最后，处在共享关系中的人，不只相互对待的原则有别于处在交换关系中的人，在情感上，也会感受到一种亲密关系。从社会心理学的文献来看，在亲密关系（close relationship）里，所谓的亲密感（intimacy）"是一种亲近与联结的感觉，经由同伴之间的沟通发展而来"（Laurenceau，Barrett，& Rovine，2005）。在一个亲密感的人际历程模式中，描述这个互动过程包括两个步骤：第一，先由一个人揭露个人资料的沟通，这些资料包括个人想法和情感等形式的资料；第二，再由聆听的同伴传达出了解、接纳、肯定，以及正向情感，给这一名自我揭露的人（Reis & Patrick，1996）。而自我揭露的形式，还包括非语言沟通，例如呈现情绪性的内容，这对于亲密感的发展很有益（Clark & Reis，1988）。在这个亲密感的人际历程模式中，最重要的条件就在社会交换的第二个步骤（Reis & Patrick，1996）。然而，同伴的共情反应还不能构成充足条件，只有这个自我揭露的人能正确觉知到同伴的理解和接纳，才能发展出亲密感。研究发现，自我揭露者知觉到同伴的反应，是自我揭露与亲密感之间的调节中介；另有研究也发现，在各种不同社交关系和不同时间，自我揭露和同伴的揭露，两者都可以显著预测亲密感（Laurenceau et al.，2005）。所以，关系中亲密感的发展，是一种与个人自我揭露和同伴反应有关的人际互动过程，而其中的调节枢纽是自我揭露的人的知觉。只有这样，社交关系才可能发展为具有亲密感的共享关系。

根据亲密感的人际历程模式，若期待在咨询与治疗团体的成员互动之中，催化与促进成员的人际关系，使他们发展出具有亲密感的共享关系，那么领导者需要协助成员体验和学习人际互惠，可以通过对彼此的需求或福祉的关切来获得，才能创造有益治疗的团体条件。因此，除了鼓励成员以提高成员自我揭露的意愿外，还需要协助其他成员倾听，并提供理解和接纳的反应。由于亲密感的发展，成员会进入更为开放的人际关系，将部分的个人权力交到他人手上，并期待通过与他人更开放的关系和扩大自己，来获得他人的挂念、关心、共情、同情等报酬（Pines，2008）；而如果发展亲密有障碍，则可能是来自投射的害怕，恐惧重演早年痛苦的经验。

然而，在团体初期这也是领导团体最为困难的部分。一方面，团体初期的成员彼此了解有限，害怕开放和自我揭露乃人之常情，况且对于团体规范也没有确定感，在团体中的焦虑和不安全感有待克服。其次，通常来参加的成员比较缺乏有效且具理解性的沟通技巧，因此，在团体初期对于自我揭露的成员，其他成员最常见的表达，便是建议、劝告和说教，这也是成员在社交关系中最为熟悉和习惯的人际技巧。因此，领导者除了示范尊重与接纳，让成员仿效，以创造安全的团体环境之外，尚需通过示范与教导来训练成员的理解性沟通技巧，这些将是初期领导要务的一部分。此外，在有成员回应自我揭露的成员之后，领导者需给予机会或邀请自我揭露的成员，说出他所知觉到的其他成员对他的揭露所做的反应，以便核查该成员对于被理解的知觉，只有这样，才完整地运用了亲密感的人际历程模式的步骤。

第五节　结语

团体中的人际网络十分复杂，包括领导者与成员，以及成员与成员之间的关系。人际理论可以给领导者提供团体中人际关系性质的认识，以及关系发展的方法。领导者需要牢记，团体不是一个抽象的概念，而是一个由个人系统和人际关系系统所组成的有机组织。领导者与团体关系的联结，基本上是从与个别成员的联结开始，而成员也从与领导者的关系去联结与其他成员的关系。所以，在加入一个团体之际，领导者需要先了解各个成员的希望、意图和偏好，以便能够与每一个成员联结，并协助成员之间进行联结。

有效的治疗关系需要包含领导者与成员彼此真实的关系，无论是领导者还是成员，需要以人对人的关系在团体中互动。尤其是团体初期领导者需要以团体历程的发展为要务，协助成员卸除社会角色的面具，扬弃社会交换的游戏规则，建立互惠的人际互动规范，以促进成员之间关系的发展。一个有凝聚力的团体，涵盖了良好的治疗关系，以及成员与成员之间的共享关系，因此，领导者对于良好治疗关系的经营，应不遗余力。同时，也需要促进成员之间共享关系的发展，也就是团体凝聚力的发展。领导者在团体的初期需要努力致力于团体历程的领导任务与工作。主要任务是催化与促进团体凝聚力或共享关系的发展，若领导者对于凝聚力的性质与发展没有清晰的理念，可能难以进行适当而有效的介入，若成员对于团体和团体中的人际关系不满意，中途便可退出团体。特别是在短期或时间有限制的团体领导，不能尽快有效地发展团体凝聚力，很容易在团体出现凝聚力之后，剩余的可以工作的聚会次数不足。领导者可以从社会心理学的人际理论出发，提供较为具体的指引，用来说明凝聚力的性质，及其与团体中的人际关系发展的关联，这有助于建构催化和促进团体凝聚力的领导策略与方法。

第六章

团体历程发展与阶段的原理

提出以社会心理学的人际理论为本的团体发展原理的缘由，主要是因为当前心理动力取向的咨询与治疗理论，没有团体历程发展与阶段演进的原理，只提出了团体阶段的特征。以个体治疗为主的理论，很难应用到团体情境中，尤其无法说明团体历程的发展。在美国首位提出团体历程发展与阶段理论的研究者为 James P. Trotzer。Trotzer（1979）除了主张团体咨询只有从人类成长与发展的心理学脉络去理解与应用才有意义和适当外，还提出了以 Maslow 的人类需求层次理论为基础的咨询团体发展与阶段的原理。然而，Trotzer 的团体历程发展理论仍旧只从个体的角度去诠释团体历程的发展，因此仍有一定的局限性。咨询与治疗团体的情境，远比个体咨询与治疗的两人情境复杂和多面，从个体内在去诠释团体现象，只能作为理解成员个人内心世界的工具，而领导者如果无法充分地观察和理解团体人际和团体整体的现象，就无法充分地以此作为发展领导的指引和策略。Trotzer 为笔者在美国就读硕士时团体咨询的启蒙老师，他很强调团体历程的发展必须有理论基础，才能给领导者催化团体发展提供一些指引，这对于笔者具有很大的启发。其次，Jourard（1968）主张只是模仿他人的理论或原理是不够的，每位助人者都需要发展自己的理论观点，才能真正有效地协助他人。因此，身为一名治疗师，在为当事人服务之际，当感觉到理论和技术的不足时，无须墨守成规，而应该勇于创造和创新，为解决困境付出必要的努力。

Tuckman（1965）、Tuckman 和 Jensen（1977）从实证研究中得出，依

特征可以将团体历程发展划分为四个阶段："形成"（forming）、"风暴"
（storming）、"规范"（norming）及"表现"（performing），即一个四阶段模
式。当前学者有关团体阶段的模式，主要皆以 Tuckman 和 Jensen 的模式为本，
再融入个人实务经验的诠释和修改，而成为个人的团体阶段模式。例如科里
（1985，2015）和亚隆（1985，1995，2005）都依据 Tuckman 的模式，将团
体历程修改为两个时期共五阶段的模式，包括团体初期的"开始"、"冲突"、
"凝聚"三个阶段，以及团体后期的"工作"和"结束"两个阶段。Gladding
则将 Tuckman 模式中的第二个"风暴阶段"和第三个"规范阶段"合并为一
个"转换阶段"（transition stage），而形成"初始"、"转换"、"工作"和"结束"
四个阶段的模式。现在台湾普遍采用亚隆和科里两位学者的阶段模式，而
Gladding 的模式，则常被用在作为研究团体阶段发展的理论依据上（Lewis，
Beck，Dugo，& Eng，2000）。由于上述各家的团体阶段模式都源自实证研
究，虽然可以指出各个阶段的特征，但无法说明团体如何演进、如何发生那
些特征，所以无法据此发展催化团体历程的领导策略与方法。因此，提出团
体阶段的理论基础是很有必要的。

　　本书以社会心理学的人际理论作为基础，剖析团体成员在团体历程中人
际关系发展的原理与特征，并诠释和了解咨询团体发展的人际历程，以及据
以建构咨询和治疗团体的阶段，形成了一个五阶段模式：开始的社交阶段、
联结阶段、共享关系阶段、互助工作阶段，以及收获与退出阶段。此外，本
书根据人际理论说明了团体各阶段成员个人的人际主要需求与工作，并探讨
与之相对应的团体阶段的领导任务，同时提出各阶段领导的原则和策略。

第一节　团体历程发展的理论基础

　　沙利文（1953）主张人际是个人人格的发展与形成的主要影响力量，这
种观点受到了学者们的普遍赞同。在关于个人自我概念是如何形成的这个问
题上，罗杰斯（1951）认为："个人自我概念的形成，是与环境互动，特别
是与他人互动的结果，一个人对自己的图像由此形成"，换言之，个人的自
我概念为人际产物。Johnson（1981）也提道："我们的自我认同，是从与他

人的互动之中建立起来的。当我们与他人互动时，会注意到他人对我们的反应，因而我们学到如同他人看我们一般来看自己"。理论上，不只个人的自我概念形成，甚至个人人格特质的塑造，也都与人际互动有关。Trotzer（1999）认为："我们的关系对于我们的人生有一种社会化的效果，不只塑造我们的行为，以符合社会标准，同时也具不同的冲击，让每个人发展出独特的人格、自我概念和认同。"

一个人的人格是由人际所塑造的，一个人的问题，也多数是由人际环境所造成的。Dinkmeyer 和 Muro（1971）主张："所有人类的问题，基本上都是社会的。"Gazda（1971）也有类似的说法："我们生活中真正的问题，本质上都是人际的。所以似乎很合理的就是，协助当事人们发展必要的技术，以便建立和维持有效的人际关系。"因此，想要解决来自人际或社会的问题，还是要回到人际或社会情境中去处理。Mahler（1969a）认为："人们带到团体咨询中的主要忧虑，主要都围绕在基本的社会化历程上。"因此，Mahler（1969a）主张："团体咨询的主要目的，是发展一个咨询师可以去满足当事人和协助他们寻找认同的过程。团体咨询给当事人提供了一个机会，使得他们在友善与容许的气氛中，去检视他们个人对于自己和世界的情感、态度，以及观念"。可见人际环境对于一个人的重要性，因此团体咨询与治疗或许可以很通俗地说是，根据人生这样普遍的道理，浓缩和刻意经营使之成为一种有效的助人情境和方式。

在团体咨询与治疗的定义上，学者们有一些共识，即：团体咨询是一个动力的人际关系发展历程，着重在成员可意识到的想法、情感与行为上；其任务在于处理特定的问题，这些问题是成员个人发展任务或生活的议题，处理的焦点与内容因成员特质而定；主要工作方法是通过互助的方式，共同分担并讨论成员个人的问题，以学习如何解决问题（Corey，2011；Gazda，1985；Trotzer，1977，1999）。而成员之所以愿意互助，主要与团体凝聚力有关（Budman，Soldz，Demby，Davis，& Merry，1993），在有凝聚力的团体环境或共享关系当中，人类的善性得以被唤醒，容易发挥利他的潜力，所以促进共享关系的发展和提升团体的凝聚力，是咨询团体能够工作的关键。在传统的团体心理治疗中，领导方式依赖催化移情的出现。然而，当代的团体咨询与治疗，主张初期的领导任务主要是催化凝聚力，并以凝聚力作为团体可以去工作的垫脚石。在第五章我们已从社会心理学的人际关系理论论述了不同人际关系的本质，并将成员之间的共享关系概念化为团体凝聚力的人际本质。本节继续就社会心理学在人际关系方面的友谊发展阶段理论，来探讨和建构咨询与治疗团体的阶段发展的基础。

一、友谊关系阶段的发展与团体阶段的发展

从人际关系发展的角度来看，社会心理学者认为"友谊关系"是一种"共享关系"，而"社交关系"则是一种"交换关系"（Clark，Mills，& Powell，1986）。虽然共享关系与其他人际关系性质不同，然而也是一种人际关系发展的结果。因此，就人际关系的形式而言，社交关系能发展成为友谊关系；就关系的性质而言，交换关系也可以发展成为共享关系；就关系发展的历程而言，这可能是一个人际不断调整和演进的历程。

Rawlins（1981）认为友谊关系（即共享关系）的发展历程，大约可划分为以下六个发展阶段：

第一阶段为有限角色的互动阶段：在人们初邂逅的社交情境中，个人多半遵循标准的社会惯例和常模，去扮演各自的角色。个人通常有数个社会角色，会依据不同的社交场合来选择与扮演特定的角色。人与人之间彼此客气有礼，但不会完全开放，因为尚未准备好揭露个人私密的自我。因此，交往中彼此的了解相当有限。

第二阶段为友善关系的阶段：在彼此有一些认识之后，人们对于他人会有好奇心或兴趣，会去注意互动的对方的兴趣或其他方面，是否和自己有相同之处。因此，成员会通过聊天或开玩笑，去试探发展进一步人际关系的可能性。

第三阶段为进入友谊阶段：在人际互动方面，经过前两阶段的试探，发现有兴趣进一步交往的对象，便开始采取积极的行为，以培养彼此的友谊关系。在这个阶段，人们会开始扬弃遵循社会惯例与常模，双方所呈现出的是超越个人的各种社会角色，彼此借着适度的自我揭露，以传递彼此想建立的关系的信息，可以分享个人较隐私的内心世界。因此开始有个人化的互动特色。

第四阶段为初级友谊阶段：经由彼此自我揭露较多个人资料，得以认识对方内在的部分，而不只是他的社会角色。彼此欣赏对方某些特质，开始认为彼此是朋友或即将成为朋友，逐渐卸除个人社会角色，因此社会规范或惯例变得不重要了，双方会开始找出规范彼此的私有准则，和属于他们的互动方式，发展一个团体特有的性格，形成友谊团体，也就是共享关系的团体。

第五阶段为稳定友谊阶段：本阶段有两项指标：一是关系的持续，持续互动；二是相互信赖，友谊更真诚，无所不谈，不用隐讳，不必戴上社会性面具。友谊团体的成员可以自在地揭露自己的困境，并寻求团体的协助，团体成员也会尽力，不求回报地去相助。

第六阶段为友谊衰退阶段：彼此或有一方不再经营与投资，则彼此的关系可能逐渐衰退，互动减少，当双方的交往变成例行公事时，彼此的关系因枯燥乏味而变差。

二、团体中共享关系发展的现象

由前第四章所述，凝聚力是人际的共享关系。而人际关系理论认为友谊关系或共享关系的发展，具有阶段性，每个阶段呈现出明显不同的人际互动规范和特征。以下从共享关系发展的各阶段特征，来观察和探讨咨询与治疗团体的历程以及成员人际关系发展的状况。

（一）初始团体中成员在人际上有限的互动

Goffman（1955）的"面子功课"（face work）理论主张，在人际邂逅的社交场合，人与人为了保护自己的自尊，同时也会顾虑他人的自尊，总是谨慎地戴着社会角色的面具与他人接触，这种情形以成员初见面时最为明显。Trotzer（1999）认为："安全感对于每个人都是基本的，我们最大的挫折，就是与我们所害怕的未知有关，无论在社会情境中，还是在物理情境中都一样，当我们缺少可靠的知识或承诺时，我们便失去了碰触自我的信心，于是内心更多焦虑，急需保护我们自己。"所以在社交关系中，当和陌生人相处时，充满未知的焦虑，我们需要戴着社会角色的面具与人互动，借此可以保持与他人的心理安全距离，其主要目的在于保护自己的面子，同时也维护他人的面子，以此维持与他人的安全关系，避免冲突。显然面子或角色的面具，可以给个人的"自我"一个心理安全感的防护罩。同时，依 Goffman 之见，由于我们也会保护对方的面子，当然不会说出可能会威胁或伤害到对方面子的话或问题。因此，有距离的谨慎互动，乃人之常情。

在心理治疗团体，以及咨询与治疗团体的历程中，同样可以观察到上述现象。从实务经验来看，如果第一次团体聚会中的成员全部是由陌生人组成的团体，那成员在选择座位时，我们发现成员们会尽量寻找有相似或共同特质的人，或许这些特质自己比较熟悉，可以感到比较安全。例如，性别相同或年龄相近的人，比较安心地坐在一起或交谈；即便这样，从他们的言谈举止中，仍普遍地表现出不确定感、不安、试探性的互动、谨慎地选择话题等。

其次，在初始团体中，成员交谈的内容通常是社交的一般话题，例如社会事件、笑话、交通、天气，这些交谈只是为了试着打破僵局，或打发不敢自我揭露、又不知如何使用的时间以及减少团体沉默的人际压力。如果在成员相互认识的时候，允许成员自由地自我介绍，他们会更容易在团体中演出自己的社会角色的社交行为。

（二）团体成员由友善关系进入初步友谊

Johnson（1981）指出，人类有一种关系的动力，会引起我们有动机和有信心去接触他人，这或许就是团体中人际关系可以进展的动力。现实治疗学派主张人的四项基本需求之一，便是归属或爱（Glasser，1971；Wubbolding，1981），这一点与马斯洛（1943）的理论一致。马斯洛指出，我们都有一种需求，便是与他人的情感性关系，以及在团体的位置，关系和位置也就是归属。Glasser（1971）主张需求归属，以及被他人包含（to be involved）是所有人类驱力的一种力量，他特别强调在当今的"认同社会"（identity society）中，人际关系还是特别重要的，由于人需要在人际关系中找到自我认同，所以在现代化的工业社会有许多俱乐部、自助团体、集会、单身酒吧等，这都说明了现代人很需要克服孤独感，以及从所归属的团体中获得自我认同。Glasser还将归属分为三种形式，即社会归属、工作归属和家庭归属。为了满足归属的需求，可以在前述三种形式的许多场域中去寻得，这种情况，目前在台湾也是一样，若依照 Glasser 对于"认同社会"的界定，从 20 世纪 70 年代起台湾也转型为这样的社会了。个人可以明显地感受到人际疏离，尤其是家族人际形态和关系，受到都市化和经济活动变迁的影响，多数人迁离族人群聚的农业经济活动区，住进工商经济活动的都市区，疏离的状况最为明显。不论儿童、青少年、成人或老人，每个人归属的需求成为普遍的问题，我们也通过过去农业社会所未曾见到的各种团体，来寻找归属感，例如参加成长团体、年轻人常用的网络交友等，以便弥补家族密切关系的缺失。将有共同需要的陌生人联结在一起，以便获得家庭以外的归属感。然而，想要展开家庭以外的人际关系，人际技巧特别重要。

Rawlins（1981）认为，经过初步相识之后，若有兴趣发展进一步的关系，人们会通过聊天或开玩笑，去试探发展进一步的人际关系的可能性。咨询与治疗团体的成员，知道大家在进行团体聚会，与一些社交场合单次的见面不同，未来会持续地相处一段时间，在此阶段成员内心的主要挣扎就是，需求关系和被其他成员接纳。经过初次见面的有限互动之后，在团体中成员会逐渐表现出对他人的兴趣，并会思考一些可以被接纳、又不涉及个人隐私的话题。谈起一些不重要的个人琐事，或谈谈个人"有办法"、"有成就"、"有趣"的事迹，来引起其他成员的注意或显示个人的价值，这种情况与在彼此已经熟悉的社交关系情境中人们的交谈没有太大差别。

此外，为了在团体中找到个人位置，成员们会进行权力竞争，这是寻找团体中个人地位的常见方法。团体成员和社交关系中的人们一样，可能会高谈阔论自己的成功事迹，或强调自己的某些特殊机遇与见闻，或表现得见闻广博，以此博得注意和显示自己的过人之处。这是一种权力较劲的隐微方式，企图提升自己的团体位置。有些人则比较直接，想取代领导者的行为，在团体中指挥或控制其他成员，例如指定其他成员出来说话；或彼此较劲在团体中的影响力，例如当有成员谈了一点自己的困扰时，其他成员便给予劝告或建议，或是对他人的建议或意见给予贬抑，如："你这个建议对他的问题不太管用，我认为应该……"、"你的经验还不够多，我告诉你……"，以此打压对方，提升自己；也有人间接地显示自己的权力，例如当和事佬或仲裁者，或对于其建议予以否决；有人则退缩，不涉入权力竞争，而采取观望。总之，在团体经历陌生和焦虑的人际之后，成员很容易出现这些社交行为，试图和他人打交道，虽然技术各异，但目的都是一样的，都希望与他人建立联结，并在团体中寻得一席之地，来安顿自己，以便有归属感。

咨询与治疗团体在这个阶段会出现有意义的成员信息，在成员的权力竞争中，往往会复制其团体外实际生活的团体角色，同时很容易反映其个人生活的社会团体和家庭团体的人际形态和特征。例如华人有敬老尊贤的文化，在团体外的现实生活中拥有权威角色的成员，如年长者、男性、主管或长子女等，往往在团体中不自觉地呈现出这样的角色特征。当团体沉默的时候，这样的成员可能为了承担团体的责任，而出来谈自己，但是他的真正目的并非要使用团体时间处理个人的议题，或是出来指挥权力较少的成员说话，而是不自觉地复制了他在权力和责任中运用的方式。而其他成员回避团体压力的方式，也是其在复制实际生活中的样貌，例如有的成员使用眼神向比较有权力的领导者或成员求助，有的成员进行眼神回避，而有的成员可以很轻松地看看每个人，好像事不关己，有的成员还直接挑战权威。这些都在重演成员在实际生活中，当面对角色和任务不是很明确和具体、结构又很低时的因应行为。因此，可以推测这些成员在家庭或职场等团体情境中的人际形态和压力反应特征。

（三）团体成员形成初级的友谊关系

Rawlins（1981）主张，在初级友谊阶段，双方彼此欣赏对方的某些特质，开始认为彼此是朋友或会成为朋友，也就是对于彼此是朋友或会成为朋友有共识，于是会逐渐卸除个人社会角色，扬弃社交规范或惯例。当团体的人际关系有所推进时，成员的确会出现 Rawlins 所描述的初级友谊阶段的特征。由于成员感到个人可以被接纳，便抛弃掉个人社会角色的面具，并扬弃社交规范，尤其在领导者的示范与增强之下，逐渐发展出新的团体规范，借由适度的自我揭露，以分享个人隐私的内心世界，这样团体成员逐渐有个人化的（personal）互动特色，不再停留在社交互动的性质。

当成员体验到自己被接纳时，关系便能成长，凝聚力也得以发展（Trotzer，1999）。这个阶段由于友谊关系，一方面，成员可以开始感受到团体的凝聚力；另一方面，领导者可以观察到配对关系和亚团体逐渐形成。在有凝聚力的阶段，成员会表现出沟通的自由、相互支持、信任、亲密感和合作，有些成员可能开始揭露来参加团体的真正原因（Yalom，1995，2005）。

　　但是在面对整个团体时，多数成员还未准备好更深入地冒险，还不会完全揭露自己要谈的议题，可能成员的关系尚未达到 Rawlins（1981）所谓的"友谊稳定阶段"。因此，成员会开始一些比较安全的有限冒险，将两次聚会之间所发生的或最近遭遇的个人的苦恼提到团体中来讨论；还有一些成员可能会提出真正想谈的议题，但是太表面化而不够深入。这样的行为，一方面，传递了友谊的安全信息，成员之间相互的回应明显增多；另一方面，成员也在试探团体和领导者的可信任度和可托付程度，也就是团体和领导者的问题解决能力。若领导者或团体令自我揭露者得到可以接受的工作绩效，这个团体便通过了成员第二次有关安全与信任的测试和确认，而其他观望的成员，也看到了自我揭露者的成功典范，这将鼓舞他们在未来的聚会上愿意揭露真正要谈的问题或内在的隐私。这样，团体将进入另一个新阶段。

（四）团体成员友谊关系稳定

　　这个新阶段是成员进入 Rawlins 所谓的"稳定友谊"关系的阶段。处在稳定共享关系中的人，可以坦诚相待，自在交谈，不用担心自我揭露会遭到拒绝或嘲笑，而失去自尊。此外，对于他人能表达真正的关心，也愿意尽力协助对方（Clark et al., 1999）。Fiske（1992）认为，社会行为有四个基本的关系结构，其中包括共同分享（communal sharing）和权威等级（authority ranking）两种。在前者中，每个人会企图与别人建立长期的亲密关系，彼此友好相待，并相互帮助，这也是 Clark 等人（1986）所谓的共享关系的结构；后者只关心自己在群体关系中的位置，如此可决定他能够得到的资源类别与数量，以及行动的自由。在这种关系中，人与人之间不平等，人们想控制他人，交换关系或社交关系便是如此。

　　当团体成员形成初级的友谊关系时，可能存有权力竞争，以便找到关系中个人的位置或地位。但是，当进入稳定的友谊关系时，他们所关心的是亲密感的关系的维持。彭泗清和杨中芳（1999）针对华人的研究发现，影响人际交往的主要因素有三："性格相投程度"、"情感兼容程度"和"同甘共苦程度"。在关系较为初期的时候，寻找相似性的人建立联结固然很重要，然而交往双方能够袒露内心的感受，有情感的相互涉入和共享，亲密感才会增加；若可以同甘共苦，双方都能为对方着想，相互帮助，关心彼此，则可以被视为"自己人"或"知己"。虽然期待团体中所有的成员都可以成为亲密的友谊关系是不切实际的想法，但在团体中，成员二三人或三五人形成友谊的关系，则有一定的可能性。从友谊关系发展的角度来看，亲密的友谊关系通常以 2~5 人一群最为容易，一个团体通常约有 8~12 名成员，因此团体中会形成具有亲密友谊关系的亚团体，以及配对关系，是一种不可避免的现象。

此时团体文化和规范已俨然形成，团体成员能自主地负责起推动团体方向的责任。团体已经可以作为个人处理问题的场域，在进入工作之际，通常感到关系不够亲密的成员，或个人安全感较低的成员，看到其他自我揭露成员的收获，由于增强替代典范的作用，也想冒险，可能会再度确定团体中有关安全与可信任的议题。由于在这个阶段，成员准备要揭露个人的隐私议题，需要再度确认团体中的安全和可信赖度，主要目的在于维持个人自尊和确保能够获得问题解决，成员若不能获得揭露的目的所预期的报酬，则个人在团体中的人际付出与报酬得不到平衡。因此，有时成员会直接表达出他所要揭露的隐私的重要性，并要求确保可以获得部分或完全解决问题，才愿意说出来。所以，领导者需要一方面重申保密规则，另一方面得向想要利用团体的成员确定揭露的意愿，这样不仅可以避免团体受到伤害，也表达了领导者对成员的尊重和对所要揭露的问题的重视。

从实务经验的观察结果来看，成员在团体历程中会一再确认团体的安全和可信任度，也显示出需求的演变和关系的推进共有三个时间点：第一次，出现在团体初次的聚会上，成员尚处在社交关系阶段，成员会提出有关保密的规范，直接表明不安全感，并要求得到保证，因此，领导者需要说明团体规范的重要性，要求团体成员共同遵守规范，同时要提供适度的过程结构，这都有助于提升团体成员的心理安全感；第二次，出现在共享关系开始转化去工作的时候，成员会提出真实的困难，但不是他参加团体的主要问题，其目的在试探领导者和团体的可信赖程度，也就是团体的工作能力，领导者和团体若能够满足该成员的目的，团体很快就会进入工作期；第三次，是在工作期，成员所提出的个人议题隐私性较高，个人也比较需要高度的安全保障，成员会要求保密，领导者必须向团体成员再次确认保密的重要性。所以，在团体开始和团体工作期，安全感和成员个人努力维持自尊有关，领导者必须在团体中一再重申保密的重要。

（五）团体人际关系的结束与分离

亚隆（1995）认为一个治疗团体经历了前面的过程，获得比较稳定的状态之后，便要开始面对长期的修通过程（working-though process），而他所描述的治疗因素将增强力道和效能。此后，便很难以具体描述团体阶段的发展，而且也无人可以提出具体的程序指引，亚隆称这样的团体为"进阶团体"（advanced group），是一个团体进入工作与治疗的阶段。因此，亚隆认为此后领导者必须努力鼓励发展和运用治疗因素，善用领导者角色与技术的原则。亚隆所描述的"进阶团体"乃是其他学者所谓的"工作阶段"和"结束阶段"（Corey，1995；Jacobs，Harvill，& Masson，1994；Trotzer，1977，1999；Wilfley，Mackenzie，Welch，Ayres，& Weissman，2000）。

由于团体咨询与治疗，甚至团体心理治疗，通常都有时间限制。即便长期且开放式的心理治疗团体，成员个人也有结束治疗和离开团体的时候，特别是有时间限制的团体，最后当成员预期团体即将结束，将极少再揭露想寻求协助的个人困境，也较少有情绪的表达与宣泄，这时候团体便处在 Rawlins所谓的"友谊的衰退阶段"。友谊关系衰退最明显的指标，可能是沟通的质与量的缩减，显现于对关系的投资减少。研究指出，有关情绪宣泄的自我揭露在团体历程中呈现圆弧形单峰曲线，也就是呈现倒 U 字形，团体中期情绪性的表达和交流较多，团体初期和后期认知性的互动居多（吴秀碧、洪雅凤、罗家玲，2003）；另有研究发现，团体后期成员的口语互动次数与内容确实都明显减少（谢丽红，1995），由于成员已经准备离开团体情境的关系，他们会因分离的焦虑，表达离别之情，也会讨论日后的联系，以此表达担心友谊关系会因为团体结束而终止。

第二节　咨询与治疗团体的阶段

团体之所以能够用来助人，基本的垫脚石在于团体中的凝聚力。从人际关系的性质来看，凝聚力是一种共享关系的人际关系，而友谊关系通常具有共享关系的本质。所以，有凝聚力的团体，成员之间已经发展出友谊关系。

经过前述的讨论，咨询与治疗团体的历程，反映出友谊关系发展阶段的相似特征，不过 Rawlins 所陈述的友谊发展的六个阶段，实际上在第三阶段的进入友谊和第四阶段初级友谊两阶段关系的性质与特征的差异，不容易完全区分，可以合并为一个阶段。于是根据讨论结果，可将咨询与治疗团体阶段的发展分为五个阶段：社交关系阶段、联结关系阶段、共享关系阶段、互助工作阶段及退出与结束。分别详述于下。

一、社交关系阶段

个人在一个团体中的行为，是他知觉社会情境的一种功能，这个社会情境，则视该团体发展的时期而定（Agazarian & Peters，1981）。由于成员不知道社交关系与咨询团体中人际关系的规范差异，所以初到治疗团体的成员的焦虑水平会提高。在团体初期，成员的角色尚未分化，团体中只有领导者和成员两种角色，成员期待依赖领导者或得不到依赖需自行摸索。因此，若强调规范和管理，成员就会趋于希望一致，由此而心生依赖领导者。这是成员的逃避，由过去在家庭、学校等经验而习得的，不用负责自己的行为，这种情形在结构式团体中相当明显，成员较轻松地依赖领导者的引领。

在非结构团体中，若领导者毫无引导或结构，成员会无所依从，且焦虑水平会特别高。因此，在团体开始摸索之际，会以个人熟悉的一般社交规范和个人习惯的社交行为，在团体中与他人展开互动的关系。例如，闲谈社会事件或职场工作中的事，或谈论生活中自己周边的人，甚至讲笑话。成员借此可以一方面试探他人的兴趣和接纳，若有其他成员回应或加入，便形成安全的交谈话题；另一方面，有时候会互相开玩笑，用以回避必须自我揭露隐藏在内心的真实感受和情绪（Trotzer，1977，1999）。所以，在团体初期成员容易有爆笑的声音，这是所谓"神经质的笑"（neurotic laughing），是由焦虑所引起；爆笑是用来降低焦虑用的，并不是团体中真正发生了好笑的事。因为"面子功课"是这个时期成员互动中的主要功课。交谈是为了试着打开人际关系，以及打发不知如何使用的时间和减少团体压力。此外，由于缺乏安全感，成员会寻找相似的和支持的成员，作为成对的联盟，成员彼此相互支持和保护，主要是保护自己的面子和他人的面子。

Trotzer（1979，1999）描述团体初聚会的安全阶段特征为试探、不确定感、焦虑、怀疑、阻抗，以及不自在和其他种种情绪反应，不论成员或领导者皆如此。亚隆（1985，1995，2005）提到治疗团体初期的开始阶段特征为：迷惑、考验、犹豫、依赖、害怕被拒绝、不知道是否被喜欢等担心；另一方面也寻求在团体中的角色、地位与被接纳，沟通的内容和风格有些刻板和拘谨。但是，成员知道个人来团体的目的不是社交，于是对于团体心里感到不安而疑惑。研究指出，在团体开始的聚会中，成员的社交性互动比例高（谢丽红，1995）。因此在初始的聚会上，随着时间越长，社交性的安全话题越来越少，然而，为了维持面子，谁都不想第一个冒险揭露个人资料，于是团体进行得非常缓慢，而且常有沉默。

二、联结关系阶段

这是团体成员相互测试与关系推进的阶段，也是成员的角色开始分化与发展的阶段。由于归属需求，成员希望与其他成员建立联结，能够被接纳和被包含，在团体中有归属感。Trotzer（1999）认为在这个阶段，成员期待被团体接纳，与人类对爱与归属的需求有关。研究指出，通常成员会谈论比较久远的彼时彼地的个人历史或事件（吴秀碧、许育光、李俊良，2003），一则可以引起团体对个人注意的焦点；二则也有投石问路的功能。对于有相似事件或经验者，会自动加入交谈，以作为表示友善和支持的回报，由于团体初期成员会克制个人问题的非理性面，以寻求支持和保持团体的和谐。若谈论自我，则通常以理性、去个人化（impersonal）的方式去谈论个人问题，或谈论自己的孩子、配偶、同事、主管等非个人的事（Yalom，1995）。可能有成员会提出一些问题，经由"寻求"和"给予"劝告，旨在表达对于彼此的兴趣与关怀，而不是真正要解决个人问题。通过这些方式的互动，成员在团体中寻找可以联结的关系，这个阶段成员虽然身在团体中，人际关系却是暧昧的。

这个阶段，通常处在面临人际关系的"分"或"合"的抉择期间。不投缘者"分"，可能不再来往或不再见面，或尽量少来往或见面；投缘者"合"，进一步发展为友谊关系，成为朋友。然而，咨询与治疗团体与社交情境不同，成员因个人目的而来参加聚会，在未达目的或对于达成目的尚有期待之前，通常个人有继续留在团体的需要和期待，不能随意地"分"、"合"，不论"分"或"合"，主要都在团体内的人际网络中运作。在团体中寻求联结，成为配对或亚团体的一员，便成为一种找到归属感和进入团体的很不错的途径，所以团体中会逐渐出现配对和亚团体，若未能成功与其他成员形成亲密关系者，将成为团体中落单的成员。

角色系统是团体系统的重要元素。由于这个时期团体的发展处在成员角色分化的历程中，角色的分化与发展，与权力分配有密切的关系。由于成员存在权力较劲的现象，因而团体容易出现有张力的团体氛围，在这个阶段的成员，期待"进"入团体，被团体接纳。然而，成员的个人位置何在？在现实生活的家庭或其他团体当中，每个人几乎都有依其个人社会和文化获得的角色和人际位置。例如在吃酒席时，除了受邀出席之外，还得找个适合个人身份和角色的位置就座。然而在咨询与治疗团体中，成员个人的人际位置如何，成员可能会下意识地将习惯的角色和位置带到团体中。这其中，由于角色分化和角色期待，领导者被认为是拥有较多权力的人。虽然成员期待有一些自主性，然而过度要求成员负责的领导者，将被认为"不负责任"，而会引起成员的不满与愤怒，如同面对不负责任的父母一样。此外，Gladding（2011）用"同侪关系"来论述咨询团体各阶段成员之间的关系。实际上同侪关系也可以视为如同手足关系，所以发生在手足关系中的议题，也可能在团体中重演。

在角色分化与磨合过程中，容易发生所谓的"占上风"（top dog）或"居下风"（under dog，Perls，1969）的权力竞争关系，成员使用个人擅长的手法，进行权力竞争，这是酝酿或直接导致团体冲突的来源。成员可能使用高谈阔论自己的成功事迹，或特殊机遇，以此显示自己高人一等，企图提升自己的团体位置；有人则直接取代领导者的行为，控制和指挥其他成员；或彼此角力，较劲谁在团体中对他人有影响力；或间接使用阻抗较有权力的成员的要求，对于其建议予以否决或不作声色，来表达"你管不着我"；有人则退缩，不涉入权力竞技场，采取保持沉默和观望。总之，这些很容易出现在团体历程中的成员行为，也是用于联结他人的，虽然巧妙各异，但目的都是一样的，都希望与他人建立联结，并在团体中寻得一席优势之地，来安顿自己。所以权力竞争也可视为成员寻求人际归属的一种变相的方式。

Gladding（2011）将团体历程划分为开始阶段、转换阶段与工作阶段三个阶段。Gladding 所描述的开始阶段，与社交阶段和联结阶段相似，也比较类似于亚隆（1985，1995，2005）的初始阶段和冲突阶段，或类似 Trotzer（1977，1999）的安全阶段和接纳阶段。Gladding 认为开始阶段的成员的主要行为议题包括：（1）各种焦虑，成员的互动开始变更得焦虑，因为害怕失控、被误解、被当成傻瓜或被拒绝，因而可能采取不冒险的对策，保持沉默，然而，有的成员为了建立自己在团体中的位置，而采取较开放和肯定的做法；（2）权力较劲，权力分为信息权力、影响权力和权威权力；（3）成员对于领导者和团体的信任问题，由于一部分成员缺乏应付团体的经验，另一部分成员正在解决焦虑和权力问题，因而容易产生不信任；（4）口语行为，口语互动的质量，包括使用负面的评语、判断他人、批评他人。其实贬抑他人，是利用打压他人来提升自己的位置，是另一种权力竞争。总之，成员开始进行联结，也会呈现出其团体外实际人际的特征，所以领导者可以去观察、知道和理解每位成员的一些人际特征和形态。不过这个阶段仍在团体初始阶段，尚无法运用团体助人，理由有三个：一是成员需要安全与信任；二是领导者尚未足够了解成员个人；三是成员也尚未足够了解彼此。

这个阶段的成员努力建立联结关系，对领导者的依赖也逐渐减少。团体动力从要求一致、遵循领导者的规范，转到叛逆、期待独立和自主的规范。由于团体的意义和目的必须以团体成员为主来产生，而不是依赖团体结构（Trotzer，1999），因此也不宜由于担心成员摸索的焦虑，而不当或过度使用结构活动，以妨碍成员自主性和责任感的发展。

三、共享关系阶段

就团体整体历程而言，共享关系阶段是一个转换时期。成员发展出稳定的友谊关系和新的团体规范，也开始知道咨询与治疗团体规范的运作，并注意和重视团体规范，因此若有成员未能遵循规范，成员可能会主动出来提醒。成员能揭露真实的自我，取代使用角色的面具，且放弃社交规范，使用新规范，以便与他人形成友谊的关系，即出现共享关系的规范，关心对方的需求与福祉，付出不求报酬，取代社交关系的交换规范。亲密关系形成的指标，是交往动机的转变，由关注个人一时的得失，转变为关注双方共同的利益，对共同利益产生责任感（Kelly，1967）。这两种动机对应着不同的两种关系类型，前者对应的是交换关系，后者对应的是共享关系（Clark & Mills，1979）。

由于领导者在团体开始便不断示范与教导，在此阶段成员能够运用有效的基本人际沟通技巧，并聚焦于团体此时此地的互动。有关咨询团体历程的研究指出：领导者的意图聚焦，由第二次大量聚焦在团体历程上，转至从第三次起大量聚焦在成员个人身上（吴秀碧、洪雅凤等，2003），这可能与成员愿意向团体分享较多的自我有关。团体成员对于真实自我揭露的成员，能主动表现出接纳、尊重、真正的关心，给予反馈及支持。被无条件地接纳对于成员特别重要。Trotzer（1999）认为，需要被接纳是成员来到团体的重要需求，或许他们在实际生活中被拒绝，而在团体中被接纳具有疗愈作用。Trotzer（1972）同时提出，团体中发展接纳可以达成三个主要目标：（1）有助于团体变得有凝聚力，因为接纳可以促进关系的成长；（2）协助每位成员感到被接纳为一个有价值的人，对于个人自尊有帮助；（3）同侪团体的影响力，得以被运用在积极而非消极的状态。

此外，在这个阶段成员聚焦在团体此时此地的互动居多。研究指出，在成员的自我揭露类型当中，各类型的自我揭露随团体阶段的发展呈现倒 U 型或抛物线型；唯有此时彼地在团体历程中都呈现波浪形，不因阶段演进而有显著改变，也就是说，在团体各阶段，成员都免不了谈论过去与当下团体有关的事，所以在各阶段有一定的出现频率；当彼地彼时的揭露与此时此地的揭露，突然戏剧性地呈现此消彼长的时候，是团体转换新阶段的重要迹象，即团体内的成员突然大量减少揭露个人团体外的过去事件，而大量增加团体内此时此地的自我揭露；此时此地的沟通，由于沟通的内容为当下成员彼此之间的信息，需要较高的人际冒险，这些现象可能与成员友谊关系的发展有关，是一个团体从联结阶段进入共享阶段的标志（吴秀碧等，2003）。

在这个阶段，团体成员不只彼此接纳，还会出现 Wood 所描述的友谊关系的支持行为，来支持揭露个人困难和内在情绪体验的成员（引自何华国，2005）。Wood 指出，在友谊关系中为了表示对朋友的支持，常见有以下方式：（1）愿意聆听朋友的困难；（2）对朋友的困难能做适当的回应；（3）让朋友知道他并不孤独（例如，揭露同样的困难或感觉）；（4）当朋友犯错或伤害到我时，仍会善意地接纳他；（5）安慰处于困境中的朋友；（6）向处于困境中的朋友表示我们会跟她在一起。通过这样的互动过程，成员"情感兼容程度"大幅增加，亲密感也得到提升，从而形成更有凝聚力的团体。

在这个阶段，由于彼此联结的成员之间亲密感的发展，因而容易出现明显的亚团体。亚团体中的共享关系特别亲密且充满支持，可以看到自我揭露的成员，会获得比较固定的其他成员给予的支持、保护与回应，那些人主要是亚团体的伙伴。团体中出现的亚团体，是成员感到团体归属感和支持的中介。亚团体的亲密关系对于团体利弊皆有，因为，亚团体给成员提供了个人在团体中亲密而有意义的人际关系，大大满足了成员人际归属感的需求，减少了成员中途退出团体的功能；亚隆（1985，1995，2005）则在进阶团体时期指出亚团体对团体治疗的缺失：其一，因对立性的亚团体存在，会构成团体互助合作的困境；其二，经常在团体外有社交聚会的亚团体成员，会迷失团体治疗的目标，而聚焦在亚团体关系的目标上。虽然团体冲突具有治疗的意义（请参阅第十一章），但若未妥善处理，那么它对于团体和成员个人的伤害，就如同家庭冲突对于家庭和个人的伤害一样。因此，领导者需要注意和重视团体中的小团体和遭到排斥的个别成员的处理。

共享关系阶段，是同侪亲密感和信任感的建立时期，士气、相互信任感和自我揭露都会增加。由于共享关系除了亲密感，也包括共同的利益（Clark et al.，1999），因此，此时团体成员最关心的是亲密感和彼此共同的利益，成员开始意识到必须运用团体和善用时间，来满足自己参加团体的目的。Trotzer（1979，1999）认为由于成员在这个阶段容易停留在享受亲密感上，故建议领导者必须在团体的凝聚阶段，提醒成员进行改变，以免成员流连于亲密情感，而忘记了参加团体的初衷。

由上可知，形成共享关系是成员逐渐进入"稳定友谊关系"的阶段。然而，诚如亚隆所言："在这个阶段虽然有较多自由的自我揭露，但是仍存在其他种类的沟通限制"（Yalom & Leszcz，2005）。此时，成员可能一方面体验到友谊关系的亲密感，然而不确定友谊关系能否持续；另一方面，由于亚团体之间，以及与其他成员之间，仍有关系的亲疏差别，因而也会有一些沟通的限制，需要更多的安全与保证。有些成员可能通过讨论团体中的安全与信任议题，作为表达对于团体的安全与信任再确认的需要，通常这样的成员可能准备要使用团体作为求助场所，领导者不可误以为这是"搅和者"；若有成员冒险揭露自己的真实议题，其他成员也会感受到必须跟进自我揭露的压力，这使得团体开始浮现另一种压力，容易以聚焦该成员，来转移自己的压力感。所以在这个阶段成员揭露的议题，通常可能只是用来试探团体领导者与成员之间可信赖的程度，因为成员需要确定这个团体、领导者及其他成员是可以信任和托付的，这样成员才愿意将自己和自己的问题揭露出来。这个阶段成员开始感到和团体的关系有意义，是他们会期待下次再回到团体和进一步自我揭露的关键。

四、互助工作阶段

团体成员进入稳定的友谊关系阶段，"共享成分"在此时期大为增加，也比前阶段重要。成员能够自在地揭露内在的真实情绪经验，是团体进入工作阶段的重要指标。在亲密的共享关系中，无论是求助的成员还是助人的成员，都能够真正自由、自在地自我揭露，以及全力协助对方。通常成员开始揭露自己的内在情绪经验，并期待获得支持与协助，团体对于自我开放的成员，会真诚地关心其需求和期待。因此，成员会使用自我揭露来回报自我揭露的成员，让她感到自己的弱点或困境的普同化，以维持其自尊，或给予了解和支持，让自我揭露的成员可以感受到，虽然自己揭露了脆弱真实的自我，但仍然是可以被接纳的，他感受到友谊的支持，且有人与自己有相似的困难。由于成员开始有深度的冒险，包括此时此地、此地彼时甚至情绪宣泄，除了有相似议题或彼此支持的成员会对自我揭露的成员回应之外，还可以看到若有成员自我揭露，同一个亚团体的成员以及其他成员会彼此出来回应。成员在团体中能感受到明显的、相互关心的关系，成员自我揭露的深度也会增加，他们会更愿意不求回报协助他人，并出现解决问题的合作规范，团体也更有能力互助合作，为共同的利益而努力。

Gladding（2011）认为，在工作阶段人际联结（interpersonal bonding）增加，人与人之间的关心更深入；在转换阶段的各种斗争都过去了。成员发展出社会性的认同，在互助的过程中欣赏文化差异，且伴随着情感的亲密成长；随着对团体的积极情感，成员也出现了建设性行为，自我揭露的意愿大为提升。Gladding（2011）所形容的"工作阶段"成员之间的关系与阶段的特征，比较接近多数学者所指出的凝聚和工作两阶段，或许 Gladding 认为凝聚力和团体工作不可分开，因此将其视为同一个阶段。

在这个阶段，成员开始自动地担负起更多的团体责任，包括分享团体历程进展的工作和维持规范的责任。此时，团体的结构已经明显形成，分享领导的职责，角色多样而弹性，成员感受自在、自由，也知道限制。在"稳定友谊关系"中，成员充分运用和享用"共享关系"的优势，自在且自由地在团体中适时选择扮演求助者或助人者。他们会更开放地揭露自己的议题与隐私，给人诚实的反馈，并较无防御地接受他人的反馈，成员多愿意在团体中揭露自己的议题并寻求协助，他们不再隐藏自己的内在想法与情感，团体中有较多的此时此地的自我揭露，表达当下彼此的情感与关系，相互主动付出更强有力的支持，并呈现彼此的信任与互助，求助者愿意深入地揭露，助人者也表现出高度关怀与协助的热诚。若以"社会微缩理论"的观点来看，此时的团体就好像一个能滋养个人的家庭，成员之间彼此信任，相互关怀，可以倾诉困难，并获得帮助。

五、退出与结束阶段

这是肯定成长与准备分离的阶段，成员知道团体即将结束，并准备离开，由于成员开始估计和预期付出会受到时间的限制，这样的投资可能不会得到期待的报酬。有关团体历程的研究指出，团体成员会出现个人议题或内在情感性经验的揭露趋于减少，而恢复到比较多的理性和认知表达的状况，宣泄和此时此地的揭露明显减少。建议团体后期的领导重点在于探询解决问题的方法，进行改变计划与行动，并于团体即将结束时，协助成员检视团体中的学习经验和成果等认知活动为主，避免鼓励成员宣泄，以防成员带着未完的情绪离开团体，以致情绪未能得到适当处理（吴秀碧等，2003）。经历了团体的完整历程，就如同一场疗愈的洗礼，成员肯定从共享关系中获得了很多，同时由于预期即将结束和离开团体，他们也会出现关系分离的焦虑，尤其有高分离焦虑的成员反应会特别明显。人生没有不散的宴席，结束团体和离开团体，对于成员也是一种独立的学习；虽然团体结束了，大家都得离开团体，但是成员期望友谊可以延伸至实际生活中，作为持续获得支持的来源。因此，有些团体的成员会讨论团体结束后，可以继续保持联结的方法，例如相互交换通讯资料，或做一个团体的成员通讯录，或加微信等，以便以后可以相互联络。

第三节　结语

由于团体发展和团体历程，不仅是成员心理的展现，也是人际社会文化特色的展现，故具有心理—社会的本质。本章主要根据社会心理学的人际关系理论，建构出团体的五个阶段。然而，从团体历程的性质而言，也有学者将团体历程的发展，划分为四个阶段（Gladding，2011），甚至九个阶段（Beck，1981），不过学者普遍都将团体历程的发展划分为五个阶段（Corey，2011；Trotzer，1999；Yalom，2005）。不论四个阶段还是五个阶段，都说明一个共同的核心概念，即团体历程的发展，会因成员聚会时间和接触的质量，在不同时期形成不同的人际关系特征。或许正如罗杰斯（1967）的看法，团体互动因不同团体而异，然而在这样密集的接触中（罗杰斯指的是会心团体），总有趋势显示，有某些形态在先，另外的形态则跟随在后。罗杰斯指出阶段的先后有一定顺序，后面的阶段不会跑在先，总是跟随在某个阶段出现之后才会出现，这也是团体阶段演进顺序的原则。不过，效率不高的团体，或冲突过大而无法有效处理的团体，或因加入新成员的开放式团体，在团体演进的历程中，可能也有退回前一阶段的现象，即呈现主题循环。

虽然在理论上，团体的阶段似乎可以清楚地划分，但实际上，团体阶段的发展与推进，并不是呈现直线的前进，而是在各个阶段之间没有清晰的分界线可循。对于团体阶段的推进，Trotzer（1999）有微妙的隐喻："团体的每个阶段如同海中的浪，当浪头冲上来的时刻可以辨识，但是这些浪的开始与消逝，则吞噬于持续在动的海水里"。这段描述，说明了每个阶段转换时的微妙，需要等到阶段特征显著时，才容易被确定，这就是一个团体的历程，从人际关系的角度去看，确实如此。虽然每个阶段都有其明显可辨的特征，然而其意义和冲击，则只能在整个团体历程的脉络中去获得（Donigain & Malnati，1997）。因此，每一个团体历程的各个阶段都有其存在的意义，也有其对团体成员的影响力，循着团体历程的脉络去理解各个阶段的意义，则是领导者不容忽视的任务。只有了解阶段的意义，才能有效地加以运用，协助成员处理每个阶段的议题，并促进团体历程的发展。

此外，团体与群众的差异为群众没有组织，所以一个咨询与治疗团体，即便在第一次聚会的时候，虽然非正式组织尚未发展，还是有最简单的正式组织，就是有领导者和成员两种角色，各有被期待的职责。Boyd（1994）认为，不论是在社会系统或文化系统，在团体的不同阶段，建立关系的方式可能各异。社会系统的情感在一个阶段是依赖，在另一阶段则是独立；而文化系统在一个阶段可能是含蓄的表达，在另一阶段则是直接的表达。因此，在团体初期比较依赖领导者的成员，之后可能会逐渐朝向独立和自主，所以在团体初始的聚会中，如果完全没有作为，即便只是少许引导或协助成员展开团体的领导者，可能会被成员视为有失职责，而让成员感到挫折和不满。反之，在团体中期甚至后期，当成员要求独立和自主，依照自己的需求运用团体时，领导者若控制，例如使用预设结构活动，将无法满足成员的需求。此外，在团体的文化系统中，团体成员在初期可能越倾向于保留，从而隐藏真实的自己，人际互动也比较客气，随着团体的发展，成员的表达越直接，越能呈现出现实生活中个人实际的样貌，那么人际心理距离也越会缩短。

若引用社会微缩理论的隐喻，从团体的性质，观诸第一阶段为"社交阶段"，初次聚会的团体可比拟实际生活的"社交团体"，例如宴会、应酬的饭局，领导者如同主人，而成员都是宾客。在团体初始的聚会上，领导者可以观察和了解每名成员与他人"打招呼"的风格（hello style）（Rutan，1999），从而得知这名成员在人际初邂逅的实际样貌。这个人际样貌反映出，当这位成员面对陌生和不安全的人际时，如何展开交换关系的反应特征和形态。第二阶段为"联结阶段"，这个阶段的团体可比拟实际生活世界的"交谊团体"，如社区或学校中的各种社团、学会、俱乐部。在这个阶段由于成员彼此有较多的个人资料交换，因此团体成员可辨识度增加，这是处在合者相近、不合者相远的阶段。此外，成员也彼此竞争在配对、小团体或团体关系中的权力和影响力。领导者可以观察和了解成员寻找有兴趣联谊的对象和交换关系的行为，也可以了解成员回避的异己特征和行为，更可以观察成员在关系中的权力竞争行为。Goldberg 和 Hoyt（2015）使用人际复合模式的人格理论作为研究根据，指出在聚会的第二次评量中，已经很快出现了社会微缩的现象，并维持到聚会第八次，该研究指出在治疗团体中成员关系的形态，确实某种程度上反映了他们实际生活中的人际关系。由于该研究只验证"支配"与"从属"的关系，因此可以解释成员个人存在的权力议题与人际特征在团体中重演的情况，对于所有团体中关系的非移情方面的理解，则无法清楚地说明。虽然这项研究尚未能解释团体整体现象，不过依据 Boyd 的理论，在团体的第二阶段和第三阶段之间，所形成的团体文化是可以直接表达的。如此 Goldberg 和 Hoyt 的研究正可以告诉我们，由于团体文化容许直接表达，成员重演了个人人际冲突，所以在这个阶段团体冲突较为明显。如果能够顺利地解决团体冲突，团体将进入第三阶段。

第三阶段为共享关系阶段，这个阶段的团体可比拟实际生活世界中具备共享关系的团体，如同家庭团体，或俗称死党或好朋友的密友团体。成员个人可以享受亲密关系，愿意关心彼此，甚至为了其他成员的福祉，而付出个人的时间、经验和精力等资源，全力以赴，不求回报。不过由于成员不需要再隐藏自己，此时成员可能容易表露对他人或团体的移情，复制来自早期原生家庭经验的态度和情感，也包括家庭的角色与位置。同时，成员如何满足需求的行为模式及沟通策略，也反映在团体的行为中，团体已经准备开始协助成员改变或处理其个人问题和困境了。此外，由于成员的亲密情感，不但可以产生"我们"一体的感觉，也会对团体产生认同。在界定对于团体认同的性质方面，团体的认同有如商标品牌（Boyd，1994），作为治疗团体的一员，在社会的评价可能代表一个人是脆弱的或病态的，所以成员通常不愿意向他人揭露自己所参加的咨询和治疗团体。

　　综上所述，团体是一个观察和了解每位成员人际特征的理想场所。不论在团体的哪一个阶段，都在复制成员实际生活世界中不同场所的重要人际特征。如果以 Foulkes 的隐喻，领导者如同指挥家，团体如乐团，在团体初始运作尚不成熟之前，领导者的任务，是熏陶和训练成员们的基本人际沟通技巧，形成一个具有归属感的团体，满足他们来到团体的基本需求之一。继之需要不断监视和处理团体内的冲突议题；待协助成员成功缔造了一个具有凝聚力的成熟团体之后，领导者的任务重在调配，让成员可以完全负责团体方向，自主发挥他们的资源和处理问题，领导者则负责运作团体资源和提供特殊的治疗介入。

| 第七章 |

非结构式团体的历程领导通论

> 非结构团体不是完全没有结构，仍有一些的结构。这些结构
> 与团体历程的程序有关，因此可以称为程序结构。这个程序结构
> 一般至少有三部分，包括：第一次聚会，最后一次聚会，以及两
> 者之间的各次聚会。

第一节　非结构团体的性质

一、非结构团体的源起

不了解非结构团体（unstructured group）领导的学生或领导者，常常以为非结构团体就是无结构团体；或认为非结构团体历程，既然没有事先计划的内容，以及预定的程序和步骤，是毫无章法、随意而为的一种领导方式，或是感到茫然不知道如何带领这种方式的团体，这是对于非结构团体领导的一种误解。在 20 世纪 40 年代末至 20 世纪 50 年代初，美国国家学习实验室（National Training Laboratory，NTL）的研讨会中，除了讲授式课程之外，出现了一种"讨论团体"（discussion group）的形式，既无领导者，也完全没有结构，是一种很典型的无结构团体（nonstructured group）。后来这种团体演变为一种提供参与者作为个人的人际觉察之用，以了解自己的人际风格和团体的关联，以及了解团体动力过程，称为"学习团体"（Training Group，

T-group）。其实施形式有安排领导者和不安排领导者两种；即便有一位名义上的"领导者"，也不负责领导团体，与没有领导者差不多。"领导者"的主要任务，通常是负责团体聚会的开场白："团体成员来到团体中，从自己作为成员开始，学习人们在团体中的行为"。然后便将团体完全留给成员，没有建议，没有结构，没有预设程序，没有预定的讨论主题，也没有很清晰的期待。最后，在团体结束之前，这位"领导者"邀请成员探讨个人经验，以此来结束团体。因此，学习团体也是一种非结构式团体（Shaffer & Galinsky，1974），不过更近似无结构团体。这种形式的团体，后来演变为敏察训练团体（sensitivity training group）、会心团体（encountering group）及个人成长团体（personal growth group）。从学习团体到个人成长团体的各种团体，在性质上亚隆（1995）认为都属于体验性团体（experiential group）。早期 NTL 这类团体主要用在训练助人各种相关专业人员，自 2000 年起美国咨询学会（American Counseling Association, ACA）指定至少 20 小时的体验团体为入门咨询师的必修课程。这些团体最典型的形式便是非结构式。不过个人成长团体后来因领导者个人而异，演变成五花八门的领导方式和内容的团体，都称为个人成长团体，所以亚隆认为这是最难提出定义的一种团体。

二、非结构式与结构式团体的主要差异

从团体历程的领导方式来看，结构式团体和非结构式团体的主要差异在于团体整体结构的高低。依 Bednar 和 Langenbahn（1979）之见，团体的结构与非结构，不是在一条直线上的结构与非结构——两极划分的两种壁垒分明的形式，从某些角度审视，所有团体或多或少都有一些结构。

团体的结构元素，包括主题、架构、内容和材料、程序、步骤、时间管理，以及使用的介入技术和方法。在结构式团体中，领导者通常需要事先计划一个方案，以便作为实施的依据，领导者按固定的架构与时间，策划实施的各次主题、内容、使用的活动、讨论的问题、使用的技术、时间管理，以及实施程序和步骤等，安排成方案流程。实施的时候，领导者依预定方案的程序实施，按部就班地带领成员，这是一种领导者中心的领导方式；在非结构式团体中，领导者只有预定的治疗理论或原理，以及适合实施对象可能使

用的介入技术和方法。领导者的功能，主要体现在作为催化者的角色上，如同个人中心法一般，是一种以成员为中心的领导方式。因此，高结构团体将会有一个如同一般科目教学方案的团体方案，包含着所有结构元素。通常医院、社区机构的心理教育团体或学校的团体辅导课程，都属于高结构团体；低结构团体，结构最低者，可能每次只有预定的团体主题。至于非结构团体，则连各次的团体主题也不是确定的，而是根据当次聚会中成员们在团体中自我揭露的内容和讨论的取向为准，领导者总结出成员们共同有兴趣且关心的重要议题，作为该次聚会的讨论主题。Trotzer（1999）强调的"咨询团体的意义和目的，必须从团体成员中总结，而不是从团体结构中"，便是指非结构式团体的领导是如何总结团体的主题的。

因此，在辅导团体、心理教育团体、自我肯定训练、愤怒控制训练团体等具有心理教育和训练性质的团体中，常使用较高结构的方式，以便达成领导者认为成员需要获得的学习目标。非结构团体则不然，由于非结构式团体通常更能满足成员的需求，很适合用在治疗性的团体中（therapeutic groups）。亚隆在接受 Overholser（2005）的访谈时特别指出，结构式团体在心理教育团体和认知行为方法的团体中，固然有一定的角色和功能，但是大量减少了运用团体的特征，即此时此地，这是团体最有力所在。通常短期的非结构式团体，特别适合用在与人际相关的问题的团体咨询与治疗，例如用于正常人的个人成长团体、自我与人际试探团体、各种个人适应困难的咨询团体、解决生活和人生问题的咨询团体。有心理障碍病人的心理治疗团体（psychotherapy groups），虽然也可以采取短期的非结构式团体，以处理成员的人际问题和基础性的改变。然而，长期的团体则更能让成员面对他们在社会心理发展方面相关的议题，在团体历程中，成员能够从缓解症状的目标，逐渐转移到人际成长的目标（Yalom & Leszcz, 2005）。Overholser（2005）忧心地指出美国这一代的治疗师，有照手册操作团体治疗的趋势；亚隆也颇有同感，并提出建议，即便使用手册的治疗师，也需要具备动力团体治疗相关的教育，以便可以理解和处理任何在团体中出现的未预见的关键事件。

第二节 非结构团体历程的议题

一、团体历程的结构化程序

现代的非结构团体，通常有一些结构化程序。领导非结构式团体并非毫无章法可循，领导者主要凭借的是，个人所依据的理论和经验。这样的领导者，犹如熟悉航道且识水性的船夫，能顺水推舟地引领游客观赏美景。虽然非结构团体的领导方式以成员为中心，不是领导者为中心，然而每一个非结构团体，除了每位成员有个人的目标外，团体整体也有目标。所以，通常不会让个人目标与团体总目标不兼容的当事人作为成员，以免无法满足成员个人的需求；团体的方向，则依成员的需要与目标而启动和推进，领导者运用所熟知的理论去理解和经营，并引导团体的方向，协助成员去达成他们的目标。

不论团体的目的或理论有何差异，非结构团体的历程都有一些相似的结构化程序。这些结构主要有三部分，第一部分即开始第一次的聚会。一些必要的步骤主要包括：（1）领导者进行自我介绍；（2）说明团体的目标、性质、进行方式，甚至可能使用的主要技术；（3）签署契约或同意书；（4）成员相互认识；（5）团体成员进行交谈互动。因此，这些步骤也称为展开团体的结构技术。第二部分为最后一次聚会，同样有一些必要的步骤，主要包括：（1）协助成员回顾团体经验；（2）成员自我评价学习和收获；（3）成员相互反馈，具体指出对方的改变和成长；（4）领导者给予每位成员反馈，通常以书面反馈为佳，让成员可以保留，以便事后可以阅读；（5）协助成员计划未来，包括将团体中所学运用到团体外；（6）正式宣布团体结束。结束团体的最后一次聚会，通常会包括以上六个步骤，这些步骤又称为结束团体的结构技术。这些步骤很重要，尤其是成员的自我评价和接受反馈，可以巩固成长，是不可或缺的步骤。第三部分，是介于第一次聚会和最后一次聚会之间的各次聚会。在这期间，领导者的主要任务是展开各次聚会和结束各次聚会，以及协助成员善用各次聚会。

以非结构团体而言，第一次和最后一次之间的各亚团体聚会通常不会有预定的活动。在聚会开始，领导者宣布："聚会现在开始，今天你个人想讨论

的议题，若已准备好，就请告诉我们"，或是"今天的聚会现在开始，若有旧
的议题尚需要继续讨论，请开始（略等待两三分钟）……若没有旧议题要讨
论，有新的议题想讨论，请开始。"然后由成员自行开展话题，领导者关注成
员如何交谈，并从成员揭露的内容所涉及的议题和交谈状况中，提取与决定
该次团体讨论的主题。结束一次团体聚会，是根据当次聚会的全程内容和历
程，以及结束前的氛围和时间，来决定如何结束的。通常结束聚会可以由领
导者对该次聚会的内容或状况做结论或摘要，或请成员就个人该次的经验提
出结论或收获。如果该次聚会没有团体焦点议题，成员可能没有特别重要的
经验或收获，最简单的做法可能只是宣布"现在时间到了，今天团体结束"。
所以非结构团体历程大概可分为上述三大部分的基本结构化程序。有关第一
次聚会和最后一次聚会，请详见第八章"团体前期的领导"和第九章"团体
后期的领导"。

二、初期成员的不安与处理对策

由于团体早期的发展特征为凝聚力低，成员很注意个人的安全，他们
无法预期别人对于他的人际沟通会做何反应，因而对某些有潜在威胁性的人
际信息，会感到很有风险。这些包括反馈、自我揭露和团体面质（Bednar,
Melnick, & Kaul, 1974）, 尤其对于矫正性反馈，可能感到最高程度的个人冒
险（Rose & Bedner, 1980）。由于知觉自我揭露有冒险性，成员会减少有意义
的治疗性信息的沟通，因此，Bednar 等人（1974）建议对于早期团体互动做
一些结构引导，以减少成员个人需要对沟通信息的结果负责。如此，可带来
较大量有意义的治疗性沟通，且能快速发展凝聚力，随着凝聚力的提升，成
员也越能对自己的沟通负责。

基于前述实证研究，建议在团体初期，领导者需要积极协助成员，包括
提供少量的引导或结构，示范与鼓励成员以有效沟通的技巧互动等。因此，
不像传统精神分析或心理动力的非结构式团体的领导，成员需要完全负责团
体的开展与方向等责任。团体初期成员的责任压力过大，团体冲突也会特别
激烈，由于处理冲突费时费力，团体历程发展与阶段推进需要的时间也较长。
不过，在结构式团体中，领导者负责与掌控团体进行的所有责任，成员几乎

完全依赖领导者，这可能会造成成员的依赖性。

三、重构非结构式团体初期成员退化的概念

受到精神分析团体治疗的影响，心理动力取向的团体治疗都相当重视团体初期成员对于领导者的移情。在展开团体聚会的时候，领导者采取中立、不透明、不涉入的领导方式。比昂（1961）曾描述参与非结构式团体的个人会呈现出相当的退化，反映出对于依恋和接纳的焦虑。因此，自我克制而无反应的治疗师（non-responsive therapist）可以提高成员的退化，以便用以阐述个体对这些力道（forces）的反应；而催化的、互动的治疗师，则可以减少这种现象。由于受到弗洛伊德的影响，心理动力非结构式团体领导的假设，采取中立、不透明、不涉入的姿态，实际上可视为利用坏客体（bad object）原理。领导者的领导行为，企图复制成员个人早年不称职的父母行为，对幼儿无反应，不能满足幼儿需求的经验，以便诱发成员对于领导者的移情。

实际上，移情在团体的任何阶段都是不可避免的人际现象。一如沙利文的看法，他所谓的"矛盾的扭曲"（paradoxic distortion），也就是众所周知的移情，在每个人的人际互动中，每天都在发生和上演。最近有学者对于移情的观点与传统精神分析的观点不同，主张移情是当事人对于治疗师所有的感受、知觉和反应，包括扭曲的，也包括真实的（Teyber & McClure, 2011）。因此，如上所述，团体初期的冲突，也可视为成员对于采取观察者姿态且无所作为的领导方式心生不满，成员对于领导者角色期待的落空与不满意，而以过去习得的行为来反映焦虑不安的情境。所以，冲突未必一定是心理退化所产生的移情所致，因此保持观察者角色，不参与，中立，以及不透明的领导方式，也是有必要质疑的。

最近有学者不完全赞同矫正性情绪经验是需要采取"坏客体"原则的治疗方法，由病人早期经验的重演（Castonguay & Hill, 2011）。治疗师必须积极地去创造一个不同于病人早期的经验（Kivlighan, 2013），也就是采取"好客体"原则，一个温暖且有包容情绪能力的好客体，让成员体验不同于早期的经验。在团体早期，成员对于陌生且不明确的团体情境，会感到焦虑不安，所以领导者需要比较积极地介入。对团体和个别成员做反馈、接纳、共情等

反应，创造让成员感到亲切、安全与信任的氛围与环境，刻意采取中立、不涉入和不透明的冷漠领导方式实无必要。有关矫正性情感体验的详细论述，可参阅第十六章"矫正性情感体验"。从人际发展的观点来看，由于人际动力取向的团体，重视团体中的人际学习，而不是偏重内在精神层面的防御和退化的分析。因此，在团体初期，团体领导者应积极协助成员人际互动与关系的发展，减少退化的发生，以便催化团体凝聚力的发展，并减少团体初期的冲突消耗。同时，鼓励领导者以较真实的自我面对团体，减少成员的移情，领导的焦点在于处理团体历程初期成员的需求，并协助和教育成员进入团体。

四、治疗师在团体历程中的领导任务

在团体中，治疗师很像个团体经营者，为了兼顾团体的人际互动和个人的问题解决，其任务有四：（1）创造咨询与治疗的情境；（2）团体中人际关系的经营；（3）结合问题解决策略或模式，以及成员面对问题解决时的个人内在动力，以促进改变的发生；（4）建立结构化程序，以便成员投入团体过程（Drum & Lawler, 1988）。在这四项任务当中，除了第（3）项之外，其余三项都属于历程领导的任务，而第（1）项与第（2）项任务则息息相关。由于团体咨询与治疗的治疗性情境为具有接纳、反应、了解、支持和保护的人际情境，团体中人际关系的经营，便是在示范与教导成员具备且使用有效的基本人际沟通技巧，以促进团体产生凝聚力。同时，也促使成员到了工作时期具备助人的能力，既是求助者，也是助人者。

至于所谓"结构化程序"，与结构式团体意义不同。结构式团体是领导者使用事前计划的方案，依据方案预定的内容、程序和步骤，以及方法、技术或活动进行团体治疗；而结构化程序，指领导者运用经营作为，在带领非结构式团体时，使用少许的指引或引导，来协助成员进入团体，以及投入团体的历程。例如，亚隆使用团体前对于成员的初晤会谈（intake interview）（Yalom & Leszcz, 2005），便是团体历程结构化程序的一种，目的是用以教导和协助成员如何进入团体。除了使用初晤会谈的办法，在第一次聚会时，领导者也可运用少量的引导与结构展开团体治疗，来协助成员进入团体并展开人际互动，以减少成员对于团体历程和未知情境的焦虑。因此，在展开团体时，领导者有必要运用一些管理行为。在第十章"领导相关行为与介入技术（一）"中，有关领导者的管理行为对于团体历程的正负面影响，虽然在实证研究中呈现出不一致的结果（Lieberman & Golant, 2002; Shechtman & Toren, 2009），但研究结果也指出管理可以增进与团体的联结（Shechtman & Toren, 2009）。研究结果不一致的可能原因为：一方面 Lieberman、Yalom 和 Miles（1973）对于管理的领导行为是狭义的定义，而 Drum 和 Lawler（1988）的概念则是广义的定义；另一方面可能不同类别的领导行为，也需要考虑团体阶段的适配性，适配团体阶段的经营作为，可以产生积极的影响。

人际治疗团体取向的学者主张，团体初期的领导任务主要有两个：一个是促进安全与信任的环境，也就是创造一个治疗性的环境，使得成员可以开诚布公地分享他们的情绪和想法；另一个是协助每位成员明确地将他们的问题或症状与他们的人际问题进行联结（Choate, 2010）。如此，在初期促进成员自我揭露，以及不断鼓励成员相互反馈，并引导成员处理他们的个人目标，可以逐渐让成员进入工作期；在团体后期，主要任务是帮助成员处理人际议题，并朝个人目标推进。团体领导将包括三项广泛的目标：一是让成员学习较好的社会化行为与沟通技巧，首先在团体中实验和练习，之后可以将团体中的学习迁移到团体外的实际生活中；二是成员学习和体验到与他人联结，可以让自己得以求助和寻求支持（Weissman et al., 2000）。当成员能够冒险坦然分享个人的需求，并接受团体的反馈时，他们便准备好能表达想从他人那里得到支持的需求了。

五、团体历程与内容的相对选择

在非结构团体的历程进行中，领导者必须持续注意和知觉团体中的动力开展状况。这个部分包括领导者知觉个人如何影响团体，以及领导者个人又如何被团体和成员所影响。这种状况领导者需要耳目并用，全力以赴，因此在进行讨论或行动的任务当中，需要随时知觉并持续监视团体的历程状况。有时候，某个成员可能带来一个与他个人很有关联的议题，而且让领导者很感兴趣，在这种情况下，很自然的领导者可能会倾向于完全被这个讨论的内容所吸引，忘却了身为领导者的自己已完全涉入这个内容，而忽略了团体历程。当领导者变得越积极和活跃地涉入这个团体内容时，其他团体成员可能相对地退到讨论的边缘。如此，变成了领导者在进行一对一，与一个特定的成员对话的情境，或如同领导者一个人在向团体成员演说自己所偏好的话题一般。这种情形很像领导者和成员们组成一个旅游团，一起去一个游乐园，领导者和成员们对于某个游乐设施兴致都很高，领导者便忘情地介绍这些游乐设施，而没有注意到成员们对这些设施的使用状况，或是领导者和一个成员专注地讨论某个游乐设施，而没有注意和照顾旅游团的其他人在做什么或发生了什么。在非结构团体历程中，领导者特别需要时时刻刻都不能忽略对团体整体状况的掌握。

为了掌握团体历程，领导者需要善于观察和保持客观，两者同等重要，不可分割。"观察"能获得团体动态的信息；"客观"有利于理解正在发生的团体状况。由于在团体历程中有时需要联结历程与内容，以及对成员提出领导者的观察，以便协助成员对于团体历程与个人行为的交互关系有所了解。在团体历程中，若有一名成员提出一个话题，那这名成员的举动属于团体历程的一部分。俗话说："无风不起浪"，团体中成员的举动与团体动力互为因果关系；各次聚会中团体主题的形成，与成员共同的兴趣有关。因此，当一名成员提出话题的时候，领导者最好先观察团体其他成员对这名成员所陈述内容的反应。例如，有无成员出来回应？成员出来回应的兴趣如何？出来回应的人数多还是少？其他成员是如何在观望的？如此观察团体历程，领导者便可以判断这个议题是否适合作为此时团体讨论的主题。由上所述，团体的内容和团体历程在如何联结成员的工作上的重要性，Kraus 和 Hulse-Kellacky（1996）有一个很贴切的比喻，就是如同"两颗珠子与一条绳子"，共同做成一条链子，两者缺一不可。

六、观望的重要

由于受到角色和训练的影响，领导者通常是比较"关心人"的一种人。因此，当团体成员的讨论处在两难或似乎被困住的情境时，领导者便难以眼睁睁地看着团体处于挣扎状况，而不跳进去抢救。领导者需要强忍着想法或感觉而不说出来，可能很难，不过领导者如果保持观望，有时团体反而会出现更为有利的方向。由于身为治疗师通常很习惯去解决问题，或积极参与当事人的问题解决，这可能是由于个别治疗的习惯所导致的，当处在团体过程中时需要这样克制自己，就会比较困难。但是在团体情境中，不管对于成员个人或团体，按照某种方式发展和解决他们自己的问题，通常会更有产值。虽然这样可能会花费较长的时间，但是成员们可以从过程中自行学习，以及感到自己有处理问题的能力，这种情况，如同只有一个小孩的家庭，无助的孩子，可能因为孤单无力，问题会更严重或危险，因此，父母需要多协助孩子。如果有较多兄弟姐妹的家庭，面对共同的问题，孩子在相互支持和脑力激荡之下，也会发展出解决困境的办法，而变得更有能力，因此，父母有时观望就可以了。个别治疗情境比较像前者，而团体治疗情境则比较像后者，故观望是团体领导者需要学习的。

当然领导者退后一步，只是观望，让成员有发挥空间，也需要因团体阶段而异。如同父母是否需要积极协助孩子，与家庭发展阶段有关。孩子年纪越成熟的家庭，父母需要协助的程度可以越低，相反的，在家庭发展的早期阶段，孩子年纪越小和不成熟，父母需要协助的程度就可能越高。在初次聚会，甚至团体初期的几次聚会上，领导者需要积极去协助成员动起来，一旦成员开始感到在团体中彼此可以自在相处，领导者便需要逐渐降低介入的积极程度，好让团体和成员可以逐渐学习负起责任。因此，最好的规则就是领导者在决定是否跳进去或营救团体之前，先"等待和观望一两分钟"（Posthuma, 2002），成员们或许能够自己处理了。

第三节　螺旋模式的历程领导

一、团体前期螺旋模式的历程领导

依据第六章"团体历程发展与阶段的原理"的团体阶段假说，在理论上团体历程可以划分为社交、联结、共享关系、互助工作，退出与结束五个阶段。然而，在实务上如 Trotzer（1979, 1999）所言，任何阶段论在相邻的阶段之间特征的变化，并不会完全清晰可区分。因此，从领导的实用立场来看，可以将团体粗略地划分为前期和后期。团体前期，包括社交阶段、联结阶段和共享关系阶段；团体后期，则包括互助合作阶段及退出与结束阶段。团体前期的领导重点，在于促进成员共享关系的发展，增进团体的凝聚力，并创造治疗因子和治疗环境，因此领导者需要专注于团体的人际层面和团体层面，在这个时期的领导，需要重视这两个层面的心理—社会性质。Gladding（2011）曾经提道，当成员在团体中彼此感到自在之后，领导者便可以统整成员个人内在反应于团体领导，所以在团体前期的社交阶段和联结阶段的领导，以采取人际焦点的团体领导策略为主。到了共享关系阶段的主要领导策略，才可逐渐统整个别成员的内在反映到团体。在团体前期，团体历程领导的任务特别繁重，有部分的领导任务与策略，需要跨阶段持续进行。采取螺旋领导的方法，主要在催化团体历程的发展。本节简介螺旋领导模式，主要使用在团体前期，以催化各阶段的发展，至于团体前期和团体后期的领导细节，将于第八章"团体前期的领导"和第九章"团体后期的领导"中详细论述。在此先简单介绍下团体各阶段的领导任务与策略，如表 7-1 所示。

表 7-1　团体各阶段的领导任务纲要

团体阶段	成员的功课	领导任务	介入策略
一、社交阶段	* 处理个人在团体人际的不安与焦虑 * 寻求规范的明确感	* 形成团体 * 确定成员个人目标	* 使用团体咨询的结构技术 * 发展团体的规范 * 建立团体的文化
二、联结阶段	* 辨别和认定团体中他人的特质 * 寻找与试探有兴趣的对象 * 联结关系 * 寻找个人在团体的位置	* 发展工作联盟 　1. 联结目标与议题相似的成员 　2. 联结人际特质、情感情绪、困扰与经验相似的成员 * 促进团体成员人际关系的发展	* 促进成员间互动与沟通的质与量平衡 * 示范与教导有效的人际基本沟通技巧 * 促进工作同盟的发展 * 推进团体历程：联结个人与团体的过程 * 减少抗拒 * 处理权力竞争
三、共享关系阶段	* 去社会角色，以真我互动 * 将团体作为满足归属感和关系的来源 * 测试团体可信任的程度	* 促进共享关系 * 建立互助工作模式 * 处理亚团体议题	* 聚焦当下的人际互动 * 联结不同亚团体之间的成员 * 维持团体中分享的质与量的平衡 * 建立与发展团体治疗因子

（续表）

团体阶段	成员的功课	领导任务	介入策略
四、互助工作阶段	* 发挥友谊的利他 * 获得成就与自尊 * 努力达成个人目标	* 赋能 * 发展解决问题的能力与技巧 * 学习改变	* 推进个体历程使用解决问题的模式或策略 * 善用团体成员的资源 * 增进治疗因子的力量与效用 * 运用治疗师的功能，以及咨询和治疗技术
五、退出与结束阶段	* 处理即将失去的亲密关系 * 回顾与评估收获 * 适当的道别与结束	* 处理成员的分离焦虑 * 统整与巩固成员个人在团体中的学习经验 * 协助成员发挥学习迁移的效果 * 协助成员计划未来 * 处理遗留的议题和转介 * 正式道别与结束团体	* 评价与反馈 * 鼓励尝试新行为与独立 * 鼓励成员运用团体成员作为团体外的支持 * 转介需要继续治疗的成员 * 善用终结技术结束团体

二、团体历程的领导重点

　　介于第一次和最后一次聚会之间的各次聚会，领导者必须依团体阶段发展的理论和领导原理作为介入的依据。不论聚会次数的多少，时间有限制的团体，其团体历程粗略可以划分为团体前期和团体后期的领导焦点和程序。在团体前期的社交、联结和共享关系三个阶段，无论在哪一个阶段，均以催化团体历程的发展为领导的核心任务，所以领导的焦点是以团体和人际层面的互动为主。在团体后期有互助工作和结束两个阶段，就互助工作阶段而言，由于领导的任务在协助成员解决困扰和问题，或进行改变上，领导的主要重点为个体层面的工作，将个人内在动力与团体进行联结。其次为人际和团体层面，领导者必须具备改变的原理与方法，以及解决问题的策略与技术，以协助个别成员，同时能够在聚焦人际和团体时，善用团体成员互助和作为资源，并强化团体的治疗环境和氛围。在团体的结束期，若是长期咨询与治疗的团体，尤其需要注意团体中的个别成员的特殊状况，例如有无对团体即将结束，分离焦虑的反应特别高或异常的成员，或有遗留的未解决问题的成员，以便顺利地结束团体。

三、螺旋式推进团体历程

团体历程的推进，可区分为量和质两种不同的性质，也可称为广度和深度两种维度，不论是广度的推进还是深度的推进，都是由个别成员的自我揭露所带动的。其次，为了使自我揭露的成员不至于与其他成员所揭露的广度或深度落差太大，加入其他成员的自我揭露，可以使团体内部较为平衡，同时有成员加入人际交换和互动，也可以彼此获得支持和促进关系。团体中有一些未加入而处在观察中的成员，内心可能也默默地在跟进这个历程，需要适时给予机会或鼓励他们加入。由于团体中不同成员带来的刺激，有利于其他成员的自我接触与探索，因此提供机会给这些潜在的成员也很重要。

（一）领导焦点的转换

团体初期的主要领导任务，在于促进团体凝聚力的发展，领导以团体历程为主要焦点，不以成员个人的问题解决为焦点。单次聚会的团体历程，以螺旋方式推进，可以维持团体成员自我揭露的平衡和团体环境的安全，并增加成员团体经验的意义。螺旋式领导的结构化程序与领导的焦点转换，依序为："团体层面"、"个体层面"、"人际层面"、"个体层面"，再回到"团体层面"（见图 7-1）。实施程序为：步骤一，以团体为焦点，让成员自动展开团体方向，因此"结构一"主要是"团体层面"的工作，以建立安全的团体环境为主，强调团体规范。步骤二，当有个别成员出来自我揭露个人关切的事件或问题时，领导者需要表达与示范接纳、尊重、共情和理解、反馈等了解性的反应，同时也需要鼓励其他成员，向该名成员分享个人相似经验或给予了解性的反应；要让个别成员和团体都感到安心，不要企图去继续探讨该成员的问题，故"结构二"是"个体层面"，以推进横向的广度为主，而非垂直的深度。步骤三，一方面可以等待和观察团体的反应，作为理解团体对于这位特定成员揭露的内容或议题的兴趣的高低。另一方面让成员自动加入交谈，引导团体的发展，若有成员自动出来，可以观察团体的人际互动状况，团体若对该议题有兴趣，可能会有更多的成员自动加入，包括揭露相似的经验等。若成员出来说教、讲道理或建议，务必教导这样的成员分享自己相似的议题或经验，或教导他们如何表达共情和反馈，以平衡人际交换，故"结构三"的焦点为"人际层面"，这可以将团体推进较深或较广程度。重点工作包括促进成员的人际联结、成员的人际沟通技巧训练、成员彼此的了解与支持，以便将这一段人际分享控制在安全的范围，并经由人际反馈，增进自我觉察。在这个人际层面的结构当中，领导者可以尝试协助成员，形成一个可以共同讨论的主题。

然而，在成员相互自我揭露和讨论的过程中，有时候可能出来回应的某个成员，反而会成为焦点，领导者需要观察和了解这名成员如何成为焦点，并追踪主要议题和讨论方向的变动。因为有时候这位成为焦点的成员，由于能言善道，引导其他成员加入离题的讨论方向，领导者需要指出来，让成员回到正在讨论的议题上。步骤四，将焦点回到第一位自我揭露个人问题的成员，请他在听取成员们的讨论之后，思考一下这对于自己的问题有无新的想法，同时也将这一段程序告一段落，故"结构四"为回到"个体层面"，协助成员个人反思与获得。领导者务必记得这一轮第一位提出个人问题的成员，若他的问题是真实的，且有求助意愿，不要由于在步骤三的人际交谈中有另一位成员成为焦点，而遗忘了这一位成员，这样会让他感到被遗弃，且由于这位成员在这一段人际交谈中，往往得到了一些启发，可能对自己的问题有进一步的想法或不同的想法，因此，他的再揭露有助于推进团体正在讨论的主题。步骤五，再次将焦点转回到团体。所以"结构五"再次回到"团体层面"，促进团体参与和推进团体历程，邀请刚才观察而未加入讨论的其他成员联结和回应，使团体成员可以就此主题进行进一步的探讨。此时的讨论进一步加深了团体治疗的广度和深度。

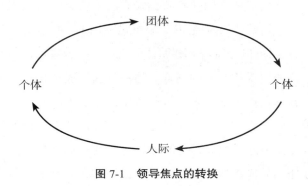

图 7-1　领导焦点的转换

（二）团体历程的催化技术

团体咨询与治疗的重要催化技术有："推进"（processing）、"联结"（linking）和"包括"（including）（Thomas & Caplan, 1999）三类。推进又可分为"推进团体历程"和"推进个体历程"；所谓"推进团体历程"是指在促使团体改变的过程中，团体能产生发展，包括纵向发展和横向发展。纵向发展指团体成员们自我揭露的深度；横向发展指团体成员们揭露的广度。当领导者将成员个人历程联结到团体历程的时候，可以增加团体的广度，例如一位成员揭露有亲子冲突的议题，并将之作为问题初步陈述的时候，领导者并不立即探问该成员，而是联结有相同议题的成员，协助他们也陈述自己的相似的议题。因此，以团体历程为主，团体中自我揭露的成员所揭露的程度可能大约相似，这样将有助于团体中自我揭露的平衡，这是团体历程横向发展所产生的结果。

"推进个体历程"是指当事人调适其现实的方法，因此聚焦在当事人历程上，是推动团体卡住的轮子，由于个别成员没有推进，团体也将停滞。如果领导者将团体历程联结到个体历程，以个体历程作为焦点，可以增加团体的深度，这是纵向发展所产生的结果。团体要深入必须处理成员个人的内在历程，例如具体经验的揭露，领导者协助该成员探讨与该经验有关的情绪的觉察和表达，然后，领导者再由个别成员的内在历程，联结到人际历程与团体历程，这个时候，由于该焦点成员的揭露为深度揭露，可能会有相似议题的成员加入，加入的成员将联结到该成员的情感，也就是深度联结，由此，他们可以比较容易有深度的自我揭露和探讨。所以，以推进个人历程为主的时候，由于领导者需要聚焦在个别成员身上，这时应该选择自愿的成员，催化个体历程有助于团体深度的推进；然而推进个别成员自我揭露存在一定的风险，需要团体充满安全和支持的氛围，两者互为关联，缺一不可。尤其要注意的是，不可以只不断地聚焦推进一名成员，在团体治疗中，需要其他成员的加入，联结人际历程，形成人际互动的焦点，使得逐步深入自我揭露的成员有同伴相随，这样可以增进安全和平衡的深度。然而，有时也需要适可而止，回到缘起的成员个人身上，请他梳理这段的获得，并联结个人历程与团体历程，也就是从个体焦点再回到团体焦点，逐步推进和催化团体的发展。

"联结"包括个体联结、人际联结和团体联结。个体联结，是让所有成员有机会去检视一个主题；团体联结，则是领导者就多个成员表露的信息，提出他们的相似之处，也可以是提取出某个主题，让团体进一步深入地去探讨。人际联结，当联结成员与成员时，可以包括：联结特质、问题、目标、情绪反应相似的成员，也可以包括联结两个亚团体中的个别成员，以促进亚团体间成员的互动，减少隔阂。

"包括"主要用以协助比较有困难主动参与或被团体遗忘或边缘化的成员，或是非志愿的成员，使他们能参与并融入团体，这样可以让这类成员感觉可以安全地被包括在团体讨论当中。

这三类技术都是领导者在团体历程领导中必备的。"联结"和"包括"用以建立和增进成员们的关系，可以促进团体的凝聚力；"推进"是推动团体发展和深化团体特别需要的一种技术。

（三）团体初期领导举例

团体初期，包括社交阶段、联结阶段和共享关系阶段，以促进团体共享关系为主要的领导目标和任务。促进成员的互动和联结、维护团体的安全和经营友善温暖的氛围，都是领导者必须全力以赴的工作。以下将举两个在团体初期，在联结阶段和共享阶段关于领导推进的例子。

【例一】联结阶段成员焦虑的处理

（一）说明

在联结阶段，成员正在探图和其他成员建立联结，以便获得归属。领导任务必须特别强调建立团体安全和支持的环境，领导者需要积极表达理解和共情，提供积极反馈，并能与成员有情感性的交流。因此一方面需要进行示范，另一方面也要教导成员能对他人进行共情，给他人积极的反馈，并愿意向他人揭露自己，以营造出温暖的团体氛围。例如，从一个团体的第二次聚会开始，虽然有几名成员相继出来说话，但是团体断断续续地出现了沉默。

成员 A："在团体里说话，我会担心别人的想法。"

领导者 A："大家还不是很熟悉，你这样的担心是人之常情。"（正常化）。

若在团体聚会的前两次时，有成员如此表述，领导者可以选择先观望和忍着不说话，等待并环视整个团体，让团体自己处理，也可以选择表达共情，然后环视整个团体，并等待其他成员出来回应。若聚会次数已经较多的团体发生了这种情况，领导者可以选择前一种方式，即便团体就此落入长时间的沉默，也需要让团体挣扎面对这样的历程，这样成员可以获得有意义的学习。若是聚会次数较少的团体，领导者可以选择后一种方式，较积极地给成员反应。上述例子中领导者进行了积极的反应，并以团体历程为主，意图促进成员讨论有关团体安全的共同议题，并非以个别成员为焦点。所以领导者 A 给予成员 A 的揭露正常化，这样不只成员 A 对于自己的揭露会感到安心，其他团体成员也会比较安心。然后，静待与观察团体，若成员们虽然沉默，却充满焦虑并相互观望，领导者可以邀请团体成员回应："还有哪些人有同样的心情，请告诉我们？"这个积极邀请可以让成员 A 的议题成为团体共同讨论的主题，若是领导者选择继续忍耐和等待，则是让成员自己发展方向。

其次，在团体初期，领导者最好假设自己并不了解每位成员。这位成员 A 的焦虑，究竟是她个人过去负面经验的投射，还是人类普遍的对于不明状况的焦虑，或是其他因素，由于无法确定具体的原因，需要经过持续观察，不可武断地妄下猜测，而且团体还在初期，团体的安全感是由成员个人的主观感受来决定的，领导者的领导任务也以团体历程为主，因此不宜如下列三个不当样本：（1）领导者 B 认定成员 A 有移情问题，企图协助成员 A 尝试了解内在原因，如果这样做，成员 A 和整个团体的焦虑会升高；（2）领导者 C 认定成员 A 有缺乏自我肯定的问题，需要学习肯定表达，然而团体在初期没有支持性环境，成员会害怕坦白将破坏关系；（3）领导者 D 对成员 A 施压，企图让成员能更多地自我揭露，这可能引发成员 A 的阻抗。

领导者 B："请你谈谈小时候类似的经验？也许我们可以一起探讨你的焦虑。"

领导者 C："团体中是谁或哪些人让你感到担心？"

领导者 D："你要不要先说一些看看，如果别人的反应让你感到不舒服，你可以随时停下来。"

（二）讨论

这个团体可能处在联结阶段，因为社交阶段的成员通常交谈社交话题，不会公开表露自我揭露的担心。而联结阶段的成员由于处在内心冲突的状态，想进一步试探他人是否可以接纳自己，又担心被拒绝，因此可能会表达自我揭露的焦虑，成员容易出现关心团体安全的议题。在团体初期，一方面成员对于领导者和团体几乎不了解，领导者当下的了解性反应特别重要，可以让成员知道在这个团体里至少有领导者能了解自己，会感到比较安心。就像孩子无论发生什么状况，知道至少妈妈会了解，就比较安心一样；另一方面在这个阶段，安全需求仍是成员普遍关心的议题。因此，领导者 A 一是表达了了解在这种情况下成员 A 的担心，给予正常化，可以让成员 A 不至于感到被领导者和其他成员视为异类；二是邀请其他成员，可以促进成员对话和对他人回应的意愿，以促进团体内的互动；三是让潜在的、有同样顾虑的成员有表达的机会。催化团体历程是领导者在团体初期的首要任务，因此要首先聚焦在团体层面，其次为人际层面。所以，就上述这个例子来看，团体的结构化程序的目的，主要在于促进团体成员的互动。结构化程序，因成员 A 发言，领导者需要先对他进行共情的简单回应，第一个"结构"在"个体层面"。继之，邀请相同经验的成员，推进广度，便将焦点转到人际，因此第二个"结构"，在"人际层面"。最后，推向团体，所以第三个"结构"，共同讨论团体的安全议题，会在"团体层面"。如果程序缺少或颠倒，则可能让成员感到不安全或焦虑，例如下列领导者 E 和领导者 F。

领导者 E："也请其他人说说各自的状况吧。"
领导者 F："你对团体感到不安全。"

领导者 E 的介入，忽略了成员 A 的情绪表达，没有先回应成员 A，因此，不只影响了成员 A，也影响到了整个团体。由于团体初期成员尚未了解领导者，其他成员也不知道领导者对于成员 A 的表达有何想法和感受。因此，当领导者 E 直接邀请他们表述时，成员们可能会质疑领导者的意图，不太安心；而领导者 F 的介入只是重述成员 A 的内容，成员们不了解领导者对于成员 A

的表述有何想法或情绪，因而对于领导者后续的动作会担心。此外，其他成员也可能期待领导者 E 继续聚焦成员 A，这样他们也可以避免自己成为关注的焦点。因此，其他团体成员将会期待领导者 F 和成员 A 继续互动，而不是自己，因而可能保持沉默和观望。

【例二】共享关系阶段之初对成员哭泣的处理

（一）说明

在督导和训练时，受督者常遭遇的情境，就是团体在共享关系阶段之初，哭泣的成员可能让新手领导者不知道该如何处理，或是好像松了一口气，终于抓到一只可以放上祭坛的祭品一般，聚焦在这一位成员身上。请看下面这个例子：

在团体第四次聚会开始不久，成员 A 说："上周，我的上司当着同事的面指责我犯错的地方，这让我觉得自己很失败，也很丢脸。"（成员 A 边说，边开始流眼泪。）由于已经是第四次聚会，领导者忍着不说，并仔细观察团体的反应。相继有三名成员先后出来回应。

成员 B："他让你感到很丢脸，你一定会很生他的气吧！"

成员 C："我老板也是爱当众骂人，明明私底下讲就可以。我就特别讨厌这种人。"

成员 A："这位上司从我到这个公司来之后，给了我很多指导，我很感激他，我不会生他的气。"（很伤心地不停擦眼泪。）

成员 D："我认为你因为感激他，所以明明他这样做不对，你也不生他的气。"

成员 E："我想知道你为什么不会对他生气。"

成员 A："因为他教给了我很多东西，我学到了很多，才可以做到今天这样。我觉得其实他是照顾我的，我真的很感激他。我不会生他的气，我真的不会生他的气。"（成员 A 越讲眼泪越多，成员 A 不停地抽泣，团体气氛凝重而沉默。）

成员 C 突然说："我觉得你不是一个懦弱的人，你在这里哭泣是想得到我们的同情。"

顿时团体出现了一种紧张的氛围，成员 A 没有回应成员 C，只是继续抽泣和擦眼泪，其他成员都保持沉默，焦虑地看着成员 A 和成员 C，领导者继续观察团体的发展。

这时候，成员 D 突然在座位上身体不安地往前移，并对领导者 A 说："我好想抱抱她（指成员 A）。"不过成员 D 说完了仍坐在座位上。领导者注意到成员 D 在倾听成员 A 的陈述时，特别专注，两个手掌紧紧互握在一起。

领导者 A 微笑着对她说："我们团体并没有规定成员想做什么，需要得到团体内其他人的同意。"（只提出团体规范。）

成员 D 起身，很快走过去拥抱了成员 A，而且当拥抱着成员 A 时，成员 D 自己也痛哭不止，领导者 A 环视团体，看到有些成员也想做什么而有不安的反应。

领导者 A 便鼓励："若有其他人也想拥抱 XX（成员 A）的，请自动。"于是，有三名成员（E，F，G），走过去拥抱了成员 A，且都红着眼眶或流下了眼泪，而成员 C 则一直在观察他们四人。

在上述例子中，成员 A 的情绪显然触动到了成员 B、C、D、E、F、G 这五位成员个人的情绪性经验，可能是因为个人有过相似的经验或内在未尽事宜。将成员 A 所陈述的内容，与她的情绪反应强度对照一下，不只不寻常，也和情绪强度不相称。因此，成员 A 可能有个人过去未解决的相关议题，职场中的这个事件引起了她强烈伤心的情绪，只是她个人未觉察到而已。这个团体还未进入工作阶段，若立即聚焦在成员 A 身上还不是适当的时机；成员 D 很明显的有个人深度隐私的议题，她非常谨慎地隐藏着，而内在受伤被触发了的情绪经验，很需要被安抚拥抱，成员 D 借由投射和拥抱哭泣的成员 A，来达到安抚自己这个内在需求的目的；而成员 C 的反应是对成员 A 强烈的愤怒，这可能隐藏了个人对相似议题无法自我接纳的部分，而投射到成员 A；至于成员 E、F、G 也都可能有个人议题，而情绪没有成员 A、C、D 强烈。由于团体还在初期和后期的转换期间，领导者不仅不合适主导聚焦"个体层面"的工作，甚至过度企图给成员自我揭露的压力，也会让整个团体和成员的焦虑都升高。

因此，领导者需要一方面忍着，静待和观察团体的反应；另一方面要觉察团体凝聚力的发展状况，以便协助成员。在成员 D、E、F、G 四位成员各自回到座位之后，领导者 A 并没有聚焦在成员 A 或 D 的个人层面，而是将焦点放在人际层面，以便完整地处理这一个"人际层面"的结构：

领导者 A："B、D、E、F、G 你们五位似乎内心特别受到 A 的陈述的触动，你们愿意分享是如何被触动的吗？"团体沉默了一两分钟，期间成员 E 不断地来回看领导者 A 和成员 A，仿佛在期待许可或鼓励。领导者以眼神给予非语言的鼓励。

成员 E："我觉得 A 好委屈，想哭胜过想生气，才会那么伤心。我自己和我爸爸之间就有一点类似的经验。过去我爸爸很没有责任……"

领导者警觉到成员 E 可能要揭露更多的个人家庭隐私，由于团体刚进入共享关系初阶段，而尚未有其他成员深入地揭露隐私，需要提醒该成员安全的议题。所以，领导者 A 及时地提醒成员 E。

领导者 A："WW（成员 E）你现在正在提到的事，是你个人的家庭隐私，你确定可以放心和 A，以及我们分享吗？"

成员 E 略停顿了一下："我愿意和 A 分享，我相信你们不会笑我。……当我小的时候，我爸因为赌博，常不回家，把家里的钱挥霍光了，我们生活得很苦。我妈和他常吵架，甚至打架。小时候我非常害怕他们打架，总是躲在角落里看着，不敢走开，怕妈妈被打死。现在我爸老了，七十多岁了，和我妈都搬来和我住一起。虽然我愿意赡养他，但我心里就是不肯原谅他，只是尽人子女的义务。我常不给他好脸色，也不和他多说话。两年前有一次台风，雨很大。我开车回到家门口，看到我爸拿着一把大伞出来，在倾盆大雨中迈着蹒跚的脚步，走过来给我遮雨和送伞，让我不被雨淋湿（成员 E 突然眼眶含着泪水）。然后他撑着另一把伞，在转身上台阶进屋的时候，我看到他满头白发和有些伛偻的孤单背影，突然感到我爸爸老了，他不再是那个凶恶有力打我妈的男人，他只是个普通的老人。雨那么大，他怕我淋湿，不顾自己会滑倒来给我送伞。那一刻，我忽然很同情他，不再恨他，也发现我爸还是疼我的。"成员 E 边说边流泪，说完后还擦了好一阵的眼泪。

领导者 A："说到这段个人故事，你特别伤感和感恩。我听到了你说父亲疼你的一面，以及觉得他也老了。虽然过去有很多的不满和委屈，却不忍心再继续生他的气。因此你原谅了他，也想到该珍惜彼此的关系。同时，你是否觉得和爸爸错过了好长的可以享受亲情的岁月，而感到好失落。"

成员 E："你真的说到了我心里的感触。"

领导者 A："由于你个人的这个体验，你能理解 XX（成员 A）可能也有感恩宽恕和愤怒冲突的心情。"

在成员 E 回应之后，领导者将焦点转到团体层面，邀请其他成员联结经验和回应。由于其他倾听的成员被触动了，他们相继做了一些自我揭露，有亲情冲突议题，关系失落议题等。然而，共同的核心议题为愤怒与宽恕的内心冲突，这都是成员 A 没有明说，而其他成员自动联结的情绪体验，由此可以看到，成员都是他们生活经验中的专家。

（二）讨论

由于成员 A 自我揭露的时候，这个团体在共享关系阶段之初，虽然这些成员从成员 A 自我揭露的语言和非语言信息中自行联结到成员 A 的情绪经验，对于团体关系的发展有所帮助，但并不表示团体已经让成员感到安全和信任，可以揭露较为隐私的资料，这是领导者在经营团体时所不可忽略的。如果团体越安全，成员的揭露将越个人化和隐私化，所以这时还不到可以聚焦在"个体层面"去工作的阶段，需要以"人际层面"为焦点，持续促进成员个人的信息交换，各种形式的信息，包括情感、想法和行为，并相互反馈，以提升安全和信任感，来推进团体历程的发展，以期团体成员能够发展稳固的共享关系。

在这次的聚会上，成员 E 的自我揭露和领导者 A 对于成员 E 的深度共情，一方面让团体成员体验到团体的安全和支持，因而带动了其他成员开始冒险进行自我揭露；另一方面也提升了团体凝聚力。该亚团体聚会的前段，成员 A 的自我揭露引发了成员 B、C、D、E 的反应，这可以让她觉得别人对她的话题感兴趣，而且有 D、E、F、G 的情感支持，成员 A 的付出得到了可以平衡的酬赏。成员 E 的冒险自我揭露是这次聚会深化的转折点，对于成员 E 的自我揭露，则有三位成员 F、G 和 H，向她分享与揭露了个人情绪经验，因此，成员 E 的付出也可以得到对等的报酬。

就整个团体而言，在前段，成员 A 与 B、D、E、F 四位成员的互动，深度较浅；到了后段成员 E 揭露的深度较大，成员 F、G 和 H 给她回报的自我揭露也较深，建构了团体支持的氛围，所以在后面的聚会中团体可能准备好去开展工作了。在团体历程中，有两个时间段个别成员（A 和 E）进行了自我揭露，都得到了相对等的报酬，成为团体中自我揭露获得成功报酬的典范，且整体上出来自我揭露的成员的人数过半，可以让团体感到互动有深度且平衡，因此，这能提升团体整体的安全和信任。值得注意的是，成员 E 所揭露的是一则个人问题已经解决的亲子关系议题，想以自己"已经过去"的经验支持有困扰的成员 A，这是共享关系阶段成员会出现的利他行为，也可作为团体开始步入工作阶段的指标。如果成员 E 揭露的是尚未解决的亲子关系议题，则冒险程度更高，领导者更需要注意团体的安全。

最后，成员 C 可能因投射性认同而攻击成员 A，需另找适当时机进行处理。至于成员 D 的议题，是未解决的童年期特殊创伤，可能在团体中是冒险性很高的异类议题，这样的成员，即便在工作期也需要尊重成员个人的决定，领导者不可对其进行诱导。

（三）团体结构化程序的说明

在第二个例子中，团体历程可以分为五部分：（1）成员 A 揭露偶发事件，由"个体层面"结构开始；（2）团体成员自动聚焦于成员 A 的交谈和互动，为聚焦"人际层面"结构的互动，领导者可以观察成员的人际现象；（3）因成员 D 的需求所启动四人以非语言表露情感的交流，持续"人际层面"结构的深化；（4）领导者 A 将焦点转换到"团体层面"，带动成员 E 和其他三名成员自动出来向成员 E 和团体分享自我，为"团体层面"结构的深化、为成员 A 铺设接下来提高自我试探的可能性；（5）由于本次聚会的重点在广化和深化团体，而团体在结束前的氛围真诚而凝重。在时间有限的条件下结束本次聚会，领导者 A 使用非语言的"情感联结"仪式，取代邀请团体成员以语言来总结经验，也是在结束"团体层面"结构。

故本次聚会共有五部分的结构化程序，领导者依据团体发展阶段，及对于成员反应的理解，去经营程序而产生这五个结构化程序。这五个结构并不是事先计划的，而是成员自发的行为和方向，经由领导者的逐步经营，呈现出有程序的进展，所以非结构团体的领导的作为并非毫无章法可循。

第八章

团体前期的领导

团体前期的领导，主要包括社交阶段、联结阶段与共享关系阶段三阶段的领导工作。团体前期重要的领导任务为：（1）建立实际的团体；（2）建立团体规范与文化；（3）预防成员的流失。为了有效达成本时期的领导任务，可运用的领导策略主要包括：（1）历程取向，非内容取向；（2）聚焦团体历程的推进，非聚焦个别成员；（3）重视团体成员沟通质与量的平衡；（4）加强成员的人际沟通技巧训练与学习；（5）建立人际交换的新规范；（6）建立团体的负责与主动的文化；（7）善用"此时此地"以促进团体中的人际关系。在本章第一节和第二节将先就团体前期领导的主要任务和领导策略加以说明。接着将于第三节、第四节和第五节，分别就团体前期三个阶段的领导任务与策略进行说明。

第一节　团体前期主要的领导任务

一、建立实际的团体

（一）自主与团体实体

团体初期的首要领导任务是建立一个可以作为治疗的团体。从"社会微缩理论"（Yalom, 1995; Yalom & Leszcz, 2005）的观点，这个团体为成员实际样貌，也就是他们在团体中的人际样貌，一如其真实生活中的人际样貌所组成的团体。在这个如同微缩社会的团体中，可以观察、评估和认识成员个人的人际形态或模式，同时还可以观察到成员的真实样貌。因此，领导者要尽量减少使用结构和控制，并容许成员有足够的时间发展自主性。在领导者较少的主导之下，成员能够自主地按照个人真实和习惯的方式与人互动，才能看到成员个人的实际人际形态。在有足够的时间之下，团体可以从社交性的规范和关系脱离，努力发展亲密的共享关系。在团体安全的氛围之下，成员将感到自在与自由，并逐渐开始呈现出自己的真实样貌，一如在家庭、学校、职场等人际之间的样貌。在团体中，每一位成员与他人互动的特征，就和他在团体外真实生活中与他人互动的特征相同。换言之，在咨询和治疗团体中，成员会出现他们个人人际的不适应行为特征，这些特征将无须语言表达便呈现在他人眼中。越低结构式的团体，由于团体动力的影响，越容易出现这种团体现象。

当团体如同一个社会缩影，最能呼应沙利文视心理治疗为人际生活的科学的精髓。在一个如同成员个人实际生活中的人际世界，去观察、理解和治疗一个人，使得咨询与治疗更贴近实际，而不是依赖治疗师对于成员个人内在世界的推测与假想。因此，在团体初期领导者除了展开团体的程序结构技术之外，要尽量减少对团体和成员的控制。

二、建立团体规范与文化

团体文化包括团体的规范、风气、氛围、习惯和仪式等。在咨询与治疗团体中，规范是团体文化的主要内涵，团体中的规范，包括明文规定和非明文规定两种。前者是团体第一次聚会时成员所签署的契约或同意书中已明文规定的；后者主要是在团体互动之中逐渐形成的。因此，团体规范的建立、形成和维持，便成了领导者的重要任务；而任何团体的规范、风气和习惯一旦建立，便很难改变。在团体初期，由于成员尚在观望、猜测与摸索规范，这是建立与养成团体人际新规范的关键时期，因此，有关团体规范的建立就尤为重要了。

建立规范的策略一般有四种：（1）在团体前的初晤或在团体第一次聚会上，由领导者提出一组较为综合的规范，并与团体成员讨论，经成员都同意后，据以实施；（2）先提出基本规范，然后仰仗这个特定的团体增加相关的规范；（3）领导者先发展管理互动的基本指引，之后再与团体成员共同制定相关规范；（4）以发展观来看待规范的制定，领导者将在团体出现需要的时候再来处理规范的事（Trotzer, 2013）。由于成员初次参加团体，对于咨询与治疗团体不熟悉，不知道与过去生活中熟悉的班级团体或职业团体有何差别，因此通常基本规范可以事先由领导者制定，不过不论领导者偏好何种策略来形成团体规范，都需要确定这些规范经过团体所有成员达成共识。其次，领导者有责任确定规范是否充足、合理，以及成员能否遵守。若在团体开始之前，领导者已经备有一些明文规定的团体基本规范，除了在聚会的第一次必须提出基本规范让成员知道之外，在初始的几次聚会上，领导者也必须百分之百地尽力去执行，才能培养成员遵守规范的行为。领导者在执行团体规范的时候，需要让成员了解遵守规范的重要，才能提升成员遵守的意愿，而不是命令性地要求成员。此外，在制定明文的基本规范时，不宜过多，以成员能够实践和落实为佳。如果规范过多，一则成员不容易记得，二则难以实践。一旦团体成员无法完全遵守这些规范，便无法养成守规范的行为。然而，规范也需要有一些弹性，例如通常基本规范会包括"不得在团体内食用饮料食物"，然而对于感冒未痊愈便前来参加聚会的成员，可能喉咙易干燥，允许喝水乃是弹性变通。最后，有些规范不宜作为明文制订的规范，例如不代言、不批评、不说教等，这些必须等成员出现此类行为时给予改变，使其能够学习共情、尊重或自我揭露。过多此类的明文规范，将使成员感到团体中有很多禁忌和限制，容易变得拘谨或愤怒，而领导者会错过观察到成员人际模式的机会。

　　至于团体非明文规范的建立，领导者、成员的期待，以及具影响力的成员，三者都是规范形成的主力。团体初期需要建立的人际新规范，主要包括：（1）愿意自我揭露；（2）能够自我监督；（3）自发性的程序；（4）此时此地的沟通；（5）使用"你—我"的直接沟通；（6）学习作为助人者；（7）对团体或当事人陈述，而不是只对领导者一个人陈述。有关规范的建立，尤其非明文规范的形成，身教为首要方法，其次教导有方。首先，领导者必须示范倾听、接纳、尊重、共情、了解性反应、正向反馈等行为，同时需要努力去增强成员符合规范的典型行为，并阻止批判、指责和强迫他人说话的行为。

对于团体规范的建立，领导者必须努力协助成员做到，直至成员对于新规范形成共识，能自行监督规范的实践为止。尤其是从第一次聚会开始，领导者便需要教导成员使用"我"陈述，来表达个人经验和情感情绪，使用"你—我"的直接沟通方式，来与对谈的成员交流；使用"你—我"沟通可以促进团体中成员的互动，是一项重要的规范。在我们的文化中，当有成员听到另一位成员的陈述而有所反应的时候，成员习惯向领导者（权威者）去说，仿佛在向领导者报告一般，而不是直接告诉那一位陈述的成员，因此，领导者务必请他直接告诉对方。当领导者百分之百地落实这项规范时，迟早当有成员未直接去沟通的时候，会有成员出来协助纠正，这表示团体对于这个直接沟通的规范已经形成共识。

当有成员批判或指责其他成员的行为时，领导者需要协助这名成员探讨，导致他无法接纳的个人原因。以一个团体为例，有一名成员 A 正在陈述她与已经过世的母亲生前的冲突关系，由于母亲从小偏心，不疼爱她，让她一直对母亲心存不满，难以释怀。然而当母亲去世后，她便一直自责在母亲病重住院期间，自己没有完全放下工作，以便全心全力陪伴和照顾母亲最后一程，而是忙于在医院和工作两边奔波。团体中有一位成员 B 边听边出现不耐烦的表情，几次出来批评成员 A，指责成员 A 对于母亲在她小时候的偏心太看不开。另一位成员 C 则使用隐晦的指责，且不断试图去分析当事成员何以这样内疚。当领导者请成员 B 和 C 停下批判与指责，回到他们自己内心，去探索这些行为背后的个人情绪与经验时，成员 B 陈述，他童年时是家族的宠儿，而现在则需要承担家族的许多责任，因而自我觉察到，虽然过去作为宠儿感到骄傲，然而如今需承担家族重任，有很多压抑的愤怒。因此，对于成员 A 忌妒手足是母亲的宠儿，感到很不以为然；至于成员 C，儿时父亲有家庭暴力问题，母亲和她两人发展共生关系，不谅解父亲，直到父亲死了，感到后悔没有和父亲好好相处，因此她觉察到自己试图从成员 A 身上去理解自己的内疚。当成员 A 在了解他们两人的内在心理经验之后，表示不再因两人的批评和指责而不悦，可以对他们两人进行共情。而团体其他成员从化解这场冲突中，也自在地揭露了自己的亲子和手足问题。

所以，在团体初期领导者必须努力让团体人际新规范百分之百地落实，也让成员体会与理解新规范的用处，只有了解到新规范有利于创造治疗的环境，成员才会努力做到。

三、成员的流失与冲突

团体初期要重视成员流失的问题，并预防成员的流失。有效的领导者必须对团体成员进行评估，尤其是评估每位成员的发展水平和焦点问题。如此，才能为每位成员拟订适当的治疗目标和计划，以减少成员对于团体的不满意而中途退出。对于个别成员的应对，需要留意个别差异，例如在团体初期的三周都迟到的三名成员，处理的方法需要依成员个人的成熟水平来定。对于比较不成熟的成员，领导者可能只需要说："很高兴看到你来了"，对他而言是一种简单容易体会的鼓励；对于较成熟的成员，领导者可能可以这样说："上周你没有太多说话的机会，你是否有些不想来了？"或是这样说："你是否希望团体可以讨论一些你比较感兴趣的话题？"以表达领导者对该成员的期待的理解。而有的成员迟到，可能成为他人的代罪羔羊，需要防止这样的成员被其他成员处罚。如果一个凝聚力不够的团体，每次在开展团体时有困难，那么迟到的成员可能被指责造成团体得等候他一个人，或由于他的迟到干扰了团体讨论。

团体初期领导者需要鼓励或协助成员投入团体。研究指出，团体成员总投入程度与成员流失发生的阶段，以及不稳定出席的情形有显著相关（吴秀碧、洪雅凤，2006）。尤其在团体初期，成员流失对团体是一种伤害，留在团体的成员可能质疑团体的效能，对团体失去信心，以致影响团体的发展，甚至有更多成员离开团体，所以，成员流失为领导者在团体初期不可忽略的议题。其次，团体初期的冲突即便不大，但由于成员关系尚未稳定，所以容易造成成员流失。有关团体内冲突的议题详见第十五章"团体中的冲突"。

第二节　团体初期的领导策略

在团体初期为了尽快发展团体凝聚力，四种有帮助的领导策略为：（1）历程取向，非内容取向；（2）聚焦团体历程的推进，非聚焦个别成员；（3）

重视成员沟通中量与质的平衡；（4）善用"此时此地"以促进成员关系。

一、历程取向的领导

所谓团体历程取向，是指"在互动的个体间（各个成员之间，以及与治疗师之间）的关系的性质"；相对于历程，团体内容则是指"已明着说了，实际的议题，进行的争论"（Yalom & Leszcz, 2005）。简言之，"历程"是指团体中的人际互动；"内容"指团体中成员的口语陈述。在团体初期，团体和成员都未准备好可以助人，因此需要促进团体中的互动，以增进人际关系为领导的重点，以推进团体历程与团体的发展为主，而不是聚焦在个别成员身上去探索。当然更不是聚焦个别成员去深化他所陈述的内容，因为这个时期的领导重点，不在于协助成员去解决问题。

二、平衡沟通的质与量

为了建立与维持团体的安全感，重视团体中沟通的平衡也很重要。所谓沟通的平衡，指团体中成员们自我揭露的量与质的平衡，即广度与深度的平衡。若有成员的自我揭露和其他人落差过大，尤其在个人隐私上揭露过多，不但这名成员冒着团体伤害的危险，其他成员也会感到没有安全感而增加焦虑，团体气氛将变得很压抑。此外，也尽量不宜有成员说话次数过多或过少，当然对于在团体初期沉默的成员，宜观察与理解，不宜强迫其表达。在团体初期，应以维持人际交换的付出与报酬的满意和安全为要。

三、聚焦此时此地

善用"此时此地"，对于团体人际关系的增进特别有帮助。关系的本质是情感，此时此地的互动，可以增进成员个人信息和情感的交流，故有利于关系的发展。人性有期待被反应的需求，当一个人自我揭露之后，会期待和想知道，那些听到他自我揭露的其他成员和领导者对他的观感。由于此时此地的揭露具有高冒险性，对于自我揭露者，聆听的对方给予回应，不但可以增进人际的亲密关系（Laurenceau et al., 2005; Reis & Shaver, 1988），还可以让揭露者感到安心。所以领导者一方面要协助成员自我揭露或表达个人的想法和情绪；另一方面，也要协助其他成员回报给这位自我揭露的成员，自我揭露、共情或反馈都是很好的酬赏。

对于非结构式团体来说，在初期领导者需要更积极工作。所谓的积极工作，特别是聚焦在成员此时此地的互动，而不是引导方向。因此，跟随的技术很重要，领导者需要积极地对成员口语和非口语的行为给予反应。这些技术有共情、反馈、反映情绪、反映内容、表达正向情感等。在我们的文化中，当我们小的时候父母常常会使用沉默，作为处罚或拒绝孩子的手段，因此孩子会害怕父母的沉默。此外，在我们的文化中，权威者沉默、没有反应，也可能表示不赞同或质疑。所以在团体初期，领导者需要做一个对团体成员有反应，且积极努力工作的催化者，而不是仅仅做一个沉默被动的观察者。领导者需要亲切地协助成员表达，且鼓励成员主动回应彼此的表达。领导者自己也得自在亲切地与成员交谈，敏察成员的情绪，并给予了解性反应。无反应和沉默不透明的领导者，将使成员想起过去被拒绝或不赞成的经验，而引发成员的害怕、不满与愤怒。

团体初期领导者的透明化，不是指领导者揭露个人生活世界或隐私，而是分享对于成员表达的反应，包括共情、反馈、喜欢或不喜欢的情绪。这是此时此地关系的互动，尤其成员在自我揭露之后，不知道他人对她的看法，会感到焦虑。自我揭露的成员和其他成员会注意领导者的反应，因此领导者对于该成员透明的反应，不但可以降低自我揭露的成员的焦虑，还能够增进成员与领导者的联结。此外，也需要鼓励成员彼此反应，所以治疗师需要示范倾听、尊重、不批判、接纳、共情与反馈，也需要鼓励成员们彼此相互回应，以促进团体成员积极的互动。团体阶段的发展，与成员彼此之间人际关系的发展，互为循环，而此时此地的人际交换，有助于成员关系的发展，如此可以促进成员自我揭露的意愿。虽然成员自我揭露的内容，不是团体初期聚焦所在，然而却有利于作为成员互动和历程评论的平台，所以在团体初期领导者需要促进的，是成员广度的自我揭露，而不是深度的自我揭露。

四、成员的人际沟通技巧训练

人际沟通与团体规范的形成，有密不可分的关系，部分的团体规范需要经由人际沟通技巧的表达来形成。人际治疗取向的理论都很重视成员人际技巧的学习（Choate, 2010; Weissman et al., 2000）。研究也指出，人际学习是重要的疗效因子（Yalom & Leszcz, 2005）。人际技巧的缺乏与社会焦虑和缺乏亲密关系有关（Nielsen & Cairns, 2009）。在团体中人际技巧的学习，沟通技巧是其中重要的一部分（Baker, Parks-Savage, & Rehfuss, 2009），主要表现在两方面：一方面，来参加团体有个人困境的成员，通常比较缺乏有效的人际沟通技巧；另一方面，在团体初期成员普遍容易使用社交场所惯用的人际技巧，以保持人际距离。因此，为了促进团体成员人际关系的发展，以增进团体凝聚力，同时为了创造支持性的团体环境，也为了准备成员可以相互帮助，在团体初期需要培养成员有效的人际沟通技巧，这不仅可以营造疗愈的团体环境，更重要的是，在互助工作阶段，成员得以运用在团体中学到的人际技巧，作为工具来完成团体目标（Tuckman, 1965），因此在团体初期，改变和培养成员有效的人际沟通的基本技巧，是重要且必需的工作。成员需要学习的人际技巧主要有：（1）倾听他人的陈述；（2）对他人的自我陈述给予回应，如共情、反馈或表示了解；（3）适当与适度的自我揭露；（4）使用"我陈述"或"我信息"；（5）不代言；（6）不强迫他人。进一步详述如下：

（一）倾听

对于治疗师而言，没有真正的"听"，就没有治疗。俗话说，要"用心听"。用"心"表示专注地听，贴心地听，如此才能真正听懂内容所表达的意义，包括对方已经明着说出来的意义，以及未言明的弦外之音。能够共情他人，是由于用心听，而能设身处地地感受，加上真正用心听需要注视着对方，因而还可以从对方的非语言信息中捕捉到更多情感的讯息，使得"听到"更充分。在团体中，成员需要互助，因此倾听是每位成员第一个必须学习的沟通技巧。"听"也表达对正在陈述的成员的重视和尊重，有时候仅仅"听"，就能给对方带来疗愈作用。由于"听"也是团体中最基本的沟通条件，因此要教导成员这样来听：（1）使成员能够彼此倾听，座位安排务必让每个人可以看到其他成员的脸；（2）每次只有一人讲话，余者必须倾听，并在对方说完了，才可发言或提问；（3）当领导者正对着团体或任何一名成员说话时，成员可能尚未听完便开始说话。领导者不论自己的话是否已经讲完，都应该停下来先听成员究竟讲什么？一是这名成员已经有话要说，所以不会继续听下去；二是这名成员可能对于领导者刚才讲过的内容有立即性反应，所以领导者需要知道。

（二）教导成员对自我揭露的成员给予回应

在团体初期，成员往往对于他人的自我揭露，犹豫着是否该有所反应，以及如何反应，或可能以惯用的社交技巧来反应，例如安慰、建议、讲道理等。因此，领导者需要示范，并教导和鼓励适当、有帮助的反应。在团体中有助于共享关系发展的回应，是给予自我揭露的成员共情、反馈、反映情绪和反映内容，这些可以让对方感到支持。因此，在团体初期，首先要教导成员给他人这些回应，也可以让对方感到付出与报酬的均衡。由于初期缺乏安全感和信任感，通常成员自我揭露的意愿较低。因此，领导者需要在每次团体结束之际，一再提醒成员保密的重要性。

（三）适当与适度的自我揭露

自我揭露在亲近的人际关系中是常见行为，在团体初期人际关系尚为初浅，领导者需要协助成员进行适度和适当的自我揭露。一方面，可以让成员体验到自我揭露的安全；另一方面，可以让成员学到适当自我揭露的意义。适当的自我揭露，指成员揭露个人信息，而不是非个人信息；适度的自我揭露，指成员揭露的深度，不宜与其他成员落差过大，以免对该成员造成团体伤害，感到丧失自尊。研究发现：在团体过程中团体成员自我揭露行为的因素当中，最有影响力的主要因素依次为："正向期待"、"正向楷模"与"领导者邀请"、"团体压力"和"想被认可"；而影响成员有想自我揭露，却未说出来的因素依次为："自尊"、"信赖"、"歧义"、"退缩"和成员个人的反应"步调过慢"（吴秀碧、洪雅凤、许育光，2005）。当团体中有成员揭露自己时，领导者需致力于协助该成员获得有意义的回应，树立自我揭露的成功或正向典范，鼓舞其他成员进行自我揭露。而在团体中成员除了因为要维护自尊，而会有想说却未自我揭露之外，由于信任关系不足和害怕自己所揭露的与其他成员差异过大，而成为"异类"，也是造成个别成员在当次聚会上有话要说、却未自我揭露的原因。因此研究也指出，不论在团体前段、中段和后段时期，成员愿意在团体中自我揭露比率最高的原因都是"正向关系"（许育光，2011）。最后，团体初期应以促进成员水平的自我揭露为主，研究指出，成员"水平式"的自我揭露，更有助于团体安全和成员自我揭露的意愿（许育光，2016）。总之，如果领导者能理解影响成员自我揭露和害怕自我揭露的原因，就可以促进成员的自我揭露；如果领导者能够平衡团体成员适度的自我揭露，则可以促进团体成员的关系和团体凝聚力的发展。

此外，领导者需要注意成员自我揭露的两种状况：第一种状况是，过去有过成功的团体经验的成员，容易错误地认为当前的新团体与之前已经发展出亲密关系的团体是相同的，而在团体初期过度自我揭露，领导者需要留意这种成员的自我揭露情况，适时介入，平衡他和其他成员们的自我揭露深度，而不是任由成员不自觉地深入分享隐私，造成与团体其他成员揭露深度落差过大；第二种状况是，高度神经质的成员，在团体初始便如录音机一般的冗长自我陈述，甚至重复的自我告白，这是一种不在意有无听众，以相同议题的内容，反复讲个不停的行为，容易被新手领导者误以为是冒险意愿较高的成员，然而很快地领导者就会发现，这样的成员对于其他成员或领导者的回应没有兴趣，也不会真正地去听，这是成员个人不适当的人际特征，团体初期无法协助她处理核心问题，对于这样的成员，最简便的方法，就是训练她的表达技巧，领导者或许可以这样对她说："请你用两三句话，将刚才讲了约 15 分钟的冗长内容再说一次，以便帮助团体和我了解你所要表达的主要意思。"第三种状况是，过度喋喋不休，容易被误以为是垄断行为（Trotzer，1999），通常这类成员或团体的行为，是由他人的话引起，成员的交谈变得七嘴八舌，或由一个成员总是抢着讲个不停，模糊而无焦点，这种状况可能由团体初期的人际焦虑所引起，以致毫无重点地快速交谈，然而是作为减压或防御，领导者要反馈所观察到的团体历程现象，介入的目的在于减缓交谈的步调，以及让交谈逐渐变得有重点，当团体渐渐发展出接纳的氛围，这种过度喋喋不休的行为便会减少。

（四）我陈述

"我陈述"在咨询与治疗团体中是必要的表达方式。当成员回避个人情绪感受的时候，通常会使用"你"、"我们"这样的词汇来表达。例如在华人的文化中，愤怒是不能被接受或不被允许的一种情绪。一个生气的人，可能被认为修养不好；一个生气的孩子，可能被认为这样不对，会被恐吓不可再发脾气。所以，我们从小学习到生气不被接纳，无法接纳个人有愤怒情绪的成员，在团体中可能这样表达自己的愤怒："她当着很多人的面这样骂我，真的很丢脸。难道你不会生气吗？当然你会很生气，很想揍人。"在这个例子中，这名成员使用了两次的"你"，实际上应该说"我"。同时在最后一句中主语"我"也都省略了，而想揍对方，也说不出具体是"何人"。发生这种情况时，可以请成员改口使用"我"再说一次。协助成员使用"我陈述"，目的在于协助成员可以去"拥有"和"体验"个人的情绪和责任。这个规范到了工作期就显得更为重要，对自己情绪没有觉察的成员是很难真正地去工作的。有关"我陈述"的教导和运用，请详见第十章"领导相关行为与介入技术（一）"。

（五）不代言和不强迫他人

在团体成员人际沟通技巧的训练方面，还有阻止代言和阻止强迫他人。这两种行为在团体初期也是常见的不当人际行为。被他人代言和替他人代言，容易形成配对关系，对于两人的成长和发展有阻碍，所以需要协助两人都做改变。容易被他人代言的成员，可能在实际生活中就是比较缺乏自我表达的技巧或信心，或对于自我表达缺乏负责能力，因此把自我表达的权利拱手让给他人。然而，当他人替他表达而发生问题的时候，他可以不用负责；而替他人代言的成员，可能在实际生活中没有尊重他人自我表达的习惯，或不相信他人可以表达自己，以为自己比对方擅长表达，所以容易跳出来扮演代言的角色。在团体中，当有代言行为出现时，领导者需要立即阻止。可以面质代言者："你是否不信任对方有能力为自己清楚表达？"或直接阻止："我认为他的事，由他自己来说也许比较妥当。"另一方面，需要鼓励被代言者："你自己说说看。"并于该成员表达后给予正向强化。此外，也要阻止强迫他人的行为。在团体初期，成员强迫他人说话，为一种转移焦点的自我保护行为，可以隐藏自我。同时，也可能是权力竞争的行为，用以控制他人。若领导者允许这样的行为成功，强迫他人者便比被强迫者拥有较多的权力，很快可以看到"控制"与"顺从"这样的配对出现。因此，只要一出现这样的行为，一定要阻止，并让被强迫的成员，自己决定是否要说话。

第三节 社交阶段的领导与第一次聚会

在团体发展的社交阶段，第一次的聚会为较特殊的形式。不论哪一种领导取向或哪一种结构的团体，相似点就是在第一次的聚会上有一些共同的结构化程序需要完成。领导者需要运用团体开始的结构技巧，与个体咨询相同，在第一次的咨询会谈中也需要使用结构技术。在这一节将说明第一次聚会的领导任务和结构技术。

一、成员的功课

所谓成员的功课，是指成员处在团体之中，个人的心理状态与努力安顿自己的行为；在团体初次聚会上，成员的主要功课在安顿身心。通常成员初到团体中，不认识其他成员，只知道团体中有两种人，更确切地说，有两种角色。有一个人或两个人，角色叫作"领导者"，此外，自己和其他人的角色都叫作"成员"。至于这两种角色包括哪些任务，并不知道，也不确定，对于领导者角色的认知，除了可能从过去生活的经验产生一些想象外，例如过去的学校的教师角色，其他的并无所知。成员们以为团体的领导者，可能会如学校教师讲课或引领大家一样。至于作为一名成员可以做什么，或不可以做什么，应该做什么，或不应该做什么，一概不知道，亦即不知道作为成员的权利和责任，也不了解这个团体情境的规范。因此，成员在初期通常会有高水平的焦虑，试图使用习惯的或熟悉的行为去应对，以便减少焦虑，这是人之常情。儿童或青少年可能在团体初期不知所措而焦虑不安，准备聆听领导者的指示，就像在学校的教室里一样。有些成人团体的成员，会在团体初始带笔记本来准备做听课笔记，这可以推测出他们想以过去的经验，来准备应对当前的团体情境。由上述可知，成员要在这样陌生的团体情境中生存下去，主要工作便是减少个人的人际不安全感和焦虑的情绪；其次是要努力去弄清楚这个团体的规范。

由于成员并不知道，个人所熟悉的社交情境与咨询团体情境的规范差异。因此，在团体开始之际，成员会以个人熟悉或知道的社交规范，来展开个人在团体中与他人的互动，例如寒暄、闲谈社会事件，甚至讲笑话。成员利用这些交谈试着打开人际关系，打发不知如何使用的时间和减少团体压力。因此在团体初始，成员常会为了一些听起来不好笑的小事，爆发出神经质的笑声，这些无非是为了减少焦虑与紧张的行为。但是，另一方面成员又知道个人来参加团体的目的不在于社交，心理上会感到不安而疑惑，因此在开始阶段团体进行得很缓慢，且容易陷入沉默。

如果一个团体经常有较长的沉默时间，成员可能会表现得焦虑不安，互相观望或眼光回避。压力似乎在团体中轮转不停，每个人都害怕焦点落在自己身上，但时间一久，他们便逐渐出现较自在的行为，他们彼此好像隐藏着共谋，似乎谁也不会将压力推向谁。当领导者缺少警觉，容许沉默成为团体的规范时，这样的行为规范，可以视为成员在团体历程中学习的结果，也可以视为适应。团体在初期经常出现过度沉默或冗长的沉默，这些不只会降低团体动力，还可能会导致团体缺少意义，没有绩效，影响成员中途退出。认知行为学派的 Flowers（1999）便指出这是建立了错误的团体规范。

在团体初期成员主要以有限的角色与他人互动，这种作为在社交情境中可以与他人保持安全的心理距离，维持社交互动。所谓有限角色指两件事：其一，不会让他人知道个人拥有的所有角色，例如你可能已经结婚，但是你可能只让他人知道你的职业角色，不会透露婚姻状况的角色；其二，不会透露一个角色的全部，例如你可能只简单地让他人知道你是学校教师，除此之外你不会分享有关这个角色相关的成功或失败经验等更多的个人信息，尤其是失败的经验。

在这个阶段，尚无法运用团体来助人。理由有三：一是领导者对于每位成员的了解非常有限；二是成员彼此也相互不了解；三是由于人际关系缺乏安全感，成员冒险自我揭露的意愿低。如果领导者没有适配阶段的领导策略，团体成员容易流于闲谈。

二、团体的阶段任务与领导策略

基于上述社交阶段的现象，在展开第一次团体聚会时的领导任务有：第一，形成团体，包括协助成员认识领导者，以及成员之间相互认识；第二，建立团体规范与文化；第三，协助成员了解团体目标与性质；第四，协助成员形成个人参加团体的具体目标。所以，在第一次聚会上领导者通常得运用团体结构化程序技术展开团体活动，这个展开团体的结构技术，依序包括以下几项基本工作：

（一）领导者的自我介绍

领导者的自我介绍，通常除了告知成员姓名，也得告诉成员你期待被如何称呼，例如称你"陈心理师"或直呼你的名字"静芬"就可以。就个人的经验来看，最好让成员称呼你"陈心理师"，而不是"静芬"。由于我们属于集体主义的族群，"人"、"我"的人际界限与个人主义社会有差异，个人主义社会的人际界限比较清楚，所以很多治疗师和成员喜欢彼此直呼对方的名字，感到关系比较亲近，然而，他们对于角色的界限还是很清楚的。但是，在我们的文化下，如果领导者让成员直呼其名，未来便可能有界限混淆的问题；其次，集体主义也伴随有权威阶层文化，如果领导者让成员直呼其名，有些成员会感到对于领导者这样的称呼不习惯。不过，在团体中成员对于领导者的称呼，主要得视领导者个人的偏好而定。

领导者的自我介绍，尚需包括个人与所要带领的团体的相关专业训练和工作经验等背景资料，以表个人有专业能力带领这个团体。

（二）说明所要带领的团体计划

这个步骤主要在协助成员了解团体的目标、性质、过程、领导者的角色、责任与任务，以及成员的角色、责任与任务等。若领导者使用了特定的介入技术，也需要将技术的名称写入说明团体的简介。这样，一方面可以协助成员了解他所要参加的团体；另一方面也可以协助成员知道如何进入团体。例如，成员可以理解未来为何每次展开团体，他们需要负责与决定自己要讨论的个人议题，而不是等待领导者的指示。至于需要事先告知成员可能使用的特殊技术，是由于成员对于心理咨询与治疗所使用的技术，通常可能一无所知或知道得很少，为了让成员有机会知道领导者可能使用的技术，以便未来成员可以安心与合作。例如，空椅法、夸张的实验、角色扮演等，若事先有机会向领导者提问，以了解这些技术，甚至表达对可能使用的技术的个人情感或疑虑，成员就能安心一些。在未来工作中他们也将知道如何去使用，以便对自己比较有帮助，否则未来在团体历程中需要使用该技术的时候，成员可能会感到不安和犹豫。

（三）让成员签署契约或同意书

在成员相互认识之前，需要先让成员签署契约或同意书，因为可能有成员不能接受契约当中的某些条款，而决定不参加。契约的内容，通常需要包括领导者可以带领这个团体的相关专业训练与经验、聚会日期、时间与长度、收费与退费规定、领导者的职责、团体成员的职责（例如出席，缺席和请假）、不受保密限制的条款，以及团体基本规范等。在团体刚开始之际，需要有少数的团体基本规范，让成员知道在团体里可以做什么，不可以做什么，甚至在儿童和青少年团体中也需要少许约定不可做什么（例如对他人身体攻击）的基本规范。有一些初步的规范能够帮助成员减少在团体中的焦虑，所以，同意书或契约中形诸文字的规范，不宜过多，以免烦琐而难以实践。其余的团体规范，则由领导者在团体历程中协助成员逐渐去形成和建立。

（四）协助成员相互认识

在成员都同意并签署契约之后，参加的成员需要相互认识，以便可以形成团体并开始工作。在这个步骤中，有些领导者会让成员自由地自我介绍，通常成员除了介绍个人姓名之外，还会说明自己的职业、职位和头衔。这样的自我介绍内容和其他社交场域没有差别，因此成员很容易将社交规范和社交文化也带进团体，同时，也让成员个人在团体中的权力与地位埋下伏笔。在团体初期，当团体沉默的时刻，成员的压力都很大，此时在我们的文化中，社会位阶较高的成员，例如年纪较长、职场位阶或社会地位较高的成员，容易出来承担开展团体的责任。于是，这位出来承担打破沉默的成员，可能只是为了打破沉默而说话，并不是为了求助而自我揭露。这很容易将团体导向一种社交交谈的情境；这位出来打破沉默的成员，也可能去指定团体中较年经或看起来容易被他控制的成员，出来谈自己的问题，而他自己如同领导者。这样的情况，成员自己可能并未觉察到，却是一种如同宣示个人在团体中的位置与权力的行为。

在团体开始的聚会中，成员相互认识的最重要的目的，就是可以记得彼此的名字，以便在团体交谈时可以称呼对方，其次就是对于彼此的有些资料可以初步了解。因此，个人的社会地位和职称并不重要，也不需要，为了减少上一段所描述的缺失，并尽早让成员相互知道一些"个人资料"，最好采取指定自我介绍内容的方式，或使用结构的自我介绍活动，而不是让成员自由地自我介绍。

Ribner（1974）质疑传统开展团体时暧昧、不引导也不提供结构的领导方法，于是做了一项实验研究，他对契约中有明文规定要自我揭露以及契约中未明文规定需要自我揭露的两种团体进行了比较。结果发现：在单次的聚会里，契约有规定自我揭露的团体，其成员自我揭露的次数和深度，以及成员评定的凝聚力都显著大于未明文规定的团体。然而，在成员相互喜欢的分数上则相反，有明文规定自我揭露的团体的得分显著低于另一种团体，与过去在两人配对的研究上的发现不一致。研究者认为，两人配对可能需要强迫自我揭露的压力大，因此持保留而不揭露自己的参与者，会比较喜欢对方多揭露自己；在团体情境中，由于个人可以让其他人去自我揭露，因此比较容易逃避做自我揭露；或许聚会次数的增加可以改变这种情况。其次，或许除了让渡他人的原因之外，也由于让渡他人，成员之间交换个人信息的付出与酬赏不均，这也可能是潜在的原因之一。所以在团体聚会的初期，促进成员自我揭露和交换个人信息很重要，真诚地自我揭露也有助于人际成长。而少许的结构，可以减少僵化的领导，但要以不干扰每一位团体成员自发的机会为要。Bednar 等人（1974）便建议在早期要进行结构性的互动，这可降低成员对于揭露信息的结果的个人责任，导致较大量具有治疗意义的沟通，且能快速地发展出凝聚力。当团体凝聚力增加时，成员便会负起沟通的责任，而团体结构也可以逐渐减少了。

（五）协助成员形成个人目标

来参加团体的成员需要有明确的目标，才有努力的方向。每位来到团体的成员可能都带着目的而来，然而，他们的目的可能是模糊或不适当的，因此需要在团体中说明和讨论，以逐渐找到合宜的目标。尤其是一些适应问题较为严重的成员，通常只知道自己的困扰，但是不知道自己需要改变，所以需要和每位成员讨论他的目标。有时候，也会有成员的个人目标无法从团体中达成，例如需要长期治疗的成员，他的目标可能在短期团体中无法达成，这样的成员需要经过讨论，以建立可达成的新目标，或给予转介。如果可以在团体前进行初晤工作，形成成员的个人目标，那么在第一次聚会时，成员只需将个人的目的告诉团体其他人即可。

（六）结束第一次聚会

如何结束团体第一次聚会，是不容忽视的工作。由于成员对于团体咨询的认识模糊，好的开始可让成员感到安心和有兴趣，因此如何结束第一次聚会很重要；领导者在第一次聚会中的角色，最重要的就是提供安全的操作。所以，第一次聚会中领导者需要以亲切的态度，表达共情和了解，创造与维持友善的氛围；对于成员和自己都能够敏察，也能够和成员交流情感，同时观察团体而不过于控制等，这些都可以增加成员对于团体的安全感。在结束的时候，让成员有机会表达本次聚会在团体中的感受，以及彼此反馈至目前的印象，都有助于提升成员对于团体的兴趣。尤其是一般人在初见面时，都很渴望知道他人对自己的初步印象，何况这些还是下次要相聚的人。因此，成员彼此反馈初次见面的印象，可以让成员感到有意义。在我们的文化中，初次见面的人通常比较客气，会提供正面反馈的印象，具有人际鼓舞的作用，有利于成员对于团体有良好的印象。

（七）关于第一次聚会最后的叮咛

在第一次非结构式团体聚会结束时很重要的步骤是，领导者要准备让成员进入团体历程。领导者务必向成员说明从下次起的聚会程序和本次聚会的不同之处，即团体是属于成员的，领导者将没有预定的主题和程序。领导者的主要任务是依循成员的需要与方向，协助成员就他们所提出的问题产生有意义的讨论，以及推进团体历程，创造与维持安全与信任的团体环境等。所以，成员需要在本次聚会结束到下次聚会期间，考虑下次聚会时个人想讨论的与自己有关的议题，以便带到团体中来讨论。这样可以协助成员了解下次该如何参与团体，并鼓励成员为自己负责，培养其主动。

除了上述任务外，在团体的第一次聚会上，领导者需要开始努力建立团体的规范与文化。团体的文化、风气和规范，主要都与治疗环境有关，因而开始很重要。若不慎让成员养成不利的文化、风气和规范，等到领导者感觉这些已经干扰到团体才去改正时，通常容易引发与成员的冲突。开始要建立的文化和规范，除了在同意书或契约中明文规定之外，还需要建立一些非明文规范，如不分男女老少、社会地位与声望、个人职业职位等，每位成员皆平等。其次，为自发与主动的规范，成员有权利，也有责任，主动地表达出来；最后，则是养成在团体互动中使用"我陈述"以及"你—我"直接沟通的规范。

为了去除社交文化中的权力阶层，例如年纪较大、职位较高，在自我介绍时应尽量避免让成员介绍自己的职业之外的内容，需要让成员知道团体中人人平等。每个人拥有的发言权利和为自己作决定的权利都是平等的。因此，必须明确告诉成员，在团体中每个人都可以决定自己何时说话、如何说以及说什么，没有人可以强迫其他人说话，包括领导者。当被领导者或其他成员提问时，若不想回答，可以不作答；在团体互动当中，当有年长的成员出来指挥年轻的成员说话时，或男性成员指挥女性成员说话时，都应加以阻止。

在第一次聚会上，除了一些必要程序之外，并没有一定非得如此不可的做法。最重要的是，在一个咨询与治疗团体的初始，领导者通过相互交流的反应，配合合乎共情、尊重和温馨的核心条件，积极地尝试去建构互相信任与关怀的催化性基础。当领导者建构了这个基础，未来成员将逐渐呈现出他们希望超越开始时的深度，去试探他们问题的线索（Gazda, 1975）。如何开始第一次团体聚会的做法，不同的学者有不同的主张，可能与领导者个人的治疗理念，以及领导风格有关。有关团体首次聚会的开展，可参见第十章"领导相关行为与介入技术（一）"的第四节"团体的第一次聚会"。

第四节　联结阶段的领导

一、成员的功课

这个阶段，成员主要的功课为联结关系。团体在第一次聚会之后，会继续聚会，成员将不满足于停留在表浅的社交关系上。在团体互动历程中，通过非语言和语言分享个人资料，成员能逐渐区分彼此的特征，而认同彼此。在这个阶段，由于人性寻求归属的基本需求，成员在团体中开始寻找与试探可以进一步交往的对象，以便去进行人际联结。此外，当成员开始联结时，他们在团体的人际网络中就能找到个人的位置和角色，也是每位成员潜意识中感到的需要。归属感可以提升心理安全，这是成员个人在团体中的一种人际存在的意义。

二、团体阶段任务与领导策略

根据这个阶段的成员功课，领导者的任务除了继续维持和发展团体的基本规范，建立和发展主动性、自发性，承担责任等新规范外，主要的任务是协助成员发展工作同盟，并促进团体成员人际关系的发展。主要介入策略是：第一，从成员的表达中，指出成员之间的相似性，包括困境或议题、经验、情绪反应和个人特质的相同之处，如此可以协助成员，去注意团体中与自己有相似特征或状况的成员，有助于增进成员彼此的联结；第二，教导成员基本的人际沟通技巧；第三，减少成员的阻抗；第四，处理成员权力竞争的议题。

（一）联结

发展成员之间的关系，是这个阶段的重要工作，领导者要善用联结技术（linking technique）；团体的凝聚力可以通过团体的联结过程而增强。联结使得个别成员之间，以及个别成员和整个团体之间产生联盟，非常有助于增强团体的凝聚力。Gladding（2011）建议在团体暖身之间或之后，领导者可以使用联结技术协助成员彼此相互联结，促进关系的发展，尤其联结技术可以持续使用在后续的团体阶段，用以联结前面的各次聚会，以便继续增强凝聚力。其次，Leszcz 和 Kobos（2008）建议领导者要负责发展建设性对话的情绪氛围，其中包括协助成员从认知的或理性的互动，转向情感的或感性的互动，这项任务必须在成员交谈时及时去执行，而不是等待成员的对话结束时才去做，这就太迟了，不太会有效果。

首先，团体中的人际关系发展，不能如同生活中的社交情境，靠偶然形成；尤其没有经过教导与学习，成员在互动当中，容易习惯性地将旧有的、无效的或社交技巧带到团体的人际互动过程中。在社交场所，当有人说出个人困境的时候，一般人最熟悉的反应，就是给予建议、劝告或教导，这是一种自我抽离的方式，可以保持安全的人际距离，成员常常不经意地将这样的沟通技巧搬到团体中。在团体初期由于缺乏有效的沟通技巧，也容易诱发成员潜在的情绪压抑，并造成团体冲突。

在一个团体中，有两位女性成员，成员 A 年约 45 岁左右，另一位成员 B 年近 30 岁。每当团体中有成员揭露个人的情绪性体验时，成员 A 总是主动且积极地给予教导或建议；而成员 B，则对于自我揭露的成员，屡次热心不断地以投射性的分析，解释对方的行为。经过一段漫长的交谈之后，领导者请这一位当事人说出自己的感受，当事人表达了对成员 A 和 B 两人的不悦，他期待的是理解与支持，而不是被教导和建议，也不是寻求被分析。其他成员指出成员 B 的反应，好像自己是咨询师，这最让他们感到愤怒。这些成员先前压抑、被成员 A 和 B 缺乏共情反应的愤怒情绪借机宣泄出来，在这个团体冲突事件当中，成员 A 和 B 俨然成了代罪羔羊；处理这两名代罪羔羊的过程，首先需要协助团体成员相互理解。领导者根据团体过程中的聆听和观察，反映成员 A 和 B 两人的共同特征是遇到困扰的时候，"只管处理自己的头痛，不管自己的心痛"，亦即两人都具有极端任务取向的特征，容易忽略自己的情绪。此举不仅协助其他成员理解成员 A 和 B 为何未能关注、也未理解和共情他人，同时也让他们俩留意到彼此相同且需要讨论的个人议题。在这次聚会的结束过程中，A 和 B 都起来去拥抱对方，仿佛拥抱自己受伤的内在，可以看到他们两人通过这个拥抱的非语言行为，表达了关系的联结。所以，在这个阶段领导者使用联结策略，一方面有助于联结成员之间的关系；另一方面，要积极教导成员使用人际沟通技巧。

（二）教导基本人际沟通技巧

协助成员学习有效的人际沟通技巧，是这个阶段另一项重要的领导策略。D'augelli（1973）研究团体成员的人际技巧对于凝聚力的影响，发现由人际技巧较高的成员所组成的团体，凝聚力比人际技巧较低的团体要高，且成员被评为比较有同理心，比较诚实和开放，也比较接纳，所讨论的个人话题也比较有意义。所以 D'augelli 建议在成员组成之前，可以筛选人际技巧较好的成员组成团体，效果会比较好。但很多时候无法只选择人际技巧较好的成员来组成团体，且团体目的不同，有的团体可能对于人际技巧低的成员有帮助，因此团体初期很重要的领导任务，便是教导成员有效的人际沟通技巧。从团体联结关系的阶段，要开始特别注重成员的基本沟通技巧的养成，并持续到成员能善用有效沟通技巧。在工作阶段成员能够求助与互助，特别依赖于他们有良好的沟通技巧和对沟通的自信。

首先，领导者需要示范与教导成员适当、有效的人际沟通技巧与态度，以利于创造安全、温暖与支持的团体氛围。这个阶段要教导成员的基本技巧主要有自我揭露、共情和反馈；需要教导的态度主要有不批评、不指责、不教导、不说教。当有成员自我揭露，而团体中有其他成员能以自我揭露回报时，最能让对方感到心理安全，知道自己不是特异，有普同感；当有其他成员表示出共情时，自我揭露的成员则可以感受到被理解；当有领导者和其他成员反馈时，则能知道他人的想法和感受，减少对于自我揭露的不安感，因此这个阶段的反馈，最好为正向反馈。由上可知，成员具有适当的人际沟通技巧，一方面有利于人际关系的发展，另一方面也可为成员进入互助的工作期进行准备。尤其这个阶段的成员尚处在重视交换关系当中，自我揭露的付出之后得到回应的酬赏，可以让沟通更满意。Trotzer（1999）认为："关系的发展，乃是人与人之间在互动中交换信息的结果，而且关系发展的程度，依赖于互动的密切程度，以及信息分享的性质与深度"。Trotzer 还指出在团体的第二阶段，领导者的任务包括：（1）鼓励成员进行个人分享；（2）给予他人反馈；（3）建立亲近感；（4）学习接纳自己；（5）学习接纳别人。可见，在这个阶段成员能够自我揭露和相互反馈非常重要，不仅能促进团体成员的人际关系，也能增进成员自我接纳和接纳他人。实证研究也指出，成员自我揭露的程度和团体凝聚力有正相关，且随着聚会次数的增加，自我揭露和凝聚力都呈现上升的趋势，且前后达显著差异，尤其低自我揭露组，最后提升的情况更为显著（Kirshner, Dies, & Brown, 1978）。

为了平衡团体成员自我揭露的质与量，教导成员如何自我揭露也很重要。其一，当成员自我揭露之后，领导者可以将领导焦点回到团体，作为推进团体历程的方法，邀请有相似议题、但不需要有相似或不相似经验的团体成员，都能分享个人的体验，例如冲突的议题，可能是亲子冲突或同事冲突。其二，当有成员揭露情绪性体验之后，若有成员出来教导或建议，领导者或许可以这样教导该成员自我揭露："你讲了一番道理，好像来自于你自己实际经验的感受，可否请你将你的实际经验分享给 XX 听。"或"你这些建议是否来自你实际体验到的，请将你的实际体验分享给 XX。"或是教导他共情："请你告诉他，你所体验到的 XX 在那个处境的心情。"或"若是你遇到这样的事情，心情会如何，请告诉 XX。"在团体成员的互动中，当有成员揭露较深的隐私时，领导者需要注意，在团体中整体揭露的水平广度与垂直深度的状况。可以平衡团体中揭露的质与量的方法，便是其他成员的自我揭露，而不是从垂直层面继续聚焦与探讨该当事人的内在情绪体验。

（三）处理成员的阻抗

这个阶段常见的现象是成员的阻抗。成员的自我揭露，是指个人愿意向团体中的他人分享个人的担忧和困境。阻抗（resistance）则刚好相反，是个体咨询与团体咨询中常见的现象。不论在个体咨询还是团体咨询情境中，阻抗都让治疗过程成为一个棘手的问题。导致成员阻抗的原因，一是团体可能还处在初期，成员由于缺乏安全感所导致（Yalom & Leszcz, 2005）；二是可能来自于对抗领导者或整个团体，或可能受到领导者介入的影响（Morran, Stockton, & Whittingham, 2004）；三是由于阻抗为成员不愿意投入团体过程，可能来自于害怕回忆痛苦的经验，以及表达困扰的情绪，如此可能导致难以发展出领悟或承诺去改变（Mahalik, 1994）。领导者需要细查原因，对症下药，而不是给阻抗的成员施压，这样只有升高他们的焦虑，使阻抗更顽强。若阻抗是由于团体初期安全感的缺乏所致，领导者则需要加强团体安全和信任的提升；若是因害怕面对内在经验所致，则需要加强支持和等待时机；若对抗领导者或整个团体是由负面情感导致的，则需要给予成员表达的机会，以便相互沟通；若是由于领导者或领导介入所致，领导者则需要自我反思，揭露个人的感受，并邀请成员讨论。

（四）注意成员的权力竞争

在这个阶段需要注意成员的权力竞争，以及成员在团体中位置的形成。当团体成员进行关系的联结时，关系发展的过程，也是彼此权力分配与位置高低形成的过程。权力竞争有时容易造成团体冲突，这是领导者本阶段需要注意和妥善处理的议题。权力的运用与成员个人在团体中的位置有密切关联。领导者需要留意成员权力的运用，协助成员善用个人资源，可以减少权力的差距与竞争，尤其是团体中的配对关系，是另一种不可忽略的权力分配与操控。团体中配对的关系有以下几种形式：依赖与被依赖、求援与救援、控制与顺从、代言与被代言、讨好与被讨好。这些配对关系都隐含着某种形式的权力操控，对于成员个人的学习和成长有阻碍。例如求援者往往不直接说出个人的需求，而是利用一种操纵行为，操纵对方去满足他个人的需求，而对方则不自觉地落入这样的圈套；依赖者或被代言者也有类似的状况，因此他们可以轻松地享有成果，同时不必为负面的后果负责。

第五节 共享关系阶段的领导

一、成员的功课

进入共享关系发展的阶段，成员将团体视为归属感的重要来源。成员主要的功课，在于努力去掉社会角色，以真实的自我相互交流，因此，成员彼此可以感受到对方的真实与真诚。成员之间的亲密情感增加，可以体验到友谊的亲密和对于团体的归属感。马斯洛（1943）认为我们人类都有一种寻求情感性的关系，以及在团体中有个位置，若得不到我们将会感到孤独和孤立。从生物学观点来看，正如阿德勒的主张，我们人类属于群居的动物，天生便有群居的倾向，所以当缺乏关系的时候，我们不只感到孤独，也感到无助，甚至缺乏生存的安全感，因此，被包括在团体中，或有归属感，可以提升生存的安全感。参加团体的过程，也可以视为成员在团体中生存的过程，当感到无法生存或无意义的生存时，成员便会离开团体。

Trotzer（1999）进一步提出，爱与归属的需求有几种程度，从只是被接纳，一直到在婚姻和家庭关系中极为复杂的亲密关系。人类需要爱，开始表现在社会情境中，希望能够被自己感到有吸引力的每个人或每个团体所接纳。当个人感到被接纳时，就会有满足感和归属感，且与他人或一个团体有关联，有助于个人产生自我认同。此外，被接纳也导致自我接纳的产生，于是在这个阶段最容易建立亲密关系，为两人或三四人之间的关系，所以成员特别容易形成配对关系，或亲密的亚团体关系。在这个阶段，成员已经逐渐发展出共享关系，团体成员得以自在地与他人分享真实的自我，不必担心被拒绝，也不必浪费精力用在保护个人的角色或人际面具上面。然而，这个阶段的成员可能处在两难的状况中，一方面享受亲密的友谊关系；另一方面想要向团体求助，又担心会破坏亲密的关系。

二、团体阶段的任务与领导策略

根据这个阶段成员的功课，领导者的主要任务有四个：一是促进共享关系的发展；二是维持团体中分享的质与量的平衡；三是建立互助的工作模式；四是处理亚团体议题。

（一）维持沟通的平衡

首先，非结构领导方式容许团体成员依照个人步调进行工作。在这个阶段，由于成员感到可以自在地说话，可能有些成员会较吸引他人而成为焦点，以致揭露过多。反之，较沉默的成员在团体热烈的交谈中，容易被忽略和边缘化，因此领导者得适当地试着去平衡团体中自我揭露的水平，以便多数成员可以被包括在讨论中，并维持成员的自我揭露和团体的水平落差。

（二）促进共享关系

在沟通过程中，成员能够自我揭露，其他成员能够给予相对等的相互自我揭露（Sprecher & Hendrick, 2004）或共情（Laurenceau, et al., 2005; Prager, 2000），这固然有助于人际亲密关系的发展，若成员能给自我揭露者提供积极反馈，则更能促进彼此的关系。由于彼此自我揭露的资料，是个人彼时彼地的资料，共情他人彼时彼地的处境，表达当下身同感受的理解；而反馈则是信息接收者，当下对发出信息者的情感和想法的自我揭露，所以反馈的冒险程度比共情高。团体成员相互自我揭露与彼此提供积极反馈，在团体初期，对于促进成员之间的关系发展，特别有帮助，尤其当成员经过上一个联结阶段，开始进一步的人际关系发展，若能形成共享关系，则可以支撑成员被面质时的焦虑。若不能与团体中的其他成员发展出共享关系，则面质会导致成员的退缩或回避，因此在这个阶段，通常也是成员会继续留在团体或离开团体的一个关键阶段。研究发现，除了理论取向、团体的时间和团体人数多寡外，领导者的介入意图在提升凝聚力等方面，会对团体的凝聚力有显著影响（Burlingame, McClendon, & Alosno, 2011）。所以，领导者需要致力于成员之间的人际关系发展，在共享阶段，团体成员的人际信任、接纳、尊重，以及彼此的了解越多，则成员自我揭露和反馈的冒险程度就会越低，甚至可以自在地进行自我揭露和提供反馈，如此，个人得以学习和成长的机会就越多。

Luft 和 Ingham 设计了一个关系发展的模式，用以解释关系发展的过程，即众所熟知的"裘哈利之窗"（Johari Window）（Luft, 1984）。在这个模式中，影响自我揭露多少和提供反馈的核心因素，就是冒险。当面对可能被赞美或拒绝的两难情境时，人有自我保护的防御机制，不管是积极的还是消极的个人资料，我们都不会轻易公开揭露个人的隐私，除非我们可以确定不会受到攻击或伤害，或是我们可以保证关系有足够支持力，因此若是已经公开的个人资料和客套的反馈，这样的冒险程度很低。相反的，自我揭露越隐私，给的反馈越真实，所需的冒险就越高，因此在这个阶段比较适宜鼓励成员给他人积极反馈，以促进关系。

通常在这个阶段，成员开始进行人际试探。由于此时成员的姿态，都反映在人际历程底下，可以开始试探沉默或过度说话的成员的那些个人经验，或在团体历程中他人对他的体验（Leszcz, 2008）。此外，自我揭露的成员若得到其他成员的反馈，首先，可以学到他人如何看待他个人的行为；其次，可以学到他的行为是如何影响他人对他的感受的；再次，学到他自己的行为如何影响他人对他的看法；最后，他的行为如何影响他对自己的看法（Yalom, 1999, 2005）。通过这样的学习，当成员能意识到个人的行为责任时，团体才能进入解决问题或进行改变的工作期，所以，在这个阶段，领导者需要聚焦在此时此地，并协助成员彼此反馈。此时此地的反馈是一种关系双向交流的历程。进行此时此地的反馈，最有用的几个条件为：（1）反馈必须清楚和立即；（2）反映此时此地；（3）简单而通俗易懂的沟通，不用专业术语；（4）需要包含传送出反馈者的情绪元素，且传达有关反馈接收者与传送者之间关系的信息；（5）当传送者冒险做这项揭露关系的沟通时，应以不判断、不批评的方式，留给接收者自由评估的空间，他对于彼此关系要做得更好或更不好（Rothke, 1986）。虽然反馈很重要，但在这个阶段消极性的反馈（negative feedback）或矫正性的反馈（corrective feedback）都要避免或尽量减少。消极性的反馈，通常含有评价、批评，甚至攻击的语言和非语言；矫正性的反馈，则以描述方式，将传送者所见到接收者的行为和传送者的情感反应告诉接收者。所以，Leszcz（2008）建议团体初期的反馈最好多聚焦在吸引力和接纳的感受上，要具有信心，相信有能力可以容忍强烈的负面情绪之前，要避免憎恨的刺激。

（三）凝聚力与团体发展的危机处理

Trotzer（1977, 1999）认为在团体的凝聚阶段，成员可能流连在享受团体中的亲密感，而没有冒险说出自己的困境，领导者需要提醒和鼓励成员去冒险。Dyaram 和 Kamalanabhan（2005）指出，凝聚力与表现非单纯的关系，高凝聚力并非必然导致较好的表现，需要其他中介因子和调和因子相伴。可见只有凝聚力，不能保证团体成员会努力而有更好的效果。此外，Kelly 与 Duran（1985）的研究发现，在很高与很低程度凝聚力的组，会产生较差的团体表现，呈现出一个曲线的关系；这样的研究发现，一般可以理解凝聚力低的团体表现会较差的状况，然而凝聚力很高的团体表现较差，则令人费解。或许另一项实证研究结果可以说明原因，该研究发现，高凝聚力的团体在团体思维的时候，会陷入两难情境，由于被期待一致，而妨碍了创造力的发挥（Lang & Claus, 1998）。精神分析学者主张，团体成员能去负责任之前，停留在亲密的凝聚力当中，可能是一种退化，产生和谐的幻想，成员潜意识地回避冲突的发生（McClure, 1990）。有学者以"对话"的概念来描述孩童的成长和整合，他们认为对话是一种历程，开始于母亲和幼儿姿态的交互作用，逐渐成为沟通的先驱，最后达到可以口语化沟通的阶段（Leal, 1982）。沟通是产生黏附（coherence）的路径，从孩童的发展路径中可以见到有机体逐渐获得黏附的状态。自我概念和自我认同的概念都在暗示着一种黏附形势的发展（Pines, 2008）。由于团体历程中的黏附，使得成员再度进入孩童时期的黏附路径，甚至退化也可能以虚假亲密形式呈现，成员可以分享相同之处，同时拒绝面对进一步的分化。有些配对的成员，则是由于一人投射到另一人身上，并将其理想化，或是迫使对方进入他个人外化被自我限制的亲密关系中。于是，凝聚的力道能够成为阻抗分化和发展的力量，因此，领导者需要充分地觉察这项团体危机，并需要自己可能部分被包括，部分不被包括，并自在地置身在团体凝聚力的想法之中，唯有如此，领导者才能协助成员和团体走过这个危机。

（四）建立互助合作的工作模式

由于团体治疗并非由领导者在团体中进行个别治疗，因此在成员逐步朝向工作阶段时，领导者需要协助成员建立互助的工作模式。当领导者鼓励成员冒险，朝向解决问题和改变去工作时，会面临成员考验领导者和团体的情况。有成员可能会以低冒险的问题，来测试团体的安全程度，以及领导者和团体的可信任度，也就是团体和领导者能协助他解决问题的能力，因此会提出两次聚会之间或近日真实的个人困扰，然而这个问题可能与个人来参加团体的主要目的或想谈的困扰无关。这类困扰通常为常见问题，例如孩子在学校与教师的轻微冲突困扰，或个人与同事一个小小的冲突，这主要是用来试探领导者和团体能否理解、能否支持或协助解决问题的能力如何。如果有成员测试成功，那不只这名成员，团体其他成员对于团体和领导者的信心，都会得到极大鼓舞。这个团体将很快进入互助工作的阶段；若这个测试失败，也会引发成员对团体的失望与退缩，所以，这个阶段为进入互助工作阶段的重要转换阶段。Trotzer（1999）特别重视成员的责任，主张在进入解决问题或改变的工作期之前，需要先培养成员负起改变和处理困扰的责任能力。增进成员责任能力的领导重点可以包括：协助成员自我评估，认识自己的想法、情绪和行为的责任，体验和建立责任，尊重他人，以及尽本分互助等，这些都需要以成员的共享关系作为基础。当成员能自己对问题负责，也能相互协助时，团体便会快速进入工作期。

（五）处理亚团体

在这个阶段，由于配对和亚团体的发展是不可避免的，这些配对与亚团体有情感关系的意义，有助于成员留在团体，然而也可能存在潜在的冲突。在团体的首次聚会中，成员通常依熟悉程度或投射，选择在安全人物旁边的位置就座。例如，有成员会选择与同性别成员邻座；有成员会选择与年纪相仿的成员邻座；还有成员会投射坏爸爸到某个成员身上而选择远离该成员的座位。物理的邻近性和关系发展有关，领导者若在团体开始放任不管，成员与其他成员接触的机会将会相对较少，容易在相互认识有限的时期，因地利而与座位相近的成员发展亚团体。在团体初始通常成员彼此感到较安全时才会选择相邻而坐，因此更容易就地利之便发展亚团体，有时候可以观察到，只有半边或小半边的成员较热衷于交谈，对面半边或大半边成员都只是观察和倾听。

为了预防亚团体之间的冲突，领导者可以利用一些物理的设置。在团体最初的三次聚会中，在每次团体开始之前，邀请成员坐在尚未有机会邻座的成员旁边。这样可以增加成员接触和互动的机会，以免过早发展出亚团体。其次，在团体成员的互动过程中，领导者要观察和注意可能成为不同亚团体的成员的互动状况，努力协助潜在的不同亚团体之间的成员，相互有良性沟通和交流的机会。联结不同亚团体之间的个别成员：包括联结彼此的目标、议题、体验、情感、人际特质的相同。这样，当团体中出现亚团体，且亚团体之间成员的关系为有联结的正向关系，而不是对立的关系时，就可以减少对立的亚团体给团体所带来的干扰。此外，亚隆提醒领导者必须在准备团体之际，便告知成员，将亚团体在团体外的接触提到团体中讨论，这是成员的责任；并鼓励成员在团体中公开讨论亚团体的成员联盟，以及他们在团体外的接触情况（Yalom, 1995, Yalom & Leszcz, 2005）。所以，领导者需要知道亚团体的利弊，对于亚团体的形成固然无法禁止，也不宜鼓励，当团体中出现潜在的亚团体或明显的亚团体时，都必须处理有方。

第六节　结语

团体前期是团体中成员人际关系发展与改变的重要时期，反映在团体历程发展与阶段特征的改变，这个时期也是团体历程发展中绩效成败的关键。在成功的团体中，成员的关系由生疏到亲密，成员体验到归属感，产生对团体的认同，成员能够彼此开放和分享真实的个人。通过对他人开放自己，才能更深入地了解自己和将他人的观点内化，产生改变，从而能够更新个人的活力感，以及对他人产生基本的信任感，这些都将驱使成员朝向亲密的关系，并准备进入工作。在失败的团体中，成员对团体不满意或感到无意义，自我禁制，观望不前，团体处在不稳定状态，团体内可能出现严重冲突或成员中途退出的状况。因此，团体前期领导的重点在团体历程上，领导者需要致力于成员人际关系的建立与推进。

第九章

团体后期的领导

第一节　团体后期历程的领导

团体后期，主要包括互助工作阶段，以及收获与退出阶段。亚隆认为此时的团体已经发展到很成熟与稳定的状态，然而也是很难去描述的发展阶段。其特征表现为成员在反思、真实、自我揭露与反馈等能力的成长（Yalom & Leszcz, 2005）。从共享关系的角度来看，成员之间的关系亲密而真诚，能关注彼此的需求，也愿意不计付出和报酬，去关心和满足对方的需求。进入团体后期，团体的气氛和关系是成员能够在团体中检视个人关心的困境和问题的关键。支持的氛围和亲密的关系，使成员不用害怕被评价或拒绝，可以去试探不同的问题解决办法。在团体外去冒险做改变之前，也可以先在团体的安全环境中试验新行为。

在团体中，成员以助人者和求助者的两种角色，视情境交替参与和互动。若有其他成员在处理与自己相似的困扰与问题，个人便能够获得观察治疗的机会（Trotzer, 1999）。团体中人际学习、宣泄、普同化、自我了解、注入希望、利他主义、家庭经验重现、认同与模仿、替代性典范等疗效因子，会更有影响力，同时可以更有效地运作。成员们会更投入团体，去发掘并分享个人生活中的问题，团体聚会开始展现真实性、丰富性与复杂性。一方面，领导者要作为催化者的角色去推进团体，鼓励成员善用个人资源，以及运用团体资源协助成员，去处理成员个人的困扰与问题；另一方面，领导者也兼具参与者、观察者和专家三种角色，去协助和推进成员的个人历程，并保持团体与现实的接触。这个阶段是给成员准备有用的技术和新的行为，使其重新进入其团体外的实际世界。所以，这个阶段的团体，如同一个协助成员去现实世界进行改变的转盘，是团体对于成员很重要的一个阶段。

然而，呈现在团体中的特定事件，没有人能够提出具体的程序与指导原则，治疗师必须努力去发展和运作疗效因子，并将治疗师的功能和基本原则，应用在特定的团体事件和每位成员的治疗上（Yalom & Leszcz, 2005）。显然，在互助工作阶段，理论上并没有一套固定的公式可以指引治疗师；Hoekstra（2008）认为，人际取向的领导，必须具备精通、弹性、真诚和转化团体过程的能力。可能咨询与治疗的运作，是治疗师运作咨询与治疗的科学和艺术本质兼具的展现。不过有效的治疗师，不管他自居的咨询与治疗取向如何，都有一些共同的属性，包括共情、亲切与接纳（Luborsky, Crits-Christoph, Mintz, & Averbach, 1988），且治疗师的无效与有效在这些属性上的相似，远胜于在治疗取向上的差异（Yalom, 1985）。无论采取何种取向的治疗，哪些属性是导致治疗成功或失败的关键，治疗师的咨询与治疗取向，以及他在团体咨询与治疗当中变化的元素所涵盖的那些概念，都一定会成为他个人塑造、他在团体中所使用的治疗介入技术以及作为领导者的功能（Leszcz, 2008）。因此，在本章第二节和第三节，先分别论述互助工作阶段，以及收获与退出阶段的主要领导任务和策略，并于第十章和第十一章说明领导相关行为的运用和一些特殊介入技术，以供治疗师参考。

第二节　互助工作阶段的领导

一、成员的功课

此阶段成员的功课最重要的是为努力达成个人来参加团体的目的。成员参加团体都有个人的意图与目标，在团体初期，成员不知道可以如何利用团体，也不确定团体能如何协助自己，以满足来团体的需求。然而，到了此阶段，团体中的共享关系相当稳定，处在共享关系中的人们会关心共同的利益，且会为了维护共同利益而努力，而成员参加团体最重要的共同利益，就是团体的咨询与治疗效能。因此，成员将会努力互助来协助彼此，期待团体呈现出有帮助的效能。此时，由于关系的亲密与信任，一方面，团体成员感到可以自在地冒险向团体求助，成员开始揭露个人生活与困扰，并期待能够从团体中获得帮助；另一方面，团体成员对于揭露困扰的成员，也能尽量给予真诚的关怀，愿意付出时间、精力、分享个人经验、想法、技术、策略等，来协助揭露困境的成员，充分发挥友谊的利他主义。由于在绝大多数的人际情境中，人都有自尊的底线，即便在团体的共享关系中进行自我揭露，成员仍旧会努力要维持个人最起码的自尊，这是领导者务必放在心上的一件事。

二、团体阶段任务与领导策略

根据此阶段成员的功课，领导者的主要任务有四个：（1）协助成员得到赋能（empowering）；（2）善用团体资源协助成员；（3）协助成员发展解决问题的能力和技巧；（4）协助成员改变或解决问题。对应这些领导任务，需要有适当的领导策略，才能使这个阶段有效能与产值。首先，领导者需要增进和运用团体中的治疗因子的力量。由于凝聚力是其他治疗因子的核心因子，在互助工作阶段，成员处在稳定的亲密情感的共享关系之中，团体具有相当的凝聚力，团体的安全与信任高，且共享关系中的成员具有将满足对方需求视为己任的特质，因此有利于运作其他治疗因子的力量，来促进成员的改变或解决问题。而经过前一阶段的学习，成员也逐渐熟悉运用互助模式的方式。

（一）赋能

首先，领导者需要了解一个认为自己面对困境时很无力、也很无助的人，是很难提起改变的动机的。所谓习得的无助感，是长期处在无从逃避的痛苦情境中，无法运用个人资源去突破困境，感到无助，而学习到放弃主宰所致（Seligman, 1972），所以处在无助感和无力感中的个人，很难有动机和能量要去改变。成员能够觉得有能量去面对自己的问题或困扰，这是产生改变动机的基础，所以，在这个阶段让成员获得赋能很重要。

经过多次的聚会，领导者和成员，以及成员彼此，不只有较广和较深入的认识，他们对于成员的个人资源也有所了解。在互助工作阶段，由于成员将自我揭露较多的隐私，甚至从领导者或其他成员那里得到矫正性反馈，这往往容易让他们感到自尊下降。因此，需要继续重视对于成员个人的正向反馈或重构，以促进个人的积极自我概念，以及提升其自尊。当给予成员个人的正向反馈时，领导者特别需要具体指出他的优势，例如毅力、智慧、才干、耐心、经验、完成、成就等，且需要重视成员过去的成功经验。即便只是很小的成功事件，也需要给成员分享经验的机会。此外，也要鼓励其他成员给予正向反馈，指出这个成员的优点和长处，以使这名成员做好准备去面对和处理问题和困境。在协助个别成员的过程中，领导者要持续留意与维持成员适度的自尊，或重构失败的认知，并鼓励非焦点成员的其他成员努力作为助人者的角色，以提升这些成员的个人自尊。运用普同化也是一个好办法，若有其他成员也分享相似的经验，可以让自我揭露的成员减少低自尊感。最后，认同个人的价值也是另一个提升自尊的办法。认同成员虽然有困扰，但这个人仍是有价值的，最重要的是，尽量避免让成员揭露和正在处理的问题无关的个人隐私。

（二）运用团体资源

在此阶段，领导者要加强成员的互动和互助，最直接的方式就是善用团体成员的资源。团体咨询与个别咨询最大差异之处，在于团体资源的运用。在个别咨询情境中，治疗关系中可以提供和运用的资源仅来自治疗师一个人，而在团体咨询与治疗情境中，则具有多元资源的优势。个人中心理论主张，团体所必需的资源应该来自团体中所有的人，而不是来自某一个人（Coulson, 1999）。团体中的治疗关系为合伙的关系，在团体中，不管是成员还是领导者，每个人的背景不同，造成每个人都不一样，且身为领导者需要装作我不是个治疗师，我和你们都完全一样，也不需要期待成员对领导者充满尊敬，因为成员也有他们各自的特殊背景，这就是个人中心咨询与治疗理论对于团体中权力分配的独特观。这样的理念，并不是领导者妄自菲薄，而是要让成员可以看到他们每个人都有权力，可以和领导者共事，如此可以让每一名成员能善用自己的资源，或个人资源被他人所善用，而感到自己有能力和价值。

当团体成员包括有共同问题、但为异质性特质的成员时，成员之间的资源将变得更加丰富。成员个人的资源，包括生活与人生经验、各种技巧、智慧、知识、才干，甚至相异性与情感等，所以运用与善用各个成员的资源这项策略的目的，在催化团体成员的助人者角色。Tuckman（1965）提到在团体的"表现阶段"（performing stage），也就是一般所谓的"工作阶段"，成员利用他们在团体中学习到的人际技巧，作为工具来完成团体目标，成员能够采取和扮演促进团体活动以及学习的双重角色，团体如同一个合伙的工具，能善用其力量处理高层的问题。在此阶段，领导者需要扮演更多催化而非指导的角色。

因此，在团体咨询与治疗的互助工作期，不是领导者与个别成员"单打独斗"的舞台，其他成员只是观众而已，而应该如同一个戏班，每一名成员都有他作为主角，而其他人作为配角的一出戏，领导者如同经验丰富的舞台总监，与成员共同完成一场又一场成功的即兴演出。领导者如同善用资源和人力，以及经营程序的舞台总监，虽然没有任何一场演出是相同的，但是他总是知道如何在幕后引导成功的演出展现，以满足成员。如此才能如亚隆所言，非结构团体没有既定可循的程序指导原则，但是也不是毫无章法，所以善用团体成员资源，可以扩大团体协助的潜力。Trotzer（1999）便确信："团体的最高绩效，取决于扩大对团体资源的运用，以获得有关个人需求和问题的最佳解决"。同时，团体成员通过给予他人协助，了解到自己的价值，团体中给成员提供这个体验的机会，显然很重要，俗话说"施比受有福"。成员从这个助人的过程中，发现和找到了个人资源的价值，而肯定自己是有资源和有价值的，带给成员个人被赋能的机会，因而在团体中有机会扮演助人者，也成为成员提高自尊的方法。

（三）协助成员解决问题

咨询与治疗，不论个体治疗或团体治疗，其共同的功能就是协助成员增进解决问题的能力与技巧。在解决问题的过程中，成员必须同时学习到解决问题的技巧，不能只授之以鱼，还要授之以渔。协助成员改变或解决问题，当然是这个阶段主要的领导任务之一，也是成员来团体的主要目的所在。使用解决问题的模式或策略，来协助成员解决所提出的个人生活中的问题，是简便又有用的方法。参加咨询与治疗团体的成员，也会以处理个人人生或生活问题为目的。团体成员所提出的困境，有些不需要进行较复杂的心理治疗的改变，虽然成员提出其困境，期待获得问题的解决，但以咨询与治疗的观点来看，增进其个人解决问题能力，具有发展和预防的意义，这是很重要的。所以领导者需要协助成员学习和体验问题解决的过程，这些程序如下（Trotzer, 1999）：

a. 辨识、澄清与了解问题。

b. 想出各种解决问题的办法，主要利用脑力激荡、创造性思考与差异思考历程等方法，来想出各种办法。

c. 评价各个办法，可利用批判性思维、现实考验与聚敛性思维等方法来评价。

d. 做决定（选出一个能活用的办法）。

e. 做计划，主要是发展出应用的策略。

f. 练习，在团体中先行尝试新行为。

g. 应用，主要是到团体外的社会使用这些改变，并回到团体中报告结果与经验。

h. 评价，用以决定这些改变是否能解决当前问题。

为了促进上述问题解决模式能够成功执行，在上述的第二步骤的实施要诀包括：（1）最好请当事成员至少先提出一个办法，以增进他对于解决问题的责任，减少无力感；（2）对于所提出的办法，一律先不给予评价优劣或可行性，若成员提出办法就先讨论优劣，可能会被该成员逐一否决掉，最后他可能再次深信，没有办法可以协助他改变，这样他可以继续抱怨，而不用努力改变；（3）当所有办法想出来之后，要向成员确认是否还有办法可想，以便让他自己确定已经提出所有可能的办法了。其次，在问题解决模式的第四步骤的实施要诀包括：（1）由于任何办法，最后都得由当事人自己去执行，因此需要请当事人自己来评价各个办法的优劣顺序，其他成员协助评价即可；（2）当评价完毕，当事人抱怨没有最理想的办法时，应该清楚地提醒他，他想解决问题，而既然已经无法可想，鼓励他"一箩筐的烂橘子，也只好选出最不烂的一个"，以免他找借口，逃避去改变。第五步骤的计划则越具体越好，这样就更有可能去执行。至于第七步骤，可以借用现实治疗的原则，来协助成员强化改变的意愿，当该成员没有在团体外实践改变时，现实治疗学派的 Glasser（1965）主张不要问："为什么？"，由于通常会让成员有找借口的机会，即便他找来理由，也无须回应，只要再问他想要改变与否即可。如此才能让成员体验到领导不放弃他，很期待他改变。

（四）协助成员疗愈的改变

若成员的困扰或问题与他的发展或长期适应力有关，不是具体的生活事件或人生事件，则需要进行治疗性的改变。治疗师便得运用咨询与治疗的适当技术，以及治疗的原则来协助成员，这样的成员很依赖治疗师来协助其改变。经过团体前期的发展历程，在社交阶段，治疗师可以观察成员接近或回避陌生的人际关系的情况。除同事关系之外，也可以观察和体验成员对于权威人物关系的反应；在联结阶段，可以观察和了解每位成员如何展开人际关系，如何运用权力和其他成员建立关系，以及如何面对冲突；在共享关系阶段，可以观察和理解每位成员的人际模式与特征，以及在团体中的角色和位置；对于形成亚团体的成员，可以观察其在亚团体内的角色与相互的依存关系。由此，在团体发展的历程中，治疗师已有机会掌握各个成员的人际形态和特质，以准备在这个阶段协助成员处理各类的人际议题、中断不良人际循环的模式。

在这个时期，成员很需要表达情感或宣泄，并因团体中其他成员的反映，而能够将情绪与认知统整。然而，通常效果是有限的，因此领导者需要知道有效的统整方法以提升效果。实施的程序（Leszcz, 2008）如下：

a. 首先了解成员所呈现的个人人际风格的特征：在团体中，一些成员对于团体历程会有紧张的反应，此时成员个人显现的特征为追求或回避情感的亲密、权力和接纳。

b. 反馈和观察：当领导者在阐释成员的盲点与潜隐的扭曲之际，也将产生观察和反馈，最好以无攻击的方式分享这些反应；而领导者去澄清扭曲，成员个人将获得对自我较为客观的图像，也就是了解自己如何去和他人联结并影响他人。

c. 当成员个人对自我的见解开始有理解和客观反映的时候，对于一般舆论的现实，则能确实知道。

d. 成员对于自我的呈现能加以负责，并能同化与他人的联结，为自己选择这样的观念。

　　e. 了解前述的责任，则可以产生赋能感而启动无扭曲和一般舆论所认定的新行为。

　　f. 成员冒险和后续接收的反馈，可以让他认同这些新的人际方法，并能引领他在团体内的改变。

　　g. 成员在团体外的改变，也反映在团体内的改变，且会产生顺应的循环。

三、初入互助工作阶段成员的冒险举例

　　在互助工作阶段初期，在团体结构化程序方面，由于领导者需要将运用团体协助个别成员作为首要任务，催化团体历程已经较为次要。由于这个时期开始有成员想利用团体，但是不确定团体的可信赖程度，会出来冒险的成员，通常有较高的求助意愿或动机，然而也需要再确定团体的安全和可信任。此外，到这个阶段领导者已经观察了每位成员较长时间，对个别成员也比较了解。在下面的例子中，成员 A 个人的焦虑，可能来自过去被拒绝的经验的投射，因此，他会谨慎地考察团体。所以领导者适当的介入如下：

　　聚会开始一会儿了，成员们散漫地交谈着，突然成员 A 很认真地说出心里的真实情绪。

　　成员 A："我对于在团体里说话一直都很焦虑，担心别人会怎样看我这个人"。（团体气氛突然变得凝重，领导者环视了整个团体，可以看到成员们的一些焦虑，然后团体很沉默）

　　1. 适当的介入

　　领导者 A："在这个团体中，一方面你似乎有话要告诉我们；另一方面你担心自己可能不被接纳，因而处在两难状况中。"

　　成员 A："确实是这样的，我就是有一些担心。"

　　领导者 A："你愿意将你想象的担心告诉我们吗？"

　　2. 不适当的介入

　　领导者 B："我们已经相聚很多次了，我觉得大家的感情还不错，应该没有人会批评或判断你，所以不用担心。"（企图安慰，对成员没有帮助）

　　领导者 C："你的担心可能来自你过去的负面经验，让我们一起就这个部

分来试探看看。"（欠缺了解性反应，可能引发该成员不安）

在互助工作期的初期，成员开始要冒险揭露个人问题或困境。若在团体中还没有冒险成功的典范，第一个冒险的成员由于没有机会确定冒险的安全程度，通常容易受到过去经验的影响，投射团体中有令他感到害怕的人物，或将早期家庭经验的情绪投射到团体中。当成员个人的问题涉及社会评价特别负向的状况时，这名成员对于冒险还是会比较犹豫的，他希望得到保证和确定不会被拒绝、评价、指责等，才能安心冒险。因此，领导者必须把对成员个人的共情和逐步协助作为优先考虑的工作，只有让成员安心了，才能提高成员冒险的意愿。因此在这个例子中，领导者 A 首先共情了成员 A 的两难，可以让成员感到领导者的了解。当邀请成员 A 来处理他的担忧的时候，该成员的意愿才会提升。而领导者 B 忽略了成员 A 的感受，企图说服成员 A，这可能会让成员 A 感到领导者不重视他，只重视自己的工作，让他感到有压力。虽然成员 A 对自我揭露感到焦虑，可能确实在自于过去的经验，但由于领导者 C 没有了解性反应的支持过程，直接要求成员 A 去面对，可能会让成员 A 感到被侵犯性的威胁而产生防御。所以，领导者 B 和领导者 C 的介入都不适当。

第三节　收获与结束

一、成员的功课

在退出和结束阶段，成员主要的功课是：处理即将失去亲密关系的分离焦虑，回顾与评价收获，以及适当的道别。团体的建立，是为了解决成员个人困扰与问题，所以，当成员在团体所呈现的问题或所带来的困扰解决之后，任何一个咨询与治疗团体，最后的工作就是妥善结束团体治疗。在这个阶段的成员，一方面将团体内的学习与经验，迁移到团体外的实际生活中，进行实践改变，另一方面以团体作为支持、鼓励和确认个人在团体外成功改变的来源。因此，此阶段的团体是成员获得增强和激发力量的很重要的堡垒。当成员无论在个人内心或外在人际中，开始体验到成功，也开始相信自己的改变，这就是到了可结束团体治疗的时候了。Trotzer（1999）认为，结束团体可以让成员为自己负起责任，增强已经发生的改变，并协助成员逐渐回到他自己生活的主流。所以，退出与结束阶段团体的主要任务，就是协助成员对他的团体经验做结论。在长期咨询与治疗的团体或是开放式的团体中，在结束团体时，无论领导者或成员都有较充分的时间做准备；而在短期和时间有限制的团体中，结束团体是由聚会期间的长度来决定，时间到团体就得结束。因此，有时候成员会感有一些不容易，尤其是共享关系深厚的团体，成员会感到较高的分离焦虑，害怕团体的结束也是友谊关系的终止，将丧失重要的支持与鼓励的伙伴。此外，在结束团体阶段，成员会评估收获，以确认团体和关系的价值，当然，既然团体一定得结束，基于团体历程已经发展的人际关系，成员也期待彼此能够适当地告别。

二、团体阶段任务与领导策略

依据上述成员的任务，领导者的主要任务为：（1）协助成员处理分离焦虑；（2）总结与巩固个人在团体中的学习经验；（3）协助成员计划未来；（4）协助成员发挥学习迁移效果；（5）给予成员相互正式道别与结束的机会。

（一）处理分离焦虑

聚会越久和关系越亲密的团体，在结束团体时，成员越可能产生较高的分离焦虑。由于具有共享关系，成员会将团体不只视为很重要的支持来源，也是爱与归属的需求来源。结束团体对成员而言，仿佛意味着这个重要来源的终止，因此会产生分离焦虑。在向成员预告团体的结束即将来临之际，领导者需要仔细观察，并给成员提供分享这些焦虑情绪的机会。

在美国，短期团体聚会次数为20次以内，英国为40次以内，在中国台湾，通常短期的团体，聚会约10次左右的居多，因此需要在结束团体前约两周向成员预告；若聚会更长的团体，最好更早一些提醒成员。这样做的原因，一方面是鼓励成员，若还有打算利用团体讨论个人议题者，必须善用剩余聚会的时间；另一方面给予成员离开团体的心理准备。对于有分离焦虑的成员，也有机会分享情绪，并使焦虑得到处理，由于亲密关系的分离，焦虑乃人之常情。短期团体成员的分离焦虑，通常都在平常且容易处理的范围之内，一般只需要有机会表达便足够，聚会结束后，成员们可能会互相交换通讯资料，以保持联系，如果团体成员同意，这是可以容许的行为，在团体结束后，成员离开了团体，他们可以继续利用这些伙伴关系作为支持网络。

（二）评价与巩固学习

为了协助成员发挥学习迁移效果，领导者要鼓励成员将团体内的学习，到团体外去尝试改变与学习独立，并回到团体内分享去做改变的经验，以便可以提升成员去实际生活的世界做改变的可能性。同时也可以在进行改变的过程中，得到团体的反应、反馈、支持与鼓励，以增强改变的效果。另外，为了协助成员总结与巩固个人在团体中的学习经验，在最后一次的聚会中，领导者需要邀请成员自我评价个人在团体中的学习经验与收获，或是获得的改变；同时，也要邀请成员相互反馈。若是聚会次数较多的团体，通常可以容许成员利用较多次的聚会来进行这项工作。这样，成员可以一方面继续不断评价团体经验，逐渐巩固学习与获得；另一方面利用团体内所学持续地在团体外去进行改变，并获得团体的反馈，逐渐发挥学习迁移效果，产生较为理想的改变效果。

（三）计划未来

领导者需要依据成员的学习迁移状况与效果，来和各个成员讨论未来的计划，协助成员将团体中所获得的学习，应用到团体外的生活当中，这项未来的计划，越具体越好。有时候可能到了团体即将结束之际，发现成员另有些议题不适宜或没有足够的时间在本团体中处理，领导者需要指出与提醒该成员未来可以继续寻求咨询与治疗的部分，并提供转介信息或给予转介协助。有时候，成员确实还会有尚待解决的议题或因为分离焦虑而要求延长团体聚会的时间或增加聚会次数，领导者应理解其依赖团体的原因，共情他们的情绪，并协助成员了解团体必须依计划结束的原因，然后，向成员确定团体结束的时间。确实需要继续接受咨询与治疗的成员，应以转介方式来处理，不可答应成员的要求去延长团体聚会，多数时候这可能只是部分成员的要求，这对于成员来说也是一种学习，即对于时间界限的学习。

至于团体最后一次的聚会，领导者可以使用团体结束的结构技术。这项技术执行的参考步骤是：第一个步骤，是回顾在团体历程中成员个人的重要经验。第二个步骤，是请成员自己评价整体的团体学习经验，并检视个人的学习与成长。第三个步骤，是提供成员彼此反馈的机会。成员彼此反馈的方式，可以采取绕圈的方式，视时间的多少来定，由每位成员选择 2~3 人作为对象，给予反馈；或使用书面方式，只需给予每人一张 A4 白纸，在左上角写上个人在团体中被称呼的名字，然后从右手或左手边传出，每个收到的人依纸上成员的名字，书写给予这名成员的反馈，依次传到最后，这张书面反馈便回到每位成员手中。然后，邀请每位成员向团体读出收到的反馈，只要读出就好，切勿回应或评论，其他成员也只需专注倾听即可。这样做的目的，是使收到反馈的成员可以不受干扰地去吸收与内化；若团体成员无法书写文字，可以使用口语反馈方式或绘画方式来相互反馈，这些方法得视可用时间的长短，以及成员特质来选择，并弹性运用。第四个步骤，是领导者需要给每位成员反馈，由于成员通常特别重视领导者的反馈，因此领导者应慎重地在事前以书面方式，给每位成员准备反馈单或反馈卡，在团体中则需要逐一送给每一位成员，并略做口头补述；通常领导者给成员或成员相互书面反馈的益处，一是成员回去之后可以重复再阅读，二是不会因当天收到多人反馈，而事后立刻遗忘。最后一个步骤，是领导者需要明确地告知成员团体结束，这个团体不再聚会。

（四）道别与结束

在结束团体的最后一次聚会上，若有成员未能出席，由于没有机会在团体中向他告别，会让团体成员感到若有所失，或感到怅然。团体的结束，犹如人生的结束或宴会的结束，每个人都期待完满结束，想说未曾说的话，想听未曾听的话，所以都希望在最后一次可以说或听到。在一个只有十次聚会的短期团体中，最后一次聚会由于有一名成员因故请假，出席的成员当中有一名成员提道："这次是最后一次的团体，少了一个伙伴让我感到有些可惜"，团体中有几人点头表示赞同。显然，团体成员一起经历过同甘共苦的历程，不能一起结束与道别，可能会有不完满感。因此，领导者需要事前鼓励成员，在最后一次聚会尽量不要请假，若事先向团体请假的成员，领导者可以在该次聚会结束前，预留几分钟让他可以和团体成员相互道别。

| 第十章 |
领导相关行为与介入技术（一）

咨询与治疗有一种趋势，即不同咨询与治疗理论所发展的介入技术，有彼此借用和融合的状况。因此，无法从所使用的技术，去判断治疗师的理论取向，而是需要从治疗师的团体治疗理念，才能知道他的治疗理论取向。如果一项介入技术可以达成治疗师介入的意图和目的，当然便是可用的技术。因此，治疗师不只必须充分了解一项介入技术的操作，在引用一项介入技术的时候，更需要清楚地知道自己的介入意图与目的，以及该项技术与个人理论的相融程度。

领导者在团体历程中需要适当有效地介入行为或技术，这不只会提升领导效能；有些介入技术也能够提升成员对于团体历程的参与兴趣。由于领导风格的影响，每位领导者可能有个人偏好的介入技术，经验丰富的领导者往往能够为特定的成员或团体创造独特的介入技术。不过对于新手或较少经验的领导者来说，能够参考现成的技术，则可以丰富个人领导团体的介入。除了技术之外，根据最近的实证研究，领导者的个人作为也会影响团体效能。本章特地介绍了基本的或常用的与领导相关的行为与介入技术，以供领导者参考。

第一节　领导者的自我揭露

一、领导者自我揭露的意义

自我揭露，指个人对于当前情境如何反应的披露（Johnson, 1972），是个人以私人的程度，非角色对角色，向他人分享自己的一种能力（Trotzer, 2005）。领导者在团体中需要以"人"对"人"的关系和成员互动与沟通，因此，领导者不能处在完全不透明的状态，成为一个神秘的人物或不可接近的人物。虽然，领导者可能努力要让成员感到他和他们在作为一个人的价值上是平等的，然而若领导者完全不透明，是很难以让成员感到平等的关系的。"人"对"人"的关系或许可以让成员感到平等，也可以让成员感到领导者也是一个人，最基本的方法便是领导者适当的自我揭露。所以，Hill 提道，领导者的自我揭露可以改变助人关系中的权力平衡（Hill, 2004/2006）。亚隆也特别提道，身为一名团体治疗师，他比在个别治疗中更重视自我揭露。对于自己想尝试去做的或自己所说的，能够开放一些将是较为人性化和透明的做法（Overholser, 2005）。

其次，领导者适当的自我揭露可以减少成员的移情发生。领导者需要治疗性地运用自我，逐步揭露自我，这可以协助成员确认对于领导者的印象，并将确定领导者在当下是一个真实的人。再者，在团体中领导者也需要示范和教导成员进行自我揭露。领导者的自我揭露之所以对团体有帮助，是由于可以给成员一个学习榜样，也就是示范（Rogers, 1957; Yalom & Leszcz, 2005）。从个人中心学派的观点来看，自我揭露能让治疗师变得更有自发性和真实性，能够在咨询关系中与当事人缔造真诚而了解的氛围。

二、领导者自我揭露的运用

对于成员有益的领导者的自我揭露的首要条件是适度与适当。如果领导者善用适度和适当的自我揭露，会对团体和成员产生很好的影响。适度，是指领导者的自我揭露信息不宜冗长或太多，否则，成员可能感到不胜负荷或不厌其烦，由于领导者和成员的角色不同，领导者过于冗长或太多的自我揭露，如同一个唠叨或有情绪困扰的母亲不断对子女吐苦水，子女会感到不知所措或厌烦；此外，也可能将团体的焦点反而转移到领导者个人身上，或将本次聚会的目标遗忘到一边去了。其次，适度也暗示领导者不要常用自我揭露，如此领导者的自我揭露才会让成员留下深刻印象，这是物以稀为贵的道理。

所谓适当的自我揭露，似乎是比较含糊的名词。适当的可以包括：领导者清楚个人自我揭露的意图，在团体中领导者的一举一动可能都被成员注视着，领导者的自我揭露被作为一项技术去使用。因此领导者需明察自己的揭露意图。其次，领导者揭露的是个人从过去经验中所获得的洞察，而不是冗长的个人故事。Hill 使用"洞察性的自我揭露"（self-disclosure of insight），指代治疗师的自我揭露（Hill, 2004/2006）。另外，Trotzer（2005）认为领导者必须有自知之明和自我觉察，他的自我揭露才不至于伤害到团体和成员，由于缺乏自我觉察的揭露，对团体成员可能无益，甚至造成伤害，因为"说者无心，听者有意"。最后，真诚的分享，而不是为了炫耀自己的成功，可以为当事人带来希望；总而言之，领导者在团体中的自我揭露必须被当作一种技术来运用，才能有利于成员，领导者不当的自我揭露，反而会对团体和成员造成伤害。

三、领导者不当的自我揭露

领导者自我揭露的时机很重要，在团体初期揭露领导者个人的弱点或困扰，对于团体和成员可能坏处多于益处。在团体初期，领导者正需要建立起成员对于他和团体的信任和信心，成员对于领导者个人一无所知，只对于领导者的角色有所想象。若领导者在团体初期揭露个人的脆弱和尚未解决的困扰，这样可能变成了成员对领导者唯一的认识，将使成员原来想象的领导者可以信任、有能力的助人者意象完全破灭，而感到失望。当然领导者无须是万能，但是也不可以让成员感到所托非人。

治疗师利用自我揭露来满足个人的需求，缺乏自我觉察或不清楚个人意图的领导者，可能误以为心里想到的都可以揭露，或是在听取成员揭露的过程，引发个人也冲动地说出心中所有积累的情绪经验。最后，领导者自我揭露的内容过多，不只容易造成领导的意图和内容失焦，也使得领导者成为团体焦点。如此，在团体初期成员可能承担了需要自我揭露的压力，在团体后期成员可能会感到领导者对自身比对成员有兴趣，这些都不是训练有素和有经验的领导者该发生的作为。

四、适度自我揭露的要件

团体中适度的自我揭露，对于领导者和成员都很重要；揭露的时机、揭露的长度、揭露的深度等都与揭露的效果有关联。以下为促进成员在团体适度自我揭露的要件（Brown, 1992）：

a. 让成员感到安全：要让成员感到安全，主要需要向成员提示他们有选择决定要不要自我揭露，以及为自己的选择负责，这样会让团体成员感到对于自我揭露，个人是可以主宰的，心理上也会感到比较安全。

b. 需要基本团体规则：需要有不得强迫他人自我揭露的规范，如果领导者强调在团体中任何人，包括领导者本人，都不得强迫或引诱成员作非志愿的自我揭露，可以减少成员的害怕，这条团体基本规则在团体初期尤其必要。

c. 团体成员可以主宰自我揭露的决定权：成员个人能够决定何时、如何自我揭露，以及选择与决定揭露的内容。

d. 自我揭露的内容应与团体目标，以及个人的治疗目标有关，以免流于漫谈或非团体可以处理的范围。

e. 在自我揭露之前，要考虑团体的发展阶段，以及其他团体成员能够容忍的揭露范围：例如在团体初期，一名成员深度的自我揭露，可能让其他成员感到震撼或受到惊吓。

f. 成员持续的反应和感受要揭露出来：假如克制或不表达个人的反应，将会抑制参与的程度，或是当团体过程已经受到冲击，成员们克制的反应和感受需要揭露出来，如果成员没有揭露，领导者需要敏察，并提供揭露的机会。

第二节　五种有用的领导作为

领导者除了运用领导策略，适配团体发展各阶段之外，也需要适当使用领导作为。在团体历程中的领导作为，可归纳为五大类，即：（1）引发与刺激引发（evoke-stimulate），包括领导者邀请成员表达和发言，领导者发问、反映和挑战；（2）执行与经营（executive-management），包括阻止团体内伤害性的互动，建议团体进行的程序，建立团体常模与规范，以及引领团体历程；（3）意义归因（meaning attribution），包括使用解释、摘要、邀请和寻求反馈等技术，以及提供参考架构，以协助成员理解；（4）支持与关怀，包括保护成员，同理和支持成员，以及提供友情和情感；（5）运用自我，包括领导者此时此地的自我揭露，揭露个人价值观及如同成员一样做个参与者角色（Lieberman, Yalom, & Miles, 1973）。在这五大类领导者作为当中，领导者支持与关怀的行为，为领导者表达情感和友善，特别有利于经营治疗性的氛围。新手领导者往往由于拘泥于"治疗师"角色而过度自我禁止，保持与成员的距离，很少能示范自在地与成员进行情感的交流。若再加上缺乏其他技术，而仅仅依赖使用发问、探问来引领团体历程，甚至过度挑战成员，将使得团体凝聚力的发展受到严重阻碍。在督导新手领导者的实务工作时，看到有领导者在一次聚会中，没有同理、关心或表达对成员的兴趣，也不曾给成员反馈，唯一使用的技术为反映成员非语言行为的意义，团体成员因此对领导者感到相当愤怒，并口头攻击领导者没有作为，只是在监视他们的举动；而缺少意义归因的运用，也使得成员对于参加团体或自我揭露减少意义感。在团体初期，可能因此容易造成成员的流失。

有实证研究发现，领导者的行为对于团体历程有不同影响，作用方向也不尽相同，整体而言，领导行为最有影响力的是"支持"。支持对于团体历程有四个方面的影响，即影响成员的阻抗、成员与团体的联结，以及与领导者的联结，还有对治疗的正面印象。支持可以减少阻抗，促进成员与团体和领导者的联结。其次，"意义归因"也很有影响力，有增进成员自我揭露和减少阻抗的作用。而领导者"运用自我"和"经营"两者，对于和成员及团体的联结也都有积极影响。至于"刺激"，对于自我揭露也有积极影响，不过"刺激引发"和"经营"两者，尚有一些负面影响。"经营"虽然可以增进成员与团体的联结，但是却阻碍了成员自我揭露；"刺激引发"虽然可以增进成员自我揭露，但会阻碍成员和团体的联结（Shechtman & Toren, 2009）。不过有关"经营"对于团体历程的影响，也有实证研究得出了不一致的结果

（Lieberman & Golant, 2002; Shechtman & Toren, 2009）。因此，领导者在团体历程中运用"经营"和"刺激引发"的时候，对于这些领导作为对团体的正负影响必须有所认识，以便适度运用。尤其在团体初期，特别需要注意谨慎和适度地使用"刺激引发"，由于这项作为容易导致成员被动，减少其自主性的发展，甚至容易引发团体成员的焦虑。另有研究指出，"意义归因"对于疗效有积极影响，同时发现"情绪表达"、"反映"和"了解"等，对于疗效也有积极影响（Lieberman, 2008）。从这些研究结果可以看到，"支持"和"意义归因"对于团体和成员具有积极影响，而没有消极的影响，是领导者必须特别重视的领导行为。"支持"是创造治疗性氛围的核心因素，而"意义归因"则有助于成员自我理解，两者都会让成员感到参与团体的价值。其次则是"情绪表达"、"反映"和"了解"三种领导作为，可以让成员感到被关怀而觉得团体历程有意义，因此领导者能够配合团体发展阶段和情境需求，运用上述领导行为将可产生更好的领导绩效。

第三节　产生有意义的归因

在每日生活中，当发生问题时，人们往往对问题的起因有不同的归因。例如当孩子挑战权威时，可能被定义为叛逆而把年龄作为主要因素；也可能被定义为宠坏而被归因为管教不当；甚至可能被定义为学坏了而归因为孩子有不良同伴。不同的定义和归因，通俗点说，就是不同的眼光和看法，这将引导不同的人在处理问题时，有不同的重点和方法。同样，在领导一个团体时难免也有遭遇问题的时候，领导者若具备基本概念，便可以作为导引和参考，来协助解决不可避免的领导困境。对于团体中发生的一些问题，领导者需要有能力展现出不同的眼光或是看法，才能提出有意义的归因，方能妥善地解决问题。例如，在团体的初期如果领导者没有任何引导或结构，团体成员多数时候只能保持沉默，那么团体内的压力会很大。假如领导者定义成员都很阻抗，或成员不努力去善用时间，并归因为成员有不当行为，那么这样的归因不只是不正确，对于领导也没有帮助；若定义成员对于进入治疗团体缺乏经验，归因为焦虑，则对于这个问题有帮助。领导者可以提供少许的引导或结构来帮助成员，便能够解决成员都很沉默的问题。

　　领导者若要对团体的问题产生有意义的归因，必须要去想象，由于人通常很难去理解他无法想象的事物，具备团体相关的基本概念，能够帮助领导者去理解遭遇的问题。然而，这不是一件容易的事情，团体是一个奇妙的组合，有"看得见"和"看不见"的团体。例如，成员有看得见的正式角色，就是"团体成员"，然而更重要、对团体动力影响更大的，是成员因团体发展的不同阶段，会发展和改变那些看不见的角色，例如"专断者"、"求援者"、"救援者"、"鼓励者"等，都是从团体互动中产生的成员角色；团体规范也一样，有白纸黑字的明文规范，也有在团体历程中逐渐形成的非明文规范；甚至成员之间的情感网络，就是典型的看不见的团体的一部分。对于领导者来说，概念化"看不见"的团体这部分，比"看得见"的团体更是一项挑战，何况是去统整"看得见"和"看不见"的团体两个部分，使之成为对团体的统整概念。Hawkins（2008）认为，领导者需要将团体想象为一张有系统的地图，随着聚会时间越久，在团体结构的发展方面，领导者也需要有能力对团体形成一个整体的概念。为了对团体产生一个有意义归因的图像，领导者可以就团体的四个方面来看，即个体、人际、团体整体和结构。这样可以帮助领导者从经验中产生对这些的理解，能够对团体产生一个有意义归因的图像。

　　此外，对于成员个人在团体中的事件，领导者也需要有正确的见解或做出有意义归因的能力，作为建构介入的依据。例如，有成员抱怨这个团体好像对他没有帮助，假如这个问题是发生在第三次聚会上，由于团体还在初期，领导者可以如此反映："或许你不是唯一一个感到对团体的功能不确定的人"。这样便可以让这个议题，成为团体成员们可以体验和公开讨论的议题。又比如，若有成员略带愤怒地说："这是我最后一次参加团体聚会"，究竟领导者是认为："可能这是她人生中一直在重复的人际关系形态"，或是认为："这是对领导者的挑战"或是"团体中有某些成员不高兴而要她离去"，或是"她在表达需要有人求她留下来"，以上问题到底何者正确，的确不容易确定。若领导者有基本的概念，根据在团体中的观察，能够归因这是她在人生亲密关系中重复发生的困难问题，或许如此可以成为一个在团体中讨论的有意义的问题。但是，即便领导者做出这样的归因，还是需要保留对成员个人的解释，直到可以辨识出这个议题为"团体共同紧张的议题"时，再来解释这个紧张与每位成员的关系。

如前所述，领导者需要先对成员个人的问题做出反应，并随后将该议题转化为团体的议题来讨论。其实对于成员个人问题的反应，不论领导者选择从团体的哪一个层面来解释，原则上若能围绕着团体作为涉入的系统，比较不会将团体的议题变成成员个人或亚团体的议题（Horwitz, 1977）。这样做，不仅可以对团体产生较多的意义，对于成员个人也比较有利。

当团体由一个阶段发展到另一个阶段，由于关系网络的扩散力量，团体影响成员的界限也会一直改变。如果领导者在催化团体的时候，能够认识到这些事，并能够随伴着情感，而不是只有理性，则可以提升团体的凝聚力，并维持团体的统一性。

第四节　团体的第一次聚会

团体的第一次聚会除了一些例行必需的程序，诸如领导者自我介绍、说明团体的性质和目的、成员签署同意书、成员说明个人的目的和相互认识之外，最重要的便是展开团体成员的交谈与互动。虽然当前的团体领导者多数已不再完全遵循传统精神分析论的领导方式，而是采取比较积极的引导。然而，心理动力学取向的领导者，多数仍旧深受分析论带领初亚团体方法的影响。此处先介绍两位采取观察和不引导的学者所建议第一次团体聚会的做法，一人为心理动力学派，另一人为个人中心学派；再介绍两位采取事前准备作为引导的学者所建议的第一次团体聚会的做法，两位学者分别为人际治疗学派和认知行为学派，以供团体领导者参考。团体的第一次聚会该如何展开，学者主张不一，可能需要根据领导者个人对于团体咨询和治疗的理念和个人领导风格而定。各学派的学者所提倡的第一次聚会的领导方法，都有值得借鉴之处。

一、采取观察和不引导的做法

广义的心理动力学派的领导方法，通常受到传统精神分析学派三大原则的影响，即：不涉入、中立、不透明。因此个人中心学派和其他心理动力学派对于展开初次团体，通常采取观察和不引导的原则。Rutan（1999）属于心理动力学派的学者，他将初次聚会作为提供领导者观察和理解成员"打招呼"风格的机会，也就是观察成员在团体初次聚会时如何接触他人的风格。处在全新而陌生的情境中，可以让领导者观察成员因应这个情境所使用的各种防御策略。这个学派认为，虽然成员在团体中讨论的内容很重要，但是他们如何接触各种情境的行为所蕴含的意义更为重要。在初次聚会中，团体的任务就是评估情境的安全，尤其第一次聚会是成员在寻找他们彼此所分享的共同基础面。可能有些领导者会企图减少焦虑，以便催化互动和舒适感，然而心理动力学派的领导者，对于评估下意识的资料更感兴趣。因此，他们不会去干扰或打断沉默，而是抱着有兴趣的态度，观察成员如何应对沉默，以及最后沉默和成员的团体角色如何发展。在这样的团体中，团体的角色主要在于协助成员个人理解他们是如何在因应一个新的或陌生的人际情境。团体就如同一个实验室，让成员探讨他如何因应新情境，每个人在团体的因应，就如同他在家庭和其他生活团体等处的因应。

至于个人中心学派，共同理念以当事人为核心的领导方法。对于第一次聚会如何开始，以不干预、不引导为主要原则，与精神分析论的领导方式相当接近，但是 Coulson 的观点与 Rutan 相似，他们的意图都与精神分析学派的领导者有所不同。Coulson（1999）这样陈述："在一开始我不要知道将会发生什么，或是团体可能将会如何是好。假如我是去引导一个团体，我将会提前将团体带到成熟的焦点，减少在团体内产生较多解决之道，以处理我们共同立即性的问题。"所以 Coulson 主张第一次聚会或团体初期不采取引导，是为了避免"拔苗助长"，或"欲速不达"的问题。这对于操之过急的领导者，会是很好的一种提醒。

二、采取事前准备成员的做法

人际治疗学派和认知行为学派，都重视团体初次聚会开始之前对于成员的准备，以便协助成员能够在引导之下进入团体。实证研究发现，经过事前准备训练的成员，在出席和中辍情况的表现优于没有参加准备者（Piper,

Debbane, Garant, & Bienvenu, 1979），有参加解说准备的成员，在团体中人缘较好、对团体较满意、治疗也较有进步（Yalom, Houts, Newell, & Rand, 1967），团体前的准备对于团体过程和治疗效果有积极的影响（Meadow, 1988）。因此亚隆并不赞同团体初期领导者什么事都不做，而主张领导者需要提供一些结构与引导来展开初次团体聚会，这样比较有效率。所以在团体初次聚会之前，他会先对每一位未来成员进行个别初晤的程序，利用这项初晤工作好好准备，让成员可以知道如何进入团体（Yalom, 1995; Yalom & Leszcz, 2005）。这项初晤程序的目的在于筛选成员，同时也在让成员准备进入团体。

在初晤的时候，主要是在搜集成员个人参加治疗的动机、自我的坚强程度、环境压力源和个人发展史等资料。虽然成员个人的基本资料都很重要，但其中的主要重点在于获得成员个人的人际历史，以及了解成员个人问题的人际行为。所以会对他们当前和过去的人际关系，包括家庭、朋友、同事和亲密关系等，多做询问。在这项初晤工作中，也将探讨他们对于团体相关的害怕、关切与期望，并让他们对于团体操作的实际情形，有一个比较切合实际的想象。此外，也会教导他们人际模式团体治疗的主要概念，如社会缩影、人际学习、此时此地的概念等，治疗师的主要目的，是展示团体治疗的原则可以用来协助他们的问题。所以，这项初晤工作等于给成员进行了完备的导向工作，让成员对于进入团体有个准备，而领导者不仅可以掌握成员的一些基本资料，也在初晤中与成员建立了初步关系。所以，经过了初晤程序之后，在团体初始的沉默便比较有个担保。

在团体初次聚会中，团体可能会出现沉默，而成员会期待地观望着领导者，由此，领导者可以努力将团体普遍且立即地带入此时此地。领导者可以询问成员们在团体此刻的感受如何？如果团体成员的回答为："感到焦虑或不舒服"，领导者则可以鼓励他们扩大这些感觉，尽可能地描述仔细一些，是在焦虑些什么？他们对负面结果有什么想象？并试着将这些想象与他们个人所困扰的问题，或其他此刻浮上心头有关家庭、朋友、同事等的经验进行联结。这样的初晤程序，带给成员可以将个人在团体中的经验，类化到现实生活的关系，这就是此时此地的方法。除此之外，领导者也可以使用其他办法，鼓励成员谈谈为何来参加团体和期待从团体中获得什么。领导者聆听的重点，将会放在成员所表达的与人际有关的部分。

至于认知行为学派的做法，Flowers（1999）主张在团体的初次聚会上使用 3 厘米 ×5 厘米的卡片，请成员将个人想在团体中处理的问题写成两类：一类为容易揭露的问题；另一类为难以揭露的问题。这个前置作业，也可以转换为：一个是较不严重的问题；一个是较严重的问题。这样的前置作业可以让成员表达期望和建立团体规范，能避免非结构团体初始的一些困境。就认知行为治疗而言，Flowers 认为在团体初次聚会的开始，过于长久的沉默特别没有产值，且建立了错误的团体规范。这个"问题卡"就使得成员在第一次聚会之前，已建立起负责自我揭露的团体规范，这是使用"问题卡"的优点。

领导者需要告知成员当他们来到初次聚会时，他们可以揭露或不揭露卡片上所写好的问题。若不揭露先前写好的问题，而去谈没有写在卡片上面的问题，则事后还是得将口头陈述的问题写在那张卡片上，以便追踪他们在团体中所做的自我揭露。这个方式是在结构中给成员一些选择的余地，由于未来的评估基于第一次聚会前成员个人所写的问题，虽然在未来的聚会中，成员仍然得写"问题卡"，却可以从他们在团体中所自我揭露的记录，来对照问题卡，以作为追踪，同时也提供了评价和评估成员的规范。这个办法值得参考之处，即在开始便让成员学习责任。

在团体开始时，领导者通常只说："谁要先开始？"然后只需等待成员自动出来，或许会有片刻的沉默，没有关系，由于成员在事前写了问题卡，这有助于他们思考如何利用团体。

三、采取结构方式

短期的团体第一次聚会最好有一些结构，在必要的例行公事完成之后，通常的步骤便是成员自我介绍和说明参加团体的个人目标。笔者就读硕士时的团体咨询启蒙恩师 James Trotzer 博士，喜欢的技术是使用简单的"称名绕圈"活动，让成员可以快速记住彼此的名字。绕圈开始，首先领导者说明每个人只说自己的名字，不用冠上家族的姓，然后由领导者，若协同领导，则由说明做法的这一位领导者先开始，另一位将会是最后一人。领导者只说自己希望在团体中被称呼成什么或自己的名字，例如"陈老师"。然后轮到第一位成员，例如"何静芬"，则只说"陈老师，静芬"，论到第二位成员先复述第一位成员的名字，然后再加上自己的名字"晏晟"，而变成"陈老师，静芬，晏晟"，第三位成员"凯丽"也依样接下去，说："陈老师，静芬，晏晟，凯丽"，直到绕完一圈，再由任何一位成员开始，依同样方法绕一圈，通常为了示范，第一轮可以由领导者开始。如此绕个几次，成员不但可以记住一些人的名字，且在绕圈中有人会忘记对方的名字，便有其他成员出来协助提示，于是团体成员开始有互助行为，也打破了僵局。自我介绍之后，成员便可以说明参加团体的目标。

笔者就读博士阶段，"进阶团体实验室课程"的恩师 David Welch 博士则偏好先让所有成员绕一圈，每个人只说自己的名字，然后，与成员讨论他个人参加团体的目标。若完成前面的例行公事和自我介绍之后，剩余时间便使用所谓丢"邮票"（stamp）的技术，目的在于协助成员多知道一些彼此的个人信息，也是一种绕圈活动。当绕圈开始时，领导者以引导语指引"邮票"内容，例如"每个人请分享儿童时期最快乐的一个经验"或"每个人请分享八九岁时，成功或有所完成的一个经验"。成员便依序做分享。由于在团体第一次聚会，所以"邮票"多半是分享正向的个人资料。这个活动可依时间长短决定绕圈次数，每次"邮票"的指导语内容都不同。直到聚会时间快结束时，可以略留些时间，让每一位成员说出至目前为止彼此的印象。

上述两种协助成员相互认识的结构活动，相同之处在于不会带进成员个人的社会头衔和职位。DeLucia-Waack（2006）认为，在第一次聚会时需要让成员聚焦在个人目标、团体过程和动力，以及自我觉察上。由于成员需要有自我揭露，才可能有自我觉察的产生，可以使用一些活动来促成。笔者使用的方法为一种隐喻的技术，是让成员给自己取一个可以描述自己的"隐喻名字"，例如"小草"、"大熊"、"蒲公英"、"寒塘鹤影"、"秋风"之类。在签妥了契约或同意书之后，便可以开始自我介绍，成员只说自己真实姓名和参加团体的个人目标，领导者可以协助成员具体化个人的目标，之后，便是请成员向团体介绍自己所取的隐喻名字，并请成员告诉团体为何给自己取这样的名字，同时鼓励其他成员提问，或分享听了这个名字的联想，最后请成员给团体中的两三人反馈本次聚会初步认识的印象。若还有时间，可以再问一些问题，包括聚焦在成员自我揭露的感觉，自我揭露对其他人的影响，成员之间的异同等，然后就自我觉察再做一些推进。由于这个活动可以知道每一位成员是如何看待自己，对自己人生的期待、幻想或理想，且能增进成员对于彼此的兴趣。更实用的是，这个活动可以促进成员的后续交谈，也能获得较多成员的个人资料。这个"隐喻的名字"的活动，在时间运用上能够有弹性，过程可长可短，视团体第一次聚会可用的时间而定。

可能有成员会取一个搞笑的名字，领导者担心这样的名字会影响后续成员去谈论他痛苦的情绪，其实不然，由于成员取任何名字，都在透露着可以去了解该成员的有用信息。有人可能以取个搞笑的名字来掩盖面对人际的焦虑；有人则用以吸引他人的注意，甚至有些成员喜欢取有"小"字的名字，以表自谦，或可能自卑，或是由于自我不成熟，喜欢停留在较早阶段，感到比较安全或需要被照顾。由于意义归因很重要，所以成员若取了如上述的名字，同样可以与他探讨取这个名字的个人意义。当成员开始介绍自己的时候，领导者需要重视赋予成员的经验有意义，由此交换，有利于发展成员们的共同性和分享个人关切的事（Leszcz & Kobos, 2008）。如果不想使用隐喻，也可以请成员说出自己的名字之后，说明这个名字是何人帮他取的，这个名字对他有何特别的意义，或因这个名字发生过哪些有趣的事等。让成员从介绍自己的名字中提供一些个人相关资料，使得其他成员对他产生兴趣。此外，也可利用这个活动，在成员的交谈过程中教导与建立团体的重要规范。

四、结论

由上述，可以看到 Coulson 和 Rutan 在第一次聚会中展开团体的做法，两人很类似，会采取观察、不干预、不引导；亚隆则运用聚会前的初晤让成员做些准备，并在初次聚会的团体中尽量聚焦在此时此地；而 Flowers 则比较有结构地使用"问题卡"推进初次的聚会。这些不同做法的背后，有各自不同的领导意图，并反映着他们对于团体治疗的理念。所以，第一次聚会是否要使用引导？需要多少的引导？如何引导等，视领导者个人的领导理念而定。如果领导者使用引导或结构，需要知道引导会带来什么，以及对于团体发展的利弊。在初次聚会中有些微的结构和引导，不用给成员过度承担展开团体的压力，既可让成员保有很大的自主性，也可减少如 Coulson 所担心的团体提前成熟的情况，这样可以在团体历程中观察成员在不同安全程度中的人际样貌。

在团体初期，尤其是第一次聚会中，成员处于社交关系情境。Rutan 提到要观察成员"打招呼"的风格，可能需考量社会和文化相关的因素，对于初见面的成员在社交行为方面的影响。成员如何因应初次聚会的自我揭露的压力和沉默，除了反映内在心理的因素之外，文化学习也会反映在其因应行为上，尤其是文化因素，可能影响成员初次聚会的行为表现会更大。华人有敬老尊贤的文化，通常社会地位较高者或年长者会被赋予较多权力。

最后，有关初次聚会成员的自我揭露压力和沉默的处理，在短期团体与长期团体中应有不同。在长期型团体中，领导者可以不涉入、不引导，甚至保持中立，由于有较充足的时间让成员去挣扎，终会发生冲突，而领导者在介入与处理冲突之后，仍有充足的时间进行后续各阶段的领导工作；然而在短期团体中，由于时间的有限性，领导者需要积极处理团体发展的任务，在团体初期，沉默若过多或过长，成员可能逐渐学会如何在团体的沉默中生存，这对于短期团体来说是一种时间的耗费，领导者不得不谨慎。无怪乎 Flowers 认为在团体的初期，过度冗长的沉默是个错误的规范。

第五节　时机

对于团体领导者而言，时机（timing）是最重要的技术之一（Hansen, Warner, & Smith, 1980）。生活中我们会听到诸如，由于时机到了，某个孩子突然变得很懂事。同样的，在治疗团体中领导者介入的时机，也是一个重要的决定性因素。然而，这项技术的使用却没有指引的原则或规则可循，只能依赖领导者个人实务经验的积累。在此仅能提出一些观点作为参考。

一、介入时机和介入技术

有效的介入与两项因素有关，即介入时机和采取的介入技术，当任何一项不适当时，都会影响介入效果。对于领导者而言，所有领导技术的使用时机，都必须依据发生在团体历程的当下；所采取的任何介入技术，也必须和团体特定时刻正在进行的历程或内容相符。更确切地说，介入必须与任何直接涉入的特定成员个人状况一致。例如，如果一位成员在团体历程的当下已经很防御了，领导者若在他的一个议题上再给予施压，这样的介入将会使得该成员更加防御。因此，不只这个介入要与团体或成员个人当下正在进行的状况或内容一致，而且需要在最理想的时间点上。有时团体成员正在讨论，过早介入可能打断或阻挠了他们的互动，然而太晚介入可能丧失了介入的催化作用。例如，团体在讨论一个议题的时候，成员们经由交谈而情绪正逐渐出来了，如果领导者过早介入，可能成员变成转向和领导者交谈，而不再继续相互讨论。这一来可能使得他们的情绪烟消云散，再也回不到那个有意义的状况，也错失了解决的机会。不过，有时领导者需要及早介入，以免成员情绪过度高张，然而对于害怕冲突的领导者而言，通常由于个人对于冲突的焦虑而容易过早介入，以致没有让成员的情绪出来，且能够去解决冲突，只是被回避掉了而已。而如果介入过晚，则可能让团体冲突变得一发不可收拾，因此，去辨识这两种情况的差别，才能把握住最理想的介入时机。

二、团体互动活络时的介入时机

有一种情境是团体成员的讨论可能比较活络，正在进行脑力激荡或交换想法，领导者也会面对何时是最佳介入时机的难题。下面三点可供参考（Posthuma, 2002）：

a. 是否团体成员离话题太远？

b. 是否成员们的讨论互动，远比停留在这一个话题上更重要？

c. 是否大部分的成员或只有少数几个成员在交换想法？

斟酌上述状况，可以帮助领导者决定何时，以及如何介入。通常从团体成员的反应中可以协助领导者知道，介入时机是催化亦或不是。如果领导者介入了，而成员忽略了领导者所带进来的注入，那大概可以确定这个介入时机不对；如果团体纳入领导者介入的注入，并且继续下去，这就表示介入时机很合适，而且也可能对准了标靶。也就是领导者采取的介入技术和时机，让成员感到很受用或正中下怀，而促进了当下的讨论。

三、新手领导者与时机

对于新手领导者而言，把握时机是一项很大的挑战。有句谚语："宁可少做少错，不要多做多错"，很适合用在领导团体有关时机这项技术上。新手领导者往往有过度积极的情形，由于新手领导者认为，领导者就是需要负责让团体去工作，一定需要有所作为，因此会多介入。这种情形，尤其容易发生在团体沉默的情境中，主要原因来自领导者个人处在团体沉默的不自在。俗云："度日如年"，可以用来描述新手领导者在团体沉默过程时的感受。新手领导者容易对于沉默时刻有错觉，感觉时间特别长，且过于焦虑，就不会等待最佳介入时机。对于团体沉默的介入时机，很重要的就是时机的时间本身（Posthuma, 2002），领导者需要留意时间，看看时钟或手表（最好是有时钟），以便让介入适当，而顺利地结束沉默。

四、团体即将结束的介入时机

介入产生的价值和领导者介入的态度，以及团体那时候正在进行的状况和内容有关。假如成员正在激烈地讨论，而团体聚会时间几乎快到了，此时很重要的是，介入必须努力在所剩余的时间内，协助团体成员解决正在讨论的议题，并处理他们个人的情绪。在某些情况下，由于机构的要求必须绝对准时结束团体聚会，若由于还有未尽事宜而结束了团体，成员仍遗留了很多的情绪，这样对于成员个人或团体都将不太好。因此，有些时候不妨提醒成员所剩的时间，并指示需要准时结束，例如可以提醒："还有五分钟团体就得结束，我们得考虑关于结束"或"我们还有十分钟可以用来分享我们的想法和感受"。然而，在某种情况下这样的介入可能会让团体很突兀地终止，或形成打压成员的参与，不过，有时候却可以促进成员达成一个重点，或作出决定，或朝向支持，或摘要评论，或给团体一个舒服而有产值的结束。因此，领导者在团体即将结束之际，需要提前注意团体正在进行什么，而斟酌介入的注入，需要留给成员们完成的时间，来决定介入的时机。

第六节　使用"我陈述"

一、缘起

如第八章所述，使用"我陈述"为一种与他人关系的有效沟通方法。在团体初期领导者需要努力教导成员有效的人际沟通技巧之一，便是"我陈述"或"我信息"的沟通方式。在 20 世纪 70 年代"我陈述"已使用于亲子沟通和师生沟通的训练。由于使用"我陈述"来表达情绪很少会具攻击性，也较少会发生对他人负面评价的问题，因此不会伤害到信息传递者和接收者双方的关系，且可以促进接收者改变的意愿（Gordon, 1970, 1974）。使用"我陈述"由于传递的既不是批评对方，也不是直接冲着对方，所以不会发生像使用"你陈述"带有批评和归咎的问题。由于一个人在说话中很容易忽略觉知自己的行为对他人的冲击。然而，当使用"我陈述"的时候，说话的人便能够意识到自己的情绪，以便去和信息接收者分享。同时能去沟通对方的行为对陈述者（我）的影响，留给对方去觉察和负起调整自己的行为的责任。所以 Gordon（1974）表示"我陈述"也可以称为"负责任的信息"，且使用"我陈述"所要确认的部分，可以为对方保留表达的空间，因此能够开启发生冲突双方的沟通（Hopp, Horn, McGraw, & Meyer, 2000）。

在咨询与治疗中重视使用第一人称的学派有：阿德勒学派、完形学派（Dinkmeyer, McKay, & Dinkmeyer, 1997）、以人为中心学派，以及存在治疗学派（Parrott, 1997）。这些学派都强调当谈到自己的时候，使用"我"来取代"你"、"我们"等，目的是让当事人觉察自己的情绪和情绪是自己的；也有在强迫当事人为自己的情绪、行为或态度负起责任的意思，而不要去怪罪别人。有时这种表达方式有助于让当事人了解到他需要采取行动才能改变现状（Erford, Eaves, Bryant, & Young, 2010）。

二、"我陈述"的技术运用

"我信息"或"我陈述"的使用方式演进至今，大约有三种常见的使用技术（Erford et al., 2010）：

第一种，为单纯的"我信息"，主要用来确认一个存在的问题。由于只有传递信息的成员自己做此陈述，因此对于接收信息的对方威胁性较少。使用的时机是在一位成员想要确认一个问题，但是又担心对方防御的时候，可以使用这样的技术。如下例：

> M1 对着 M2 说："你可能觉察到我们几人都把你当小妹妹看待，我们确实很想照顾你。可是我很不喜欢你在团体里只要有人指出你的缺点，或指出你攻击别人的时候，你就不说话，然后装出很委屈的样子，好像你反而是受害者。我觉得你想要我们都同情你和保护你，而你就可以不用反省自己的行为。"
>
> M2："真的吗？你说的话吓我一跳。我从来不觉得我在伪装什么的。而你却指责我在装小，以博得你们的同情。"说完之后就低着头，看着自己的脚，小声啜泣。

这时团体的气氛变得凝重，团体陷入沉默，可能这个沉默有意义，领导者要忍着，不要急于打破沉默，先观察和等待成员的反应。

第二种，为复合式的"我信息"，通常用在只要改变行为，便可以解决问题，或是有成员希望展开一个比较复杂的对话，可以使用这一种"我信息"。复合式的"我信息"包含三个部分：（1）对该问题的描述，最好使用行为描述的方式；（2）这个问题或行为对该成员的影响；（3）该成员体验到的情绪。简言之，复合式的"我陈述"，使用时的顺序为先描述对方的行为，其次为自己所受到的冲击或对方行为的效果，最后则是表达自己的感受。例如成员说："你这样是在骂人，你以为你自己没有错。"可以教导成员改为"我信息"，说："当你这样说我的时候，我感到被谴责，因此觉得心里不舒服。"在这个有顺序的沟通当中，可以看到个人的情绪，是由对方行为的冲击或效果所引起，不是由对方的行为所直接引起。

第三种，最常被使用在团体治疗当中，用来教导成员的指导语，如下列顺序：

a. 当你_____（描述对方行为），我感到_____（描述自己的情绪）

b. 由于或因为＿＿＿＿＿＿＿＿（描述对方行为的效果）

c. 最后是＿＿＿＿＿＿＿＿（自己的感受）

　　有需要的时候，还可以增加第四步骤，我要＿＿＿＿＿＿＿＿。这样的表达有先发制人的角色，可以找出解决问题的途径。例如：面对一个只有反对、没有建设性意见的阻碍型成员 M2，成员 M1 学习到这样表示："你一再反驳我的提议，让我觉得越来越泄气。我好像踢到铁板一般，感到很挫败。我决定不再说话，等你提出办法再讨论。"

　　不过在团体治疗中，并不是完全都不适合使用"我们陈述"。当有一个人，这个人可能是领导者，也可能是成员，认为团体有一个问题或关系有了问题，需要沟通，则可以使用"我们陈述"来沟通。例如领导者可能会这样反映："我们似乎比较有兴趣停留在这个议题的表面来交谈"。这样的陈述方式与"我陈述"的不同之处，在于不去辨识问题的来源，也不暗示或指控有某个或某些成员该对这件事负责，因此比较不会引起成员的防御或阻抗。如前述的例子，这样的团体情境和成员彼此都有关联，需要共同来解决。因此，使用"我们陈述"的技术，对于领导者想要特别强调团体一起来解决问题有所帮助。不过，当领导者或某名成员需要为问题负责，却利用这样的技术来回避，而推卸为团体的问题，或当领导者利用这样的技术来控制或强迫他人时，都是不当的。

第十一章

领导相关行为与介入技术（二）

第一节　重构

一、重构的定义与性质

　　重构（reframing）是治疗师协助当事人换个角度或方式看事情的一项很有用的技术。Eckstein（1997）主张"重构"可视为一种特殊的解释技术。重构可以改变有关一个情境的概念或情绪的观点，并将之置于另一种脉络或框架中，使其仍然符合原来情境的事实，却得以改变有关该情境的意义（Watzalawick, Weakland, & Fisch, 1974）。重构是将一个问题情境以新的方式呈现，让当事人采取较为积极且有建设性观点的技术（Guterman, 1992），同时它也是比较不会引起当事人防御的一种友善的技术。因此谈论重构，首先必须先了解什么是"构造"（frame）。Bateson（1955）对于"心理的构造"（psychological frame）给予这样的定义："是一个位置或一组信息（或有意义的行动）"；换句话说是，心理看事物的位置或信息的组织。所以"构造"，也有"框架"的意思；"重构"也有"改变框架"，或"换个视角"的意思。个体的"心理的构造"，有些状况是一个人能意识到，并有语言表征的，例如"下雨"、"树丛"、"工作"、"娱乐"；另一些状况可能是在潜意识里未能被知觉的，而且没有好的外显语言可以说明，例如潜意识影响人际的因素，"可怕的人物"、"暴力"等。此外，构造有概括性和排他性的本质，且人与人之间可能有共同的构造，然而也有每个人独特的构造（Bagwell-Reese & Brack，1997）。同一件事，有一些人会产生共识，而另一些人可能有不同见解，每一个构造会与其他构造形成连锁状态（Brack, Brack, & Hartson, 1991），例如一个小时候被父亲暴力相向的当事人，可能看到"男人"，就会联想到"暴力"。因此，探讨一个人的心理构造是一种有用的建构，可以解释这个人的知觉和信息的运作。

二、治疗师使用重构的目的与功能

重构的目的在于协助当事人用另一种占优势的观点去看情境，使得情境看上去似乎问题较少，或较为正常，因而使当事人对问题较为开放（Corey，2007）。当治疗师使用重构技术时，可以向当事人提供一个新观点，期望当事人可以用不同眼光去看待他的情境，并看到结果，这样行为会比较合理（Eckstein, 1997）。所以当治疗师使用重构的不同观点时，必须符合情境，要与当事人的观点类似，甚至比当事人原来的观点更好，以便可以说服当事人（Kraft et al., 1985）。简言之，使用这项技术的时候，治疗师要接纳当事人的世界观，并在其架构内创造出一个可行的改变（Guterman, 1992）。如果能够成功地重新架构，可以让当事人从原先以为不能解决的情境中看到可以解决的曙光，或是将其视为根本不是问题（Hackney & Cormier, 2012）。此外，重构可以让当事人采取一个全新的方法去呈现问题。

这项技术源自阿德勒治疗，将认知作为处理焦点的技术，在阿德勒治疗的四个发展顺序当中，第三个顺序是心理解释（Dreikurs, 1973）。阿德勒治疗有一级改变（first order change）和次级改变（secondary order change）之分；一级改变，只是顺应（adapt）问题，而重新定义问题，则可以产生根本的改变。所以重构可以作为一种创造次级改变之用的介入技术（Eckstein, 1997）。由于重构可以将消极的看法，通过再定义使之成为积极的解释，因此这项技术具有一种鼓励的作用。

Clark（1995）认为心理解释技术包括两项共同元素：其一是治疗师向当事人介绍新的构造，当治疗师向当事人传授替代框架时，对当事人经验的意义或构造给予了再概念化；其二是多数的定义，不论是隐晦的或明显的定义，都与治疗师的治疗理论或治疗师的观察有关。所以，治疗师的解释和所提供的框架是当事人未曾意识到的。例如，当事人认为他的父亲很"顽固"，可以用新框架解释为很"有决心"；假如当事人说"我不能……"，就将其再概念化为"我不愿意……"或"我选择不……"。在阿德勒治疗的心理解释步骤当中，重构的元素，目的在于对当事人赋能（empowering），使他能负起责任。重新架构也能够使当事人从怪罪他人，变得比较能够为自己的行为负责（Young, 1992）。

三、重构技术的操作步骤

（一）重构的三个步骤

第一步，治疗师必须使用不批判的倾听，一再的倾听，以便完全了解当事人的问题，这是一个非常重要的开端。因为治疗师使用重构，必须依据对当事人和其世界观的确实认识，只有这样当事人才能与新的参考架构产生关联。第二步，一旦了解了当事人的问题，治疗师便可以在当事人对自己行为的看法和新观点之间搭起桥梁，此时涵盖一些当事人的看法来建议新的观点。第三步，治疗师要增强所搭的桥，直到当事人发展出转变的看法，例如给当事人指定家庭作业，来强化他能够用新观点去看自己的行为（Erford et al., 2010）。

若用在如犯罪矫治对象或不良行为少年的咨询与治疗情境中，Kolko 和 Milan（1983）另外建议了三步骤，用以扩展和支持重构的运用：（1）重构行为；（2）指定行为（prescribing behavior）；（3）使用契约来维持行为。这样可以协助当事人，不只改变认知，也确实去改变行为。

（二）重构技术的变化运用

重构技术在实际运用时，可以有几种变化，即："重贴标签"、"正向解释"、"正向弦外之音"，或"重新归因"等（Eckstein, 1997）。"重贴标签"是一种特殊形式的重构，包括以一个较为积极的弦外之音，取代一个负面的形容词。例如，一名妇人描述丈夫是"醋坛子"，可以使用"关心"来取而代之；又例如，一名女孩说"我妈管我太多，什么也不让我做"，可以使用"你妈因为太爱你而设限，这样她可以安心"这样的说法来替代。"正向弦外之音"的过程，则在移除一个症状或诊断的命名，以当事人可控制的具体行为描述来替代。当被诊断为某种疾病时，通常当事人可能感到无法控制、很无力，这时可以使用只描述其症状行为的方法。例如对一位儿子有多动症的母亲，可使用"你一直在找办法，使他可以专注在一件事情上直到完成"的说法来取代使用疾病名称。从实证研究结果来看，Swoboda、Dowd 与 Wise（1990）指出，重构技术是克服抑郁的有力技术，他们在治疗抑郁症患者时最常用的重构说法有，例如"孤独和感觉低迷，表示你对于隐居和基本的自我满足非常容忍"，或者"宁可对自己感觉很差，也不对他人抱怨，表示你愿意为他人的好而牺牲自己。"由于语言的操作与文化有很深的关联，因此运用重构技术的时候，需要使用贴近当事人的文化且当事人能理解的词汇。

第二节 提问与探问

"发问"是人际之间很自然的沟通方式，可以区分为提问（questioning）和探问（probing）两种，虽然两者都以开放式问题协助个别成员觉察、思考或内省，甚至可以带动成员参与或成员之间的互动，但两者的性质仍有差异。提问具有自然反应的性质（Benjamin，1987），当人的兴趣或好奇心被引发，自然就会提问，四五岁的小孩最爱问东问西，这是好奇使然。不过领导者的发问，则需视为一项技术，审慎使用。团体中的提问，可以协助团体成员思考自己以及思考之前没有想过的部分，让成员的漫谈有聚焦的重点；当成员的讨论卡住时，能协助澄清；也能协助成员表达重要情绪或特定经验的情绪；还能协助将暧昧不明的沉默转化成为积极的讨论（Benjamin，1987; Clark，1989; Hill，2004/2006）。因此，适当的发问对于团体历程有帮助，领导者需要学习能够变化地使用不同的问题来提问。

领导者提问应具有目的，为了评估、面质、聚集成员、联结、管控、扩充等，将提问作为推进团体历程的工具。因此，依提问的目的问题可以分为几类：（1）使用支持的问题，让成员自己反省和回答；（2）提出切题的问题，这是与当下团体成员经验有关的问题，以便带动讨论；（3）运用调整的问题，领导者可以管控成员言谈的次数和时间的长度；（4）扩充的问题，这是相对于封闭式问题而言，能够使成员表达或促进成员表达；（5）开放式问题，可以促进成员充分表达和产出更多内容（Clark, 1989）。由于适当的提问能产生多样功能，因此身为领导者，一方面需要克制过度依赖提问来引导团体，形成领导者中心的领导；另一方面不要总是提出一成不变的问题，让团体历程少了很多功能，也变得形式。

至于探问，则有协助成员更深入个人自身的功能。成员可能不愿意负责深入个人问题，然而在领导者的指引之下，则能够或愿意去深入探讨，不过成员都有自己内心构造的敏感点和限制。有效的探问，首要条件是领导者能够知觉成员个人的敏感点和限制，如此才能成功探问，使成员能进入较深层，否则，将会引起防御。其次，虽然探问对于成员的自省很有帮助，不过得替成员保留开放的退路，以免成员觉得领导者咄咄逼人，或被逼到无路可退，并因感到有威胁感，而愤怒反弹或退缩。所以，虽然探问可以协助成员深入问题的探究，但是领导者必须永远记住，领导者只是开启，走步的权力是留给成员个人决定的。

第三节 以家庭为本的团体技术

虽然，团体治疗并不是在团体中进行个体治疗，然而目的也是协助个人达成其治疗目标。近期有学者觉得团体治疗理论有限，于是致力于向团体治疗形式相关的领域借鉴，例如借用家庭治疗理论的概念或技术（Ritter, West, & Trotzer, 1987; Trotzer, 1999），以便从比较复杂的团体情境，去理解和协助团体中的个体成员。

一、家庭治疗理论在治疗团体中的应用

就团体的内容而言，有一部分在治疗团体中出现的重要议题或问题直接或间接和家庭有关联，成员来自原生家庭的问题或麻烦，倾向于出现在治疗团体中。因此，将家庭治疗理论应用在团体治疗比应用在团体历程，更有利于对团体层面现象的理解。

随着对家庭动力的理解，以及对家庭生命在个人发展中的关联的理解，将有助于理解团体成员的问题和促进建构解决策略和改变的可能性（Trotzer,

1999）。因此，以家庭为本的团体技术，对于理解团体成员个人人际现象背后的原因和个体内在心理的原因以及处理由此引发的问题都有帮助。就人际原因而言，每位成员都是他个人家庭的一员，因此在团体中每位成员，都在反映他的家庭和别人的家庭不同或相同。从个体内在原因来说，每个人都有自己的家庭背景，而每个人的家庭背景，就是个人成长的环境。因此，就成员体验其家庭环境而言，每一个都是专家，所以可共同聚焦在此部分，每位成员都将会有一些有意义的贡献。因此，以家庭为本的团体技术，有如成员与成员之间的一座天然桥梁。通过关于家庭的有意义分享，得以促进团体凝聚力，并因此可以创造出能够认识彼此异同的情境。

二、以家庭为本的团体技术

在此介绍笔者设计与偏爱的三个以家庭为本的技术，有："家庭水族图"、"家庭隐喻"、"生命的承传"。创造这些技术的灵感，是受到家庭星座理论（Adler, 1959; Toman, 1959）和家庭治疗理论（Minuchin, 1974）的启发。

一个人如何知觉自己和原生家庭其他成员的特征、位置、角色、情感，以及规范，不但影响着他的人格发展，也将复制到个人未来人生在所处的其他团体中的表现，影响着个人如何进入一个团体，以及处在团体中的人际类型和态度。而这样的现象也常复制到治疗团体中，因此，在团体中使用与家庭知觉相关的活动，有助于延伸成员对团体知觉相关议题的讨论，通常对于协助成员了解个人的人际议题相当有帮助。

──────── 【活动一】"家庭隐喻" ────────

对于一个人的家庭概念，华人的家庭有时候不限于核心家庭，可能涵盖更广的大家族。这个活动主要用来协助成员觉察个人内心的形成，团体中的自己以及其他成员的角色与位置的图像，以及对团体氛围的感受等。尤其在团体初期，当团体卡住不前的时候，可以促进成员对团体整体的觉察，有利于团体历程的推进。

活动说明：

（一）邀请成员将这个"团体整体"比喻成一个"家庭"或"家族"，这个团体像什么样的家庭，并描述这个"家庭"的气氛。

（二）这个"家庭"里面有哪些家庭成员的角色，以及他们的个性或行为特征，必须包括成员自己。

（三）对隐喻进行讨论，包括核对彼此对他人角色的描述与这个人自我知觉之间的异同，以及每个成员在自己家庭中的位置和角色与在其他成员看来的角色隐喻之间的关联等。

（四）对自己和这个隐喻"家庭"的期待，以及自己可以做些什么或想改变成什么角色。

【活动二】"家庭水族图"

活动说明：

（一）给每一名成员准备一张 A4 白纸和一盒彩色笔或蜡笔。

（二）请成员想象若他们的家庭就像一个大海。家庭中的每个人，包括自己，都是这个海中的一群水族（即海里的鱼、虾、龟、螺等），那么每个人会是什么水族？以及会在这个海的什么地方？

（三）请成员将 A4 白纸想象成这个海，并将所想象的自己家庭水族绘画到这个海里。

（四）请每一名成员在团体中分享他的图画在叙说什么。

（五）当一名成员在分享的时候，其他成员需要遵守一些规范。

1. 鼓励其他成员可以反映的行为

（1）当有一位成员在分享其画作时，其他成员务必注意倾听。

（2）可以针对个人在图画上面所看到且感兴趣的部分，向画图者说："请多告诉我一些"。

（3）可以告诉画图者自己对于整张图画或图画某些部分的个人想法或感觉，务必使用"这是我的想法……"，或是"这是我的感受……"来陈述。

（4）可以将分享者的图画和自己的图画相同的地方进行简要联结。

2. 约束其他成员不可做的行为

（1）不可以批评或嘲笑他人的图画或绘画技术。

（2）不可以解释任何他人的图。

（3）不可强迫画图者回答不想回答的问题。

这项技术可以用来协助成员自我揭露，并联结到个人在团体中的位置与角色，甚至延伸讨论到实际生活中其他团体中的自己。从实践经验来看，让成员画"家庭水族图"，能协助成员有趣又自在地谈论他所知觉的原生家庭中成员的特征、关系、情感、位置和角色。在隐喻中，由于成员可以自己决定如何呈现他自己和家人，因此成员通常会提供非常丰富的个人资料。尤其，在儿童和青少年团体中，这项技术不但能帮助他们比较容易去谈论自己和个人的家庭图像，也能够促进他们交换意想不到的丰富资料。

————————【活动三】"生命的承传"————————

这项介入技术受到 Toman（1959）家庭星座理论的启发。家庭代际间的建构与传承，对于团体工作或问题解决特别有用，个人在自己、人际、生涯或灵性等方面的决定，特别容易受到原生家庭传承的影响。下面的活动可以用以探讨，成员个人内在心理动力对于个人在这个团体内和团体外人生运作的影响。

活动说明：

（一）请成员带来家人照片（或绘图），包括的家庭成员如下：

1. 个人母方的祖父母。

2. 个人父方的祖父母。

3. 个人的父母（或继父母）。

4. 目前的家庭成员（已经独立成家的才需要这一项）。

（二）让成员分享下列有关个人家族的信息：

1. 成员介绍照片（或图画）中的家人，包括这些人在原生家庭中的排行和个性特征，以及和自己的情感关系。

2. 分享一件个人记得的与这个大家族有关的重要事件。

3. 自己与家族（祖父母或父母）各代有关联的特征、态度、价值观、人生观或信仰。

（三）从上述分享延伸去讨论成员个人在当前团体中与待人接物相关的信念、价值观、认知和行为。随后可延伸讨论团体外个人当前的生活形态、价值观、决策和问题等。

虽然，在团体中使用以家庭理论为本的技术，很容易发展出讨论重点和应用。不过，Trotzer（1999）提醒需要注意的一些事项：首先，领导者必须记住，将以家庭为本的技术作为在团体治疗中的应用，主要在于撷取家庭理论的概念而不是内容，因此不要让成员感到需要揭露有威胁性的个人或家庭信息，成员可以保留不想揭露的隐私，以便成员可以自在地揭露他们与团体相关的共同信息。其次，注意不要聚焦在促发有关家庭的议题上，因为提到家庭往往会触动个人痛苦的来源，虽然领导者不能禁止成员完全回避提到痛苦的家庭经验，但是领导者需要根据使用目的，来监视和调整成员情绪，以避免偏离使用目的。再则，以家庭为本的技术，主要在于善用个人来自家庭的信息，帮助成员处理在团体中提出的问题或困境，因此避免落入冗长的家庭故事和细节中。最后，要以成员个人为焦点，而不是聚焦在他的家庭，以免形成进行家庭治疗。

第四节　角色扮演

角色扮演（role playing）是一种实验或经验性质的技术，已成为许多学派所使用的一项技术，目的是帮助当事人去了解有关一个处境的视野或人际互动的不同观点。当治疗师认为当事人对自己或自己的改变，需要发展出较深入的理解时，便可以使用这项技术，因为这项技术可以向当事人提供一个安全、自由冒险的环境，去执行一项被决定的行为（Erford et al., 2010）。大部分的角色扮演，是由当事人出演自己或另一人，或者是当事人自己的反应，或者是在一个情境当中的某些处境，然后从治疗师或团体成员处获得反馈。角色扮演进行的时候，是以现在式演出，而不是以过去式或未来式演出，通常选择一个较简单或不太困难的情境来扮演，然后逐渐朝向较复杂的情境演出。

Hackney 和 Cormier（2005）指出角色扮演有四项共同的元素：元素一，称为"会心"（encountering），意思是去了解另一人的视角，因为有时候当事人要换角色，去演另一个人，这个人正是涉入当事人困扰情境的人；元素二，就是"舞台"，有基本道具的空间，以便增进经验的现实感；元素三，为"独白"，即当事人表达出内心的个人想法，以及相关情绪，通过独白，治疗师和其他成员可以理解当事人的非理性信念；元素四，是"替身"，即在再演出那个场景的当下，由治疗师或其他成员，站在当事人的背后说出当事人没有表达出来的想法或情感，可以引领当事人增进对自己的觉察。

在角色扮演的阶段方面，有些学者主张角色扮演可以分为三个或四个阶段。即第一阶段"暖身"，第二阶段"行动"或称"演出"，第三阶段"分享与分析"；也有学者将第三阶段再区分为"分享"和"分析"两阶段，因此就成为四阶段。理由在于角色扮演之后，通常当事人的情绪会被引发，在分享阶段，当事人可以进行个人信息分享，将个人在角色扮演中的体验告诉团体，并接受反馈，因此，分析可以等待下一次聚会再来进行。

Young（1992）将前述的三个部分，再给予扩充，成为具体的七个步骤，如下。

a. 暖身：治疗师首先需要向当事人说明和解释这项技术，而当事人则需要详细地描述个人愿意改变的态度、行为或表现；同时，需要鼓励当事人讨论任何有关不愿意参与角色扮演的地方。

b. 设定场景：协助当事人布置舞台，安排一些家具或道具。

c. 选角：由当事人指出并描述涉及该场景的重要人物。

d. 演出：当事人表演出标靶行为，假如当事人难以做到时，治疗师可以示范该行为；当事人应该要从最不困难的场景开始，然后逐渐朝向比较困难的场景，在这个步骤中，治疗师可以打断当事人的演出，以便指出当事人正在做的行为，就是造成他困扰的地方。

e. 分享与反馈：治疗师和其他成员以具体、简明、描述性的以及可了解的反馈方式提供给当事人。

f. 再演出：当事人在团体聚会当中和聚会之外，重复地练习标靶行为，直到治疗师和他都相信已经达成目标为止。

g. 追踪：了解实践的结果和进步状况。

另外，Young（1992）提出一个变通的角色扮演技术，称之为"镜子技术"（mirror technique），与弗列兹·皮尔斯使用的夸大技术相似，这项技术主要使用在团体咨询与治疗中。在当事人重演场景的过程中，当出现重要行为的时候，请当事人退出演剧，由另一名成员接手当事人的角色，同时以夸张的方式，再演出原来当事人表演的该行为或反应，如此，原来演出的当事人可以观看和评价自己的反应。由此可以讨论新的反应，并由当事人去实践。

后来，Erford 等（2010）再将前面七步骤加以简化，提出一种五步骤的角色扮演过程：

a. 将需要学习的行为具体化。

b. 决定出一个事件的脉络或环境。

c. 从简单的场景开始，然后再到较复杂的场景。

d. 从最低风险的角色开始扮演，再向上工作到涉及较高风险的情境。

e. 将角色扮演应用到实际生活时，也从最低风险的情境开始，再向上工作到涉及较高风险的情境。

角色扮演是一项很有力量的咨询与治疗技术，作为探讨有关人际的问题时，尤其适合不同年龄的当事人，也特别适合团体治疗情境。选择使用七步骤还是五步骤方法，可因治疗师个人偏好而定。最后，如果在进行角色扮演时能够录像或录音，将特别有助于分析当事人在所指定的角色表现中的优点和挣扎。

第五节　角色转换技术

角色转换技术（role reversal technique）最早是格式塔学派所创，用以协助当事人处理因内心冲突或矛盾，而否认或未觉察的问题，现在普遍被其他学派的治疗师所借用。在格式塔治疗中，当治疗师觉察到当事人所表现的行为是潜意识情绪的反转或颠倒，从而导致行为呈现出不一致、不联结或破裂的现象时，治疗师便可运用角色反转技术，协助当事人实现整合这些冲突和矛盾（Harman, 1974）。现在使用这项技术的治疗师已不限于格式塔学派，当治疗师觉察当事人内心正体验冲突或分裂时，便可使用这项技术，协助当事人辨识内心所处矛盾情境中的不同角色或分裂的部分（Hackney & Cormier, 2005）。由于这些分裂的部分是当事人内心感到冲突而不能自我接受的部分，因而焦虑至被分裂，然后再压抑在潜意识里，使自己不能觉察或被自己否认。

治疗师可邀请当事人扮演导致焦虑的那个角色，以便去接触那些通常被否认和埋藏的部分，然后再协助当事人对自己的观点、态度、信念等矛盾进行检视。当事人通过扮演另一个角色和检视自我冲突的两边，可以提高对个人处境的觉察，并处理被否认或埋藏的议题（Erford et al., 2010）。不过，当治疗师使用这项技术时，可能会遭遇当事人的阻抗，因为当事人觉得治疗师要他去扮演一个让他不舒服的角色。所以，为了顺利执行这项技术，治疗师必须在团体安全的情境下，提供大力的支持和鼓励，来协助当事人能够自在地去参与这项技术的应用过程（Hacknery & Cormier, 2005）。

角色转换技术不只协助成员处理内心的冲突或矛盾问题，治疗师也可变通地将其运用在人际议题的咨询与治疗中，以协助成员扩大人际知觉的视野，学习从不同的角度，去看自己和情境，以获得进一步的知觉。尤其在团体中，领导者可提供机会邀请成员担当另一人的角色，来演出自己所困扰的情境。而在再演出的历程中，也可请其他成员扮演当事人和他的对手，当事人可以作为观察者，观看两人的互动，并在演出后的团体讨论中，情境当事人可从其他成员和领导者处听到各种不同的看法和感受，将会很有冲击。

此外，领导者也可就当天会谈，以家庭作业的方式让成员回家后进行后续任务，在两次聚会之间，让成员以自己对手的角色和位置写一周有关个人生活事件的想法及情绪的日记，以增进对个人情绪的觉察。

第六节　使用活动

"练习"（exercise）一词，指领导者为了团体的特殊目的而使用的活动（activity）（Jacobs, Masson, Harvill, & Schimmel, 2012），在中国台湾地区一般

习惯称之为"活动"。通常谈话治疗（talking therapy）的方式是，当事人使用语言直接表达其内在世界的经验，或直接表达在非语言的行为上，并由治疗师以语言方式协助其整合经验。若使用练习或活动，则较少通过直接表现或表达，而是较多通过经验的整合（Gladding, 2012）。例如很多人熟悉的"盲人走路"，这项练习的目的在于协助成员体验和培养对他人的信任能力。在训练过程中，当事人体验个人对他人信任的程度，另一方面逐渐体验到依赖他人的安全而学习去信任对方。所以通过经验整合认知和情绪，通常具存在主义色彩的治疗，都比较重视经验或体验的疗愈力量，例如格式塔治疗的弗烈兹·皮尔斯、人文治疗的罗杰斯和人际互动治疗的亚隆等，但是这些大师在他们的会谈中几乎不重视、也不使用结构式活动或练习。皮尔斯运用"此时此地"当事人对自己内在或外在环境或者身体的体验，达成自我整合；罗杰斯重视治疗关系，主张治疗师必须提供无条件的积极关怀，这是当事人早年所缺乏的经验；亚隆重视"此时此地"成员互动体验的历程阐释。虽然从结构活动或练习过程中，可以产生出可供讨论的有用资料，但治疗师必须知道，体验或经验不等于结构活动，如此才能掌握体验性技术的精神，协助当事人获得经验的整合。

对于在治疗团体中使用"活动"，有两种极端的看法：一种主张避免使用任何预设程序（Rogers, 1970），采取这种立场的主要是以成员为中心取向的领导，认为使用活动需视当下成员的需要，以及对成员是否有帮助来决定。通常在非结构式团体中，虽然领导者可能会使用结构活动，但几乎不使用预设活动，甚至完全不使用；另一种主张对于使用活动采取比较中庸的观点（Carroll, Bates, & Johnson, 2003; Gladding, 2012），采取这种立场者，不反对在团体初期使用预设活动来减少成员的责任和压力，不过通常也不赞成过于泛滥地依赖预设活动来领导团体，因为如此将剥夺成员自主自动和责任的发展，甚至干扰团体历程的发展。尤其在工作期，对于预设的活动，不应该不分状况地使用，甚至不应该经常使用。

采取比较中庸观点的学者，不否认活动的功能，他们认为领导者可以使用活动的理由（DeLucia-Waack, 1997; Kees & Jacobs, 1990; Pfeiffer & Jones, 1972—1980）有：（1）可以增进成员的自在程度；（2）能够向领导者提供有用的信息；（3）有助于产生团体的讨论内容和焦点；（4）可以转换焦点，也可以深化焦点；（5）能提供体验性学习的机会；（6）增加趣味和放松；（7）可以视团体发展阶段与目的来使用活动；（8）使用活动来转化发生在团体中的状况，使成员可以得到人际和内心的学习；（9）使用经验性活动，使成员可以发展出一个行动计划，将团体中的学习转化到团体外的个人生活中。

虽然采取中庸立场的学者赞成可以使用活动，不过也提出使用活动不当将产生三种不利结果：（1）团体成员将变得过度依赖领导者；（2）成员可能由于对团体和个人将来会如何感到无从主宰，以致对领导者产生愤怒，甚至憎恶；（3）过于频繁使用活动，将干扰团体阶段的自然发展（Gladding, 2012）。这些不利的弊病，领导者应在决定使用活动时放在心上，减少不当活动使用，这对于完全依赖预设活动来领导团体的领导者而言，更是重要的忠告。

由上述可知，领导者使用或不使用活动，需要充分理解活动的性质和用途，以及活动对团体和成员的影响。或许活动本身无所谓好坏，但是在不适当的时间、对象、情境或团体阶段使用，可能对于成员和团体都会产生反效果。由于使用活动有限制成员自由的结果，因此以成员为中心的领导取向，要尽量少使用活动，尤其不应该使用依赖预设活动的领导方式。

第七节　阅读治疗方法

阅读治疗（bibliotherapy）是一种表达性治疗，是当事人的人格和文学作品的动力互动历程，可以与写作并用（Fran, 1981）；写作方式可以是创作、书写心得或日记。20 世纪 30 年代专业咨询人员已将阅读治疗用于咨询与治疗，咨询师利用让当事人阅读一系列的书籍，以便协助当事人改变想法、情绪和行为。阅读治疗方法的原理在于，当事人需要认同一个遭遇的问题与他相同的人物，通过阅读一本书，当事人能够去认同一个人物，因而能够学习如何解决他的问题（Abdullah, 2002）。阅读治疗也如同替代治疗，这个替代方法能让当事人释放情绪，并获得生活的新方向以及探讨与人互动的新方式。可能有不少人体验过通过阅读小说，对看待自己的问题的看法产生重构，当前已有不少学派整合或使用这项技术进行治疗。

阅读治疗，主要可以分为三个阶段：（1）认同，指当事人将自己与作品中的人物或情境做联结；（2）宣泄，指当事人感受到作品中的人物或情境和自己的情绪共鸣；（3）顿悟，指当事人从作品中的人物或情境中，产生对自己的了解，也学到有效地处理个人问题（Fran, 1981）。阅读治疗的目标，有五项：（1）教导建设性与积极性的想法；（2）鼓励对问题的自由表达；（3）协助当事人分析自己的态度和行为；（4）强化对当事人的问题寻找替代性的解决办法；（5）允许当事人去发现他的问题与别人的问题相似（Vernon, 1993, p.93）。因此阅读治疗除了情绪缓解功能，主要以处理认知为重点。

根据阅读治疗的阶段和目标，一般将在团体中实施的程序分成四个步骤，即：辨识，选择与认同，讨论以及追踪。步骤一"辨识"，即需要先辨识成员的需求，准备选择适合成员的书籍。步骤二"选择与认同"，需要选择包含成员可能会产生认同的情境或人物的适合书籍，此外，这本或这些书必须能够合适成员阅读的能力水平，且故事中的人物必须是成员可以相信（Jackson, 2001），同时又与当事人的目标和价值观相似的（Young, 2013）。在这个步骤中，只要符合上述条件，甚至连童话故事也可以使用在成人团体中，由于童话故事中不乏害怕被遗弃、手足竞争、受虐、自尊、丧失人生意义等议题，故事可以引发有意义的讨论。尤其对于成人成员而言，由领导者和成员共同选择的故事或由成员自选的故事，比由领导者独自选择的故事，更能贴近他们的情绪（Brown, 2009）。步骤三"讨论"，通常让成员在聚会之外的时间先阅读书籍，然后在聚会时间与治疗师或团体成员讨论书中重要的部分，治疗师在讨论过程中可以询问成员有关书本中的主要观点，或者如认为对于当事人有帮助的话，也可请他书写心得（Erford et al., 2010）。如果当事人是儿童或青少年，或是相对不能自行阅读的人，也可以在会谈或聚会中选取部分来阅读和讨论。步骤四"追踪"，主要工作是治疗师与当事人一起共同讨论当事人所获得的对自己的了解，以及从认同书中人物中所获得的学习（Vernon, 1993）。在追踪阶段，治疗师除了使用口语讨论之外，也可运用表达性艺术治疗的多媒体材料，或角色扮演，或其他创作形式等，让成员个人能够表达他的经验（Jackson, 2001）。

在上述四个步骤中，以第三步骤"讨论"为核心步骤，这步关系到该项方法的成效。为了让成员能够认同故事中的人物，在会谈中治疗师需要邀请成员个人重述故事。成员可以选择如何去做，例如使用口头叙说，或是利用表达性艺术治疗的多媒体材料或角色扮演等。在这个过程，首先很重要的就是要让成员专注在故事中的人物所体验的情绪里，第二步再协助成员指出故事中人物的情绪、关系或行为的转化，然后治疗师可以协助成员去比较自己与故事中的人物。此步骤主要在于使成员能够为故事中的人物辨识替代性的解决方法，并讨论用各种方法解决问题的结果（Jackson, 2001）。

运用阅读治疗技术时，很重要的就是治疗师必须保持成员的心理处在现实状态，而不是幻想脱离现实，且治疗师必须选择他自己已阅读过的书籍，了解这本书籍或这些书籍的内容后才能选择来使用。除了读书之外，由于现在影视等多媒体材料多元又普遍，在当事人或成员阅读期间，也可引用视频观赏、影带观赏、电影观赏等作为辅助，不限于只使用书籍。

在传统的阅读治疗方法中，治疗师在成员有问题时为他选择书籍让其阅读，以便帮助他解决问题。后来的非传统阅读治疗方法，称为交互式阅读治疗法，这种方式治疗师安排成员参与不同的活动，允许成员可以反省他们的阅读、书写日记、角色扮演、绘画，也可以包括团体讨论。使第三步骤的"讨论"变得更多样化，更能切合成员的兴趣，甚至可以产生更丰富的展现。

阅读治疗已广泛运用在学校、社区和医院等不同场合和机构中，当前在临床上，都由专业的治疗师来运用阅读治疗以协助抑郁病患（Gregory, Canning, Lee, & Wise, 2004）。除了临床使用阅读治疗之外，学校心理师或辅导老师也可以在班级团体辅导或小团体中使用阅读治疗来协助学生。不过很重要的就是需要引起学生的兴趣，如果是小学生可以使用布偶来辅助扮演故事中的人物，并由老师来说故事或带领阅读故事，之后再带领学生一起讨论，以促进有深度的思考。

第八节　促进成员互动

团体成员的互动不只提升团体的动力和成员的精力，也与团体凝聚力的发展有关联。促进成员互动常被视为领导者的重要任务，成员互动不只是口语的沟通和交流，也包括非语言的沟通和交流，例如面部表情、眼神、身体姿势、手势等。在成员的互动中最重要的莫过于成员相互对话。所谓相互对话，当然需要两人互相以口语交谈，也就是有来有往的对谈。

领导者促进团体成员互动的技术很多，然而，有些交谈情境常被忽略，以下三种成员可以"交谈"的情境尤其最常被疏漏，列述如下。

第一种情境，领导者邀请一位成员说话，在这位成员说出来之后，没有其他成员出来回应该成员的表达，而领导者也未邀请其他成员回应时。这种情况并不表示，在场的其他成员听了没有反应，因为在我们的文化中，小孩被鼓励"听"，而没有被鼓励"说"。过去台湾的老一辈常教导孩子："小孩，有耳，无嘴"。意指，有长辈在，小孩不要说话。因此，有时候成员只是不主动出来说话，或者由于礼让，在等待其他人先说，结果就这样错过了交谈。例如领导者向成员 A 表示："聚会四次了，我观察到你每次都很专注，倾听着团体中伙伴们的交谈，但是你却很少发言。"成员 A 这样揭露："其实，在团体中我学到很多。嗯！在团体中，有很多时候我不敢说话。是怕自己说的不是那么重要或那么有意义，而浪费了大家的时间。"但由于领导者没有注意到团体中其他成员的非语言反应，未能让其他成员对该成员的表达给予反馈的机会，所以领导者就将这个议题结束了，将焦点转到团体，或其他成员，或其他话题。此时，领导者最好环视团体默许其他成员出来回应，或则口头邀请团体其他成员："在听到 XX（成员 A）这样说之后，你想到什么或有什么要给该 XX 回应的吗？"如此，成员与成员之间可以增加交谈的机会。

第二种情境，成员自我揭露之后，有成员对他回应，但由于在我们的文化中很常见的是，前者听了总是默默接受，即使可能不认同也不会说出来，以表示一种在聆听的礼貌行为时。例如，有位成员 A 这样自我揭露："……其实这件事我忍了很久，到今天才想也许可以说，我总是担心自己的问题，比起别人的问题或许不是那么重要。"成员 B 企图鼓励成员 A，便对成员 A 说："你不用想那么多啦！我从来不会像你这样想，总是说出来再看着办，没有说出来，怎么知道别人的反应。"成员 A 听完了，只对着成员 B 微笑，这时，常有领导者没有邀请成员 A 表达对成员 B 所说的话有何反应，反而将焦点转到别的成员或别的话题。此时，领导者若邀请成员 A："你听了 XX（成员 B）对你说话，你有何想告诉 XX 的？"如此才能将成员 A 和成员 B 的交流过程透明化，否则对于成员 A 可能的想法或反应，成员 B 并不知道。要这样来教导成员对话，主要功能在于让成员学到两件事：其一，他人对自己的影响可以说出来；其二，知道自己所说的话对他人的影响。

第三种情境，一名成员表述完了，其他成员七嘴八舌地对他回应，而领导者并未处理时。如此，该名成员可能会选择性反应，或者完全不予反应，或者仅表示"我知道了"，或者只是点点头，或者甚至只有微笑，因而领导者和其他成员并无法知道他究竟在想些什么。因此，在这种情境下，领导者需要介入，请每位成员依序给该成员回应，然后让该成员再反应之后，再轮到下一名成员与该成员对话。这样一来成员将体验到人际影响，也能学习到多交谈的益处。

第三篇
团体中的重要议题与治疗机制

绪　论

　　谈论团体治疗的重要议题，可能多数人立刻会想到疗效因子（therapeutic factors）。创造疗效因子，是团体领导的重要工作，在疗效因子相关研究中，尤以 I.Yalom、J.Tinklenberg 和 M.Gilula 三人研究发现的 11 项疗效因子最为著名，即：希望重塑、普通性、传递信息、利他主义、原生家庭的矫正性重现、社会化技巧的发展、模仿行为、人际学习、团体凝聚力、宣泄及存在意识因子（Yalom, 1985）。到目前为止有关疗效因子的研究，发现在不同机构或不同种类的团体中，疗效因子在治疗结果的重要性排序上并未完全一致（Kivlighan, Coleman, & Anderson, 2000）。也就是对于不同机构和不同种类的团体而言，疗效因子与治疗结果的相关并不一致。有研究发现，对于比较轻微的病人来说，通过人际互动的自我了解和人际学习，以及自我揭露或宣泄，是比较重要的疗效因子；然而，对于比较严重的病人，凝聚力、利他主义、普通性和希望重塑，则比较重要（Crouch, Bloch, & Wanlass, 1994）。对于门诊病人的研究则发现，这里比较重视宣泄、自我理解和人际学习，其次为凝聚力和普通性（Yalom, 1995）。学者认为在进行疗效因子比较的时候之所以造成这些研究发现结果不一致，主要是由于没有一个理论，足以说明为何这些团体或这些成员族群，在治疗机制上存在可能的差异（Kivlighan & Holmes, 2004）。有关经验团体（experiential group）方面的研究，也有如此的缺失，学者认为，虽然经验团体已成为训练咨询师必备的学习活动之一，然而在研究方面也缺乏理论依据（Author & Achenbach, 2002）。

　　团体是一个动力的实体，对于其成员有直接或间接的冲击（Bion, 1961; Yalom & Leszcz, 2005）。在团体中，成员会改变个人知觉系统的信念，以便个人的行为方式能够成为他认为比较容易被团体所接受的，因此在团体中会出现社会影响力。这些社会影响力，主要来自成员互动中的重要人际因子，造就对个人的行为、态度和情感的改变。在治疗团体中的重要人际因子，以亚隆（1985, 1995, 2005）的主张最受瞩目，他认识到那些人际因子对于团体过程的重要性，并据此发展领导技术，以增进人际学习，他称那些人际因子为疗效因子。亚隆探讨治疗因子的方法，受到国家训练实验室（National Training Laboratory）研究导向和库尔特·勒温的影响（Donigian & Hulse-

Killacky, 1999），在斯坦福大学与他的同事研究会心团体（Lieberman, et al., 1973），以及其他研究，并从那些实证研究中发现，人际学习是各种团体的重要疗效因子，因此脱离传统上的个体病态心理学和治疗发展的模式，团体带领者将从检视人际和社会力量来理解团体现象视为重点。亚隆的创见，开启团体治疗新的一页。

　　虽然团体治疗始自 20 世纪 30 年代的精神分析论的学者，是他们首先尝试团体心理分析的治疗方式，但其协助的对象都是以病人为主。第二次世界大战后，由美国国家训练实验室的"训练团体"开启以正常人为工作对象的方式，之后由"训练团体"演变成最广为人知的"会心团体"和"个人成长团体"。对于这类团体，不只广泛用作精神科、心理治疗师、社会工作师等专业人员的训练，也用在一般正常的人身上。在美国，甚至在中国台湾地区，普通人参加"会心团体"或"个人成长团体"都曾经大为流行，因而这些"训练团体"、"会心团体"或"个人成长团体"之类的团体，被认为是"正常人的团体治疗"（Yalom, 1995, p.491）。由于后来"个人成长团体"演变成难以定义的团体，因而自 2000 年起美国咨询学会（American Counseling Assciation, ACA）规定"经验团体"是咨询师训练的入门必修课程。

　　亚隆（1985）认为"会心团体"或"个人成长团体"与咨询团体不同。那些团体都以成员的个人探索经验为主，鼓励成员说出深层困扰，再检视其基本生命价值和个人生活风格的差距，探索个人长期以来的困惑等。提倡会心团体者认为古老的医疗模式再也无法处理心理疾病，因此疾病与心理健康，以及治疗与教育的界限，越来越模糊。到了 20 世纪 60 年代，由于心理健康方向的临床工作人员会参加和学习领导会心团体之类的团体经验，因而也引用了会心团体的技术作为心理治疗的技术，并将"训练团体"研究的方法用作为临床的研究方法。尤其在 20 世纪 80 年代，一些临床人员也会推荐病人参加"训练团体"。不过后来由于"训练团体"和"会心团体"过度强调他们的团体治疗功能，因而引发了与临床心理专家的紧张关系，后者认为两者仍有不同（Yalom & Leszcz, 2005）。

　　的确，要将团体分类不是一件容易的事，有些专业团体组织并不像团体工作专家学会（Association for Specialist in Group Work, ASGW）这样强调团体的分类。ASGW 的学者用超过 25 年的岁月，企图将团体加以分类，终于在 2000 年公布了四种性质的团体：任务与工作团体、辅导与心理教育团体、咨询团体与人际取向问题解决团体及心理治疗与人格重建取向团体。然而，性质相邻的团体，例如心理教育团体和咨询团体，或咨询团体与心理治疗团体，彼此之间都会有重叠，且有难以完全区分的部分（Ward, 2006）。因此，在疗效因子方面，心理治疗团体、咨询团体或经验团体之类的团体，会有相同的一些疗效因子，便不足为奇了。

不过，毕竟治疗团体、咨询团体和经验团体是不同功能与任务的团体。Merta 等人（1993）认为，正常人参加的"经验团体"，以聚焦在个人议题，以及学习的过程与技巧为主，与病人在治疗团体中，主要聚焦于个人改变，有所不同。当然影响个人的成长因子和导致病人改变的疗效因子，可能不尽相同。受到 Merta 等人的想法启发，Kiweewa、Gilbride、Luke 与 Seward（2013）便着手研究由受训的准咨询师组成的经验团体，发现在影响个人成长和自我觉察的 14 项因子当中，有 12 项因子共占了 86%，其余 2 项因子占14%。这 12 项因子分别为：替代典范、真诚 / 真实、催化者的介入、自我揭露、认定 / 接纳、普通性、凝聚与联结、团体内容、团体结构、冲突的处理、个人的个性、教育意义；其余为，定期出席与积极参与，以及团体外动力（团体外交往）。这些研究结果显示，可能经验团体和治疗团体的影响因子不尽相同，不过 Kiweewa 等人特别强调，在接受训练的人或正常的人中，使用"成长因子"这个词汇以替代"疗效因子"，具有积极的意义。

然而，团体中除了成长因子或疗效因子之外，还有在团体初期或后期，就团体历程或就成员个人而言，不容忽视的疗效因子和机制。从第十二章至第十七章，将详细论述此时此地、矫正性情感体验、投射性认同、代罪羔羊、团体中的冲突以及团体的支持性环境等与疗效因子或机制有关的重要议题，以供咨询与治疗团体领导者参考。

| 第十二章 |
此时此地

　　"此时此地"（here-and-now）的运用由来已久，这项技术与存在主义思想有关。"此时此地"原本是指时空的一种概念，华语也称作"当下"。存在主义主张一个人只能活在此时此地，改变也只能在当下；过去已成历史，驷马难追，无从改变，未来尚未到来，无法预测和掌握。佛教主张"放下屠刀，立地成佛"或是"活在当下"，都强调一个人能掌握的只有当下，只有现在。心理咨询与治疗，则根据存在主义的这个思想，发展出在一个特定时空下的治疗技术，格式塔学派、以人为中心学派都重视此时此地。在个体咨询与治疗中运用此时此地，主要在于处理治疗师与当事人的关系，这项技术被艾伦·艾维称之为"立即性"。治疗师运用当下对当事人、对治疗关系等表达自己的感受（引自 Hill, 2014）。

　　在团体进行中的沟通，不只包含成员们的语言内容，也包含成员们如何沟通的历程，这是一个动力的现象场。团体动力，是团体处在行动中或进行中所发生的状况，而不是团体成员所陈述的内容；此时此地的团体动力，或成员关系之间的人际动力，是治疗的重要素材。因此，亚隆（1985, 1995, 2005）主张在团体中运用此时此地，主要在于将其作为一种协助成员的介入素材。历程阐释，指领导者同时运用此时此地成员互动交流的内容与历程，来协助成员自我发现，当成员能自我觉察他们的沟通性质时，便能够导致自我发现，继而可以启动改变，而此时此地的运用也与团体的性质有关。对于亚隆所提出的住院病人团体治疗而言，由于该团体性质以单次架构为主，因此，这类团体非常注重此时此地的运用，甚至团体中发生的所有事件，都可用来作为人际关系互动中的素材。在一般门诊病人团体中，亚隆强调矫正性的情感体验，将目标放在矫正人格问题上，因此他很强调此时此地的运用，甚至期盼治疗师从第一次聚会时，就得把此时此地放在心上。

由于要利用团体人际情境作为改变的工具，所以人际咨询与治疗取向的领导者，都会重视此时此地的运用所产生的疗效。可以协助领导者运作此时此地疗效的有两种主要的介入技术，即：反馈和历程阐释（process illumination）。然而，成员不会自然地在团体互动历程给其他成员反馈，而是通过领导者运用治疗的透明化和规范建立，以及示范，在这个过程中协助成员提供对他人有助益的反馈。本章将针对此时此地在团体咨询与治疗中的意义，领导者使用此时此地的时机，以及领导者运作此时此地的行为方式等进行说明。运作此时此地的技术有反馈、历程阐述和矫正性情感体验，这些都是相当具有冲击力的技术。有关矫正性情感体验，则在第十六章详述。本章主要说明反馈在历程阐释中的运用，以及提升反馈和历程阐释的运作效果等。

第一节　此时此地在团体治疗中的意义

以此时此地导向的历程，可让团体留在有向心力的方向，当成员开始认识到，其主观经验的自我揭露和反馈对于彼此相当重要时，成员便会感受到相互亲近。在团体咨询与治疗中运用此时此地，主要有两项意义：

一、此刻就改变，增加未来改变的可能性

Ormont（1993）认为此时此地的概念近似于"当前"（present），强调此时此地的情感和关系的直接体验，其重点在于体验的性质。人际治疗取向，普遍重视运用此时此地的行为方式。Zimmerman（2008）建议："领导者的首要任务，就是将成员带到一个此时此地的互动模式中，然后开始历程阐释，也就是同时揭开一个人的分析，或评论团体此时此地的历程，主要在于'揭露有关揭露的经验'"。团体中进行的沟通，有两个层面：一为内容层面；另一为历程层面。历程和参与言语交流及想法互换的成员相互之间关系的性质

有关，因此，这是一种后设沟通的性质，含有隐晦的和未用口语言明的信息，而这些也都是人际沟通历程的重要元素。

存在主义学者罗洛·梅（1981）对于此时此地的概念最令人欣赏，他强调个人只能活在当下，过去已经成为历史，个人不可能改变历史，而未来还没有到来；是否有未来，个人不但不能把握，而且即便现在，个人也无法为未来做什么；固然个人可以计划未来，但不一定能实现，只有当下决定改变并做什么，是个人可以掌握的，决心改变，就是现在立刻去做，这样才能成就。因此，成功的此时此地，可能成为未来成功的基础；成功的此时此地，可能造就成功的历史。如果一直将改变推到等一下或明天，也就是未来，则是个人以为自己有无限的未来，这是不切实际的想法。所以，团体领导者既无法改变成员团体外的过去生活，也无法确定可以掌握改变成员团体外的生活，但在团体的当下，成员有改变意愿之际，领导者可以协助成员改变自己的想法、情绪和行为。如此，便可以期待成员能从团体中有所学习，能够迁移到团体外的实际生活中去做改变。

二、成员在团体的一小步，是个人世界一大步的起点

人际团体咨询与治疗的核心，将成员与领导者以及成员与成员彼此关系之间的现象和历程，作为临床观察的焦点。假如能适当地检视这个现象与历程，可以为沙利文所谓的"并列的扭曲"（parataxis distortion）（等同移情）和不适应的人际类型的阐释，提供依据。由于成员与领导者的此时此地，只是客观可见的成员个人的一小部分"微缩世界"，然而却反映了成员个人生活的整体"大世界"。领导者可聚焦在此时此地，积极检视自己对成员的反应，并利用阐释来深化对成员人际核心的理解。

领导者处理成员的焦点，应该聚焦在成员个人过去的经验，或是成员个人当下的经验，也就是，需要聚焦在个人内心取向或是人际取向，这个聚焦因领导者的治疗理念而异。然而，不论领导者个人的取向为何，人际学习都是重要的团体疗效因子，人际学习包括人际输入（interpersonal input）和人际输出（interpersonal output）的学习。前者，例如接收他人反馈，改变自我概念；后者，例如改变个人的人际关系类型。从人际学习的观点，聚焦在团

体此时此地的人际互动和交流过程，是治疗的重要形式；与弗洛伊德主张聚焦在早年经验很不相同。近期人际取向治疗学者都主张，将内在问题转化成为人际问题，便能使之成为可以观察和可以操作的，以便进行治疗的改变。因此，聚焦在此时此地，就成了不可或缺的治疗手段（Chen & Rybak, 2004; Kiesler, 1982; Teyber, 1997; Teyber & McClure, 2011; Yalom, 1985, 1995; Yalom & Leszcz, 2005）。

第二节　此时此地的运用

一、使用此时此地的时机

到目前为止，在文献上找不到特别的原则，可以指引何时适合或不适合使用此时此地。由于此时此地不只是人际关系和情感而已，还涉及场合和时间因素，因此不当地聚焦此时此地，可能会让一个人体验到羞辱感。例如，同样一句话："你讲话的口气，让我感到你在生我的气，我会害怕，也会回避你。"在社交关系与社交场合中，想要说出这句话的人，可能很难启齿，一旦说出来了，对方可能感到很尴尬或感到被羞辱，这就是时机和场合都不对。如果是共享关系中的人，如亲子、夫妻、好友等关系，并在地点与时机都合适的时候才说，那对方可能会开始反省自己的行为如何影响你的感受，以及如何影响你对他个人的观感。这样的道理在团体中也一样，团体还处在社交和联结阶段，并不适合使用此时此地技术，在团体的共享关系阶段，时机才比较合适。所以，运用此时此地，有赖于领导者观察时机的适当性；虽然亚隆并未特别指明此时此地应在什么阶段使用最好，但他认为治疗师应将此时此地放在心上，从团体第一次聚会开始，每当团体中有个议题出现，领导者就要想"如何能使这议题与团体的主要任务产生关联？"，"如何能够使这个议题在此时此地重现？"（Yalom, 1985, 1995; Yalom & Leszcz, 2005）。

不过 Chen 和 Rybak（2004）对于此时此地的运用，与亚隆（1995）的看法略为不同。Chen 和 Rybak 非常强调使用"时机"的重要性，并认为最好运用在工作阶段，因为此阶段已建立起较高层次的信任感。Chen 和 Rybak 认为，假如在团体未成熟的阶段，例如在形成阶段或冲突阶段，即使用了所谓的

"搅热锅子"（Stirring-the-pot）的方法——类似亚隆所谓"促成此时此地的技术"（Yalom & Leszcz, 2005），那点燃的火也可能很容易就熄灭了，而无法产生预期的效果。然而，当团体够成熟之后，这些技术则可以帮助成员们有很好的体验，且在工作阶段，团体成员也会知道历程阐释的过程对他们的重要性，可以帮助他们更能了解自己。Chen 和 Rybak，以及亚隆在使用此时此地的时机上主张不同，主要原因在于，使用此时此地作为技术的目的有些不同。

团体初期使用此时此地可以增进成员关系，成员愿意揭露对于他人自我揭露所反映的个人内心信息，即后设自我揭露（metadisclosure）。例如，揭露对于某成员所表露的感受、反馈或反应等，都需要较高的冒险，故恰好的时机很重要。团体初期的任务，以凝聚力发展为核心，成员彼此当下的人际互动与情感交流，能够变得活跃就很有帮助。成员揭露团体外或过去的事，都是属于比较安全的话题，领导者可以适度善加利用他们交谈的内容和互动状况，聚焦在此时此地，作为增进互动和情感交流的媒介。这个目的在于增进团体成员的互动，而不是去探究成员个人的问题。例如，当成员 A："我从小就比较胆小内向，我最害怕在众人面前说话，怕说错。所以在团体里，大家都出来讲话时，我通常都是聆听，直到最后一个才会出来。"领导者可以先反馈成员 A 自我表达的行为，如此让潜在有相似问题的成员，也获得替代性增强。因此领导者给成员 A 的后设自我揭露："我听你所说，觉得你很真诚，也蛮有条理地告诉我有关团体的你内心真实的情况。"接着再将焦点转到团体，邀请其他成员："团体中还有人和 A 相似吗？如果感到在这里出来说话会焦虑，可以和 A 分享。"当 A 表达之后，若有一个或一个以上成员也自我揭露或反馈，那么由于他们彼此联结了相同的忧虑，或感受到自我揭露所得到的酬赏，他们便会彼此开始联结关系。

在团体初期聚焦此时此地，比较需要依赖领导者的运作，以增加团体的动力。由于此时此地技术会聚焦在团体立即性的内容或议题上，因此成员之间的对话和交流会使成员对彼此的兴趣得到提高（Chen & Rybak, 2004），尤其在团体的共享关系阶段，成员的关系变得亲密之后，可以享受彼此关系中的情感。成员的交谈与互动，便自然地开始以聚焦在此时此地居多，会互相揭露较多此时此地关系中的信息。由于增加互动频率，团体更有活力，在团体的后期，此时此地可用以协助成员进行自我人际觉察和改变。

二、此时此地与揭露内容选择

团体成员在交谈与互动的当下，基于兴趣、好奇、关切，可能对他人比较倾向于探究深度的或纵向的自我揭露。然而，身为领导者不可只对深度的内容感到兴趣与关切，对于成员水平的自我揭露，也应感到兴趣与关切。由于内容与历程，为此时此地不可分离的整体，因此即便是成员水平的自我揭露，在成员互动历程也可能呈现很有意义的现象。领导者运用此时此地，主要准备进行个人或人际历程阐释，或者团体历程阐释，因此需要聚焦成员个人层面或团体层面的动静，观察此时此地的对话，并私下考虑相关的一些问题。这些问题，就个人层面有："成员自我揭露的经验如何？""他在哪一些时刻感受到有所触动？""今天是何原因让他说出这些信息？""对于他个人此刻的感受能否再多说一些？""他对于团体反应的感受如何？""有什么期待或害怕的？""他期待谁有反应？谁会批评？""这名成员能否去检视还是会卡在他个人的假设之中？"就团体层面有："团体处在哪一个阶段，当下团体的氛围如何？""其他成员的参与状况如何？""团体的接纳与支持程度如何？"个人和团体这两个层面的要素，都是领导者在进行历程阐释之前需要先行敏察与思考的问题，以便作为决定采取历程阐释行动时机的参考依据。

三、历程阐释的准备

进行历程阐释，领导者需要让团体聚焦在此时此地，然后观察与了解团体交流状况，并协助团体成员超越单纯去体验的阶段，而能更进一步地应用团体去整合个人经验。这个历程，将通过聚焦此时此地和检视刚刚才发生的行为，形成一个反思循环；在这个人际历程中，领导者兼具"参与者"和"观察者"两种角色。作为参与者，领导者需要有能力对成员透明化，以及对攻击者与被攻击的成员都能平等地给予共情；作为观察者，领导者必须能够保持成员在此时此地的对话流程，允许成员按照他们的步调进行。领导者运作团体此时此地的最终目的，在于协助成员整合个人认知性与情感性的经验。

至于如何将成员彼时彼地的自我揭露，带到团体的此时此地，通常有三种素材可供领导者运用：

    a. 成员团体外，过去彼时彼地的生活事件。

    b. 团体聚会间隔期间，成员团体外的活动延伸了团体内的学习。

    c. 团体聚会间隔期间，成员个人生活的问题。

    将这三种彼时彼地内容的讨论，引到此时此地，便可以使用历程阐述来协助成员个人。例如，一名小学女教师在团体中抱怨，在课堂里管理学生专注力的困难，但是每当其他成员给她建议，她就说："我知道……，但是我就是不能够……"。领导者便反映："在你说出自己的困难之后，每当大家关心地给你意见或建议，你就会说我就是不能够……，最后大家都感到很挫折，不敢再向你说什么。你说过，生活中没有人愿意帮你的忙，是否也是由于你说出了困难，但在他人给你建议时，你也会说我就是不能够……"。上面例子中，领导者将那名成员所抱怨的团体外生活事件，先带到此时此地，再以历程阐释技术，来协助这名成员自我觉察个人的人际模式。这名成员在团体内的此时此地，正在重演她在团体外的不良人际循环模式。在她过去的经验里，她发出求助信息，让人得不到期待协助的满足，从而使人失望；然而，她却从中学到这样可以让他人感到无力，最后放弃对于改变她的期待，所以便形成了她向他人求助，同时会预期得不到协助的失望。这样的人际循环模式，不断地在她的实际生活中发生人际循环，因此，领导者聚焦此时此地来协助这一位成员，可以开启通往改变的一扇门。

四、运作此时此地的行动程序

    此时此地能产生治疗效用，是由"体验"和"历程阐释"两个不可分离与不可缺一的行动所构成（Yalom & Leszcz, 2005），两者缺其一或两者分隔在不连续的时间里，都无法具有治疗力量。所谓"体验"，是指领导者或成员当下对于其他成员、领导者或团体整体的强烈情绪。采取历程阐释时，有两个小步骤：领导者在观察到一段成员特殊的互动交流时，首先要退一步觉察自己内心的反应，也就是领导者要先体验。如此领导者才能去检视团体成员的议题，并对照该成员在团体此刻的状况，有无出现平行历程的现象；接着，去观察其他成员对这名成员的人际态度或风格的反应，也就是去观察其他团体成员的体验。如果领导者的体验和其团体成员的体验相似，便能够考虑采取历程阐释。因此，无论领导者、成员个人还是团体整体能够体验，是决定后续采取介入的首要条件，所以领导者和成员都必须具备自我觉察的能力，才能向内去感受经验。其次是适当表达自己的情绪的能力，协助成员自我觉察个人的体验和培养成员情绪的表达技巧，为历程阐释的先备条件。现分别详述如下。

（一）自我觉察

发展情绪觉察能力的主要理由，在于可以对自己有更好的体验与理解，以及对他人有更好的体验与理解能力。有能力体验他人、理解他人，以及沟通对他人的理解，就是具有共情能力。然而，有人害怕面对全部或某些情绪，或害怕被情绪淹没。若一个人回避去体验自己的情绪经验，这个人也不可能对他人有真实的感受，或不能够体验他人的情绪，因为情感或情绪正是他要回避的一种经验。共情和投射性认同的差异就在于：前者觉察自己对他人经验的情绪的理解，是以自己的经验来推测他人经验的感受；而后者则未觉察，并将自己的情绪移置在他人身上，再通过内摄（introjection）到内在客体，以为那就是他人的情绪。由于这是潜意识历程，这个人自己并不自觉，所以发生对他人投射性认同的人，主要由于分裂（split）的防御机制，将个人的认知和情绪经验隔开，并压抑（repress）情绪性经验，以致不能够体验自己的情绪。当成员发展出开放自己经验的能力，才开始对他人有真实的感受，以及比较可以确定不是对他人的投射，所以能够感受和表达个人的情绪，在人际沟通很重要。而能够向他人适当表达自己的情绪的第一步，就是一个人必须能够自我觉察。

在团体历程中，通常成员需要聚焦在当下，然而这个比聚焦在过去和未来困难。成员的困难或情绪经验，可能是因为过去事件在当前还让他感到沮丧无力、懊恼锥心、怒气难消，或是还感到羞愧不已；也可能是面对未来事件让他感到焦虑、害怕或烦恼不停，因而使他不容易聚焦在当下。此外，成员也习惯聚焦在认知和想法上，不容易聚焦在情绪上，为了增进成员对于当下经验的自我觉察能力，可以利用身体的感觉、解释感官信息、情绪感受、意图及行动五种有助于自我觉察的信息来协助成员（Brown, 1992），现详述如下。

　　a. **身体的感觉**：即通过身体接收信息，虽然这些信息通常由他人传递出来，对于个人却有独特意义。例如，在团体聚会的房间里，其他成员都觉得有些冷，唯独一人觉得热，而且心跳加速、脸颊泛红。由于这一名成员是第一次参加治疗团体并在团体中说话，从身体的感觉，可以联结到他当前在团体经验到的情绪反应。进一步，或许可以联结到一件隐藏的过去事件，或者是与阻抗有关联，也就是与他回避去面对的内在情绪经验有关联。

　　b. **解释由感官提供的信息**：解释，就是去推论通过感官所知觉的某些事；解释可能使用假设、印象、结论和应用来推论。例如，从一名成员感到呼吸急促、心跳变快这些身体信息，可以推论他可能因为在团体中说话的时候，需要面对数人的眼光，而感到紧张害怕。

　　c. **感受到的情绪**：这类信息是在情绪反应的时候，个人所得到的感觉。情绪的产生可能是，对于正在经验的或对于想起过去经验的人、事、物的一种反应。例如，一个由社会人士组成的自我成长团体，成员们正热烈地分享自己与父母之间的有趣故事（当下发生的事），其中一名成员虽然专注聆听，却若有所思（想起过去的事），未加入交谈（对当下新事件的反应），且红着眼眶（是对过去事件的反应）。情绪是个人的反应，对于这个人有意义和作用，由于团体成员谈论父母的事，这名成员正被引发回忆起多年前死去的母亲，红了的眼眶透露出伤心的情绪，这个失落对他而言，还未完全过去。

　　d. **意图的信息**：意图，指一个人从经验里所要获取的。例如，在一个团体的第三次聚会里，成员们都高谈阔论，然而内容完全与自己无关。成员可能想要回避去冒险自我揭露，因而领导者应该要清楚成员们的意图，让他们可以在团体里谈论他们的意图。

　　e. **行动**：行动可以是语言或非语言，这一类型的信息，来自对于所知觉元素的行为反应。例如，一名成员每次聚会都选择坐在领导者的正对面；又例如一名成员准备说话的时候，看到大家的目光都在看他，于是喃喃地说："我如何才能比较不紧张呢？"，或者他只是尴尬地笑笑，然后才决定开口。领导者可以反映和描述这类成员的行为，协助他们觉察自己行动之下的情绪，并表达出来。

（二）适当表达情绪的能力

情绪表达能力是学习的结果，常因人而异。成员有情绪表达的各种障碍，可能有些人几乎对任何强烈的情绪都感到难以表达；有些人可以表达正向情绪，而无法表达负向情绪，例如可以向他人说出感激或喜欢，却无法说出生气或不愉快；有些人则容易表达负向情绪，而很少表达正向情绪，例如容易向他人说出愤怒，却不容易向他人说出喜欢；有些人则两种困难都有，无论喜欢或厌恶都无法说出口。

文化与情绪表达也有关系，在我们的文化和社会里，对于有些情绪多数人都感到难以开口，例如有人感到愤怒、害怕和内疚等情绪，但比较难以适当和公开地表达这些情绪；有些人则感到一旦开始表达，就会害怕情绪失控，一发不可收拾或崩溃，而丧失颜面；有些人对于表达较强烈的情绪感到有困难，是由于他们自己判断那些都是非理性的情绪，若公开表达会被他人视为奇怪或怪异；另有些人的困难在于，害怕公开表达某种情绪会破坏人际。然而，克制情绪可能会伤害个人内心的学习，伤害团体的功能，或者阻碍关系的发展。

造成阻碍个人觉察和肯定自己情绪的原因有两个：（1）保护自己以隔离无法接受的经验或不愉快的情绪，避免自己碰触那些内在经验或情绪，这种情形就需要处理成员个人的防御；（2）没有能力认明、辨识以及使用语言表达自己的情绪。通常成员个人无法表达情绪，以及在接收他人反馈的时候无法做出反应，主要是因为早年的学习。早期经验不只影响个人学习对他人的情绪表达，同时也可能导致个人发展出表达的障碍。有情绪表达困难的成员，在早期的原生家庭生活中，可能缺乏典范，他们可能不被容许或不被鼓励情绪表达。例如，小时候因为得不到所要的玩具而生气，妈妈便说："你生气，那我不喜欢你了。"或说："不准生气！"或："再生气，我就打你！"这种条件式、阻止式或恐吓式的教养方式，使孩子无法学习到情绪相关语汇，以及使用语言表达情绪。孩子也可能从这样的经验，发展出觉察和表达情绪的障碍，因此日后便难以表达自己的情绪。如果妈妈能够共情，并对孩子说："得不到那个玩具，你很伤心是嘛！"这样不只是容许孩子表达出情绪，也让孩子学到说出与经验有关的情绪语汇。因此，可以发展成一个容许自己表达情绪的人，同时也能认明个人情绪，并有适当情绪语汇可以表达。在传统华人文化和社会里，情绪表达普遍比较含蓄和不受鼓励，此外，男性和女性在这方面也有差异，通常男性是问题解决取向或行动取向，对于表达情绪也比较少或有困难。

在咨询与治疗团体，领导者可能观察到，成员没有意识到自己的情绪和想法，而将个人情绪诉诸行动，导致某些不适当的行为。对于没有觉察到自己的情绪或意图，就倾向于去行动的成员，其他成员可能视其行为为冲动或失控，而且由于这类成员的行动来自未觉察的个人情绪，因此领导者也很难预测其行动。例如，领导者可能会对所观察到的一名成员的非语言行为进行反映，而这名成员却无法从领导者的反映中觉察与自己的非语言有关的内心情绪，反而不悦地对领导说："我的行为有什么不对？"所以，在团体中往往需要协助成员发觉个人表达情绪的障碍，以及学习克服的方法。

第三节　历程阐释

一、历程阐释的定义与性质

在团体中讨论过去，亦即以过去事件的内容为焦点，并非毫无益处和帮助。但是就人际取向团体治疗的理论立场而言，不如以历程作为治疗焦点，更具有治疗的效果。"历程阐释"是一种治疗技术，用以协助成员适当表达情绪，以及进行"付出和获得"的历程评论。当成员从历程阐释体验到，自己能够在不被探问和解释之下发现个人基本问题或产生成长，就会领会到历程阐释这项技术的治疗效用。亚隆（1985）认为"历程阐释"是对此时此地的行为和此刻人与人（成员、领导者、团体）之间的关系进行深入评论。历程阐释可以使团体聚会更有产值，因为历程阐释可以使团体的进行转到此时此地的互动中，而产生治疗效益，并深化成员的经验。

有效进行历程阐释需要具备条件。首先，领导者必须认识"历程"。亚隆（1985）曾提出一个广为接受的"历程"定义："历程就是彼此正在互动的人与人之间关系的本质"。其次，领导者不只要觉察团体正在上演的一切，且需要认明和评估影响，并选择方法适时地向团体成员描述相关的历程。也就是说，将团体带到历程导向并促进这个导向，同时，在成员停止口语陈述的当下，领导者需要以温和而坚定的口吻提醒成员，以便让成员保持对团体此时此地正在发生的现象有所觉察。

再则，领导者需要具备观察、觉察和教导的技巧。通常成员可能不习惯在人际之间进行开诚布公、立即性或直接性的表达，且也可能不习惯或尚未学习到对自己的情绪负责，因此需要领导者的教导，这也能促进成员相互接受历程阐释。领导者通过观察技术和对自己内在经历的觉察，便能够保持聚焦在此时此地导向，并协助成员从内容交谈的互动中，特别是彼时彼地内容的谈论中，转换到现在正在经历的部分。如此，成员能够注意到此时此地的互动关系，并发展对个人内在经历的知觉，如果成员了解到个人团体外的行为特征如何反映在团体当中个人的行为，便能够深入了解自己在真实世界中的个人行为和人际关系。

二、历程阐释的类别

进行历程阐释，首先领导者必须将团体聚焦在此时此地的历程，来协助成员增进自我觉察。其次，需要知道可以作为评论的内容，由于历程阐释重点为团体当下正在进行的历程，而团体内的层面可分为：个人层面、人际层面和团体层面。因此，此时此地的历程也可分为三层面：一是，当下的个体历程，即成员个人的内心历程；二是，当下的人际历程，成员之间互动的历程；三是，当下的团体历程，即以团体整体作为观察的历程。因此，领导者将有三种可以观察到的正在进行的历程，叙述如下。

第一种，当下成员的个人历程：虽然这是个人过去人际经验的内化，然而在团体人际互动当中，可能不知不觉被唤醒，而显露在人际互动的语言或非语言中。这些语言或非语言反应，反映了来自成员个人核心议题的活动状态，通常可以借此观察到或感觉到这个成员的剧烈情绪。Leszcz（1992）指出："与客观情境不成比例的剧烈情绪，通常是可利用的某些核心人际变化的迹象，这反映了个人的自我感被触动到了"。当成员出现剧烈情绪反应时，不只表现在脸部表情和肢体的非语言中，也可能出现不妥当的人际行为，常见者如，中断他人的讲话、叫人闭嘴、退缩、语言攻击、变得防御、指责、阻止、否认、转向救援者、转移注意、偏离话题、不置信、保持距离等（Chen & Rybak, 2004），这些可供领导者参考。

"未竟事宜"往往是成员个人人际复制与循环的重要因素。格式塔疗法常协助当事人将个人过去经历的"未竟事宜"带到此时此地，以现在式陈述，以便协助当事人进行改变。在团体治疗历程之中，更有机会发现当事人的"未竟事宜"，可以在团体中请成员假装这件事正发生在此时此地，让成员再陈述和再体验这件事，且必须包括认知和情绪。亚隆认为这是利用一名成员的过去事件与经验，来帮助他了解和改变他现在与他人互动的方式（Yalom & Leszcz, 2005）。由于现在再经历过去事件可以让个人的情绪与经验联结，所以可以完整地体验和感受原来事件的情绪强度。通常成员并不知道"未竟事宜"对个人当前的功能有负面影响，也不知道将过去带到此时此地的用意，因为成员并不知道个人过去的经验可能会形塑团体中的个人，并对他们会来到团体也扮演着重要角色。经过历程阐释，一旦成员体验到不同或观察到差异，他们就会了解将过去带到团体当下的价值。所以，当有"未竟事宜"这类反应发生的时候，领导者需要介入协助团体，以免成员个人再落入旧式的人际循环圈套。

第二种，当下成员的人际历程：即团体中成员之间的人际历程，是可观察到的成员彼此语言与非语言交流的部分。这一种历程阐释，是领导者在团体历程中对成员人际的观察所做的描述性而非判断性的评论。团体中常见的成员人际议题有两种：一是权威议题，出现在成员与领导者或者权威象征的成员之间的关系中，当领导者感受到一名成员对自己或对有权威象征的成员有情绪，则这种情况可能反映了成员个人的权威议题；二是竞争掌控议题，可能出现在两三名成员之间的相互竞争中，这种状况可能反映了家庭中的手足竞争议题。协助个别成员的人际历程阐释，与存在治疗的询问很相似，也和矫正性情感体验似乎雷同，当领导者引导团体成员成功地使用此时此地模式时，便可以使用历程阐释。

这个例子发生在一个由社区人士所组成的个人成长团体中，我们从中选取了一段。当成员谈论其生活事件时，领导者可以观察到一名成员（年约25岁）在团体当下发生的平行现象，也就是人际形态的相似现象。领导者先指出相同之处来相互对照，以便可以进行此时此地的历程评论。

M1："小时候我非常怕我父亲，其实我父亲不太管我们，我父亲很忙，都是我母亲在管我们。我父亲不太讲话，看起来比较严肃，不过对我们也不凶。以前邻居小孩常常到我家和我玩，我们又开心又很吵闹。但是只要一看到我父亲回到家，大家就赶快一哄而散。一下子就安静下来了。我就跑进自己的房间躲起来，直到吃晚餐才出来。也不知为什么就是怕我父亲。"（彼时彼地的事件。）

M2："会不会你们犯错的时候，妈妈就会说，'等你爸爸回来的时候再让他好好教训你'，因为小时候我妈常这样，所以我们都不怕我妈，就只怕我爸。"

领导者对着 M1 说："就像刚刚，我发现在你和我有目光接触的时候，你会有目光回避的情形，我感觉你似乎有些怕我。其他人是否也有同感？"（领导者透明化，领导者将成员谈论过去事件的内容带到此时此地，并给予反馈：这是你的行为，以及你的行为给我的感受。）

M2 对着 M1："我发现你（M1）确实很少看老师（领导者）。我以前也很怕我中小学的老师，不敢正视他们的眼光，一直到大学才比较好些。"

M3："我也注意到你（M1）和老师的目光相遇时，你会看地板或赶快转头看别人，让我觉得你有些胆小，怕权威。"（M3 反馈：这是你的行为，以及你的行为让我对你产生的看法。）

M1："有吗？我有这样吗？"（害羞地笑着。）

M4（中年男性）跟进："我也注意到了，觉得奇怪，你人个儿不小，但是似乎很怕老师。我感觉你和老师讲话的时候，就会变得像个小学生。"（M4 反馈：这是你的行为，以及你的行为让我对你产生的看法。）

领导者对着 M1 说："在团体中，我不记得我有什么行为会让你害怕我。"（面质。）

M1："在团体中你确实对我们都很共情和包容，没有批评或指责过我。你若不说，我确实没有发现我怕你。经他们这样反映，我才发现我可能真的是有些怕你，才会不自觉地回避目光，甚至有些话不敢说。但是想想，我真的没有理由需要怕你。"接着转头看M4。继续又说："这样一想，在团体中我也可能有些怕你（M4）。所以上次你谈到家里的冲突，想给你共情都怕说错话。可能就是我从小一直都怕我爸，怕权威吧！所以才会怕你们两人。就像我现任的主任，其实人也不错，他认为我很能扛，常会交代我一堆工作。平常我的工作已经不少，有时忙到快崩溃。就是怕他，都不敢跟他说拒绝的话。觉得自己很弱。"（个人的行为影响个人对自己的见解。）

领导者："你想过要改变这种痛苦的状态吗？"（启动改变动机的问句。）

M1："当然很想啦！只是没有办法，心里就是怕怕的。"

领导者："或许像现在这样就蛮好的，你已经可以不害怕地将你对M4和我的感受，直接对我们说出来了。此刻你觉得如何？"（协助成员将情感性与认知性的经验进行整合。）

M1："喔！现在吗？还好，说出来，好像也没什么可怕的，心里比较轻松。"

领导者："我鼓励你以后在团体中就像今天这样对我或M4说出想说的话，或说出内在的感受。"（鼓励M1在团体中尝试改变。）

第三种，当下的团体历程：即团体层面的历程，这是对团体整体的观察所做的阐释，可以让团体展开一个有意义的讨论方向。假如团体在第三次聚会上占用了一段漫长的时间在热烈地谈论彼时彼地的事件，或者与个人不相干的事件，那么领导者可能会评论团体在回避任务并决定停留在安全的话题上。由于在团体的第三次聚会时，团体成员有了一些安全感和信任感，所以当领导者做出这样的历程评论，并邀请每个成员回到自己对团体的体验上，说出对团体的感受时，成员们便可以开始讨论团体中的安全议题与自己的关联。如果这样的团体历程评论发生在团体第二次聚会开始之际，那么团体成员可能不能接受历程评论，并可能因感到被攻击而合理化他们的行为或否认在团体中的所为。所以，历程阐释的时机很重要。

举例：在一个由社区人士组成的人际关系团体的第四次聚会上，团体成员正在讨论家人关系的过程。在多数成员分享了一些个人与家人的浅层故事之后，领导者观察到团体突然逐渐聚焦在成员 M1 的身上，不断地探问、建议或教导。这名成员是在团体当中比较被动，比较没有主见，然而也比较不自我肯定的人。所以当大家将焦点放在她身上的时候，她难以招架地顺从。领导者决定介入，运用团体历程阐释。

> 领导者："请大家停一下，我们回想一下刚刚团体到底发生了什么？我们每个人怎么了？我看到大家突然不再继续分享自己，而集中不断地询问 M1。我想先请 M1 说出刚才的感受，以及她的期待。"
>
> M1："因为有太多建议和提问，我都被问得有些失焦和糊涂了。而且一时那么多建议，也让我感到很混乱。其实刚才我很想先多听听每个人的问题，看看有没有和我一样的。"
>
> 领导者："显然，各位这样做对 M1 没有帮助。我邀请各位都回到自己，想想你刚才为何没有继续在团体里分享自己。"（团体沉默一会儿。）
>
> M2："我自己可能……在谈论我和我哥哥冲突的事，想到不光是因为在我爸丧礼的时候他提到分财产的事，还有一些比较复杂的原因，一时不知道是否该说出来。刚好大家都在谈 M1 的事，所以就……嘿嘿。"（羞愧地挠头。）
>
> M3："我和 M2 可能都一样吧！都害怕自己的事再谈下去，就是面子的问题啦！"

成员相继说出将焦点转移到 M1 的原因，都是因为害怕丧失自尊。只有成员们能觉察并知道自己内心与行为的关联，且听到彼此隐而未说的部分，了解彼此共同的心声，领导者才能够协助团体成员推进历程。这个害怕丧失自尊的议题：若从团体是一个微缩社会的角度来看，这就是做"人"（as a person）的问题；若从社会层面切入，则在于华人文化中有"家丑不可外扬"的传统。领导者需要考虑成员在面对解除痛苦还是保留面子时的内心冲突，带领成员们一起讨论，如何来解决每个人都有的这个相似的心理冲突，使成员可以进一步冒险去自我揭露。如果从客体关系论观点来看，那成员可能会将团体整体视为是一个可怕、爱批评、好贬低的客体，领导者的介入处理，将以每位成员的内在客体关系作为探讨的重点。这是两种很不同的咨询与治疗观点，领导者的介入也会大异其趣。用前者的观点来处理，则是人际取向治疗的方法，成员可以不用揭露深度隐私，因为每个人在当下都害怕这个团体，而这个团体却是由成员们（多个"人"）所组成。因此，可以通过让每位成员自我揭露害怕的内容，而得到彼此的相互了解和接纳，改变对团体氛围的知觉，也感受到普同感，进而突破冒险的障碍。

三、历程阐释的步骤

历程阐释主要在于揭开成员此时此地行为的意义，以便协助成员了解个人内心与人际行为的关联。因此，所要探讨的成员行为，不是从单一的偶发事件着手，而是通过成员一段时间内的或一系列的陈述及互动，来理解其间的动力，并给予反馈，以便协助成员自我领悟。亚隆主张，一旦领导者成功地协助成员转到此时此地的互动类型，便可以将这个互动转换成有效益的治疗（Yalom, 1985, 1995; Yalom & Leszcz, 2005）。这些可以转换为具有疗愈效果的步骤，便是历程取向的反馈。

Zimmerman（2008）将亚隆（1985, 1995）的历程阐释步骤，简化成为更简明的步骤，如下。

a. 这是你的行为。

b. 这是你的行为带给他人的感受。

c. 这是你的行为如何影响他人对你的看法的。

d. 这是你的行为如何影响你对自己的看法的。

e. 最后领导者再问成员："你对自己所创造的世界感到满意吗？"

由 Zimmerman 的简述步骤，可以很清楚地看到，历程阐释宛如一步一步的程序，协助成员逐步领悟自我。这样的沟通基本上属于后设沟通的性质。亚隆认为："每一个后设沟通都在传递有关两个互动个体关系的本质"（Yalom & Leszcz, 2005）。

可能有成员会立即对他人形成一些观感，然而通常一个人对于他人的观感，需要在继续接触这个人之后，才能发展出来。虽然我们对他人观感的形成是来自对方行为的结果，然而更正确地说，我们是以个人经验所形成的观点来解释别人的行为的。因而在团体中，成员对别人的体验，有一部分是受到个人过去事件影响的结果，不过成员对别人的观感，主要仍由别人的行为所引起。此外，个人如何接受别人的反馈，也受到自己过去经验的影响，因此在团体中进行历程阐释时，一方面，成员接受了其行为有哪一些会影响别人（所反馈）的观感，以及如何影响别人（所反馈）的观感，他将会学习到自己的哪一些行为会影响别人对他的观感；另一方面，给予别人反馈的成员，也能学到自己的一些观感与评价从何而来（例如性别、个人经验、文化或社会经济阶层）。所以，无论助人或是被协助的成员，对自己的觉察和了解都得以成长。

第四节　反馈与历程阐释

一、反馈在历程阐释中的运用

在团体中自我揭露的成员，若能得到其他成员的反馈，则有助于个人在"乔哈里视窗"（Johari Window）未知区（或潜在区）上的开发（Trotzer, 1999）。在乔哈里视窗，一个人的公开区越小，则未知区越大，这表示该个体很少让他人知道自己，相对地获得他人的反馈也少。因此，不只导致"他人不知道自己"的部分很大，也使"自己不知道自己"的部分很大。想运用个人潜能，就必须开发未知的潜在部分，可见团体中成员的自我揭露与获得他人反馈，对于成员的重要性。由于成员在团体里的行为，往往与其在团体外的人际场合里的行为模式相似，因此成员在团体中的行为模式，就是他在团体外真实世界里的人际状况的一小片样本。所以成员想了解个人的自我，则通过团体互动中的此时此地便唾手可得。因此，"历程阐释"或许可以称为"平行历程阐释"（Chen & Rybak, 2004），后者似乎更贴近实际情况。

在以团体历程为焦点而不以团体内容为主的时候，领导者身兼观察者和参与者的角色。当领导者观察到成员的行为线索时，首先要想想这些行为类型的意义，并进一步寻找证据来印证领导者自己的想法，而不是快速跳进去解释。领导者的任务是提供反馈，主要在于让团体成员有机会自行解释此时此地到底是怎么一回事，以便去获得自我领悟。所以，当领导者观察到团体成员互动的动力线索时，作为人际取向的领导者，必须聚焦此时此地，并努力采取历程取向的反馈。

"反馈"是一种交流的历程，由反馈者（无论是领导者还是团体成员）先告知对方自己的感受，再告知有关双方的信息。进行此时此地的反馈有几个最有助益的条件：（1）反馈必须清楚和立即；（2）反映此时此地；（3）简单且通俗易懂的沟通，不使用专业术语；（4）需包含反馈者的情绪元素，并传达有关反馈的接收者与传送者之间关系的一些信息；（5）传达者得冒险揭露这项沟通。在团体中领导者或成员提供反馈时，应以非判断、非批评的方式，给接收者留出对于关系要做得更好或更坏的自由评估空间（Rothke, 1986）。

由前述，历程阐释是一种历程取向的反馈。由此可知历程阐释的任务旨在协助成员自我领悟，不在于提供改变的建议或方法，更不是替成员个人去解释其行为类型的意义。

二、提升反馈和历程阐释运作的效果

反馈和历程阐释，都希望通过结合情绪表达和认知整合，然后产生改变。团体咨询与治疗中的情感性表达和宣泄，期待能够通过他人的反应而产生与认知整合的效果，但通常不佳。为了可以提升两种不同性质的元素的整合效果，需要比较仔细的操作指引，以供领导者参考。Leszcz（2008）认为这项工作不能毫无章法，因此提出有效的整合方法。现说明实施程序与要点如下。

a. 对存在于团体历程中的紧张，成员不可避免地会有所反应。在团体中，个人外显的特征是追求或回避权力以及情感的亲密和接纳，此时个人所呈现的是其人际风格的特征。

b. 在阐释成员个人的盲点与潜藏的扭曲时，领导者要先观察，再给予反馈。

c. 领导者分享这些反应，最好以无攻击的方式进行。

d. 在澄清扭曲之后，随之成员将获得较为客观的个人图式，也就是他如何联结他人与影响他人。

e. 成员个人对自我的见解，开始有比较理解性的与客观的反映，对于一般现实的舆论，能较为明确。

f. 成员个人对于自我的呈现，能负责并能同化，也知道和他人如何联结是自己的一种选择。

g. 如果成员了解前述这样的责任，便可以产生赋能感，启动无扭曲的且是一般性舆论所认定的新行为，如此便可扩充其个人行为的模板。

h. 他人冒险做出的后续反馈，可以导致对这些新人际方法的肯定，并能引领团员在团体内发生改变。

i. 成员在团体外的改变，也就是反映在团体内的改变，且会产生顺应的循环。

此外，领导者也要掌握历程阐释的原则。需要聚焦：从团体外到团体内，从抽象到具体，由宽泛的到个人的，从个人的再到人际的（Yalom & Leszcz, 2005）。现举 4 个例子说明相关原则如下。

- 原则一，从成员谈论团体外的他人特征，协助成员聚焦团体内的人际知觉。

例如，在一个由社区成人组成的团体的第二次聚会上，这是半小时后的场景。

M1："团体好沉默喔！这样好了，我来谈一下上周发生在我们办公室的事。我们组长是个好人，所以在分配工作的时候，有人就不听指派，意见很多。我常看不下去，会跳出来替他说话。上周我们组里那个意见最多的人，在组长分配任务的时候，又啰唆地提出一堆意见，于是我就跳出来。这次她的口气不好，我的口气也不好，就吵了起来。她竟然骂我狗腿子，想起来就一肚子气。"

M2："要是我也会很讨厌这种人。"

M3："哎呀！现在这种人多的是，我们公司就有很多这种人。"

M4："见怪不怪就好了。"

领导者："各位请等一等，当 M1 谈到团体中难以参与合作的人时，你们每个人的反应都显示对此很有兴趣。而我们这个团体中的每个人如何？从上周聚会到目前，通过交谈和互动，你对于团体中的伙伴有何印象或认识？我鼓励你告诉对方，以便了解到目前为止彼此的认识。"领导看着 M1，说："刚才团体沉默的时候，你就跳出来说话，和你提到的在办公室跳出来替组长说话相似。"

- 原则二，成员回避揭露个人实际的情绪经验。可能有意识或无意识地选择谈得很抽象，而不够具体，此时，领导者需要引导成员针对具体的事件来讨论。

例如，在一个妇女人际探索团体中，成员有一段交谈如下。

M1："我老公的家人都超有礼貌的，有礼貌到让你觉得很有距离。不像我们家的人有话就直说，虽然有时候难免有些冲突，但是感觉还比较好。"

M2："假如是我，也会比较喜欢有话直说，不要好像很有教养，却假假的，好别扭。幸好我老公家的人不是这样子的。"

M3："你们不知道太不客气也不好。我老公家的人就是很不客气。到我们家里，喜欢什么东西了，就拿走，也不说一声。好像那就是他们家的，就像是'我家就是你家'的便利商店。"

M4："哎喔！太礼貌也不好，太直接不客气也不好。到底怎样才好。"

M1："我认为礼貌有必要，但是不要太过头，好像大家隔着一层纱似的。"

M3："要他们刚刚好，可能很不容易吧！我觉得那就是他们的家教。大家都成年了，你说怎么改？"

上述这段团体历程中，成员们正在讨论他们的个人人际困扰议题，但都很抽象，看不到事实的具体样貌，也听不到成员个人的具体经验。成员的情绪也是用间接的语言在表达。领导者可以邀请每位成员针对其陈述的议题举实际发生的例子，来说明他们自己所陈述的状况。

● 原则三，即便开头的成员所陈述是一个具体的事件，但在团体成员讨论的时候，也可能变得如同座谈会一般，虽然讨论共同关切的议题，却仅就泛泛的性质来谈，而回避就个人实际况状来揭露。因此领导者需要邀请成员揭露个人的实际经验与情绪。

例如，在一个由大学生所组成的探讨异性关系的团体中，有一次聚会的情况如下。

M1："我和之前的男友分手，是因为发现他劈腿。但是质问他，他却始终否认，总是一堆借口。我实在无法忍受，就提出分手。好不容易心情才稍微好一点。可是直到现在他偶尔还会来找我，我实在不想再见到他，可是也很难做出很凶地叫他别再来找我。我不知道该怎么办。"

M2："对了，我上周看了一个电视节目，就是谈当前台湾男女情侣关系的问题。上那个节目的专家就是我们系里的老师。他就提到现代人的爱情观和以前的人很不一样。什么海枯石烂早已成为古董级的名言了，而不是情人的誓言。嘿嘿！劈腿如同家常便饭喔。哈！哈！"（将个人交谈转变成非个人性质的交谈）。

M3："你这么说，不就是说劈腿可能只有被发现和没被发现的差别而已，好可怕！"

M4："现代人流行吃快餐嘛！爱情也是吃快餐，高兴则合，不高兴则分。而且对感情关系没有安全感，也许有几个备胎会觉得比较安全，以免失恋好惨。"

上述团体成员的讨论内容完全是一般性论述，而非个人化的分享或自我揭露。然而，他们的话中都隐含着个人不同经验元素的反应。领导者需要引导成员回到 M1 和每一名成员的个人经验上来讨论。领导者或许可以这样说："刚才 M1 正在告诉我们她和男友分手的伤心事，以及不想要藕断丝连的困扰。我们是否应该回到 M1 这部分，给予回应。或是你有类似经验，也向 M1 分享下。"

- 原则四，领导者要从成员彼此所说的内容，以及他们如何说的历程中加以观察与体验，以便了解成员互动关系的动力状况，作为选择介入的策略与技术的参考。

例如，在一个由社区成人组成的成长团体中，有这样一段交谈：

M1 对着 M2："我觉得你，虽然在团体好像很积极参考，对每个人都会给予共情或表示关心。可是我总觉得好像既有些亲近，又有些不知道要如何亲近你。"

M2："怎么会这样？！我在团体中都很坦诚，也会说我自己的事"。

M3："是啊！虽然你说话的时候都很诚恳，但想一想好像还不怎么认识你。我想可能是你比较少分享自己的内在情感或个人经验。大家在谈个人困扰的事时，你也会说自己也有这样的困扰，但都点到为止。我觉得你有些事没说出来，也听不到你内心真正的感受。"

M4："我觉得你好像是一个包装得很好的礼物，我很喜欢你，可是我不了解你。"

在成员相继给 M2 反馈之后，领导者可以从每个成员的反馈，转到成员人际现象来看，而做这样的历程阐释："刚才伙伴们努力在告诉你，他们想亲近你，但是难以接触到真实的你。记得你之前提过，在你的生活中虽然交友广泛，然而很难有亲密的朋友，总觉得有些孤寂。刚才伙伴们给你反馈的信息与你之前提的这件事好像有共同之处，或许可以供你参考。"

前述四个例子表明领导者需要循循善诱。特别是在团体初期，成员容易流于谈论团体外事件，此时领导者可以引导成员，将团体外事件联结到团体内的事件，以讨论团体内的事件或人。只有聚焦此时此地的人际，免于空谈或高谈阔论，对成员自我了解和关系推进才有助益。

第五节　结语

个人发展和习得的人际模式，会重现在往后的生活人际情境当中，而形成不适应的人际循环。因此，人际取向的治疗没有不重视治疗历程中此时此地的重要性与运用的，此时此地的互动历程可以成为非常有用的治疗性素材。而历程阐释被视为是介入此时此地的重要技术，这项技术已被学者不断改进而变得更具体和更有原则可循。由于历程阐释可用在团体成员个人的心理历程、成员的人际互动历程或者团体整体的历程，所以领导者必须能够判断介入层面和时机的适当性。最后，虽然历程评论有反馈的性质，然而比起单纯的反馈技术，更需要领导者对团体中发生在此时此地的现象的敏察与理解，并熟悉历程阐释技术的原则和运用。

| 第十三章 |
团体中的投射性认同

在团体中，投射性认同（projective indentification）很能引发和操纵成员行为的防御机制。有些防御机制，例如否认、投射、理智化，可能比较容易被辨识出来；而投射性认同，则是比较难以被辨识的一种防御机制。在团体咨询与治疗的情境中，投射性认同对团体中成员之间的情感，以及人际关系颇具负面影响，甚至包括对于领导者都是如此。投射性认同，可能逐渐破坏或暗中破坏治疗的进步，也破坏团体历程的进展，无论个体成员或领导者，都可能成为这项防御性互动的标靶，而影响团体的凝聚和稳定。

Mikulincer 和 Horesh（1999）通过研究投射机制在成人依恋和对他人知觉的角色得出结论，认为在防御性投射或投射性认同方面，心理安全的人对于他人的表征或意象似乎都不会有偏见或扭曲。而且与心理不安全的人相比，也不会有将所认定的自己或对自己否认的特征投射到他人的倾向。心理安全的人，由于有安全作为内在资源的基础，可以促进乐观，对生活和适应持建设性的态度，因此不需要以防御的方式来使用他们的心理表征，而且也较少发生投射性的扭曲。其次，心理安全能促进弹性和复杂的认知模式，这样的认知模式可以让不同的或对立的信息兼容并存，不论是对自己的看法，或在和他人的关系当中，都能够容忍冲突和不明确。所以安全的人，知觉他人为一个真正"完整的客体"（whole object），而不是个人想象的，只用来满足自我中心需求的一个"部分的客体"（partial object）。投射性认同是一种基本的防御机制，尤其人格异常者会在人际情境中使用各种基本的防御，若不改变，当事人本身将会体验到长期的人际困境。在人格异常的病人所使用的基本防御当中，又以投射性认同最为麻烦（Steinberg & Ogrodniczuk, 2010）。本章主要在于说明投射性认同的概念、功能与过程，并提出团体中发生投射性认同时的处理，以供领导者参考。

第一节　投射性认同的概念

"投射性认同"一词，乍看之下似乎令人感到相当熟悉，因为"投射"和"认同"是比较常见的自我防御机制，但当这两个名词联合在一起的时候，其意义就变得很独特。投射的定义是："在他人身上所知觉的特征，是个体自己所拥有并想否认的"（Newman, Duff, & Baumeister, 1997）。谢弗（1976）认为，可以确定，投射的资料或内容是在个人的自我界限之内但被自己排除的个人属性、欲望、想法或行为，是个人不希望自己所有的。所以即便在一个人独自的情境中，也可以想象另外一个人，有着他自己不能接纳且排除的那些特质。投射性认同和投射，有很明显的差异，通常需要发生在人际情境中。若在团体中发生投射的现象，可以从观察中看到一名成员将自己的特征，归因为另一名成员的属性，然后他在情感上，似乎会和那一名成员保持距离，而且表现得好像被那一名被他投射的成员所击退一般；同时，那一名被投射的成员也会发现，被对方归因的特质，并不能反映他当下的个人经验。很不同的是，投射性认同的投射者，会与被他认为具有那些特质的成员（其实是他所投射的）相互涉入密集的人际交换互动，并通过密集的人际交换，使对方发生被诱发的行为（Clark, 1997）。例如在团体中，A 成员对 B 成员投射 A 成员自己所拒绝的"笨拙"这部分，通过共情和控制的密集互动，结果那一名被投射的 B 成员会逐渐被诱发而呈现"笨拙"的样子，然后 A 成员可能攻击或嘲笑 B 成员"笨拙"的样子。

有关投射性认同的概念，英国、欧洲大陆、美国和拉丁美洲的学者，各有一些不同的看法，以致他们各家的定义也不尽相同（Aguayo, 2013）。这个概念最早是由克莱茵（1946）所创，用以从偏执—分裂（paranoid-schizoid）的立场，描述早期幼儿发展的历程，虽然她是客体论的学者，不过也引用弗洛伊德双重驱力（dual drive）的理念。克莱茵主张投射性认同是促进婴儿逐出攻击驱力（她所谓的死亡本能）的过程，婴儿投射他"坏"的部分到母亲或主要照料者这个客体里，由于婴儿认定他的客体，且内化了较早所分裂的部分，所以通过这个"坏"，婴儿体验到迫害的焦虑，便由内心转换到外在。克莱茵视"分裂"（split）为基本的过程，使得好的与坏的表征维持分离，如此一来彼此就不会相互污染，不过克莱茵忽略了投射性认同，也可能涉及"好的"自我的部分。若是投射分裂出来的这部分自我发生在安全的所爱客体上，导致的不是感到情绪的枯竭，而是相互滋润，由此婴儿可以得到适当的心理发展（Ramchandani, 1989）。因此，"分裂"似乎是投射性认同过程必要的一部分。

原先克莱茵所主张的投射性认同，完全是一种内在精神的现象，到了比昂（1962），对于投射性认同的看法则扩大到包括内在精神的和人际的现象。比昂关于投射性认同的观点更广，从幻想到真实的客体关系领域，比昂将母亲视为婴儿的"坏"分裂出来的表征容器。有能力的母亲，能够中和不愉快的感受，然后婴儿再内摄（re-introject），原来的表征已被改变，并成为柔化了的理想意象。由于婴儿再内摄"好"的意象，所以母亲在作为容器的人际历程的角色，能促成婴儿正向精神的发展。由此可以了解克莱茵和比昂对于投射性认同的看法，都是将其当作一种发展的机制，而不是病态的防御。

奥格登（1982）和科恩伯格（1987）在投射性认同的概念上是属于比较激进的，且通常在临床上也都将投射性认同视为是病态的防御（Zosky, 2003）。科恩伯格主张投射性认同是从"压抑"经过"分裂"到"投射"，因此自我的自体和客体之间的界限，便呈现模糊不清的状态；而投射，则没有丧失自体和客体的自我界限。因此柯恩伯格相信投射性认同是比投射为更原始的防御机制。奥格登则认为投射性认同是一种普世的现象，显然他并不认为投射性认同是一种防御机制。奥格登认为这种现象是一个人潜意识的投射性幻想，引起另一个人与他一致的感受，不过奥格登强调，虽然接收者的感受和投射者相似，但是并不相同，接收者的相对移情，会被合并为投射性认同的一部分。投射者潜意识里希望除掉自己"不要的"或"感到危险的"个人部分，且希望以很有力量的控制方式，转放到他人身上，结果便以一种交换的人际互动导致引发他人与投射者一致的感受。

尤其在治疗团体中，成员持续不断地忙于在潜意识中将他人纳入一场与他一起演出其内在客体世界的人际互动历程表演中，被投射者可能包括领导者和其他成员（Clark, 1997）。在治疗关系中，一个成员必须给治疗师的角色或许就是一个成员他自己或一个客体的表征。也如比昂的概念，接收者是"容器"的功能，若去处理或拒绝作为容器，那都会使投射者感到更为害怕。与移情很不同的是，使用投射性认同的当事人，不只以他过去的客体关系用很扭曲的方式看待治疗师，且会对治疗师施加压力，以使治疗师对自己的体验如同当事人潜意识里对治疗师的幻想一般。因此，Ramchandani（1989）主张，投射性认同的当事人缺乏能力去使用压抑、修正（modification）、升华、反向作用等比较适应的防御，以及去处理个人难以容忍的内在精神方面的经验。

第二节　投射性认同的功能与过程

西格尔（1964）提出投射性认同有四种功能：第一种，避免分离；第二种，获得对坏客体的控制；第三种，排除自己坏的部分；第四种，安全地保持自己好的部分。从这四种功能可以看到，后三种功能似乎与分裂有关联。奥格登（1979）也主张投射性认同有四种功能：第一是防御，通过投射到他人，可以作为防御，以对抗令自己不舒服的情绪或想法；第二是沟通，让别人可以理解他；第三是维持客体关系，寻求客体关系是人的本性，投射性认同的历程可以和客体维持密切的关系，这一项功能与西格尔避免分离的功能相似；第四是作为心理成长的手段，这个概念与原来克莱茵（1946）所认为的投射性认同是一种发展的机制相同。而似乎也和西格尔的第四种功能相似，维持内在精神的安全，是个体成长和发展的必要因素。此外奥格登也认为投射和再内摄的过程，是个人终身不断改变的历程。

投射性认同，不只是一种内在精神的现象，也包括似乎可加以辨识的成分和过程。奥格登（1979）和柯恩伯格（1987）都将投射性认同过程，划分为几个部分的构成要素。柯恩伯格指出投射性认同过程的四个步骤：（1）首先将自己无法忍受的部分投射到他人；（2）在第二和第三步骤里，维持共情客体和控制客体；（3）第四步骤是在潜意识里诱发客体，使客体在人际互动中反映出被他投射的资料或内容。第二步骤和第三步骤也隐含说明了分裂，以及自体与客体界限模糊不清的状况。Ramchandani（1989）则指出投射性认同的形成，是经过一连串三个相关的一组策略，即：（1）首先是"转向"（redirection）和"不承认是自己的"。个人在心中努力应对难以容忍的经验，将其转向到方便的对象，例如母亲、知己、配偶、治疗师或可疑的客体等。此外，将难以容忍的起因归咎于对方，所以他便"憎恶"那个客体，并相信客体"憎恶"和想"毁灭"自己。由此，他对于自己已经归咎于对方的那一些情感性体验，有一种"分享所有权"或"共情"的感觉。（2）接下来便是"操纵"。对那些被他归咎于客体的情感及客体感到紧张，导致他在实际生活中对客体倾注了自己幻想的互动。于是他便开始在潜意识里操纵和控制与这个客体的真正关系，以便与自己内在精神的挣扎有一致性。（3）最后，就是"引诱"。在客体这一边，是相当被动地参与投射者精神的挣扎。然而由于发展出互补或一致性的认同，以致客体现在会有感觉，并屈服于被操纵。互补的认同是客体认同投射者潜意识里所想象的客体；而一致性的认同，是客体认同投射者对自己的想象。

综合而言，为了有助于具体区辨防御的投射性认同，可以将其分为三个时期：在开始时期，投射者企图使用投射，将他自己不要的特质转换到接收者；第二个时期，投射者利用人际交换，来控制和操纵诱发接收者的感受，其实那些感受是来自投射者的；第三个时期，投射者一致性认同接收者，且持续诱发他（Ogden, 1979, 1982）。由于投射者施压上演某种行为，于是接收者便呈现那些被投射者所强调和加以恶化的特质。投射者好像不自觉地、无法控制地配合着。事实上，他们若能够觉察，则是可以控制的。由于投射性认同，也可视为投射者寻求共情的关系，寻找一个有助于包容其情绪的客体（Grotstein, 1981）。就像一个能包容的母亲，会对着哭泣的孩子温和地反映其情绪："你饿了，对不对？"所以治疗师包容并共情地反映很重要。这样才不会落入这个投射性认同的人际交换游戏。

第三节　投射性认同作为要求关系的不适应手段

一、投射性认同是幼儿发展的机制

　　客体关系论主张，幼儿在发展"分离—个体化"的历程中，为了避免自己退化到早期完全依赖母亲的状态，会发展出一种"妥协形式"（compromise formation），而变得"憎恨—依赖"（hostile-dependent）或"回避"这种两极状态。因此可能抑制了对于未来关系的协商能力，或是能够变通规则的成熟依赖的发展。Hartman、Kris 和 Lowenstein（1949）认为，孩子发展出对母亲或主要照料者的"憎恨—依赖"关系，是因为直接表达攻击有危险，所以从此来努力应对过度攻击。假如不能解决，且个人处在冲突困境当中，那会威胁到他所依赖的客体。因为孩子既害怕由于他们的愤怒而使被破坏的母亲离他们而去，使他们落于孤独和匮乏的处境，又由于带着脆弱的自我，无法包容那些愤怒情绪，所以孩子对愤怒做了改变。

　　温尼科特（1971）便看到"憎恨—依赖"关系类型具有发展的契机。当孩子的自我肯定成长到了某一种程度，心理便除了肯定他自己万能之外，对所有一切都是否定的。在孩子的幻想中，他每天都在摧毁自己的世界。当他体验到所毁坏的客体，既不是他的父母，也不是他自己，就会逐渐看到外在现实的形状，很明显的与其内在想象的世界有别。假如父母平静地适当设限，而不会对孩子报复，孩子便能将父母从内在精神的想象，转换成为外在人际的关联，孩子就可以使用父母的力量，来补偿他对心理万能的失落，以及对新经验的模糊感。因此，在安全的环境下，孩子可以放弃幻想的内在生活，而发展与他人的实际人际关系，所以孩子在成长和发展的历程中，需要可信赖且会以他们的成就为荣，以及令他愉快的外在客体。假若在孩子成长历程中，父母不是一个可信赖的外在客体，这个契机就可能成为发展的一种危险，自我受伤（ego-impaired）的孩子无法发展出足够强壮的自我。

二、自我受伤的男孩，投射性认同是一种需求联结的沟通方式

　　Braucher（2000）认为在咨询与治疗团体中，对于来自因环境重大缺失而自我受伤的少年而言，投射性认同是他们用来沟通过去他们所难以获得的

关系的一种需求。在他研究一群饱受无助、非常脆弱及愤怒的少年时，他发现他们在成长历程中找不到成长所需的那种外在客体。由于缺乏一般孩子所期待的环境，以致自我受伤，而无法包容紧张的情感，因而他们投射自己内在的情感和所认定的自己，且以为那是接收者的。同样地，在咨询与治疗团体中，他们也会投射所不要的自己那个部分到领导者，以便他们可以得到领导者的包容。他们诱发领导者产生那些他们自己不要的感受，以便和领导者分享他们的内在经验，这种现象可以视为是，少年在潜意识用来联结他人的方式。虽然这是防御且不适当的，也可能会招来人际冲突，然而却是他们唯一在使用的方式。因此，当领导者能够包容，并提供矫正性情感体验，改变他们的感受，且能够被他们内化时，这些青少年便可以接受过去所错失的亲子教养，而得以发展比较稳定的依恋。

尤其当一个青少男，生长在没有父亲，而母亲有高压力的家庭中，且缺乏家庭以外的支持网络时，这样的青少男便有高风险。由于男孩在成长过程会希望像自己的父亲一样，将父亲作为他的自我理想（ego ideal），所以有一个可以爱，可以模仿，能够内摄的父亲般的人物，可以使得男孩能够以父亲为典范，去发展自我认同（self-identity）（Ross, 1994a）。尤其，在男孩成长历程中，能够向他人分享自己父亲的成功和成就，有助于小男孩克服被贬低的感觉冲撞着他所居住的世界，且从成长学习中得到控制。尤其在相处当中，父亲可以协助儿子发现技巧，作为去试探和实验的能力，因此有一位慈爱的、有能力的父亲，男孩可以学习组织自己的能力以及调整自律（Ross, 1994b）。若男孩处在与母亲"分离—个体化"的历程，而缺乏可以认同的父亲，以便和父亲联结作为取代他过去过度依赖于母亲的状况，那么男孩很可能感受到孤独无助，以及极端地脆弱与愤怒。由于在他的环境中对外寻求不到可靠的且能够以他为荣和愉快的依恋，于是他的自我受伤，无法包容强烈的情绪，因此会投射他的内在情绪，并认同那些情绪是那个被他所投射的人所有，借此来表达联结关系。不幸的是，他的投射性认同通常带来人际冲突，而不是亲密的联结。由于被他投射性认同的人，无论是父母、老师或同辈，都会拒绝他或者无法包容他的痛苦情绪，所以这样的男孩，便需要咨询与治疗的介入。而团体咨询与治疗的方式，可能对这样的青少年特别有帮助。

三、从投射性认同，诠释重复暴力的男性

由于客体关系论可以解释，一个人早期的内在自体和客体表征如何在成年时的人际关系中重现，因此也可以用来诠释，发生家暴的暴力男人尤其是不断重复暴力的男人。他们以投射性认同作为防御，以对抗自恋的脆弱，这是导致暴力的因素。有暴力的男人，主要来自暴力或暴力目睹者的家庭，由于内摄很多的坏客体，导致发展出相当脆弱的自我结构。以暴力虐待女人或其他人的男性，是使用一种慢慢向别人注入他自己的"坏"来感觉别人的方式，主要用来排除对自己感到有缺陷和低自我价值感。如此一来，不仅可以排除对自己的负面感受，而且在与他所看见的对方（有弱点的）相较下，可以感受到自己强而有力。在这样的过程中，当他看到对方身上令他厌恶的特质——其实这些特质本来是属于他的内在——时，便逐步强大而成为暴力，自体那些不好的感受，现在被外化成为配偶、自己的孩子或他人的部分。由于从对方身上看到的其实是自体要排除的强烈愤怒情绪，这引起这个男人强烈的厌恶感，于是便以暴力对付配偶、自己的孩子或他人。原因在于，去对抗内在愤怒的压力或威胁感太大，然而经由投射性认同，这个男人可以在内在精神安全的情况下，将自体感受的愤怒赶走（Zosky, 2003）。根据科恩伯格（1987）的理论，一个暴力的男人在对他人施暴之后，他的紧张便得以松弛，由此可以让他再度与客体联结。但是，由于害怕配偶或被他施暴的他人离去，所以在施暴之后的自责时期，他很脆弱，同时也感到很绝望。投射性认同的发生是在一个人的潜意识里，因此会再度发生分裂和投射。所以科恩伯格的分裂假说，或可用来诠释 Walker（1984）的暴力循环观点，一个家暴的男人，其实是非常害怕被关系遗弃的人；但是却使用暴力来要求关系，他们往往一再施暴，而极其严重者甚至完全不能忍受让关系离开。

第四节　投射性认同与团体历程

在团体中观察投射性认同可以看到，接收的成员会发现被归因的属性与他个人当下的体验不相符。而投射者也会密集地涉入，与这名被他将自己的特质投射的成员的互动，因此接收的成员会体验到压力，会越来越去认同被

归因的属性并产生对应的行为。由于认同和投射性认同有别，如果只是一种认同的防御机制，这个人会积极地认同被他理想化的对象，特别是那些可羡慕的特质。而那名被理想化的对象，则是处在被动的角色；相反的，在投射性认同的认同防御里，则会涉及两名或甚至多名成员之间的密集互动，也就是双方都参与到密集的交换互动中。

投射性认同，在团体是相当复杂的互动概念，可能会有多名成员涉入。例如在一个团体当中，A 成员体验到明显的自我贬低，从而在潜意识里将这样的感受投射到 B 成员。这个过程可以让这名投射者 A 成员感到较少的自我贬低；而这样的互动，会通过密集火力的攻击评论来引发 B 成员的不愉快，且越发地激起接收者 B 成员的自我贬低感。通过循环的动力，投射者 A 成员，共鸣地认同接收者 B 成员自我贬低的感受。尤其，团体中可能发生两种状况：有一种状况是，其他成员感受到快速、密集挑拨的威胁，当接收者甘愿接受投射者的言语羞辱时，其他团体成员可能因此变成被动的观察者，沉默地袖手旁观；另一种状况是，当有一小撮成员积极涉入互动，且相对地反击时，则成为另一种反应类型。这一种互动的结果可能是，这名接收的 B 成员沦为团体的代罪羔羊，所以投射性认同与团体中代罪羔羊的产生，有密切关联。在团体历程，当一名成员很快出现投射性认同时，领导者要能够考虑有关防御理论的要素和处理策略，才能有效地面对和处理。

此外，在团体咨询与治疗情境里，投射性认同的互动质量，将影响到团体内多重系统的层面，也涉及团体成员之间重要的界限议题。投射性认同是一种，当涉及一名成员使用投射时，所属的是个人层面的精神系统，而涉及接收投射的成员时，则在人际系统层面。由于当一个团体的人际系统层面在交流的时候，会改变团体三个层级的所有各个层面的系统，即个人层面、人际层面及团体层面的系统，因此，可以看到投射性认同会影响整个团体所有系统的层面（Agazarian, 1992）。团体中界限的存在，使得团体内各个系统层面的功能可以区分清楚，并得以运作，何况领导者的工作重点，需要依据清楚划分的界限，才能够去聚焦。当发生投射性认同时，个体成员个体系统层面的内在精神界限的交流在人际或亚团体系统层面就会呈现模糊状态。原因在于，使用投射性认同的投射者，关闭了他内在精神的界限，而投射了自体所不要的特质，然而接收者，收到了被投射的沟通，跨越了接收者脆弱的精神界限（Clark, 1997）。由于投射性认同的交换发生在很容易有渗透性的人际层面，因此当投射性认同发生的时候，成员各自的心理完整和自主都出现妥协，从而混淆了人际系统层面的界限，所以领导者必须介入澄清并调整界限的违规越界现象。

第五节　团体中投射性认同的处理

由于成员出现投射性认同与团体发展阶段有关联，因此领导者需要认识，并采取阶段适配的处理策略。基于投射性认同的复杂性，可将团体划分为三个时期，来讨论不同时期的处理策略（Clark, 1995）。以下分别说明在团体初期、团体中期和团体后期，若有成员使用投射性认同要如何处理。

一、团体初期投射性认同的处理

在团体初期，在领导者正努力建立沟通和基本规范时，若有一名成员使用投射性认同，引发对另外一名成员的羞耻、攻击或憎恶，将诱发负向人际互动和对团体规范的负面效应，这对于团体发展特别具有破坏性。然而，由于投射性认同的复杂性，即便领导者对于投射性认同的理论有所理解，仍会感到很棘手。在实践上，尤其对新手的领导者而言，如果在团体有一名成员使用此防御，而未能有效处理，那么投射的成员将持续与被投射的成员维持交换互动的形态。由于他们两人的人际界限已经变得模糊，因此可能对团体造成很深的影响。

在团体初期，成员正在建立关系和形成规范，领导者在努力建立非判断的和支持性的氛围，此时若有一名成员使用投射性认同，来操纵和强制地影响他人或团体，可能会暗中破坏了团体规范的建立。如果有一名成员，开始以贬低或轻视的评论，来操纵和诱发另一名成员，领导者便可以清楚知道，这是发生了投射性认同。在反应方面，被诱发的接收成员会显示被威胁，但是也被对方言语的虐待所引诱，而投入交换的互动。当交换的激发者（即投射者）维持持续攻击的程度，两个或多个成员的个人界限将开始变得模糊，因此，领导者必须介入，去保护脆弱的团体成员，同时要告知投射者和被投射者，这些是激发者个人的情感。只有领导者能够同时反映投射者和标靶成员的情感，他们两人才能感到被了解，同时可以减少投射性认同互动的情绪张力。之后，也许可以邀请其他成员，就他们对各方所观察到和知觉到的冲突行为，来进行反馈。让团体其他成员表达他们的观察，也许可以立刻减少投射者在标靶成员身上的聚焦，领导者若没有引出其他成员的反馈，团体可能会倾向于被动地看着激发者针对接收的成员被诱发被威胁感。

"修正"这项技术，对于投射性认同具有疗愈性（Clark, 1995）。在团体中，有些时候成员的反馈实际上其意图是想提一些建设性的意见，然而其言语却未能明确表达，反而以一种间接而有攻击性的方式出现，而成为对方不了解，也不能接受的反馈。若领导者发觉成员反馈的内容，包含有潜藏的目的，便可以使用修正技术，要求这名成员以直接的方式，重述那不可接受的反馈。现举一例：在一个团体中李炎使用投射性认同，持续地批评性地评论刘千。因此，引发小圆有目的地要给李炎反馈。然而她却这样说："我觉得你很白痴哎，你一直不断地在找刘千的茬，但是我却发现你从来不会看看自己的缺点。"这时领导者介入，先共情李炎的感受："你听到小圆这样说你，一定感到很不舒服。"接着领导者对小圆说："我想你有话要说，但是你刚刚跟李炎说话的方式，会让他听不懂你真正想说什么。你可以用不是贬低他的方式再说一次。"这样领导者对于投射者（李炎）和观察的成员（小圆），都能表达共情。小圆于是说："好吧！我的意思是你不要老是找刘千的茬，为什么你不谈谈你怎样理解别人。"小圆这样对李炎说之后，引起李炎对于小圆这样的观察很感兴趣，便来问小圆："你认为我如何理解他人？"在小圆回应之后，领导者请其他成员，就观察到的李炎在团体的行为，也提供反馈给李炎。

虽然"修正"这项技术有助于处理投射性认同所产生的相对不良行为，但如果投射者继续攻击标靶成员，那么领导者必须采取更进一步的行动，来保护接收成员和维护团体的完整。使用"阻断"（blocking）的技术，可以使领导者介入和打断。例如针对讲故事或讲闲话等产生的相对不良行为，使用阻断的技术，也可以让领导者以坚定却是宽容的方式，防止进一步的投射性认同的沟通交流（Clark, 1995）。当投射性认同的成员使用诱发行为并变得很明显的时候，领导者也许可以这样对他说："你有很强烈的情绪，但是我不能让你以这样的方式来自我表达。我们在团体里就是要彼此支持，而你的行为是在攻击。"领导者以这样的方法直接涉入，可以将团体动力从交换的双方移开，特别是当使用投射性认同的成员属于残酷的风格时，团体成员都臣服于其下，阻断是领导者必要的介入手段。但是在另外一种情况，如果一个亚团体开始发动反击，此时领导者需要立即阻断这个具潜在破坏力的报复。虽然阻断具有冒险性，然而除非领导者能够介入这场憎恨的交换互动当中，否则投射者容易遭受到团体成员提早"拆穿"他的防御，谴责他的脆弱的情况。这样将导致投射者情绪的代偿功能减退，由于他对自己没有顿悟，而是感到被攻击，因而对于投射者并没有疗愈性。

在团体初期，领导者可能很难认知投射性认同的动机性动力。由于在憎恨的互动中，接收的成员看起来似乎只是一个被动的受害者，但领导者若只是努力去改变投射性认同交换的其中任何一方，通常很难停止这个交换的互动。如果领导者能够反映代罪羔羊（即被投射者）所体验的情感，便可以促进其他团体成员了解他们自己对交换双方的观察，而能够支持代罪羔羊（Ohlsen, Horne, & Lawe, 1988）。当接收的成员继续以代罪羔羊角色演出，而不是善用其他成员提供的支持，那么投射性认同双方交流的动机就变得更明显了。因此接下来的工作或团体目标便是让一个成员清楚，他使用代罪羔羊角色的错误和正确看法，并使其发展出比较适应的行为。

此外，在团体初期领导者也可能沦为投射性认同的对象。一个使用投射性认同的成员，可能轻视领导者领导团体的能力，而引起缺少经验的领导者以敌对的反应对付被批评，并质疑自己的领导能力。当领导者越是在面对成员的严厉言语评论时呈现越脆弱的形态，则成员越可能增加对领导者的责难，导致团体失败的情形（Clark, 1997）。Zender（1991）指出，当领导者感到被操纵而成为受害者角色时，领导者将阻抗屈服于随伴的无力感或愤怒，此时极为重要的反应是，领导者要再认知并拒绝被诱入投射性认同的接收者角色。假如领导者持续体验到一种脆弱的形态，便需要在督导中探讨这个未解决的议题，如果是协同领导的方式，协同领导者可以协助其认知他的弱点，并维持控制一个团体的责任。此外，就个人界限的控制方面而言，当被成员的投射性认同挑战时，领导者应以开放的方式，共情地反应成员的沟通，同时也要充分地封闭界限，以维持领导者自己的认同（Durkin, 1981）。因此，一方面领导者可以运用各种技术和策略，以展现领导团体的能力；另一方面则保持观察者的立场，避免落入团体成员的诱发和操纵圈套。

二、团体中期投射性认同的处理

在团体中期，当团体的信任程度和凝聚力都增加的时候，便可探讨投射性认同的动机，以及考虑涉及防御的不同观点。进入团体的共享关系阶段，成员对于彼此呈现的支持增加，同时较少被使用投射性认同的成员所威胁，或较少批评那个使用投射性认同的成员。在这个时期，领导者需要认知投射内容，看清楚成员们的交流，以及使用操纵方式持续涉入成为代罪羔羊的成员的情形，然后澄清存在于投射性认同本质中的冲突和矛盾，以及与代罪羔羊的关联，这些是团体中期发展的目标。投射性认同，将造成界限问题，而就界限这项议题而言，在团体成员之间，越凝聚的人际关系，越能提供一个支持的情境，让个人得以开放精神层面的界限和调适新的信息，并刺激认知结构的改变。此时期领导者可以选用的技术包括：面质、认知重建、重构和解释等，以协助投射者和接收者去学习对自己的行为类型有崭新的和不同的看法（Clark, 1997）。

首先，以"面质"技术而言，能够协助领导者和其他成员去认知，使用投射性认同或其他防御机制相关的不一致现象。面质技术的主要焦点，在于一名团体成员所陈述的内容与后面所列五项当中的任一项，或多项存在不一致或矛盾。这五项包括：（1）非言语行为；（2）之前所陈述的内容；（3）行动；（4）客观情境；（5）显著的遗漏或漏洞等（Clark, 1997）。当领导者使用面质技术的时候，同时应邀请其他团体成员，让他们根据领导者面质投射者的部分，用他们自己的观察提供反馈给该成员。这样领导者的面质，能和其他成员的反应相互认证，避免出现因为只有领导者独自一个人面质，而被投射者反驳。例如，领导者可以对使用投射的成员（假名为齐云）说："在上次聚会你提到你最痛恨被人打压，然而刚刚你的行为也是在打压小李。你们其他人怎样看待刚刚齐云对待小李的行为？"因为其他成员的反馈与领导者的观察相同，所以可以促使投射者去思考自己的行为。

其次，"认知重建"技术强调将负向和自我挫败（self-defeating）的认知，转换成为具建设性和有目标的看法（Meichenbaum, 1977）。通常使用投射性认同的成员，持有失功能的核心信念，从他投射到另一名成员或其他成员的叙述内容中便可以看出来。通过其他成员的反馈，这名使用投射性认同的成员能够开始了解，自己对待他人的负向态度实际上是来自于他对自己的基本信念。这不是在澄清他的非理性想法，而是他被团体挑战，才知道努力去改变在信念系统中失功能的假设（Ellis, 1995）。在咨询与治疗团体中，不但要去引发这样的成员去改变那些不适应的信念的动机，也要协助他建构不一样的观念。借助团体成员们的支持性反馈和鼓励，这样的成员，才得以在团体内和团体外实践新的且有目标的思考方式。

最后，"重构"这项技术，指通过语意的改变可以让一个人局限的看法产生积极的改变（Cormier & Cormier, 1997）。因此，重构可以协助投射者，对于他个人使用投射性认同作为防御发展出新的参考架构（Clark, 1997）。例如，领导者可以这样对投射的成员说："是否可能你在小刘身上所看到的，反映了某些你对自己的感受？"。在领导者如此介入之后，再讨论新的观点，并听取其他团体成员的反馈。最后，领导者可以做结论，并鼓励这名成员不要回避，而是要当成挑战，努力改变。因此，重构这项技术也可以代表聚焦在语意改变的解释技术的另一面，聚焦在分类并标明有关的语意改变（Clark, 1995）。例如，领导者可能对一名成员说："你表现出有能力去接纳自己较为不好的特质。何不利用这种开放的胸襟，去建构对自己的积极看法。"与重构不同，解释技术的建议方面，强调理解的因果关系，企图从个人的动机去解释一个人的行为（Levy, 1963）。所以，使用建议方面的解释，主要在于邀请这名成员去探讨投射性认同的功能和自己所坚持的相关核心信念。协助成员澄清因果的架构，若不当行为与成员个人使用投射性认同有关，也许可以协助该成员去了解和促进对防御的控制。例如，有一名成员知道在团体中，自己有藐视另一名成员的不当行为，然而却难以理解和控制自己习惯的行为类型，直到后来有一次聚会，当大家在团体中谈论到亲密关系议题的时候，这名成员出来直接抨击正在说话的一名成员，因而被其他成员指出，每次大家讨论亲密关系议题的时候，他就会出来批评或攻击。对于这名成员，或许领导者可以这样介入："是否可能谈到亲密关系让你感到不舒服。你提过在你的原生家庭生活经验中，家人都是有距离和冷漠的？"提出这样的因果架构解释后，接着需要和这一名成员充分讨论，并让其他成员一起来回应。

三、团体后期投射性认同的处理

在团体后期，当成员建构了比较适应的观点并增加了自我了解之后，团体焦点将是有目的的治疗行动或解决问题的行动。虽然使用投射认同的成员，可能努力控制自己不去使用投射性认同，然而防御的习惯性特质，是牢不可破的类型，需要持续努力去打破。咨询与治疗团体的优势是，使用投射性认同的成员，在其他团体成员的支持和鼓励之下，会变得比较少去依赖防御，因此在这个时期，行动取向的策略会特别有帮助。可以设计一些策略来协助成员脱离自动反应的类型，减少投射性认同的次数（Clark, 1997）。例如阿德勒学派的"把持自己"（catching oneself）和"仿佛法"（acting as if）这两种策略，能帮助使用投射性认同的成员，去预期自己倾向于使用防御的情境，而提高对于使用防御的自我警觉（Dinkmeyer, Dinkmeyer, & Sperry, 1987）。例如，一名成员对于亲密感到厌恶和威胁，当其他团体成员都在讨论比较私密议题的时候，便可以使用"仿佛法"技术，其他团体成员可以鼓励和支持这名投射者，在一小段时间之内，个体假装做一个新的个人"认同"，表现出有容忍力和有约束力的行为。又例如，在团体中当一名成员开始感到很厌恶另一名成员，并开始蔑视那名成员的时候，他能够及时"把持自己"的状况，并即刻中断这样的互动，同时也主动去讨论他所体验到的厌恶情绪，便可以逐渐松动和改变这个牢不可破的习惯类型。

由于在团体进入工作阶段之后，成员对于自己会去使用投射性认同有进一步的觉知，因此在防御方面，变得越来越能区分和调整（Matthews, 1992）。而且成员的界限，也从缺乏弹性和不稳定，变得有弹性和稳定，因而在面对特殊情境的时候，学到可以适当开放和关闭界限的能力（Durkin, 1981）。这样可以减少团体中的投射性认同所产生的困扰，使用投射性认同的成员个人也能获得改变。

第六节 领导者成为投射性认同的对象

在处理成员投射性认同时的最大陷阱，就是领导者因为该成员的忌妒、攻击、具体或扭曲的现实等而引发紧张，或是领导者自己的相对移情。当自我表征和内在客体的投射发生在治疗团体时，将客体关系论的概念运用在理解关系的变化无常方面会很有帮助。成员早年的创伤关系，由于带着痛苦的影响，以投射性认同的方式在团体中重现；投射性认同能够同时以内在精神的和人际的两种概念来理解（Steinberg & Ogrodniczuk, 2010）。

对于自己的相对移情经验的知觉，在于领导者要去了解成员究竟透漏了什么关键，且领导者要找到方法，让这个成员能够以语言表达出来，并以疗愈的方式去探讨到底是什么，一直到能够理解潜在再创伤化发生的这个点为止。当成员个人早年受虐和被忽视的感受成为他个人的知觉并能够去碰触的时候，他在未来回忆起早年所经验的创伤，就比较不可能被压倒。这样一来这个成员将比较容易分辨他早年无助的经验和他现在已经成年了的情境之间的差别，且能够知觉现在个人的资源，以及那些在他早年环境中所得不到的资源。因此，他就不需要以投射个人的自我表征和内在客体到当前人际的方式，来防御他的害怕和憎恨进入他的意识觉察当中。如此一来，这名成员便能够发展较适应的互动方式，并对于当前的现实维持比较实际的看法。

当领导者自身成为一名团体成员的投射性认同对象时，并没有很具体的方法来处理这样的问题（Ramchandani, 1989），但有一些步骤和原则可作为参考：

a. 首先，领导者要确定自己成为了某个成员投射性认同的对象。以下可以作为指标：当领导者开始体验到，对自己和该成员有情绪张力的感觉，而那些是由该成员所分享过的感觉。因为当局者迷，因此通常督导或咨询师能比较客观并清楚这样的状况，在知道或被告知投射性认同时，最困难和痛苦的是第一步，即领导者自己能够疏离投射性认同的能力（Ramchandani, 1989）。

b. 一旦知道之后，有利的方式是：就这样与被投射性认同所引发的感觉，共处一段时间。这个原则知易行难，由于感到很有压力，所以会想要去阻止这一名成员继续让领导者感到被控制、被攻击或麻木，以便让自己感到可以控制。假如需要提前采取行动，那就是"包容"，这样一来，通常由于被诱发而感觉到的心理压力，可能就会消失。而领导者，或许能够获得心理距离和新的看法。但是在这个过程本身有一些冒险，因为在容忍被诱发情绪和所谓的"治疗的受虐狂"（therapeutic masochism）之间，可能只是一线之差（Ogden, 1982），因此，有个督导不容易使自己压力过大。此外，最好不要打算暧昧不明地等待那些感觉自己消失掉（Ramchandani, 1989）。还有，如果因投射性认同，而让领导者对自己或对于该成员感到有安全之虞的话，那么需要设限，以避免发生危险（Kerngber, 1987）。

c. 需要努力去辨别该成员投射性认同的实际成分和幻想成分。只要该成员体验到领导者一如脆弱的自己，他便不再考虑以脆弱的领导者作为防御，以对抗自己感到有缺陷的想法（Ogden, 1982）。该成员将有机会发现实际的无助和需求，这有助于分辨实际的领导者和他所幻想的领导者。不过用太直接或以羞辱方式去面质该成员的投射性认同时，只会增加他的害怕，因为那样做，好像是领导者要卸除他用以防御面对领导者自身缺陷的武器。

d. 这个步骤是，解释该成员潜意识幻想的本质、动机、脉络，以及他防御的用处。但是对于比较不健康的成员，可能得再等待，因此"包容"和"沉默"方式给这个成员带来的解释，对于这样的成员而言可能就有疗效（Ramchandani, 1989）。直到该成员有能力象征化，以及他的自我客体分化得以发展时，才能积极地处理。这样的处理方法，与 Volkan（1976）的见解相似，他认为治疗师涉入病人的内摄和投射的历程，需要维持一个病态的关联。实际上，这个办法或许可以提供一个机会，让病人将被修改的治疗师的特殊功能，同化到修补病人的个别化之中，而改变他内在精神的结构。

在团体中，成员使用投射性认同固然是一种防御的方式，同时也可以视为是成员的一种沟通方式，用以和领导者或其他成员沟通他内心无法容忍的经验（Ramchandani, 1989）。甚至也可以视为是成员要求关系的一种方法（Braucher, 2000），是他在过去发展出来的与他人联结关系的一种错误方法。虽然，也许在团体中发生投射性认同是复杂而棘手的问题，然而若能有效地处理，则具有很高的治疗价值。因此，这是一个团体治疗师必须重视和认识的议题，且需要了解其本质和处理策略。

| 第十四章 |

代罪羔羊

"代人受过"（scapegoating）是一种值得注意的团体现象，也是一种团体的动力过程。在团体成员互动之际，不仅可以听到成员陈述的内容，还可以观察到成员如何陈述与相互交流，前者为团体内容，后者为团体历程。团体历程经常会呈现出很多有意义的信息和现象，领导者若能理解这些信息和现象，便能较为有效地介入和处理团体历程。

在团体历程中，领导者和成员，以及成员和成员之间的互动，所呈现出的诸多具有治疗意义的现象之一，便是"代人受过"，而被攻击的成员便成为团体的"代罪羔羊"（scapegoat）角色。领导者若未能有效地处理代人受过的现象，不只这名被牺牲为代罪羔羊的成员会受到伤害，团体历程也会受到影响。学者认为在团体治疗情境中，代罪羔羊现象很普遍，其动力却未受到应有的重视（Scheidlinger，1982；Token 1972）。Clark（2002）建议在处理任何团体的时候，代罪羔羊都应该被视为重要的疗效因子，因此，对于代罪羔羊的理解与处理，为领导者必备的能力。本章对于代罪羔羊的论述，将分别从新精神分析学派的客体论和社会学的人际理论，来剖析代人受过和代罪羔羊产生的原理，并提出处理的建议，以协助治疗师可以从不同角度，去理解团体历程与代罪羔羊产生的关系，以便有效处理这个阻碍团体历程与成员个人成长和发展的障碍。

第一节　代罪羔羊的意义

Freud 的代罪羔羊概念，源自基督教的圣经。代罪羔羊有两种：一种代罪羔羊为背负所有人的罪，被从社区驱除；另一种代罪羔羊则是肩负着所有人的正向特质，而被送上祭台，献给神（Scheidlinger，1982）。前者被驱逐出团体，而后者成为团体的牺牲者。无论成为哪一种代罪羔羊，都很少是为了个人生存，而是为了团体。中国民间故事"河神娶妻"，便是叙说一个村子每年选出美丽年轻的女孩，被当作祭品送给江中的河神，以保村子当年没有水患，这是活人祭的故事。台湾民间信仰当中也有类似的仪式，只是用的不是活人，而是焚烧或埋葬纸制替身或草人，替一个人将疾病或邪气带走。不论哪一种都有相同功能，就是人为了净化个人或社群，而将邪恶转嫁到一个受害的代罪羔羊身上，这个过程便是代人受过。

原始的代罪羔羊，是一种宗教或民俗仪式当中的替身，如今被引用在团体咨询与治疗中，作为隐喻一个团体成员的一种角色。从小团体动力的观点来看，角色包含一名成员具有的社会的和心理的不同特质，在团体互动中产生。角色可以说明一名成员在团体中的地位、功能、任务、责任等（Mabry & Barnes，1980）。代罪羔羊是团体中的非正式角色，当一名成员或一个团体感受到威胁，且被视为可能会遭报复的时候，便选定一个无辜的人或一个外在团体用来归咎罪名，这就是代人受过的过程（Clark，1997）。因此，代罪羔羊往往扮演一种可以让团体的紧张得以转化的功能和角色，以使团体成员们获得统一（an unity）（Vogel & Bell，1960）。

第二节　代罪羔羊与失功能家庭

Kizziar（1989）提出四种失功能的家庭：（1）酗酒或药瘾家庭；（2）情绪或心理障碍家庭；（3）身体或性虐待家庭；（4）宗教基本主义或严格教条家庭。Body（1998）认为当一个人是在失功能家庭长大时，会从父母的行动、语言和态度中感受到痛苦和创伤。由于这些创伤会使一个人的成长发生变化，与一般孩子不同，这些孩子由于父母未为其提供一个人成长为成人必要的亲子教养，且被迫去成为家庭中不自然的角色，于是他们会感到童年的丧失（loss of childhood），觉得自己的童年被剥夺了，并为没有真正的童年岁月而感到哀伤。

Wegscheider Cruse（1981）认为，来自酗酒的失功能家庭的子女在家庭中获得的角色，是用来弥补父母的缺陷，以及保护和照顾父母的问题，父母和子女形成共生（co-dependence）状态。子女倾向于发展出四种角色：（1）"英雄"，往往长子或长女容易成为这个角色，过度负责，要求完美和成就，这个角色是用来让家庭引以为荣的；（2）"代罪羔羊"，获得这个角色者通常是次子女，特征为外化的行为、反抗和违法，这个角色让家人将注意力从酗酒父母（或其中一人）转移到这个孩子，他让家庭压抑的愤怒找到出口，其实他的行为也可以被视为求助行为；（3）"失落的小孩"（lost child），特征为害羞、孤独、隐形，觉得在家里被忽略，感到孤独和如同外人；（4）"吉祥物"（Mascot），通常老幺容易发展成这样的角色，以丑角和多动来寻求注意，以成为家人关注的中心，他以丑角娱乐家人，想让大家觉得好过一些，事实上在家庭中他可能感到很焦虑和害怕，也常被过度保护，可能持续到成年期都不成熟。Fische 和 Wampler（1994）研究酗酒家庭的成年子女，发现：酗酒的原生家庭，对于子女的角色和人格类型都有影响。"英雄"角色为原生家庭的缓冲器，"失落的孩子"和"代罪羔羊"比较容易受到原生家庭伤害的影响，不过子女的性别不同，受到的影响也有差异。与"代罪羔羊"和"失落的小孩"相比，男性的"英雄"和"吉祥物"都扮演着原生家庭的缓冲器，而女性的"吉祥物"角色则不是这样。

Alford（1998）从实证研究获得的结论为：（1）过去认为酗酒家庭才会出现代罪羔羊角色，这个实证研究发现不只酗酒家庭，失功能家庭都有相同状况；（2）失功能家庭对于代罪羔羊的影响最大；（3）来自失功能家庭的成年子女，会认同代罪羔羊角色。虽然家庭影响最大，但是家庭外的因素也具有影响力，例如媒体。由此可见，不只酗酒，其他失功能的家庭，父母对子女的影响都极为深远，由于失功能家庭的父母容易粗暴对待子女，因此不只对个人的儿童期有影响，对个人成年后的角色和人格也有相同的影响。

研究指出，被父母粗暴教养的孩子，比较容易霸凌他人和被人霸凌，这和孩子的情绪自律相关密切（Shields & Cicchetti, 2001）。在儿童期被虐待的成人也是这样，会对配偶和子女暴力相向，同时也容易成为亲密关系中的受虐者（Dutton, Van Ginkel, & Starzomski, 1995; Egeland, Jacobvitz, & Papatola, 1987）。因此，被霸凌常常与代罪羔羊相提并论，被霸凌和代罪羔羊的小孩，往往无法自卫，也没有导致被霸凌的原因。由于失功能家庭通常很压抑情绪，被霸凌的孩子和代罪羔羊的角色，可能都是家人压抑愤怒的出口，他们内在的愤怒无法表达，只有当被他人攻击的时候，他们才能表达自己的愤怒，因此他会发出讨打的线索诱发被攻击，或愤怒情绪外化的行为，而攻击他人。由上述可知，失功能家庭对个人角色和人格有普遍的影响，由于个体的代罪羔羊倾向会在人生其他团体中复制原生家庭的角色，咨询与治疗团体的领导者若能使用初晤，掌握每一位成员的发展史，将有助于观察和发现团体中的代罪羔羊。

第三节　代罪羔羊的产生

团体中代罪羔羊的议题，在心理学或社会学领域都是一个值得重视的问题。因此，对于代罪羔羊的产生，无论在心理学或社会学领域都有学者提出相关理论，值得治疗团体领导者理解代人受过发生的机制。在心理学方面，主要从精神防御角度来诠释代罪羔羊的产生。学者认为代人受过，对于代罪羔羊个人的精神功能有深层的效应，同时这种现象对于团体中的亚团体，甚至整个团体也都会受到影响。团体成员使用代人受过的历程，与替代（displacement）、投射、投射性认同（projective identification）等三种防御机制有关（Clark, 1998; Ganzarain, 1989; Gazda, Ginter, & Home, 2001）。替代，为情绪的转移，将一个人或一个情境的情绪，转移到另一个人或另一个情境之上；投射，是将个人不能接受的部分或特质，转换到另一个人身上（Capuzzi & Gross, 2003/2006）；而投射性认同，则是较复杂的防御机制，一个人诱使或操纵他人，以一种被限定的方式去行动或反应的人际行为模式。在人际情境当中，由一个人内心发出投射，而被投射者感受到，便在不知不觉中去回应投射者所投射的幻想，被投射者，则在不知不觉中，成了投射者内在情感情绪和内在表征的容器（Cashdan，1988/2001）。

在咨询与治疗团体中与投射性认同有关的行为中，代罪羔羊是一种常见的行为。作为在涉及投射性认同的两人交换关系的接收者，这个被投射的标靶人物，便呈现倾向发生被投射者所诱发的行为，继之被其他成员认为是一个被指定的代罪羔羊。由于这个标靶成员容易被攻击他的投射者那些轻蔑或毁谤的语言所触动，而其他成员也许会开始将这个脆弱的成员作为开玩笑、作弄、戏谑或其他攻击性行为的对象（Ohlsen et al.，1988）。当领导者想处理这个复杂的投射性认同和代罪羔羊时，非常重要的一点是需要了解在某个层面，这个标靶成员是一个"志愿"的接收者，除非领导者能够介入代罪羔羊的多个成员之间的交互作用，否则团体可能会达到止于表面和转移注意的一条死胡同，而领导者也可能成为成员投射性认同的标靶，而成为代罪羔羊的角色。一名使用投射性认同的成员，可能善于观察领导者的弱点，将之作为团体或团体成员失败的来源，并以此怪罪领导者。有关投射性认同可详见第十三章。

在社会学方面，对于"代罪羔羊"的产生，主要从人际和团体的角度去诠释，也十分值得咨询与治疗团体的领导者参考。在面对不可避免的焦虑情境时，人们会使用各种手段来减少或降低焦虑情绪。常见的方法有两种：一种是对自己使用合理化；另一种是在人际关系中使用替代或代人受过。当人们觉知到自己无法接受的特质时，可能会感到个人自尊受到威胁，于是会将某些特质投射到他人身上，同时认为对方就是那样的人（Lindesmith & Strauss，1968）。社会学家 Cooley（1998）对于"自我"的研究，认为个人对于"自我"的看法，存在社会互动当中，他人的姿态就好像是一面"镜子"，让一个人可以看到自己的映像。Yeung 和 Martin（2003）认为一个人是在社会中，通过他人对我们的知觉来看自己，并获得对自己的认同。一个人从早年便开始镜中自我的发展，除非中断了所有社会人际互动，否则将终其一生不断在修正这个自我。

所以根据 Cooley 的理论，在治疗团体中当成员无法确认自己是否能够完整地被团体所接纳时，可能一方面会想象该如何在他人面前呈现自己；另一方面会察言观色，调整自己的言行，以符合他认为他人可以接纳的自己；

同时，还会将自认为不会被接纳的部分，以投射来降低焦虑。在团体互动当中，当有成员将自己认为不可接受的部分投射在特定的成员身上，归咎给这个特定成员，并认定对方就是这样的人时，被投射的成员，则经由"镜中自我"将别人的投射进行认同和内化，以至于成为个人特质的一部分，于是形成了代罪羔羊。而投射者则可以利用代罪羔羊，来提升个人的社会地位。由此，从"镜中自我"的理论可知，团体中代人受过的发生，可以视为一个愿"打"、一个愿"挨"的互动过程。

另外，根据社会学"排除理论"（social exclusion）的观点，代罪羔羊是团体或团体中个别成员排挤异己的产物；该理论主张，人会通过比较差异来展现自己和别人的不同，因此，为了保持一个团体的"一统"，就必须靠排除"异己"来维系或获得平衡（叶永文，1998）。被选择与被排除的行动，就是"代人受过"。由此，可能出现两种代罪羔羊：第一种是在一个团体内对异己的排挤，在相似的社群当中，为了保持其整体性，异己者必须被歼灭，于是同一个团体中的异己者，便成为代罪羔羊；第二种是排除一个团体中的外来者，通常因为外来者属于少数群体，排除其他群体，是一种对于亚团体整体的排除，于是被视为外来的亚团体便成了代罪羔羊（叶永文，1998）。根据排除理论，在咨询与治疗团体中，第一种可能成为代罪羔羊的类型，可见于某个成员由于言论、主张、举止、表现、外表或其他个人特征与其他成员不同而被视为异类成员，便容易成为众矢之的；而第二种可能成为代罪羔羊的类型，则见于特定的亚团体，这个团体可能在信念、性别、社会经济阶层、宗教、种族或其他属性上属于少数，于是整个亚团体遭到排挤。领导开放式的团体由于会在团体历程中加入新成员，也需要注意这个新成员成为代罪羔羊的可能性。

第四节　代罪羔羊的功能

根据上述社会学的排除理论，在一个团体有压力或不安定的时候，代罪羔羊便扮演着一种被排挤和被牺牲的无辜的受害角色。换言之，被视为"异己"的代罪羔羊，实际上具有稳定团体的重要功能和角色，所以社会学的排除理论可以给领导者在筛选成员和组成团体时作为参考。在心理学方面，Clark（2002）主张可以分别从个体精神功能、人际功能和团体功能等三层面理解代罪羔羊的功能。这样的观点或许可以让治疗师系统且充分地理解代人受过的功能，从而找出解决的策略。

一、在个人层面的功能

代罪羔羊的形成，可能与个人原生家庭的经验有关。特别常见的是失功能家庭的代罪羔羊，这类个体很容易在治疗团体中复制这样的角色。对于这样的成员，虽然没有明显的迹象显示他个人没有意愿，然而通常某种程度上他诱发了他人的攻击，所以他好像是先发制人的代罪羔羊（Gazda et al., 2001；Ginter & Bonney，1993）。这样的成员由于感到自己不值得被他人所接受，为了不被他人忽略，只要与他人有联结，即便是负向的互动，他也愿意。因此，这种成员对于被人拒绝的忍受力胜过其他原因（Levine，1979）；这样的成员，通常具备一些诱发他人攻击的代罪羔羊的特质（Token，1972）。俗话说："他看起来很讨打。"由此，成为团体中的代罪羔羊，似乎是他可以和他人维持关系而不至于被忽略的模式。

二、在人际层面的功能

替代，是人际形成代罪羔羊的原因之一。当有一名成员或数名成员将自己无法容忍的情绪，重新导向或迁怒到一名脆弱的成员身上，使他代人受过时，这名被迫成为代罪羔羊者的个体，通常被对方认为是弱者且不会报复；而这些使用迁怒防御机制的成员，通常是那些不能够直接向引起他的情绪的人去表达情绪的一种人，由于他们害怕或不能接近那个人（Clark，1998）。因此，找人代为受过，可以去除或回避个人的情绪责任，例如在团体中，迁怒是很典型的现象，对权威人物感到愤怒，却找个似乎懦弱的成员出气，使自己不用去面对可怕的人处理那些情绪。有时候，若团体中有一名成员被另一名成员作为替代的对象，在这个代罪羔羊被攻击时，其他成员看到这是个脆弱的代罪羔羊，也会顺势加入攻击，以减轻个人相似的负面情绪责任。显然，这个代罪羔羊成为了团体所有其他成员的出气口。

成员也可能使用投射，将个人不能接受的行为或特征归因到他人身上（Clark，1992），被归因者便成了代罪羔羊，并能感受到一个或数个成员对他持有负向情绪。然而，投射者却认为对方对他有负向情绪，因此对被他投射的人抱持怀疑和攻击的态度（Clark，2002）。

至于认同（identification）与投射性认同，在团体治疗上是很重要的两个概念。团体成员个人的改变，可以经由认同团体中的某个成员或领导者，然后，经由内摄（introjection），再创造（re-creat）出成员内心的客体意象（image），如此引发成员个人自我的转化（transformation），使得成员个人模仿或认同这个客体。另一种可以导致成员改变的途径，是经由投射性认同（Ganzarain，1989），这个概念结合了同化与调适两种概念，即个体对于自己内在不好的情感情绪的投射，可以除去或减少对自己负面感受的责任（Klein，1961）。

投射作用，可以发生在独处或人际的情境中；而认同或投射性认同，则需要人际情境。从客体论的观点来看，在团体中成员为了减少自己不能接受的那部分，通过投射性认同，转换到另一个特定的成员身上，将这个成员作为自己情绪或内在表征的"外在容器"（external container），甚至将整个团体视为一个客体，成为自己的"外在容器"。将整个团体作为客体有两种情况，一种是整个治疗团体，一种是团体中的亚团体。在后一种情况中，整个亚团体被视为一个客体的情形，是将这个亚团体视为"外来的团体"（Ganzarain，1989；Horwitz，1983）。因此，这个被选择的对象，无论是一个人还是一个团体，就成了团体成员情绪容器的代罪羔羊。不过分析论认为可以将一个团体视同一个客体，这种论调是值得质疑的，比较可能是个人复制他的原生家庭经验。

在人类发展的过程中，婴幼儿以母亲作为其情绪的外在容器，母亲能够适当地包容婴幼儿的情绪，而不是报复或拒绝，这有利于婴幼儿情绪的调适与发展。在个体咨询与治疗中，来访者对于治疗师的移情和治疗师对于来访者的包容，可以使来访者获得矫正性情感体验。从通用系统论（General systems theory）的观点（Ganzarain，1977）来看，自我与客体界限的可渗透性，使得自我的内在得以改变，而导致个体行为和情绪的改变。当被渗透的元素是负向的情绪或特质的个人部分时，这个人便成为代罪羔羊，他的行为将出现负向的改变。在团体中，这种可渗透性使得自我和团体界限可以延伸，当团体成员个人的情绪在团体中得到包容，如同母亲是一个婴儿情绪的外在容器时，成员个人可以去自我调适情绪，减少代人受过的发生。然而，很重要的是，若团体中的代罪羔羊不是领导者本身，领导者需要能够及时辨识出团体中代人受过的现象和成为代罪羔羊的成员，以便能及时处理。

此外，比昂（1952）强调人与人之间"互动"的重要性，主张对于投射性认同更贴切的说法，应该是"沟通的投射"（communicative projection）或"投射的互动"（projection interaction）。沟通的投射或投射的互动，可视为人际的沟通，这个人际沟通的历程可以分为三部分：（1）通过投射性认同，发展个人在团体中的社会自我和角色；（2）如果将投射性认同视为一种互动现象，则投射者将会引出被投射者的某些情绪和行为，投射性认同可以视为投射者与接收者在潜意识层面所进行的双向互动历程。就此理论观点，成员个人在团体中的角色为互动的产物，透过被投射，然后经由个人认同之后，同化（assimilation）成为个人在团体的社会自我和角色，再由投射者内摄，而认为对方就是这样的人。由此，代罪羔羊的情绪或行为，事实上源自于投射者。

由上述观点可知，当团体成员使用投射性认同时，成员个人自我和团体的心理界限相互渗透在一起，将个人自我藐视的部分经由投射，倾倒至一个特定的成员身上，再由被投射者的认同，使得这个特定成员成为代罪羔羊（Ganzarain，1989）。在人际互动中，这名被投射者将会被投射者激发，而出现投射者自我藐视的行为，其他团体成员由于感受到被投射者的紧张威胁，可能会攻击这一名所谓的"罪有应得者"，或只是成为被动的观察者。故"代罪羔羊"之所以产生，主要与成员个人内在的心理冲突有关。

三、在团体整体层面的功能

新分析论的观点认为，和个人寻找代罪羔羊的道理相同，团体整体也会重复地以负向方式聚焦在单一成员或团体之外的一些人身上。团体集体以转向的功能，针对一名成员表达憎恶的反馈，如此团体便可以不用冒险，以及去阻止需要详查代罪羔羊以外的其他团体成员的责任，而让这个代罪羔羊承担整个团体的责任。当团体互动变得彼此有威胁感或干扰的时候，整个团体将注意转移到一名特定的成员身上时，团体动力将会变得很模糊（Trotzer，1999）。而团体整体寻找代人受过的现象，通常有三种类型：

- 第一种类型，为全部或大部分的团体成员，可能花很多时间不断探问同一名成员（Token，1972）。特别明显的是，这些探问以攻击性或问讯性的问题为主，诸如："你怎么还不赶快离开这样的关系？""你不觉得你这样做很不聪明吗？""你到底为什么要这样做？"这些问题都会让被问讯的成员感到自己是很糟糕的人，甚至进一步孤立这名"异类"的成员。显然这名成员承担了其他所有成员回避去正视和详查自己的问题所带来的焦虑和不安。

- 第二种类型，是团体整体持续以负面的方式谈论着团体外的人，而很少谈论团体中每个成员的责任（Levine，1979）。这种以团体外的人作为代罪羔羊，最常发生在监狱的受刑人团体中，成员不断指责法官判刑不公，或指责受害者应该为他们的入狱负责。这种类型也常见于学校不良适应学生的咨询团体，成员们联合起来不断批评教师或学校的不合理。这种情况主要在于成员迁怒，将个人内在负面情绪替代到不在场的人，可以回避需要讨论个人的行为责任。

- 第三种类型是，当一个比较具有攻击性或竞争性的成员缺席的时候，团体成员以这个缺席的成员作为讨论的焦点。这个缺席的成员作为代罪羔羊，承担了团体成员此时此地需要自我揭露的团体压力（Yalom，1995，2005），由此他们可以不用谈自己。

若团体成员一直以团体外的人作为指责和讨论的来源，可能成员的改变就遥遥无期了。因为成员可以不用为自己的负向情绪负责，也不用面对困难和挑战。团体集体创造了代罪羔羊，以便可以转化团体内的紧张和回避责任，同时也成为他们团结的基础，唯一被置身度外的人就只有领导者一人了。所以，领导者需要及时敏锐地觉察一个团体如何使一名成员或一个亚团体成为代人受过的现象，以便介入干扰团体动力的代罪羔羊问题。

第五节 团体中代罪羔羊产生的时机

社会学主张，"代罪羔羊"特别容易发生在团体中人际交流的危机期间。团体有三种危机时期：（1）当成员个人内心不安、焦虑、感到无能、脆弱、愤怒，或由于有改变的想法所产生的内在冲突时（李郁文，1997）；（2）当团体内成员新的意识形态开始浮现，而团体内的冲突危及领导者的权力，领导者想要巩固其濒临动摇的支配权地位时；（3）当团体目标无法达成或不尽人意时，团体中的"异质成员"便很容易在团体情境中变成"标靶人物"（林万亿，1998）。在前述第 2 种危机情况中，若领导者在有意或无意之间，为了维持其个人"功能感"，以一个特定成员作为减少团体沉默压力，或作为提升团体产值的承担对象，那么这个成员将成为团体的代罪羔羊，而领导者可以维持他的地位。

因此从社会学的角度来看，代罪羔羊容易出现在咨询与治疗团体初期的原因，可能是由于初期团体的功能和情境，与成员参加团体的期待或想象不同，而成员个人的困境所带来的负向情绪，正等待着"宣泄"。此刻，一方面，成员个人需要处理当个人处在"面对"或"回避"负面情感经验的两难情境时产生的内在心理冲突，于是便容易寻找解决的出口，因此将自己认为不可接受的部分投射在他人身上，以避免自我揭露和冒着个人被团体拒绝的危险；另一方面，成员个人也面对团体不明确的状态，不知道自我揭露能否被团体接纳，焦虑的不安感和团体经验的挫折随之被强化。有些成员会立刻想到："谁应该为这些情况负责？"于是，最有可能的首选对象之一便是被视为"无所作为"或"无能"的领导者。Lewis、Beck、Dugo 和 Eng（2000）指出，随着团体历程的发展有四种领导者，其中一种被称为"代罪羔羊型领导者"，常出现在团体初期正在形成规范、需要解决很多团体冲突的时候，这种领导者容易成为成员批评、攻击或非语言负向情绪的目标；其次，便是团体中易受伤、脆弱的成员或特异的成员，容易成为团体中负向与粗暴行动的互动焦点人物。

Jayanth（2013）的研究发现，在排除他人时，地位高者会联合地位低的成员，当这些地位低的成员被纳入进来的时候，他们就不会使用排除，而这名联合他人者可以提升地位。有一种情况是，对于团体沉默容易感到强烈压力的新手领导者，特别容易在团体初期，过早地以一名团体成员作为焦点，并联合其他成员，让这名成员承担团体压力。而其他成员正感受到团体内的压力，以及是否去面对自己负向经验的内心冲突，两者所夹击的不安和焦虑，便转移到这一名已经被推上祭台的成员身上，刚好可以解除他们的困境，以使这名成员顿时成为众人质询、建议和说教的轰炸焦点。

此外，团体的冲突阶段是代人受过的另一种时机。在团体中不是所有的成员都会猛烈地攻击领导者，由于无法公开批评领导者，而去攻击同侪是一种安全的表达攻击或报复的方法（Yalom & Leszcz，2005）。可能由于"依附"权威（领导者）的需要，团体中的"异质成员"成为"代罪羔羊"，作为替代领导者而被其他成员集体攻击（Rosolato，2002/2008）。亚隆（1995）认为若没有领导者与成员共谋，代罪羔羊不可能一直存在下去，成功地处理团体中的代罪羔羊现象，除了可以化解团体的沟通障碍和冲突情境，还能够协助成员自我探索，因此，这具有治疗的意义，是不容忽视的团体现象。对于团体中代人受过和代罪羔羊的产生，领导者有必要加以理解，并即时处理，以避免代罪羔羊的产生。

第六节　领导者的议题

在咨询与治疗的团体历程中，当领导者面对代人受过的现象时，他可能会有三种反应类型：（1）领导者产生反移情，而未能自我觉察，可能会相信那个成员"讨打"或"活该"被攻击，因而未能及时地提供重要的支持与保护（Gazda et al.，2001；Rutan & Stone，2000）；（2）若领导者早年有被沦为代罪羔羊的背景，他可能会高度保护这个被团体成员拒绝或恶意捉弄的成员（Schoenewolf，1998）；（3）领导者是个很权威的人，不去理解成员企图在争取权力，这样的领导者最容易诱发代人受过，而成为团体中的代罪羔羊（Clark，2002）。

针对前述领导者对于代人受过的三种反应，团体成员和领导者也容易发生后续三种相对应的情况：第一种情况是，领导者本身可能对代罪羔羊进行反移情的攻击，主动以询问或攻击的语气对付该成员，或在其他成员攻击该成员的时候，加入攻击，或故意袖手旁观；第二种情况是，领导者可能吃力不讨好，被视为和团体中的"代罪羔羊"站在同一边而与其他成员作对，也成为那些攻击的成员所攻击的对象；第三种情况是，领导者在团体中的角色被成员改变了，成为团体的众矢之的，即代罪羔羊，而丧失领导功能。因此，在团体历程发生冲突或攻击的情况下，领导者的自我觉察，以及对于团体现象的敏锐察觉是首要工作。

第七节　预防与处理团体中的代罪羔羊

在团体的任何阶段，都有可能出现代罪羔羊的现象。代罪羔羊被认为是一种重要的疗效因子（Clark，2002），同时也是阻碍团体历程的因子（Trotzer，1999；Yalom，2005）。因此，预防与处理团体中的代人受过历程与代罪羔羊角色，为领导的重要课题。根据前述的讨论，提出下列建议供作参考。

一、成员的筛选与组成

根据"排除理论"可知，异质的成员容易成为代罪羔羊，因此，在成员的筛选和组成上需要避免很异类的成员，或有异质性的亚团体组成的团体。然而，有时由于现实的限制而无法控制团体的组成，则需留意下述情况：

a. 团体前的初晤程序，不但可以初步了解每位成员的个人发展史，也可以了解成员参加团体想解决的问题或困境，同时还可以作为理解团体历程中成员行为的参考。对于来自失功能原生家庭的成员，需要观察和了解他们在团体中的攻击行为和被攻击行为的特征。

b. 在团体成员筛选与组成的时候，要注意避免性别、年龄、问题等与其他成员差异过大的成员。例如，如果一个团体主要由 40 岁左右的成员组成，那就要避免只有一名或两名年约 20 岁的成员；如果一个团体主要由女性成员组成，那就要避免只有一两名男性成员包括其中；在问题方面亦然，如果这个团体主要以夫妻关系议题为主，那就尽量避免某个成员的议题是个人有外遇，否则，这个成员很容易被其他成员视为异类成员。此外，领导者需要及早发现团体中可能被视为"异己"的成员，协助该成员可以公开讨论隐晦或隐藏的讯息，增进成员之间的相互接纳。

c. 由于无法选择的特殊情况，团体中有时会由不同团体（例如爱心妈妈团体和其他义工团体）所组成，要留意这些来自不同团体的成员在团体内形成的亚团体。尤其是人数较少的亚团体可能成为弱势团体而沦为代罪羔羊。

二、处理团体初期的压力

在团体初期，领导一方面要协助成员适度而真诚地进行自我揭露，以增进成员对于彼此的认识，提升对彼此的辨识和认同，减少移情；另一方面要聚焦在此时此地，协助成员相互反馈，以增进彼此的关系和团体凝聚力，减少团体挫折和团体内在压力。尤其在团体的初期，从"镜中自我"理论，可以善用投射性认同的"正向"性质，在团体中协助成员提供他人正向反馈，有利于成员个人内化正向的"社会自我"，并具有协助成员赋能（empowering）的作用，这不但可以减少代罪羔羊问题，还可以促使成员去面对自己过去回避的内在负向经验。

当成员面对冒险自我揭露和害怕被拒绝的两难时刻，领导者需要具有同理心，并协助成员有机会说出内心的害怕，而不是强迫或提高团体压力，企图让成员去揭露他想回避或害怕的情绪经验。例如，领导者可以对这名成员说："我可以感受到你的两难心理，你不用详细揭露你所害怕的那个经验，不过你是否可以告诉我和团体你对揭露的担心是什么？"在团体中成员们若可以说出害怕的情绪的缘由，则可以减少压抑和投射。

在团体初期，领导者需要较为积极地协助成员互动，把握团体成员谈话的方向，创造支持的氛围，协助形成有益的团体规范。然而，有时领导者仍不可避免地需要成为代罪羔羊的角色，来当作工具，以便澄清团体中的议题。

三、领导者个人的移情和反移情

领导者在领导一个团体时，应当高度注意和自我觉察个人的移情和反移情状况，以避免或减少在团体中将特定成员作为代罪羔羊。新手领导者最好有督导者协助，以便及时发现个人的投射、移情和反移情等问题。当领导者自己沦为代罪羔羊的时候，领导者需要自我省思与觉察，若由于个人过于权威和控制欲强而引发成员的愤怒与攻击，则需要将个人的觉察和成员分享，并和成员讨论团体责任与权力的分享。若成员由于个人的移情而迁怒领导者的时候，领导者需要去包容成员的情绪，提供矫正性情感体验的处理。根据排除理论可知，领导者由于角色与成员不太一样，也可能被视为"异己"或"异质"的"团体成员"，因此，当团体整体不安、焦虑或有危机的时候，若领导者不能及时觉察和处理，则领导者可能沦为被团体成员围剿的代罪羔羊。所以，当领导者觉察到团体的不安、焦虑或危机的时候，需要自我揭露个人的真实感受，并邀请成员分享他们的不安和焦虑情绪。

四、当出现可辨识的代罪羔羊时的处理

由于投射和投射性认同可能都来自成员个人早年的经验，所以当团体群起攻击一名被沦为代罪羔羊的成员时，领导者应协助这一名成员有为自己说话的机会，同时也要协助其他成员回到自身，检视和详查自己的愤怒或恐惧的来源。当每一位成员都能回到自身，去检视愤怒或恐惧来源的时候，可以协助成员分享他们的共同议题，觉察个人的投射与投射性认同，以便化解有人代人受过的状况。

当团体成员们以一名缺席的成员或不在团体内的人作为讨论的焦点，来承担他们需要自我揭露的压力与风险时，领导者需要向成员说明不讨论不在场成员的规范；由于这个人不在场成员们无法和他沟通，这样的讨论无济于事。因此，一方面要停止这样的讨论；另一方面可以邀请成员分享他们个人对这一名缺席成员的感受，以取代去讨论这名成员的行为或特征。此外，也需要在这一名成员出席的时候，与这名成员分享他们对他的感受（Yalom，1995；Yalom & Leszcz，2005），避免背后谈论不在场的成员，成为团体可接受的规范，只有这样，才不会引发成员们对于团体的不安全感。

第十五章

团体中的冲突

第一节　团体中冲突的意义与冲击

一、冲突对于团体和成员的意义

研究指出，冲突在团体发展方面扮演着重要角色（Rybak & Brown，1997）。传统分析论的治疗团体，特别重视和强调冲突的治疗性意义，因此，如第十六章"矫正性情感体验"中提到的，主张治疗师以操纵的方式，诱发移情导致的团体内冲突。事实上，对于非结构式的治疗团体，无需特别操纵，就可能在团体任何阶段发生冲突，团体内的冲突是很平常的现象。冲突双方的成员以带有情绪的方式互动，并相互攻击，以致争辩越烈。冲突本身不是原因，也不是结果，而是一种过程与方法。冲突必有起因，也将导致某些后果，因此，知其因，冲突便有解决的办法。

咨询与治疗团体内的冲突，主要由敌意与对立的想法激发，无论来源为何者，团体中发生冲突，都将对团体造成冲击。以系统论的观点，从积极方面看，团体冲突可能导致团体中的成员个人和人际界限扩大，促进相互包容与联结（von Bertalanffy，1951，1968）。勒温（1951）便视冲突为一种力量，能将已经形成的形态解冻。因此，有学者主张人际冲突的建设性方面，包括鼓励成长，开启更为亲密的门，以及在关系内建立界限（Kottler，1994）。由此，冲突不完全是消极性的意义，也会具有积极性的意义。

二、团体内冲突的冲击

咨询与治疗团体的学者都认为团体中的冲突，不只具有负向功能，同时也具有正向功能（McRoy & Brown，1996；Rybak & Brown，1997）。团体治疗优于个体治疗的原因包括，在团体中，治疗师可以获得成员冲突的清晰图像，且可以看到成员被引出的移情情感的光谱较广。由于发生多元移情，并且移情的情感表达往往更具立即性也更强烈（Guttmacher & Birk，1971），而且冲突就发生在现场，咨询与治疗团体是一个很有力量的人际学习实验室，治疗师可以直接观察、解释和介入。有效处理冲突，对于成员具有学习和疗愈的价值，因此，就咨询与治疗团体而言，冲突是团体凝聚的危机还是产生治疗的转机，要看领导者对于冲突的认识与处理能力。

就团体内冲突的积极性冲击而言：首先，可能带来促进团体凝聚的机会。团体内的冲突，可能发生在团体的任何阶段，不过通常普遍发生在团体的初期，由于成员彼此所知有限，对领导者亦如此。因此，移情成为团体内普遍的人际现象，对领导者和其他成员的扭曲性投射，会造成不满意或害怕等情绪；或者由于控制与权力的对立问题，而引起焦虑。当然也有因害怕暴露自己，或可能由于文化的刻板印象所产生的不友善观感等多种因素所致。有关冲突行为的互动模式指出，冲突包括三种行为：（1）回避行为，即否认和消极行为；（2）分配行为，即面质和竞争行为；（3）整合行为，即支持与分析行为（Zornoza，Ripoll，& Peiro，2002）。因此，冲突的行为不全是很消极的，领导者若能够成功地协助团体成员度过冲突中最困难的时刻，便能使冲突经验成为珍贵的学习经验。

Rybak 和 Brown（1997）的研究结果支持了系统理论的观点，系统理论的观点认为团体冲突对于团体系统而言具有克服阻抗和产生改变的功能，同时成员也能从解决冲突的过程学到建设性的对话。解决了冲突，成员不只对领导者与其他成员有较真实的认知，对自己也有较好的理解。同时也给团体关系注入新的活力，增强成员之间的信任关系。这些将促进成员彼此的了解与接纳，使团体的紧张状态得以缓解，即便对立的讨论，也可能增加兴趣与动机，而有助于提高团体凝聚力。

从人际治疗取向的观点来看，团体内冲突可能提供成员人际学习的机会。

人际治疗取向的学者，都重视团体冲突的人际学习价值（Rybak & Brown，1997；Wall & Nolan，1987；Yalom & Leszcz，2005）。研究指出，开放与容忍差异的程度有关，越能开放的人，对于不同的人和不同观念的经验，越能容忍差异。而在缺乏容忍的团体之中，不论高开放或低开放的人，都将发生彼此观念的冲突（Brandt，Chambers，Crawford，Wetherell，& Ryna，2015）。当冲突发生时，成员便有机会学习如何建设性地解决冲突，冲突向成员提供学习更深层次的自我揭露的机会，并能获得其他成员的反馈，从而得到自我发现与自我理解，这些经验是成员个人的生活世界中所缺少的。此外，在冲突的双方之间，可观察到：接纳的产生，来自了解；了解的产生，来自沟通。冲突发生后，在有效的沟通过程中，一方的成员可以学会不只是看到他人表面的情绪，而是能进一步理解，在表面呈现的愤怒情绪背后所隐藏的可能是害怕、罪恶或受伤的情绪。除了观察到对方的情形，另一方的成员也可以学习自我觉察愤怒底下所隐藏的情绪，并学习表达这些情绪。因此，冲突让双方的成员有机会获得不同的学习。

至于冲突对于团体和成员的消极性冲击，最常见的是唤起成员人生普遍的恐惧经验，从而使之回避面质冲突（Chen & Rybak，2004）。一般人普遍害怕冲突，原因在于生活当中多数人所经历到的冲突，都未能够以建设性态度与策略来处理，以致多数人都经历过冲突的破坏性。最常见的是，冲突发生时，采取对抗的反应，通常出现难以预料的结果，且普遍为痛苦的经验，故令人害怕冲突。其次，冲突双方通常各执己见，缺少倾听和尊重，以致无法沟通，因此容易发生关系的决裂，且难以修复对彼此的误解，也令人对冲突避之犹恐不及。此外，每个人在生活中对冲突的意象，也令人经常与破坏、征服及被征服联想在一起，这些意象将唤起一般人共同的恐惧（Hocker & Wilmot，1985）。同样的道理，这种情形也会发生在咨询与治疗团体的成员中，此时，领导者应视其为一种可以利用的治疗情境，而不是企图打圆场或仲裁。

团体内冲突对于团体和成员的另一种消极性冲击，是诱发成员习得的"或战或逃"（fight-or-flight）反应（Chen & Rybak，2004），影响团体内的信任与沟通。坎农（1929）最早提出人类面对压力的"或战或逃"反应，冲突对于多数人而言，是一种人际压力，当冲突浮现时，一般人很自然地落入过去习得的反应中，这些反应通常是"或战或逃"。"战"是持续采取直接或间接的攻击行为，直到一方被击溃为止；"逃"则是回避行为，以粉饰太平，假装若无其事，其时怨怼与愤怒情绪在不断滋长，直到再度爆发愤怒与攻击，或采取压抑愤怒，以冷漠疏离来对应，或甚至投降放弃自我。这些反应大多为不适应的行为，因而使得冲突的双方彼此更加不信任，关系也变得更难以进展。沙利文（1953）认为人会采取行动回避人际焦虑，并同化到相似的人际情境。在小团体研究中也发现，多数人偏好采用逃避的策略，即便是敌意攻击或强制获得顺从的方式，也是不适应的策略；由于成员停留在负向感受中，对团体的满意度较低（Wall & Nolan，1987），而团体凝聚力与成员满意度有关（De Dreu & Weingart，2003），因此可能对团体凝聚力造成严重的负面影响。

三、文化对个人面对冲突的影响

文化在个人面对冲突时，扮演着重要角色。儒家思想对于华人社会与文化在为人处世的规范方面影响很大。孔子主张："小不忍，则乱大谋"。过去的华人社会，父母在教导小孩如何面对冲突上，主要以"忍"、"让"为主。生活在一大家族之中，相忍为"家"的和谐，相当受到鼓励与赞美，因此华人面对冲突通常倾向回避，而不是面质。杨懋春（1981）认为华人的国民性格与家族主义有极密切的关系，他认为华人的国民性格爱好和平，而"和平"就是没有冲突、没有战争、没有破坏，为了避免冲突，宁可忍辱求全。杨懋春所谓的"忍辱"，类似于心理学常用的"回避"，所以在华人的世界，一般人回避冲突的经验，比西方人更为普遍。实证研究指出：成员是否隐而未说，与成员知觉到的团体冲突氛围显著相关（吴秀碧等，2005），可见冲突的氛围，将影响团体内的信任与沟通。领导者对于团体中隐晦的冲突，更需要明察并邀请成员沟通。

第二节　团体冲突的原因

在咨询与治疗团体中的冲突，一方面可以从冲突的四个层面去观察与理解；另一方面可以从团体发展的阶段来观察与理解。首先，从冲突的任务和情感两种层面观察冲突的发生（Jehn，1995）。任务性冲突，指成员不同意团体的任务，或对于任务的看法出现争议；而情感性冲突，则与成员个人或成员之间的不和谐有关，或者是由成员互动的张力和摩擦造成的（Amason & Sapienza，1997；Jehn，1995，1997；Pondy，1969；Varela，Burke，& Linkdis，2008）。虽然，任务性冲突对团体绩效有影响，但研究发现情感性冲突对团体绩效的负面影响更大（De Dreu & Weingart，2003）。情感性冲突之所以容易滋长负面的团体行为和结果，是由于团体成员的个人特质与其在团体历程的行为，将会直接影响其情绪性冲突的发生（McGrath，1964），这种团体内冲突可能发生在团体的任何阶段。其次，可以从历程和地位层面来观察冲突的发生。历程冲突，指与团体内的任务分配有关的争议（Jehn & Mannix，2001）；地位冲突，指成员在团体中相互比较社会身份、地位或声望（Bendersky & Hays，2012）。所以在团体的联结阶段，地位冲突很容易成为成员发生团体内冲突的来源。

就系统论的观点，在一个团体发展的历程中，整合和分化扮演着重要的角色。所以从团体发展的阶段来理解，当团体成员发展出一些凝聚力和初步的整合时，接下来的发展任务，对于成员而言便是需要足够的分化，以便每个人在团体内找到个人独特的角色和一席之地。因此，团体内的冲突也最容易发生在塔克曼（1965）所谓的"风暴阶段"，也就是笔者认为的"联结阶段"。成员在联结关系之际，也是在团体中寻找关系、位置和角色的时期，由于还不稳定，所以容易发生冲突。此外，团体初期成员角色的分化，也和他们对团体的认同，或形成亚团体有关联。Burford（2012）认为冲突与成员的认同有关，是因为强烈认同自己的团体或亚团体的动机所致；由于偏爱自己人，便表现出喜欢自己人和不喜欢外人。当团体进入工作期，敌意是产生冲突的主因，冲突不只可以让成员获得人际学习，也可以作为成员个人深层的内在精神治疗之用，因此，团体初期发生冲突的原因和团体进入工作期发生冲突的原因，可能有所不同。领导者需要分别审视与理解，我们将在后文分别详细论述。

一、团体初期冲突的原因

团体初期发生冲突的原因，主要与成员对彼此以及对领导者真实个人的认识比较少或缺乏有关。此外，也与成员对咨询与治疗团体的性质与历程不理解，或者与其想融入团体的行为有关。

（一）成员对于团体期待的落空

从任务层面来看：由于在团体初期，成员和领导者对团体任务的认知不同。成员来到团体的主要目的，就是解决困扰自己的问题，而团体初期，领导者的任务重点在于历程的催化。冲突的产生，与成员对团体和领导者不切实际的期待所导致的失望有关，成员过了客气的社交阶段之后，会逐渐浮现由于对团体和领导者的期待落空而有所隐藏着的不满。尤其有些成员参加过其他形式的团体，他们以为团体就是他们所知道的那一种方式，例如参加结构式团体的成员，将期待领导者的结构，或有成员以为到了团体，就可以立刻讨论他们个人的痛苦和苦恼。初期常见的团体问题之一，便是成员发现他个人的目标和当前团体进行的目标不一致，成员期待能聚焦在消除自己的痛苦上，而团体却以发展安全、信任、凝聚力等为重点，因此他们开始质疑，在团体中能否和其他人讨论自己的困扰。

从情感层面来看：在团体初期，由于成员期待与需要被接纳和归属感，也需要认同团体，以便将解决困扰自己的问题这件事托付给团体。成员首要的需求便是团体中的联结关系，因而寻找彼此的共同点是团体初期成员很普遍的现象。在团体刚开始，成员很容易可以由外表特征，例如性别和年龄，寻找彼此的共同点，来满足联结的需要，这也是成员联结对象最基本的依据。相对地，随着团体历程的发展，成员在找寻联结对象的过程中，渐渐体验到彼此较多的内在差异，从而感到挫折，或是认为对方戴着虚伪的面具，不开放自己，而对其他成员和领导者心生不信任和不满。不过，通常成员体验到的未说出的不满意比开放的冲突还多，尤其愤怒与挫折感，在冲突中最常不被表达出来（Wheeler & Kivlighan，1995）。这些由于对团体的失望所产生的不满与愤怒将成为冲突的来源，若没有将不满的情绪表达在冲突上，则可能以退出团体作为对领导者或团体不满的无言抗议。

（二）对领导者不切实际的期待与不满

从角色和地位层面来看：冲突也源自成员期盼万能的领导者角色，由于在团体中成员渐渐意识到领导者的不足与限制，对一开始赋予领导者神话般的意象产生幻灭；由此无法满足自己所期待的所谓"真正"的领导者，而感到失望与挫折。若成员对领导者赋予不切实际的角色期待，即便经验丰富的领导者，成员都不免感到失望而产生敌意，唯有当成员开始对领导者建立现实感，对领导者的敌意才能消散。其次，在情感层面，团体初期，成员期望依赖领导者，然而领导者通常拒绝扮演传统的权威角色，这也使成员内心对依赖的深层渴望遭遇落空，从而心生不满。

此外，由于成员个人期待自己可以成为领导者的最爱，因而竞争与敌意的氛围会在成员之间逐渐滋长。由于在团体开始前会有个体首次会谈，成员以为可以成为领导者唯一的宠儿，然而在团体中，领导者努力公平对待每一名成员，将使成员不切实际的期待落空（Yalom & Leszcz，2005）。一如他们在原生家庭的经验一般，虽然他们心知肚明，领导者应该平等对待每位成员，然而却抱有私心地期待自己受到特别对待。假如团体成员无法直接面质领导者，便可能出现代罪羔羊，作为愤怒的出口，也可能借由小事爆发冲突，以获得领导者与其他成员较多的注意。

最后，在团体初期，沉默和自以为在对成员的表述内容进行"解释"的新手领导者，最容易引发成员的不满与愤怒。较少自我揭露的领导者，会让成员感到冷漠，难以接近或联结关系，因而因关系的挫折而感到不满；而自以为在使用"解释"的领导者，会让其他对于表述内容已经听懂了的成员感到不耐烦。甚至领导者越"解释"越显露是自己想法的投射，让自我揭露的成员感到被扭曲，也会导致产生愤怒，当这些不满与愤怒达到一定程度时，会出现以挑战领导者个人或其专业作为表达愤怒的方式。

（三）刻板印象和差异

信任的特性，是个体差异的一种因素。在开始，小团体成员对他人期待的信任特性各自不同（Rotter，1971），刻板印象也是一种信任的特性。在团体初期，成员彼此真实的认识很有限，特别容易受到刻板印象的影响，团体成员对其他人的刻板印象，有来自个人过去的负面经验，也有来自对于特定文化的刻板印象。对其他成员的负面看法和刻板印象的感受，藏在心里，虽然没有说出来，但是可能通过互动中的态度和非言语行为透露迹象，使对方感受到不友善或敌意。其次，成员来自不同的生活背景，包括不同文化、家庭、族群的背景，可能在价值观和喜好，包括表达和处理紧张与冲突上，都各有差异（Halverson & Cuellar，1999）。在联结阶段，为了寻找可以联结的对象，成员可能会特别注意彼此之间的异同，对于价值观、信念、沟通风格、独特癖好，以及文化背景具差异性的成员，容易引发焦虑与负向投射。未经核实的负面想法，常导致对异己成员的蔑视（Chen & Rybak，2004），也成为彼此之间不信任与敌意的来源。

（四）权力与控制的竞争

亚隆（1985）视控制为团体转换阶段的核心议题。权力是任何关系中整体的一部分，权力决定了人们如何彼此联结和决定，而个人对自己权力的知觉，会促进他使用专制的沟通行为，企图控制关系中的互动（Dunbar，2011）。从联结阶段，直到形成稳定的共享关系阶段之间，成员都在寻求和发展在团体中与其他成员的关系。同时，无论在配对，或亚团体，甚至在团体整体关系的形成历程中，成员相互较量高下，权力和控制的议题便随之逐渐浮现。这也是亚隆所指的，成员进入关系之后，在关系中便转为关注"高或低"（top or bottom）（Yalom & Leszcz，2005）。这个阶段的冲突，与成员间对控制权的竞争有相当大的关系，成员对控制权的渴望，常以攻击、找代罪羔羊、非生产性的沉默、讲故事，以及追求次级满足的方式呈现（Chen & Rybak，2004）。尤其权力议题，通常不会公开讨论，而是以人际紧张状态的方式间接呈现，而竞争所带来的愤怒，也常隐约地通过迁怒或普遍易怒的情绪来表达（Yalom，1983/2001）。由于竞争可能引发原生家庭手足竞争的情绪性经验，这是成员个人未能意识到的情绪，这种以敌意的态度相向的情况是领导者可以在团体成员互动中观察到的。

（五）不遵守团体规范

规范与团体冲突有关。当成员在心里发展出对一个团体的认同时，也发展了对该团体规范的认同。其次，冲突是可接受还是不可接受的，这也是规范（Louis，2014），有的团体视冲突为可接受的规范。因此，有效处理团体初期的冲突很重要，可以让成员学习到在关系冲突中的付出与回报。不遵守团体规范所引发的冲突，之所以容易发生在团体初期，原因在于成员来自对遵守规范的要求程度不同的团体，例如家庭或族群。因为尚未能普遍重视团体规范，或尚未养成遵守规范，对于习惯于遵守规范的成员而言，可能不能接受，或认为不公平，从而感到气愤。例如经常不准时出席而影响团体历程进行的成员，或者由于新手领导者坚持等到所有成员到齐，才要开始聚会，这些都可能引发原本守时的成员感到愤怒。之后他们故意迟到，以向领导者和常迟到的成员表达不满的情绪。又例如，发现有成员违反保密规范，在团体外泄漏团体内消息，这会引发其他成员的不满和不安。随着团体发展，成员也会对不遵守非明文团体规范的成员感到不悦，例如若成员不够开放自我，或不尊重他人，那其他成员都会生气地期待某个成员，诚实面对自己或尊重他人。

（六）亚团体的冲突

亚团体中的成员可能为了巩固亚团体，同时排挤亚团体外的成员或其他亚团体，而有冲突的出现。从"社会认同理论"的观点（Tajfel & Turner，1986）来看，团体内成员的权力竞争和维持团体发展有关。在一个团体内的亚团体成员，使用排挤来强烈区别与非本亚团体的差异，以便达到"一致"。当成员寻求这样的目标时，通常潜意识里偏好个人所归属的亚团体内成员，而诋毁其他成员，不只表现在喜欢或不喜欢，也表现在对信息处理的差异上（Turner，1978；Turner & Oakes，1986）。由于成员的知觉和行为与他们的社会认同有密切关系，对于冲突和权力的知觉、信息分享的动机，以及对其他成员的判断等，都受到在所属亚团体内或外的区别的影响。此外，个别成员因素也影响亚团体的形成，个别成员的地位，除了受到团体内结构的影响，也受到团体外的规范影响。根据研究，在一个团体中被排挤的成员，若是权力高者，则将联结其他成员，形成亚团体；而权力低者，则沦落为孤独状态（Turner & Reynolds，2010）。由此可见，亚团体的形成也与个人权力强化有关。

亚隆（1995）强烈抨击亚团体的破坏性。实际上，亚团体的存在是任何团体不可避免的现象，只要不成为对立团体，那么亚团体是成员拥有团体归属感很重要的团体小单元。在社会学方面的研究，谢里夫（1956）发现对于陌生的两组成员，竞争情境很容易便引发亚团体之间的冲突与不合，而让他们致力于从事一件共同的事情，亚团体成员之间的接触，可以促进彼此友谊的发展和消除冲突的发生。

二、团体后期冲突的原因

团体后期的冲突，主要是人际冲突，不像团体初期，以集体性冲突为主。尤其是团体工作阶段，冲突产生的原因，多数与成员个人的早期发展议题，以及其困扰或疾病症状有关联。因此，冲突是治疗过程的重要部分。当团体关系拥有安全和信任的条件，成员将逐渐呈现出真实的自己，他在生活中的人际模式和特征，也会逐渐浮现在团体中。因此，在这个阶段所出现的冲突，主要来自成员个人的移情。常见原因如下：

（一）成员对他人的投射性认同，并产生敌意

亚隆认为投射和投射性认同，是团体内冲突的主要原因（Yalom，1985，1995；Yalom & Leszcz，2005）。自我贬低或自我藐视的成员，其自我认同（self regard）很薄弱，个人自我认同薄弱的部分，由于无法自我接受，因而投射到他人身上，形成对他人的贬低。对他人的看法，并非依据对方的实际状况，而是来自个人的恶意扭曲或移情，当这样的扭曲为主导时，相互便容易产生敌意。而投射性认同，也是一种潜意识的过程，投射者不只将自己无法接受的属性投射到他人身上，而且以明的或暗的沟通影响着接收者的心理体验与行为，在互动中改变被投射者的行为，使对方变得如投射者所不能接受的样子，并敌意地批评对方，冲突也容易由此而起。

（二）诱发成员个人未解决的亲子议题或手足竞争议题，引发冲突

通常竞争以得到领导者的注意或获得团体中的特殊角色而引发的冲突，可能是因为竞争是潜意识的手足竞争议题所引发。团体的动力与家庭的动力类似，成员常将领导者放在父母的位置，而自己则置于如孩子的位置。每位成员无论是否觉察，都渴望获得领导者的关爱与认可（Chen & Rybak，2004）。成员在原生家庭出生的排序颇具影响：长子、长女，习惯了自己负责管好自己；排行老幺的孩子，则容易期待获得最多注意；老二，偏向竞争关

爱；中间子，容易感觉到被忽略。从原生家庭习得的人际模式，任何来自成员与其父母关系的未解决议题，都可能诱发出对领导者的强烈反应。

（三）成员容易冲突的个人特质或重演人际模式

由于个人的人际模式会不断地重复出现在其人际关系中（Bernier & Dozier，2002），某些成员会因为本身的特质，容易引发人际冲突或涉入团体冲突。此外，人格异常或是性格结构严谨、固执之类的成员，也会引发较强烈的冲突。尤其当成员个人尚未准备好，却在团体历程中遭到其他成员挑战或被面质他那些牢不可破的态度和行为时，可能引起该成员害怕与憎恨。有些成员则由于个人的脆弱特质，自我贬低、低自尊、无法自我认同等，容易过度敏感，觉得他人对自己有轻视眼光或有轻蔑之举，而引发冲突。

（四）加入新成员也会引发敌意感

在开放式的团体中，由于会加入新成员，因此还会产生一种不会发生在封闭式团体中的冲突问题。由于旧成员已有较亲密的关系和联结，新成员被视同外来者一般，由于陌生，新旧成员会彼此观望与期待，若不符合期待时，容易出现敌意。其次，团体历程中，由于新成员经常搞不清楚团体规范，其他成员会逐渐对他的行为失去耐性，甚至感到厌烦或愤怒；而新成员则感受到来自旧成员的压力与不友善情绪，例如期待自我揭露的规范，使得旧成员生气地要求新成员对自己和他人更坦诚一些。

第三节　冲突的处理

一、领导者处理冲突的态度

冲突的处理方法，与关于冲突本质的观点有关，对于冲突的结果，有两种不同立场的观点：一是持有冲突可以"解决"的观点，其隐含的想法是，在本质上，冲突具消极性和破坏性，因此处理的主要焦点在于结束冲突上（Heitler，1990；Kottler，1994）；二是主张冲突是"管理"的观点，认为冲突也可以具有积极性，因此需要聚焦在将冲突导向建设性方向的对话上（Nemeth & Owens，1996；Rybak & Brown，1997）。咨询与治疗团体对于团体内的冲突，通常采取后者的观点。

　　然而，华人的文化普遍站在"解决"的观点上，如前述，在华人传统文化里，面对冲突普遍采取忍辱或忍让（杨懋春，1981）的策略，以此企图结束冲突。虽然如此可以暂时平息冲突，然而没有被处理的愤怒，由于没有得到缓解或改变，可能正在酝酿下一个冲突，并以外化行动、迁怒或寻找代罪羔羊等作为愤怒的出口。在实际生活中，等待寻找代罪羔羊，有些可以长达数年，甚至数十年之久。所谓"小媳妇熬成婆"，指的是被压制的弱势，一旦获得权力，长期忍辱的愤怒便找到出口，愤怒如同"轮回"一般存在一个团体中，以家庭为最典型的例子。在咨询与治疗团体中，领导者若以忍耐或粉饰太平的策略，企图平息冲突，不但将隐藏更大的冲突危机，也没有机会让成员学习到处理冲突的有效行为。如此，对于他们在实际生活中的冲突处理，帮助甚微，甚至毫无帮助。

　　家庭是我们学习处理冲突的第一所教育场所。在多数人的早期成长经验中，与父母或手足发生轻微的或强烈的冲突在所难免。当亲子或手足发生冲突时，父母因为被攻击而防御，或是为了保护被攻击的子女，或是为了息事宁人表示公平，他们通常会将自己放在"无所不知，无所不能"的权威角色，企图去说服。他们会扮演仲裁者角色，或者扮演抚慰者的角色，安抚孩子的愤怒，表面平息冲突，甚至专断地攻击让自己感到愤怒的孩子，企图让孩子屈服。这些行为的目的，无非在控制，这样的经历，并不能带给孩子有效的冲突解决和人际学习经验，反而学到处理冲突的不适应方法。孩子可能学习到的是："抗辩"，企图用语言改变对方的想法或行为；"退缩"，害怕更严厉的攻击，而保持沉默，或回避走开；使用迂回的消极性攻击行为，这可能转为"寻找代罪羔羊"；"屈服"、"忍耐"，表面接受对方；"强烈反击"，由于愤怒或憎恶情绪外化成为行为，从而咆哮、挥拳或谩骂。这些行为，其实可能也是害怕所引起，害怕自己成为输的一方或失去自我。个人学习到的前述这些不适应的冲突处理行为，可能也是后来的人生和生活中害怕冲突的原因。所以，咨询与治疗团体的领导者，不能重蹈父母无效处理孩子冲突议题的做法，不能试图去扮演"仲裁者"、"说服者"、"抚慰者"，甚至"专制者"。而是领导者需要正视冲突的治疗性意义，有效处理团体内的冲突，可以带给成员很好的学习机会。

领导者本身成为团体攻击的对象，是团体中不可避免的现象，即便很有经验的领导者，也可能发生被攻击的状况。Coulson（1999）认为最危险的事，就是领导者将团体这个行为变成心理问题或病态化，认为这只是成员们内心的映射。其中领导者最忌讳的反应，便是在团体攻击自己的时候，无区别性地去"对号入座"，认为成员是冲着领导者个人来的。在领导者被攻击之际，尤其不应逃避或焦虑不安，最需要的是保持冷静，维持专业能力去察看这个情况，这可能与团体、成员个人或领导者都有关。保持完全开放地去聆听，认为团体成员正在告诉你有关他们自己的事，却又不自知；而很重要的是，必须保持与成员们同在，而不是带着有色的病态眼光，去审视成员们的批评行为，应以了解、透明化的态度化解攻击，并示范面对攻击时应有的行为。除了让成员从领导者的示范中学习沟通技巧之外，同时可以鼓励成员真实面对领导者，允许在团体中公开讨论与面质。尤其是当成员冲突的对象是领导者时，对领导者更是直接的挑战，所以，领导者除了具备关于团体发生冲突的原因的知识，还有一项重要工作是觉察个人面对冲突时的反应类型，学习和准备面对冲突的方法与技巧。

此外，当成员与领导者发生冲突时，Donigian 和 Hulse-Killacky（1999）建议的替代办法，是"诚恳地向成员表达我们对他的批评或兴趣"，同时也要愿意倾听、理解与共情。若是发生在成员之间的冲突，也不要企图去扮演仲裁者角色，而是调停成员，让彼此可以听到对方真正想表达的或真正的感受。冲突解决的重点，不只在为成员解决当前的问题，也在让成员学到如何处理未来所遇到的冲突困境（Trotzer，2013）。在团体中如果领导者善用冲突，对于成员便是治疗。

二、处理冲突的条件

无论领导者将面对什么冲突，以及采取何种冲突处理策略，都需要掌握处理冲突的先决条件。这些条件有：（1）互相信任是处理团体内冲突的首要条件（Kappmeier，2016）。然而"信任"一词虽很通俗，却概念模糊，很难成为可以操作的指引，Kappmeier（2016）提出处理团体内冲突，信任包含的要素有：能力、整合力、预测力、同情、相互包容、同心协力和安全七个层面。因此，依据这个概念，可以逐步强化和巩固团体内的信任。团体初期成员对于团体和领导者的不信任，是冲突的主要原因，而团体后期，与个人的信任经验和特质有关，因此，建立信任是沟通的先决条件。（2）开放与尊重。冲突双方开放与尊重地参与彼此不赞同之处的积极沟通，可以产生接纳与冲突消解（Shapiro，Gattman，& Fink，2015）。只有能够倾听，体验对方的立场并产生共情，才能开启沟通之门，让对立的僵局破冰，且成员可以从处理冲突的经验中获得学习的益处。（3）公开对话。不论是隐晦的冲突或公开的冲突，都需要在公开的对话中沟通，所谓"打开天窗说亮话"，也就是开诚布公地公开对话。由于冲突的双方常持有的信念是，自己的看法是对的，其他人都是错的。在拒绝沟通，以沉默相互对抗或避免正视冲突，或在公开冲突之中无法听进对方的声音，这些都会影响双方使其在潜意识里扭曲他人的言语，以防御和敌对行为面对冲突，并导致彼此的沟通处在停顿状态。因此，处理冲突最有效的策略是展开对话，将对话中的声音、观点、知觉、信念纳入个人思考，这样可以开启更多的了解（Seaward，1999）。（4）了解团体所处的发展阶段。由于团体不同时期产生冲突的原因各异，了解冲突发生时团体所处的阶段，不仅有助于理解冲突原因，也便于采取合适的冲突处理策略。（5）提升团体凝聚力。只有沟通尚不足以解决团体冲突，更重要的是在信任、相互包容、相互依赖与同心协力的情况下进行对话，因此团体凝聚力是成功处理冲突的基础。（6）领导者的示范。作为团体领导者需要能够面对冲突，以及具备处理团体冲突的方法与技巧。

三、处理团体冲突的策略

处理的策略有六个：一是使用平衡（leveling）策略；二是将冲突公开化；三是使用反馈策略（Gladding，2011）；四是处理成员不满和挫折的情绪；五是团体历程阐述与人际历程阐述；六是暂时退出冲突（Ponzo，1991）。

（一）使用平衡策略

Gladding（2011）认为团体初期成员参与的平衡程度是产生冲突的潜在原因之一。成员都期待自己被接纳，并对团体其他人有影响力，参与的多寡，会影响成员感受到个人在团体中的影响力，或被接纳的程度。而成员参与状况，除了与成员个人的内心与人际特征有关之外，还与成员自我揭露这种基本且重要的参与行为有关。如在第八章中已提到影响成员自我揭露的原因，参与少或没有参与的成员，不一定表示他们没有话要说。领导者充分理解成员自我揭露的原因，可促进成员参与，而领导者和团体环境，也是影响成员参与的重要影响因素。为了平衡成员的参与，领导者必须注意沉默、退缩和阻抗参与的成员，理解其原因，并给予适当的协助。尤其在团体初期，领导者应致力于与成员关系的营造，用心经营团体中的安全、信赖和支持氛围，以促进这类成员的参与程度。而对于垄断、攻击和专制的成员，领导者需要有力且肯定地介入处理，如此，不只可以提升成员的参与，也能平衡成员的参与。可以避免团体被少数成员所控制，并因权力竞争，而导致冲突。

（二）将冲突公开化

将团体冲突公开化，目的在于让冲突成为可以公开讨论的议题。团体会谈前就必须明白告诉成员，他们有责任将在团体外的聚会活动提到团体内来讨论（Yalom，1995），减少隐藏与秘密。其次，领导者需要留意团体内升高的情绪张力，并向团体告知骚动不安的现象，邀请成员一起公开讨论冲突。如前述，成员可能对团体或领导者感到失望、有权力竞争、出现亚团体、存在成员差异性等因素，当团体正在出现冲突或不满情绪，或者团体中人人感到不安的时候，必须要有人提出冲突的警示。虽然在极少数时候也有成员会提出警示，然而冲突处理主要是领导者的任务，因此提出冲突警示是领导者必须负起的责任，尤其在华人回避冲突的文化之下，冲突发生时人们都试图回避，更别提错误地指望成员指出潜在的、正在出现的冲突。所以，领导者不但需要有敏察潜在冲突危机的能力，也必须具有坚定面对冲突的自信。团体冲突明显爆发之前，领导者和成员会感受到团体内的混乱、骚动、情绪张力。可能这些正在显示成员没有自信，不敢冒险，也可能他们不信任领导者，或由于竞争控制权，或亚团体的敌意。这股隐藏的破坏力需要化暗为明，领导者提出这个事实，邀请成员一起来面对，如此成员可以被允许公开讨论他们的挫折和愤怒情绪。由于成员有机会表达情绪，并接受来自领导者和其他成员的共情和建设性反馈，而可以去思考和评估，以及在团体内学习处理冲突的策略和技巧。

（三）使用反馈策略

团体从联结阶段到共享关系阶段，虽然成员正在发展团体中的人际关系，但有时由于逐渐感受到团体的亲密之后，便不再进行人际冒险（Trotzer，2013）。然而，他们没有忘掉参加团体的初衷，有时他们会对于团体不能满足他们的需求而感到挫折；其次，团体也处在由分化步向整合的转换期，成员对于差异特别敏感，排斥异己或亚团体的排他行动，都可能引发冲突。让成员来回馈他们正在做的和他们需要做什么，有助于处理风暴的发生（Ponzo，1991）。Gladding（2011）建议了可以使用的两种反馈策略：一种为正式反馈，这是一种使用结构的方式，在团体聚会的任何适当时间，使用限制时间的绕圈方法，每一名成员给个一两分钟，请成员说出他对团体或其他成员或领导者的反应和期望，由此，团体所有人的看法都可以被听到，有鼓励成员一起努力的作用；另一种为非正式反馈，领导者随时在成员们愿意的情况下，问成员对于团体聚会的反应。

（四）处理成员不满与挫折的情绪

团体由联结阶段逐渐进入共享关系阶段的时候，团体的重点工作也将由催化团体历程的任务转向个人焦点。这时团体浮现的冲突，都是与安全感、信任感、彼此真诚与真心的互动有关，也与对领导者能力的信任有关。因此，领导者必须以真诚和建设性的方式，来协助成员处理不满意和挫折的情绪。首先，需要允许和让负面情绪可以在团体中直接表达，以便理解成员愤怒的原因。其次，领导者的共情、情绪反映、反馈和支持，可以协助成员表达内在的情绪经验。经过这样的冲突学习，成员不但学习到在团体可以公开表达负面情绪，而没有发生想象的灾难后果，也学习了情绪表达技巧。这样可以为后续的互助工作阶段，建立沟通与表达情绪的良好基础。

不过也有较不寻常的时候，有些成员的人际模式特别具攻击行为。当可以公开表达负面情绪的时候，他们可能会趁机恶意地攻击他人，以达到泄愤的目的。这样的破坏行为，只会伤害团体和成员，无益于沟通，如果冲突成为一个团体的规范，则无法提供成员学习的机会。因此，领导者必须控制这种破坏行为或加以设限，以便可以继续沟通，也可以尝试第十章介绍的角色转换技术，协助攻击和被攻击的成员互换人际位置，以扩大他们的人际知觉，学习从不同的视角去看自己和情境，以获得进一步的知觉。

（五）团体历程阐述与人际历程阐述

从通用系统理论的观点来看，成员是团体系统的一部分，成员的攻击行为必须放到团体整体的脉络里来理解和处理，而不是聚焦在某位成员将其作为处理重点（von Bertalanffy，1968）。亚隆所主张的处理团体冲突的方法，如同其他此时此地的行为，有两个步骤：第一，先有情绪性经验；第二，反映这些经验（Yalom，1995；Yalom & Leszcz，2005）。当领导者辨识团体中未言明的隐藏性冲突时，首先要理解成员试图隐藏和回避冲突的原因。由于团体成员尚未建立共享关系，没有"我们"这种一体的感觉，特别害怕冲突浮出台面，而不知如何以对。这种局面好像风雨前的宁静，让人不安，领导者可以使用团体历程阐述，以便打破团体沉默，消除团体紧张氛围，开启成员之间的沟通。

这种以团体而不是以个别成员为焦点的处理策略，尤其适用在团体初期，可以减少过度聚焦在个别成员上。这种具有疗愈的沟通，由于促进了成员相互了解与认识，所以不只成员可以获得人际学习，往往还可以增进团体凝聚力。若在团体的后期，因成员个人的人际模式或脆弱特质导致冲突，则可先进行人际历程阐述或个人内在历程阐述，以便展开与该成员的沟通。这样可以协助成员个人将潜意识的沟通类型，带到意识的沟通中来，使成员了解自己的行为和其行为对其他成员或领导者的影响，也能够让成员将团体中的学习迁移到团体外的人际冲突中来。

（六）暂时退出冲突

团体初期，成员彼此在价值观、信念、沟通类型、态度上的差异会产生焦虑，甚至引发负面的投射，但紧张状态是无法避免的，对于成员而言，有些感受则难以用语言表达。因此，领导者最重要的能力是辨认出这种潜在的冲突，再考虑当下是否处理。通常潜在的冲突会有微妙的非语言线索，例如避免评论，逃避目光接触，疏远冷淡的姿态或反应，团体中出现较多非生产性的沉默等；并且能感受到有一些压抑的潜在议题，如权力竞争、不信任与误解等。当团体缺乏信任、凝聚力与包容时，即显示团体还未准备好去面对，因此领导者需要暂时延迟处理为宜。此外，团体初期有时会因为信息的不充足，或聚会时间尚短，而发生没有迹象可循的冲突，这时领导者可以暂时退出冲突，以观察者的角色，静观团体中的冲突状况（Gladding，2011）。在有关冲突的信息比较确定时，或冲突状况比较明朗时才准备处理，可能比较能够选择适当的处理方法。

第四节　结语

团体内的冲突为常见的团体现象之一。冲突处理得宜，不只使得团体的危机成为一种转机，提升了团体的凝聚力，同时也向成员提供了一个很好的学习机会，因此，团体内冲突可视为是一种疗愈的机制。新手领导者或本身害怕冲突的领导者，可能在面对团体冲突时会感到焦虑；尤其在华人文化的社会，家庭很少提供直接面对冲突和学习处理的机会，在成为领导者的过程中，此课题更显得特别重要。由于没有一个团体可以避免冲突的发生，领导者需要学习准备去面对，并具备处理团体内冲突的知识和技能。领导者能够处理团体冲突的诀窍并不特殊，敏察、自我肯定、愿意倾听、共情、诚恳、公开沟通等，就是最有帮助的方法。

| 第十六章 |
矫正性情感体验

第一节　矫正性情感体验的意义与性质

一、矫正性情感体验的意义与性质

"矫正性情感体验"（Corrective emotional experience）的提出最早是因为 Alexander 和 French（1964）觉得治疗师聚焦在病人的情感体验上并对此做分析很重要，所以他们曾经提道："我们治疗工作的结论是，为了缓解病人的神经质情绪和行动，他必须经历一个适合于解开其早年情感体验影响的新情感体验"。后来在传统分析论中演变成：治疗师采取治疗行动，向病人提供一个带有"矫正性"意味的好体验，而这个体验正好与病人所期待的相反（Knight，2005）。由于无论传统或当代心理治疗理论都有共识，即了解到当事人不只在治疗中谈论他的冲突问题，也会在与治疗师的关系中，重新创造出过去他与别人发生的相同冲突（Mitchell & Aron，1999；Ponsi，2000；Summers，1999）。所以矫正性情感体验的治疗意义在其体验的本质，也就是这样的观点，"改变是通过体验新关系而获得的经验"（Knight，2005）。为了让当事人能够解决他的人际冲突，他在与治疗师的关系中，需要体验到的反应是过去与别人之间发生冲突时所没有的，是个全新的、好的，甚至是比较好的或比较满意的反应。且治疗师需要让当事人重复这个反应，才会有效。所以，新关系是当事人持续改变的核心过程。

在关系分析疗法（relational psychoanalysis）（Benjamin，1995；Safran & Muran，2000）或人际取向疗法（Aron，1996；Mitchell & Aron，1999）的理论架构中，矫正性情感体验多少都会被重用为主要的治疗行动。依恋理论（Bowlby，1980，1982，1988）与人际理论（Alexander & French，1946；Kiesler，1982，1996）都主张，若当事人与治疗师的特质或倾向相反或相对比，则治疗师提供的矫正性情感体验的效力能产生最好的治疗历程与结果。甚至有学者主张矫正性情感体验是心理治疗的"基本前提"（fundamental premise），以及"改变的基本机制"（basic mechanism of change）（Teyber，2000）。最近，改变机制不只被长期治疗所重视，也被短期治疗所倚重，短期心理动力治疗学者强调，矫正性情感体验是治疗性改变的主要因素（Bernier & Dozier，2002）。目前实证研究也发现，短期心理动力治疗也能获得矫正性情感体验的效果，病人解决了儿童时期的未完了事件并发展出更为适应的人际关系（Friedlander et. al.，2012）。可见矫正性情感体验是咨询与治疗的重要方面，不过学者对治疗的原则持不同的主张，可能只有个性化治疗，而不是一概采取相同方法，才能奏效。

二、人际焦虑与循环的人际行为

从人际关系理论的观点来看，人格可以被视为重复发生且相当持久的人际情境形态，是个人的生活特征。人格特质在人际关系的网络中发展与维持，也需要从这样的网络中去理解。人际焦虑，是个人发展的根本，一个人会致力于减少被重要他人否定或不赞同，以便降低人际焦虑。个体在儿童时期学习到，某些行为可以减少或降低人际焦虑，某些行为则会增加或升高人际焦虑，因此，儿童学会调适他的行为来降低人际焦虑（Sullivan，1953）。不论是沙利文的情绪交互理论（theory of reciprocal emotion）还是 Leary（1957）的人际关系交互原则（principle of reciprocal interpersonal relation），都主张任何人际行动都是一个人用来诱导他人赞同或认定个人自我的期待与看法的，尤其是那些对他而言是重要的他人，因此个人可能持续使用相似的人际行动。因此，人际行动和人际反应并非涵盖全部或随机的行为，可能只包含那些互补，可以减少人际焦虑的行为。

所以，从"互补原则"（principle of complementarity）的观点来看，减少人际焦虑可能是导致个人自我恒久不变、持续循环的人际行为（Bernier & Dozier，2002）。在有关治疗师与当事人配对的研究方面，虽然有些研究指出，两人有相似性对治疗结果有正面影响；但更多的研究指出，治疗师与当事人在人际安全、性关系的价值观（Beutler，Pollack，& Jobe，1978）、社会权势、独立性、社会依恋（Arizmendi，Beutler，Shanfield，Crago，& Hagaman，1985）等方面具相异性，对于治疗历程和结果更具正向影响力。可能由于自在的人际关系具保护作用，可以对抗焦虑和免于自尊受到威胁，因此，Kiesler（1996）认为当事人在关系中会引发互补的位置，来增强自己所适应的位置。若出于治疗的优先考量，最重要就是治疗师要摆脱与当事人个人生活中的重要他人出现相似的互补反应，而与当事人产生不同的互动，只有这样，在治疗关系中才能协助当事人脱离不适应的人际循环行为。

第二节　矫正性情感体验治疗的三个历程

在心理动力取向的团体中使用矫正性情感体验治疗，主要是针对成员对领导者的移情所做的处理。将移情用于心理治疗的过程，意指成员与早年客体的关系，以及怎样看待这个关系，这会表现在现在与治疗师的情感、态度和行为上（Sandlelr，Kennedy，& Tyson，1980）。也就是说成员将早年对待母亲的态度和情感，移情到治疗师身上，因此运用移情和反移情需要在当下，这是具有存在主义色彩的方法（Bauer & Mills，1989；Walters，2009）。Kivlighan（2014）根据 Kiesler（1988）的理念，以及他自己在个别或团体心理治疗方面的会谈经验，提出人际治疗方法的三个共同临床历程：（1）将讨论带到此时此地；（2）使用有冲击力的自我揭露；（3）创造矫正性情感体验。Kivlighan 认为前述三个历程，好像是不相干的三件事，但从人际治疗的模式来看，可将其视为治疗的三个阶段。因此分别详述如下。

一、将讨论带到此时此地

Kiesler（1988）相信人不需要将他的问题告诉你，他们会在治疗关系当中呈现或表现出他的问题，让你看到。因此，这个原则的假设是，在治疗关系中直接针对他的问题来处理最有效，而不是在这个关系之外去讨论他的问题。因为，当事人在治疗关系中出现自己的问题，并不表示他知道自己的问题，甚至他也不知道自己有什么问题需要在治疗中讨论。在个体咨询和治疗中，治疗师将这样的问题带到此时此地讨论，称为立即性（immediacy）技术。Kivlighan（2014）认为处理这样的问题，可以视为处理治疗关系和当事人治疗以外的关系的平行现象。

从理论的观点来看，此时此地的人际互动，可以鼓励表达情感与接纳情感，导致问题解决，并增进治疗关系，而当事人也能学习迁移到治疗以外的关系（Hill & Knox，2009）。不过进一步理解，此时此地与立即性技术仍有些差异。立即性技术，经常是在治疗师已经觉察到当事人和他的关系有障碍的时候才去处理；而此时此地技术，则不限于治疗师已经觉察这个成员与治疗师或其他团体成员的关系已经有问题的情况。例如有成员提到他从小就不太相信他人，这时便可以问他在团体中相信治疗师或团体成员的情况如何。也就是不论个别成员的问题是否在团体中已经有行为表现出来，都可以在他提到其在治疗以外的关系有困难的时候，将这个问题带到此时此地。此时此地是团体的能量细胞，处理此时此地能增进团体聚会的情感强度（Yalom & Leszcz，2005）。由于介入此时此地，可能打开当事人较深层的情感体验，使当事人为接受治疗师的反馈做了准备。

二、使用具冲击的自我揭露

Kiesler（1988）的人际理论有一假设，即对于当事人的人际行为问题，若治疗师注意到当事人的"冲击的信息"，便能够有效地评估这个问题。所谓"冲击的信息"，是治疗师对当事人的人际行为（通常为非语言）的内在反应，也就是当事人的行为造成治疗师的直接反应结果。Kiesler 将"冲击的信息"分为四类型：

a. **直接感觉**：治疗师被当事人唤起的特定情绪，例如对当事人感到厌恶、喜欢或无聊。

b. **行为倾向**：治疗师与当事人互动时，感到被当事人拉着要去做或去做什么，例如治疗师感到要去保护或回避当事人。

c. **被唤起而知觉的信息**：当事人的陈述让治疗师感到当事人要他去做什么事，例如让治疗师感到当事人要治疗师去保护他或是怕他。

d. **想象**：治疗师对当事人有关经验的意象，例如想象当事人的人生有如陀螺。

此外，"冲击的信息"也可视为"治疗性后设沟通"（therapeutic meta-communication），即治疗师主动与当事人沟通当事人冲击的信息，协助当事人觉知他的人际类型，以及这个类型对他人的影响（Van Denburg & Kiesler，2002）。因此，运用冲击的信息的主要目的之一，便是强化当事人对自己的人际风格以及由于这样的风格所造成的后果能够产生顿悟。

三、治疗师创造矫正性情感体验的意义

Teyber（2000）认为矫正性情感体验，是一个值得重视的治疗过程，可以协助当事人从早期的创伤体验复原。从古典精神分析论来理解"矫正性情感体验"，可将之视为治疗师向当事人提供的"一个好的体验"。这个体验具有"矫正的"意义，与当事人期待的反应正好相反。治疗师所传达给当事人的反应，是提供了一个相反或相对比的体验给当事人，这就是"对比原则"（principle of contrast），并认为这个行为对于当事人的复原有所助益。

当治疗师知道出现在当事人意识中的是何种问题时，他只需要引发这样的传递性反应。例如治疗师可以因为治疗的进步而赞美当事人，以便引发当事人由于父亲的赞同而产生的潜在罪疚感；或是治疗师可以表达赞同当事人的一个朋友，以便引发当事人潜在的妒忌感。Alexander 和 French（1946）也认为假如治疗师传递一个诱导当事人的反应，当事人可能就会出现他们生活中也会发生的问题。不过可能很难说服当事人，他们的反应真的就是早期形态的重复，而不是对治疗师的自动性反应。也就是，治疗师只引发当事人的移情，然后给予解释和顿悟是不够的，当事人可能不相信治疗师的解释。

矫正性情感体验的治疗意义，在其体验性的本质，特别是在治疗师与当事人的一种新关系形式当中，包含着催化改变的力量（Benjamin，1995；Khan，1997；Teyber，2000）。就此而言，改变是由体验产生的，一个新关系

的体验发生改变，这是由于当事人需要体验以催化改变，而不是仅仅由于治疗师的解释，产生认知的顿悟而已。这个体验，是来自于不同风格的两人互动，不再是互补性互动，而是呈现无互补性（noncomplementary）交换的人际循环（Bernier & Dozier，2002）。所以，当代的精神分析论和客体关系论，两者的心理治疗都极力赞同，一个新关系的治疗性行为是治疗改变的最主要来源。不过这样的主张，并不放弃顿悟治疗过程的重要性，而是采取体验和顿悟同时兼并的治疗原理，正如 Kinght（2005）的观点，在心理动力的治疗中，只通过解释让潜意识变成意识是不够的；然而，只有经验也不充足。除了一个坚固的治疗关系的经验外，还需要伴随技术的解释；解释是产生顿悟所不能偏废的技术，因此当前治疗师运用矫正性情感体验，需要知道"认知"与"经验"两项元素都要并重。

第三节　矫正性情感体验的治疗方法

矫正性情感体验的治疗方法，共有两种传统的精神分析论使用"对比原则治疗法"；近期有学者提出另一种治疗方法，称为"坏客体重演原则治疗法"。现分别介绍如下。

一、矫正性情感体验的"对比原则治疗法"

"矫正性情感体验"最早由 Alexander 和 French（1946）提出，指当事人在情绪和理智上，都了解早期未解决的冲突经验与当前情境和关系的差异的过程。他们主张，为了发生矫正性情感体验，治疗师必须让病人再度暴露在有如早期情感创伤的情境里。不过，需要在比较积极的人际网络中，有目的地创造移情关系，然而这个关系与早期创伤经验相反，他们认为将治疗聚焦在病人的情感体验的分析上很重要。因此，古典精神分析对于矫正性情感体验的看法是，认为治疗师的治疗行动在向病人提供一个"好体验"，这个"好体验"与病人期待会发生的反应正好成对比。如此一来，这个行动有助于病人复原，因而这个体验有矫正的意义。这就是精神分析的"对比原则"，由治疗师提供与病人所期待的相反或相对比的反应。他们认为只有解释和顿悟还不够，若治疗师只传递引发病人的一个反应，也就是操纵病人的移情体验，可能难以说服病人去理解自己的反应其实是在重复个人早期的反应类型，而不是对于治疗师的自主性反应（autonomy reaction）。因此，治疗师需要向病人提供一个经验去体验，以便从体验或体验后产生的顿悟中获得矫治；而不是仅使用解释，企图以说服方式来改变当事人的认知。治疗师需要有意识地依照"对比原则"来选择反应。

由于传统精神分析的方法认为病人在治疗过程中被治疗师操纵情绪，也就是由治疗师操纵病人的移情经验（Casement，1990），所以，传统精神分析对于"矫正性情感体验"的概念，有些负面的看法。现代精神分析治疗和客体关系对于矫正性情感体验已有不同的看法，它们主张这个体验是由病人在治疗同盟当中发现的，而不是由治疗师传递来操控。病人不只口述他的问题，而且在与治疗师的关系中，不知不觉地再度创造了过去他与其他人之间相似的冲突，而治疗师不可能提供这个体验。治疗中的"问题"其实是治疗师与病人共同"重演"（reenacting），而不是模糊地解决了在治疗关系当中，病人与其他人关系之间已经在挣扎的某些冲突。这种"重演"的状况，可能治疗师和病人都未觉察，也就是说矫正性情感体验的发生不一定要特别经过移情（Knight，2005）。因此，近期的学者对于矫正性情感体验有了新的定义，即一个人对于一件事或经验有了不同或不一样的了解或情感性体验时（Castonguay & Hill，2011），便可视为矫正性情感体验，显然，这是一种较宽广和较松散的"矫正性情感体验"定义。此外，并不是每个人都赞同"矫正性情感体验的发生是由于病人早期经验重演"的观点。Kivlighan（2014）提道，由于他自己具有一定的完形治疗与心理剧的背景，他倾向于主张治疗师应该积极地为病人创造矫正性情感体验。因此，或许治疗师个人的理论取向，也会影响由何人以及如何缔造矫正性情感体验。

其次，传统的分析治疗认为，通过解释让病人顿悟便可以产生改变；不过在实证研究上，这样的主张并未获得支持以表明它可以产生后续的改变，病人可能得到了顿悟，但是没有改变（Summers，1999）。由于病人不只需要顿悟，还需要体验；当代的精神分析论和客体论的治疗，与人际治疗理论比较相似，都很重视建立新关系的治疗行为。为了让病人解决冲突，病人必须在与治疗师的关系中，体验他的冲突有了一个新的反应，且比过去其他人的反应更令他满意。矫正性情感体验的治疗性之所以重要，在于其"体验"的性质，病人与治疗师之间形成一种新的关系，这个关系包含有力量去促进持续的改变（Benjamin，1993）。所以矫正性情感体验，也就是治疗师提供给病人一个好的、更好的或更满意的体验，因此，这种治疗比较倾向于采取支持性的治疗。

就支持性的治疗而言，支持技术的运用很重要，当代的分析论学者也提道，由于精神分析师采取比较中立的位置，病人对治疗师的意象，通常比精神分析师更"真实"、更"透明"（Berlincioni & Barbieri，2004）。若从关系方面来看，心理动力治疗的治疗师并不去分析正向移情，而以病人对治疗师的认同为核心元素；正向移情能够成为支持的助力，至于负向移情将被转到第三人去（Holmes，1995；Rockland，1988）。运用的支持技术并不是特殊的方法，而是鼓励、接纳、协助发泄情绪、劝告、再保证、对环境采取直接或间接行动（指定他人辅助任务）、设限、表彰优点、甚至称赞等（Rockland，1993）。依据心理动力治疗，主要有按部就班地鼓励正向移情，不鼓励负向移情；增强适应的防御，不增强负向的防御，甚至提供所谓"不精确的解释"（inexact interpretation）。面对明显的正向治疗关系，上述各种元素应可导致病人尝试各种矫正情绪的步骤，增加他对客体的觉察，以及再建构他个人的部分客体（Buckley，1994；Misch，2000）。

根据上述的观点，因治疗师提供了一个"对比"的经验，与病人原先对自我和对他人的期待相反，意味着治疗师是"好父母"或"好的客体"（good object），能够满足病人的需求。而这里的需求是指，病人在婴儿期和儿童期最先体验到的，与其发展自我感的心理过程有密切关系的那些需求。当时这些需求可能完全不能满足或不足以满足，从客体关系治疗的观点来看，移情就是这些未获得满足的需求出现在治疗关系当中。因此，可以说治疗的疗愈经验是由病人发现的，并非由治疗师创造，病人从治疗师身上寻找和创造"好的"或"坏的"客体。病人不是刻意或有意如此，而是下意识希望，和治疗师的互动经验能够满足他的需求；在沟通的线索中，病人向治疗师传递出他的需求，使其从过去以来一直未获得满足的需求得到了满足（Casement，

1985；Knight，2005 ）。

二、矫正性情感体验的坏客体重演原则治疗法

在治疗过程中，为了让有些病人在治疗关系中可以发生依恋，需要创造一种情境，就是治疗师重演坏的客体。经过矫正性情感体验，病人体验到这个坏的客体并不如预期那么坏，虽被他攻击却没有被他摧毁，也没有被他报复或疏离。当病人体验到这个坏客体并不那么坏，而且都在自己可以管理的状况下，那么这就是 Knight（2005）所提出来的 "坏客体重演原则"（principle of bad object reenactment ）。Knight 认为在治疗历程中，病人不只寻求好的父母或好的客体，也寻找坏的客体。由于他过去的依恋经验，有好的也有坏的，有安全的也有不安全的，这些都成为他往后人生中与人相处的典型行为。Knight 认为病人寻找坏的客体，其治疗价值在于促进依恋产生，然而却大大地被多数治疗师所忽略，他们只提供 "好的" 或 "较好的" 反应，也就是 "对比" 的反应，以取代病人原先所体验的不好反应。这样可能无法产生依恋，而使治疗历程提早终止。

寻找坏客体的病人，需要重复体验一个早期的坏客体经验。在他与治疗师的坏客体关系当中，病人下意识希望治疗师可以包容他的愤怒情绪，遭受他憎恨的愤怒攻击，并且这个坏客体仍可以生存，不用担心这个坏客体（治疗师）会情绪爆炸或采取报复。病人对治疗师的负向移情，会因为治疗师没有报复，也没有离弃或疏离他，而得到修复和疗愈。如此，在这个新关系当中，病人通过学习，可以安全地表达较多元和较宽幅的情感，对依恋关系的知觉可以减少僵化，变得比较有弹性。所以，在治疗当中运用矫正性情感体验，需要因当事人的需求去进行，而不是依治疗师的需求。正如 Rappoport（1997）所主张的，要在当事人感到安全的网络中产生移情，发展与坏客体的联系，并在这个新关系中学习。

不过，不是每位当事人都会寻找坏客体，如果是寻找坏客体的当事人，那通常会发生在治疗的早期，也就是依恋关系在发展的开始阶段，此时不适宜使用对比的反应，因为这需要给当事人一个不同的经验。Knight（2005）认为治疗寻找坏客体的当事人时，所依据的不是 "对比原则"，而是 "坏客体

重演原则";这样的矫正性情感体验,是依据重演,而不是对比,他不赞成弗洛伊德"强迫重复"(compulsion to repeat)的观点。弗洛伊德主张协助病人破坏这个重复的循环;相反地,Knight 主张当事人需要体验原来的经验,这个重要性在于发展依恋和成长,发展治疗同盟及满足当事人需求。因此,首先当事人需要依恋坏的客体,然后只有在当事人准备好了时,才能在关系中去解决问题。即首要条件是,当事人必须可以留在治疗关系中足够久,以便能修复早期的创伤。以边缘型人格为例,过去病人的依恋经验好坏两种都有,当他面对坏客体生气的时候,坏客体可能是被摧毁了的,变得抽离、疏离,或暴动愤怒地攻击他。在治疗初期,若治疗师就只使用对比的反应,可能难以让边缘型人格的病人对治疗师发生依恋。这种病人可能很难就此放弃坏的客体,他们忠于坏的客体,下意识相信有个坏的客体可以依恋,胜于毫无依恋(Fairbairn,1952)。所以,若在治疗发展依恋的初期,只使用"对比原则",病人由于无法对治疗师产生依恋,可能因此提早离开治疗历程。

综合上述,由于在当事人与治疗师的关系当中,有的在寻找"好的"客体,有的可能在寻找"好的"也在寻找"坏的"客体。然而,不论寻找"好的"还是"坏的"客体,都需要激发动机、安全、共情和接纳的治疗情境,这样当事人才会不自觉地重演过去的创伤体验;并通过"阻抗"与"修通"两个治疗阶段,协助当事人觉知自己的当下行为与过去体验的关联。通过矫正性情感体验,当事人学习到自己的当下行为是来自过去自己对别人的期待,现在不再需要以相同的期待从治疗师那儿得到相似的有问题的反应(Friedlander et al.,2012)。为达上述目的,治疗师还必须保持敏察自己和当事人的关系。Teyber(2000)建议治疗师可以自问:"我是否共创了一个新的且疗愈的关系?","我是否陷入一个病人所熟悉,但是有问题的重复形态当中?"。这些自我提问可以协助治疗师:一是适时发现当事人的移情;二是采取可以满足当事人,同时又合乎治疗当事人所需要的矫正性情感体验的治疗原则。

第四节　团体历程的矫正性情感体验治疗

一、团体咨询与治疗中的矫正性情感体验

　　并不是所有的团体都可能出现可提供矫正性情感体验的机会，如果是高结构限制，或领导者中心取向的团体方式，那么成员之间将较少进行自动自主的人际互动与交流。如果是较低结构限制，或成员中心取向的团体方式，那么就会有机会让成员将个人的独特人际特质呈现出来。个人所呈现的人际行为，主要展现了个体的生活形态，而其人际行为的学习，发生在早期的生活经验当中，在与家人的互动中形成了人际风格。

　　成员在团体中，会因为与早期经验相关的类似情境，而引发负面的认知和情绪，当这位成员可以通过其他成员的反馈，而引发自我觉察时，便可能产生"矫正性情感体验"。Greenberg（1998）认为团体在引导成员重新体验情感改变的过程中，需要提供足够的安全和支持，因为情感体验的重演，会唤醒个人过去的记忆，也会唤醒过去的价值信念、感受和反应反馈。在过程中，团体需提供足够程度的真诚反馈，允许和接纳个人揭露痛苦的情感体验，方能协助该成员面对和矫正。所以在团体历程中，过去人际重现的现象可视为成员个人人际循环的重演，成员将毫无根据地，或在没有实际事实的情况下，诱发出他人最害怕的交互反应。就团体环境而言，最有机会出现成员个人的人际议题，例如亲密关系、冲突、权力、归属等议题，这些都反映过去人际重演的特征。

　　不过在团体治疗中，并不是所有人际重演的现象，都能够经由阐释而获得改变，有时候阐释可能会让成员感到被羞辱，所以辨认在成员所呈现的人际防御底下所潜藏的主观经验很重要。尤其在面对团体其他成员时，如果成员个人的人际防御所呈现的特征是傲慢、贬低他人、否定他的对手等人际经验类型，那么治疗师使用"阐释"技术，可能引来该成员憎恨的相对反应，因为阐释可能让他感到被拒绝，被否定或被贬低。

　　有关发生人际重演现象的原因，Kiesler（1982）认为，人际重演的现象可能是习得行为，是社会学习的结果。当个人面对人际情境，在毫无其他方法可知的情况下，他将依赖互补，而开始循环反应。Leszcz（2008）认为精

神分析理论主张的人际重现现象是"投射性认同"的现象，在咨询与治疗的运用上很有帮助。人际交流（interpersonal transaction）是由于下意识的防御，个人将自己无法接受的自我部分，投射到重要他人，且保持已经投射认同的元素，并积极地寻求保持否认自己的自我部分，并放到他人身上。此外，还转换消极性为积极性，在下意识里将他的无助感、被遗弃的威胁感、无价值感等，投射和替代到对方身上。这个人还要依此来控制对方的行为，假如对方以补偿、报复、拒绝、贬低、攻击等方式，来对投射者反应，那么人际的重演便继续下去。若是对方能够同情地使用内在经验，共情地了解投射者，减少投射者原先的害怕，那么修复的过程将由此开始。所以，治疗师对于人际循环的认识，以及处理自己对成员的反应，是中断这个人际循环的首要工作。

二、团体中的人际重演与矫正性情感体验

有关治疗师在团体中运用矫正性情感体验的研究或论述，均比较少。亚隆主张："治疗是一种情感的和矫正的体验，治疗历程的这种双重性质是重要元素"（Yalom & Leszcz，2005）。也就是说在进行团体历程治疗时，需要同时向成员提供一种情感和矫正兼具的体验，而不是只有认知的解释。亚隆认为过去传统分析治疗需要创造的情绪情境，在团体治疗的情境中根本没有必要。由于团体中本来就充满各种张力，例如手足竞争获取父母的注意（领导者的注意），手足敌对争取地位和垄断，以及社会阶层、族群、教育程度等的差异，所以移情在团体中几乎不可能不发生。亚隆认为在团体过程中若只唤起和表达未修饰的情感，是不够的，必须转换成矫正性情感，他提出团体治疗中的矫正性情感体验有几个主要成分（Yalom & Leszcz，2005）：

a. 人际取向，强烈的情感表达，并且引起成员冒险。

b. 团体的支持足以允许成员冒险。

c. 现实考验，容许成员个人在其他成员认可的协助下去检视事件。

d. 对于某些不适当的人际情感与行为，或对某些人际行为的不适当回避，有所认知。

e. 大大地促进成员个人的能力，使之与他人的互动更深入和诚实。

　　在个体咨询与治疗中，治疗师基本上主要考虑自己对当事人的反应或反移情。团体治疗历程与个体治疗不同，治疗师还得考虑团体中其他在场的成员，由于他们都是这个成员所投射的客体，治疗师需要示范并建立团体规范，以使所有的团体成员都能尽量朝支持性的试探、成长与处理的方向进行，提供恢复和不互补，以免钩上了成员个人人际循环的饵。因此，进行矫正性情感体验，需要一个成熟且功能良好的团体。

第十七章

团体的支持环境

> 每一个处在困境中的人，最需要的，就是支持。缺乏支持会让人感到孤独与无助。因此，支持必须优先于任何治疗技术。没有支持，就不可能有治疗的产生。

在团体历程中，创造支持性的心理-社会环境很重要，而这样的环境营造与团体中的人际互动，无论领导者与成员之间或是成员彼此之间的表达与反应都有密切关联。尤其对于一名成员的自我揭露，无论是来自领导者还是其他成员的倾听、接纳、尊重、共情和积极性反馈，都可以让表达的成员感受到支持，并营造支持的团体氛围。本章将从支持的历史观，说明支持的性质、态度、技术和运用，以便领导者知道如何经营支持的团体氛围。此外，也特别选择和论述倾听、共情和反馈三项与支持关系密切的技术。

第一节　支持

在心理咨询与治疗领域，"支持"一词是每个人耳熟能详的一个名词。然而，若再进一步请对方说明什么是"支持"，不见得每个人都可以具体交代清楚。作为治疗师则必须能说明什么是"支持"，才能知道如何创造支持的团体环境。虽然在第六章论述团体阶段理论时，曾引述美国社会心理学者 Wood（2000）有关友谊的支持方式来说明团体成员支持同伴的行为。然而，当治疗师在治疗情境运用支持作为治疗关系的成分时，无法以成员彼此形成友谊的方式来使用支持，而是需要有用以理解支持的理念背景，以及支持在咨询与治疗中的程序。然而，"支持"又不像"共情"或"反映"是一种单一技巧，因此很难三言两语便可以说清楚。学者将支持分为"支持态度"和"支持技术"（Berlincioni & Barbieri，2004）两种概念。支持态度，在心理治疗世界受到不分派别共同重视与强调；而支持技术，则在心理动力取向的治疗中视治疗取向在策略、计划和程序的差异而定。

一、支持的缘起和在精神分析运用中的演进

精神分析学派对于"支持"有较为系统与严谨的看法和讨论，若追溯心理治疗和支持关联的来源，必想到弗洛伊德。弗洛伊德首先论述有关依赖的假说，认为依赖维系着无助的婴儿和他的成人照顾者，通常是母亲，所以支持的源起，来自母亲形象（figure）的形式。由于源自精神分析，因此不论哪一种治疗，若其假设是赞同病人的归因："治疗的力量在治疗师"，那么支持便成为治疗关系的决定性前提。由于精神分析对移情的理解如前述，因此治疗师必须建立基本的和够分量的支持，并且适当分配在治疗历程中。然而，精神分析的最终目的在于"分析"，因此如果认为心理治疗聚焦在个人的转化（transformation）上，那么尽管支持很有力量，但治疗的条件仍然不足，所以无法单独只使用支持，还需要长时间的解释和修通。长期以来，由于心理动力理论的发展与演进，虽然在治疗中已普遍使用支持，但对"支持"存在不同的定义和操作，因而逐渐出现了不同的治疗取向，根源在于一旦涉及解决移情这个议题，不同取向的心理治疗便会出现观点的差异。

想象将各种不同的治疗策略、计划和技术排列在心理治疗光谱的一条直线上。如果支持取向的治疗在光谱这条直线上起点的这一端，那顿悟取向的治疗便正好落在终点的另一端。根据支持的功能和运用，支持取向的治疗被称作"精神分析取向的支持性治疗"（psychoanalytically oriented support therapy）（Rockland，1988）；而顿悟取向的治疗，则称为"精神分析的支持性心理治疗"（psychoanalytic supportive psychotherapy）（De Jonghe，Rijnierse，& Janssen，1994）。虽然支持都是不可被忽略和省略的，然而"精

神分析取向的支持性治疗"是主要以支持为基础的治疗方法。以移情关系为例，支持取向的治疗所采取的策略，通常需要维持正向的治疗关系。基本上，当事人处在正向关系当中时，意识上便会知道信赖融洽关系的成分是哪些；顿悟取向的治疗策略则重视分析移情关系，将移情关系当作诱使冲突出现的工具，以便帮助当事人将其冲突的各种成分提升到意识上，使其更了解解决的方法。

所以，当觉察到潜伏在当事人更深层的潜意识里的关于移情关系的冲突和现象可能出现的时候，采取支持取向的治疗师，不去强化也不去解释，而是很审慎地让病人保持在前意识和潜意识；采取顿悟治疗的治疗师，则利用冲突作为治疗工具，加以强化使其出现在当事人的意识内，且给予解释（Dewald，1994/2000）。的确，称为顿悟的治疗，或者称为建议（suggestive）或探讨（explorative）取向的治疗，都非常侧重解释移情关系的方法；而支持的治疗，在治疗历程中会保持支持方法运用的完整性，强调使用支持而不分析当事人的移情关系（Berlincioni & Barbieri，2004）。因此，支持是普遍还是核心的角色，必须在关系与治疗的各个网络中加以厘清，以便在运用理论和分析技术的心理治疗过程中，提供适当的支持。

二、支持与支持性的心理治疗

Rockland（1988）认为，支持性心理治疗（supportive psychotherapy）的发展始于 Gill 的自体心理学（Self Psychology）与心理治疗的论述。其主要理念在于将心理分析的理论结构运用于治疗之中，衡量如何使用支持，使得心理治疗在精神分析的心理治疗有了一席之地。Gibeault（2000）认为区分支持性心理治疗和探讨或建议取向的心理治疗之间的差异，主要在于当事人内在关系（in-relation）的处理。以致于有一度，学者甚至不承认支持性心理治疗是一种心理动力的治疗，因为这种治疗只是在临床支持技术上有差异，它不使用技术性的中立和不透明，而不是在理论结构上同精神分析有所差异（Crown，1988；Gibeault，2000；Kernberg，1999），也就有学者认为支持性心理治疗仍是一种精神分析。Crown（1988）甚至质疑动力取向的支持功能，认为支持和心理治疗为相互排他的名词。假如是支持的，那就不是心理治疗；

假如是心理治疗，就不可能是支持的。由此可知，学者对于支持的看法相当分歧，因此治疗师若持着传统精神分析团体的领导方式，他们就会习惯在团体保持中立、不透明、不涉入，以便催化团体冲突的出现，创造解释成员潜意识冲突的契机。因此，想到治疗师的态度如何造成关系的支持性，可能会令一些治疗师一时之间转不过弯，特别难以将支持、关系和治疗联结在一起。

虽然有学者以"支持"在治疗中的运用来区分心理治疗的派别，不过也有学者颇不以为然，认为很难如此截然区分心理治疗的派别（Kris，1998；Rockland，1988）。然而，有些学者则努力试着去诠释"支持在心理治疗"（support in psychotherapy）和"支持性心理治疗"（supportive psychotherapy）的差异，认为这是两种概念，且是相对不同的概念；主要从专业技术性的方法去区分这两个概念，差别在于所使用的特殊策略和技术，如何在动力取向治疗中运用支持的角色和功能（Barber，Stratt，Halperin，& Connoly 2001；De Jonghe et al.，1994）。如果从"支持在心理治疗"这样的视角去看，那么在心理动力的心理治疗中，支持的运用则是相当普遍。

三、支持在心理治疗中的重要性

文献显示，不论哪一种理论或技术的治疗，都包含重要且基本的支持成分。尤其是，将自我心理学（Ego Psychology）、客体关系论等作为理论结构，促进了支持性心理治疗在理论与方法方面的演进与发展。受此影响，近期的学者主张，支持性心理治疗确实是一种有别于传统精神分析方法的心理动力心理治疗方法（Appelbaum，1998；De Jonghe et al.，1994；Buckley，1994）。如此一来，更让"支持"作为心理治疗的重要成分，备受重视。例如Winston、Pinsker 与 McCullough（1986）便认为不论是表达性（expressive）、探索性（exploratory）或其他取向的治疗，支持关系犹如治疗工作的水泥，可以将治疗过程中的种种策略和技术的功能，紧密地融合在一起。

在孩童能够健康成长的历程中，父亲或母亲的支持是不可缺少的条件；称职的父亲或母亲对于孩童的支持，含有包容和呵护两种不同成分的意义。Holmes（1995）主张支持是所有心理治疗的一项隐晦成分，融入在治疗师以关怀的、可靠的、有程序的方式对待病人的过程当中，以及治疗师与病人的治疗同盟中。从个人人格发展问题与早年亲职功能丧失或缺失有关的角度来看，便不难理解支持在心理治疗中的重要性。假如以治疗身体疾病为例来比喻，便可清楚理解支持的功能。传统上，医生的主要角色和功能是开处方来对症下药，然而若让病人感受到医生的支持，治疗将会产生附加效果。尤其现在在长期慢性病患的治疗过程中，需要聚焦在病人个人的生物、心理和社会等因素的复杂关联上，医生特别需要具备有效的共情沟通能力。因此，对于生理上的治病，支持可视为一种隐晦的重要成分，当然在心理治疗领域更是如此。然而，支持和心理治疗的直接关联却难以说得很清楚，不过，"支持"的重要性已被实证和确认，这是毋庸置疑的。

　　21世纪伊始，在心理治疗领域，支持的功能已被美国学者公然视为是治疗关系的核心。Berlincioni和Barbieri（2004）指出，若从移情的角度提供支持的基本功能，这可以构成治疗成分的一大部分，同时也是治疗成功或失败的条件。虽然支持绝对不是可以具体描述的元素，然而，在临床治疗的执行当中，支持是决定性的前提，可以统合临床工作普遍的假说，即便是精神分析学派，也有其运用支持的时刻。因而，Berlincioni和Barbieri（2004）特别指出，就支持的功能而言："支持是如此的显耀，然而普遍被低估，以及在'解释与顿悟'的阴影下，应该可以视为在分析历程的'沉默的力量'"。使用"沉默的力量"来隐喻支持在治疗的重要影响力，正是神来之笔，支持如此重要，却又这般地难以理解和运筹，而这主要在于过去对支持在治疗中的概念阐述得不够清晰和具体。

四、支持态度与支持技术

　　De Jonghe等人（1994）在论述精神分析的支持性心理治疗时，已将支持区分为"支持态度"和"支持技术"两种，对于心理治疗实务工作者，多少应该有些帮助。而Berlincioni和Barbieri（2004）则根据De Jonghe等人的定义，更进一步诠释了两者的差异。"支持态度"，是指治疗师所呈现的隐晦行为，这些包括：尊重当事人为一个"个体"，保持慈悲的中立，具备对当事人感兴趣和奉献的能力，能共情，以及真诚致力于善用自己等。而"支持技术"，则用在"支持性治疗"，所以，若作为"支持技术"，就必须很具体地去梳理其治疗策略、计划和技术，才能清楚地选择和决定支持的治疗性运用。也只有如此，才能够进一步去讨论和界定"精神分析取向的支持性治疗"和"精神分析的支持性心理治疗"。由此可鉴，"支持态度"的运用，几乎不分理论和治疗取向，是所有治疗师所共同必备的；若是"支持技术"的运用，则是精神分析在不同取向的心理治疗中分野的重要指标。

相较于传统精神分析师的中立和不透明，当前的治疗师由于受到自体心理学和客体关系论的影响，所以是比较真实和透明的人物。这类治疗的理念，主张在关系方面不去分析正向的移情，而将当事人认同治疗师作为治疗过程的核心元素。并认为正向的移情，能够用来推进支持；而负面的移情，则基本上必须包容，并如同人际游戏般来对待，或转到第三者身上（Berlincioni & Barbieri，2004）。当事人对治疗师负面移情的愤怒情绪之所以需要被包容，主要在于向当事人提供一个不同于其早年与主要照顾者的经验。依据这类理论的治疗关系，治疗技术会包含一些不是很特殊的方法，例如劝告、再保证、接纳发泄压抑、顺应当事人的移情关系，或间接引导至第三者，突显好的人物形象，甚至赞美病人和设限等。所以在运用支持时，不论何种咨询与治疗取向的治疗师，都需要有精神分析的知识和技术，作为精练的过程，特别是在短期治疗中，治疗师需要有共情和直觉的重要能力，同时要清楚治疗关系的因素在移情和反移情中所扮演的角色，以便由此来区分"支持态度"和"支持技术"的差别和运用。

五、支持在团体咨询与治疗中的运用

团体咨询与治疗的相关研究都指出，"支持"在团体历程中的重要性（Die，1994；Shechtman & Toren，2009；Stocton，Morran，& Krieger，2004）。支持在团体历程中，可以增进成员的自我揭露，成员的联结，对治疗的印象，以及与领导者的联结，同时也可以减少阻抗（Shechtman & Toren，2009）。Cobb（1979）进一步提出两种社会支持，即"情绪的支持"和"自尊的支持"。"情绪的支持"，指提供联结、同盟、温暖、给予接纳、共情和归属感等；"自尊的支持"，指提供更多效能感、地位或成就、以及能胜任的感受。这两种社会支持似乎可用在当事人发生亲和动机与自我成就动机的冲突上，协助当事人产生对抗动机冲突所带来的压力。从这样的观点也可以说明，团体的优势在于可向倍感孤立且自我已破碎、不完整的当事人提供归属感和自尊满足的原因。

综合学者对于支持的分类（Cobb，1979；Cutrona & Russell，1987；Cutrona & Suhr，1994），可整理出具体且具区分性的"支持"共有七种，这对新手领导者运用支持时特别有帮助：

a. 情绪的支持：当领导者对成员表述的情绪性经验，给予共情、认可或关心，情感关系的联结，让成员感到可依恋。

b. 自尊的支持：当领导者对成员个人的行为，完成的事，解决问题方面的能力、才干或值得的信任，给予认可、赞同、肯定和将其视为有价值等，能让成员感受到个人的价值和受尊重感。

c. 社会的支持：当领导者协助团体成员，以共同兴趣与关心做表达，使他们有参与感和普遍认同感。

d. 信息的支持：领导者或其他成员向一名成员提供，有关问题如何评估或如何应对等信息或辅导。

e. 实在的支持：指领导者或其他成员提供协助或实际资源，协助一名成员解决问题，让他得到可信赖的支持。

f. 抚慰的支持：指领导者或其他成员有机会给予一名成员安抚，无论是语言或非语言的形式，也是一种支持。

g. 社会网络支持：指领导者为需要强化支持的特定成员，建构起团体内或团体外支持的社会网络。

以上支持的概念具有操作性，从 Berlincioni 和 Barbieri（2004）在"支持态度"的概念上来理解，"支持"并不是属于治疗过程的特定策略、计划和技术，而比较像关系中隐晦的成分。因此，不只领导者需要使用各种沟通技巧，对成员或团体表达支持的态度，同时也要鼓励成员如此，以便经营团体的支持氛围。不论是由领导者自己去执行，或促进团体成员对他人表达支持，都可以让特定的个别成员感受到领导者、团体和其他成员的支持。尤其，领导者需要切记，在团体初期只使用提问和探问，很少给予成员和团体支持表达，只会升高团体成员的威胁感，很难推动团体历程的发展。相反的，能提供支持才是推进团体历程的良方。

第二节　倾听

一、倾听行为和能力的重要性

倾听与支持有很密切的关系，在人际互动之间倾听不只是沟通不可或缺的桥梁，倾听也有表达支持的意义。相反的，没有倾听行为，可能会让对方感到被拒绝，不受重视，不受尊重，因此，在团体咨询与治疗工作中，倾听为首要技巧。不论是领导者或是成员，有效的团体参与中最基本的行为，就是倾听（Shakoor，2010）。因为有效沟通与团体治疗关系密切，可以增进成员彼此之间的人际接触，协助成员相互认识；基本上，人际沟通的目的就是为了了解。说话的人固然有责任，讲得让对方可以听懂，而听话的人，也需要有能力安静下来，一则让对方可以表达，二则可以让自己听到完整的信息，尤其，更需要用"心"听。Reik（1948）巧妙地使用"第三只耳朵"来隐喻用"心"听，第三只耳朵便是"心"。因此，要理解对方的信息，就需要上述条件。

倾听，在咨询相关的英文书籍中常常使用"积极倾听"（active listening）一词，足以说明"听"的行为需要用"心"。由于听不只是信息的接收，也包括对信息的理解。俗语有云："有听，没懂"，或是："有听，没到"，或许就是指没有用心听，以致听了一知半解，或接收的信息不完整，或选择性地听。此外，倾听者和陈述者两人的非语言行为也很重要。在倾听者方面，需要表达出"我正在听"的相关非语言行为，例如身体向前倾、注视着对方，传达给对方用心在听的感觉，让对方感到自己的表达可能是有趣的、有意义的、或重要的，由此对方可以得到鼓励而继续说下去。对于正在陈述的成员的口述表达内容，以及与内容相关的非语言行为，倾听者则需要察言观色来对照，以便可以完整了解对方表达的信息。

在团体治疗的情境中，领导者不只要倾听说话的成员，同时也要留意其他成员的倾听行为，才能知道其他成员的反应，以便适时引入，向成员提供交谈机会，并且让正在陈述的成员意识到，还有其他成员在听，而目光也要能看看他们。成员目光若没有相互接触，说话的人不知道到其他成员的反应，听话的成员的回应需求也会较低；成员彼此回应互动少，团体的动力便会受到影响。所以，不要让其他成员感到表述的成员只对着领导者一人说话，因此领导者绝对不能忽略"倾听"这样一个看似简单的行为，尤其在团体初期正在建立规范的重要时期，成员容易带进社交场合的旧习性。遇到大家有兴趣的话题，成员便开始变得七嘴八舌，急着只顾着想说出自己的想法，没有完整地听或了解地听。一旦没有养成倾听的团体规范，对于团体历程发展的负面影响很明显，所以除了领导者自己必须努力示范倾听行为，并对于所听到的信息有所反应之外，也需要协助成员培养倾听和提供回应的能力。

二、领导者与倾听

Trotzer（1999）认为领导者的倾听，具有四种治疗的品质：（1）倾听表示接纳，由于愿意听，所以没有任何评价的态度；（2）倾听表示尊重，安静不打岔地听，表示愿意给对方说出个人认知的机会；（3）倾听才能沟通和理性地理解；（4）倾听表示关心，表示对说话者的观点有兴趣。依此，无论是领导者还是团体成员之间互相倾听，同样都可以达到前述品质。这四种治疗的品质，在团体初期尤其重要，在团体后期也是必要的条件，让成员体验到不同于其过去挫败的人际经验，而且可以提升自我揭露和自我探索的意愿。

倾听行为，也是一种人际互动习惯，尤其领导者需要养成倾听的好习惯。在团体过程，如果领导者自己正在说话，不论是否已经说完了，只要有成员开始说话，领导者务必立刻停止说话，去倾听成员的表述。由于这名成员可能从领导者所说的内容中，已经产生反应或联结，因此去听和理解这一名成员，比领导者自己继续把话讲完更为重要。何况这名成员可能不会或不觉得需要继续倾听领导者讲完，而已经回到自己的内在世界，并准备反应。在成员当中可能有些人没有倾听的习惯，或对自己说话的兴趣高过于听他人说话，或对他人没有兴趣，因此没有倾听的行为。如果团体没有建立这个规范，成员也缺乏这项能力，那么团体是不可能有效进行的，因此，领导者需要调教成员倾听的能力和行为。试想，如果领导者在一名成员表述之后，自己先不去回应，而这样邀请其他成员："你听了后，知道 XX 在告诉我们什么吗？"
或 "你对 XX 方才的表述，有什么理解？"，则可能提升成员对他人表述的注
意，也可能有机会让成员核对他的理解。此外，领导者倾听的聚焦，共有四
个焦点：（1）聚焦在对方所陈述内容的想法；（2）聚焦在对方所陈述的经验
或事件的感受；（3）聚焦在对方如何陈述的神情、包括身体姿势、面部表情、
手的动作等；（4）聚焦在对方陈述的主题。假如成员除了学习倾听行为，也
能够如同领导者，学习倾听的聚焦，便能更有效地与他人沟通。对于成员个
人这不只是有益其在团体中的沟通，也有益其在团体外去改变人际沟通，所
以，领导者应该在团体历程中，协助成员发展更好的倾听能力和行为。

第三节 共情

一、共情的定义与功能

就领导团体而言，共情是营造支持的团体氛围的重要技术，因此共情是
治疗师必备的一种能力，也是一种技术。Horvath 和 Bedi（2002）认为共情是
一种能力，能够去体验和了解他人的感受，并与治疗师无条件接纳当事人的
经验、积极倾听和不批判的沟通有关。共情包括两项因素：其一为，观察者
必须能够知觉或想象他人的情感纠结和感受的状态；其二为，能够及时以知
觉观察者自己的感受作为标靶，也就是有能力区分自我和他人，能区分自己
的和他人的心理和身体表征（Lamm & Salani，2014）。由此，共情的定义是：
推断他人的情感状态以及经验与我们自己相似，而同时保持自己和他人的区
别。换言之，能够知觉经验的来源是他人，不是自己（Singer，Critchley，&
Preuschoff，2009）。

共情，在处理当事人的移情和治疗师的反移情时很重要，早期弗洛伊德
对反移情的定义比较狭隘，后来的新分析论，则有比较宽泛的概念，包括治
疗师对当事人的情感和态度（Fromm-Reichman，1950）。过去比较聚焦在治
疗师的外显反移情行为，而当前较宽泛的定义，也会重视治疗师内心的反应，
包括情感和态度。Peabody 和 Gelso（1982）的研究发现，男性治疗师的反移
情程度和女性当事人具诱惑力的程度，呈现负相关；而与中性和可憎恶的女

性当事人，则没有相关。亦即越具有诱惑力的女性当事人，男性治疗师的反移情越少；而中性和可憎恶的女性当事人，则和男性治疗师的反移情没有关联。其次，治疗师的共情和坦然面对反移情情绪有正相关，因此，他们认为在会谈里，治疗师体验到的反移情情绪，很难与反移情行为作切割，也就是有反移情情绪，便有反移情行为。所以，治疗师对于反移情，需要同时观照自己的反移情行为和内心的情感和态度，觉察自己反移情的状况。

领导者的共情有三种功能，其一，可以向成员表示能体验他的情感体验，有助于成员和领导者产生联结。研究指出，共情能够促进治疗同盟的发展，而治疗同盟则是最有力的疗愈历程的预测因子（Horvath & Bedi，2002）。在团体治疗中，领导者，以及成员彼此之间能够表达共情，有助于凝聚力的发展，此外另有研究显示，当治疗师的共情能力受到危及，以及治疗同盟破裂，则可能导致当事人退出治疗（Coutinho，Silva，& Decety，2014），可见共情在团体凝聚力、治疗同盟和维持当事人停留在治疗关系中等方面，至为重要。其二，在团体初期可以向其他成员示范共情的表达。对于成员而言，具有共情能力，有利于改善其人际问题。由于参加团体的成员有部分原因是来自人际的冲突和不满意，学习共情，让成员能够具有设身处地了解他人的能力，而增进人际的接纳和尊重，能够减少挫折感。其三，当事人知觉治疗师的共情反应，是改变过程的关键（Horvath & Luborsky，1993）。领导者，以及成员彼此能表达共情，不只在团体初期促进团体历程的发展时需要，在团体后期成员需要相互协助以解决个人问题时，成员们也要对自我揭露的成员有共情能力。

二、共情的重要性

罗杰斯（1957）主张共情和积极的认定（positive regard）是治疗性改变的必要充分的条件。暗示着，共情和积极的认定，可向当事人提供一个不同于早年成长经验的经历，也就是提供矫正性情感体验。自从罗杰斯大力强调共情之后，共情被认为是有助于发展治疗关系的变项，这引发了不少的实证性研究。有的指出治疗师和当事人在情绪上的联盟，受到共情的影响（Bordin，1979）；或发现咨询师和当事人的关系在预测治疗效果上，是最具鉴别力的因素（Ridley & Udipi，2002）；也有研究指出，假如咨询师有能力向当事人沟通理解当事人的参考架构，不如具共情的咨询师更能使得当事人较深入地去探讨她的忧虑；共情也会影响当事人对于咨询师的知觉，因为共情可以提升当事人对于咨询师的吸引力、信任感和专业的知觉（Barak & LaCrosse，1975；Redfern，Dancey，& Dryden，1993）。然而，也由于对共情的定义和机制模糊不清，研究结论并不全然一致（Sexton & Whiston，1994）。总而言之，假如治疗师能够正确地反应和推进当事人沟通的意义，对当事人很有用。由于共情让当事人感到自己的看法有合理性，治疗师能共情当事人，也有联合的意图。治疗师的共情，可以协助当事人将经验以语言象征化，让当事人去深化他的经验，并省思自己的情绪、价值观和目标。最后，共情必须是因特定的当事人而调适的个别化反应，例如对于较脆弱敏感的当事人，或有强烈憎恨情绪的当事人，需要有不相同的共情反应（Elliott，Bohart，Watson，& Greenberg，2011）。

三、共情的建构概念

归纳学者对于共情的论述和研究，共情共有三种建构概念（Duan & Hill，1996）。

- 第一种，主张共情是一种人格特质或一般能力（Book，1988；Buie，1981；Danish & Kagan，1971；Easser，1974；Feshbach，1975；Hoffman，1982，1984b；Hogan，1969）。这种观点，是将共情概念化为一种特征或能力，能知道别人的内心体验（Buie，1981），或能够感受（指知觉）别人的感受（指情绪）（Sawyer，1975）。主要有精神分析、心理治疗研究，以及社会与发展心理学等学者采取这种概念。

- 第二种，主张共情是在一种情境下的特定认知与情感状态（Barrett-Lennard，1981；Greenson，1960，1967；Hoffman，1984a；Rogers，1959）。共情的定义，是对一个刺激或刺激之人的替代性反应（responding vicariously）（Batson & Coke，1981；Katz，1963），或是感受他人的私密世界，就好像是自己的一样（Rogers，1959；Truax & Carkhuff，1967）。

- 第三种，主张共情是多重经验的历程，重点在于治疗师和当事人在一个特定情境下的体验（Barrett-Lennard，1981；Basch，1983；Emery，1987；Hoffman，1984b；Katz，1963；Rogers，1975）。这种多重阶段模式的主张，认为治疗师在治疗中的共情体验，是经过一个包含多重因素或多重阶段的人际历程。持这个观点的学者，最早有罗杰斯（1957），他主张共情包含两个程序，即先感受当事人的内在世界，其次是向当事人沟通治疗师所感受到的。Barrett-Lennard（1981）提出循环模式（cyclical model），区分为"共情的共鸣"（empathic resonation）、"表达共情"和"接收到共情"三阶段。Gladstein（1983）也提出一个多重阶段人际历程（multistage interpersonal process）模式，包括"情绪感染"、"认同"和"角色担当"三阶段。

这三种建构概念并无相互抵触之意。具共情特质的治疗师，无论在训练共情的成效上，或是在会谈中对于当事人的共情上，势必有较好的表现。咨询与治疗是一种特殊的人际情境，共情是能够感受当事人内心世界的情绪性经验，就如同是自己的一样，最能恰当地反应对当事人的理解。第三种概念，能够分析共情的因素，可以具体协助新手治疗师理解和操作共情的程序，尤其用在治疗师的共情训练与养成方面，可提供具体训练步骤。此外，可以让治疗师更了解共情不是模糊而笼统的概念，而是可以精准操作的能力与技术，甚至可以养成习惯，成为个人特质。

四、共情的本质

事实上，共情具有一些主观色彩。当治疗师能共情当事人的时候，经常是由于看到这个人和自己相似的经验，虽然两人的境遇和情绪张力不尽相同，然而共同的经验已足以引起治疗师的认同（Steward，1956）。也就是说，当事人的经验和治疗师的经验，在组织成分上有共同的因素，能引起治疗师的认同。其次，当事人在陈述经验的过程，也会引起治疗师的想象，治疗师可能因而短暂的被引发，而想象当事人与自己相似的经验和情绪反应。治疗师由于直觉地利用那些想象和情绪反应，从而能够快速地掌握到当事人的情感体验（Rea，2001）。不过，共情也可以具有客观的性质，不一定要有相同的经验，客观的共情指治疗师运用一些参考信息来理解当事人，治疗师可以参考理论的指引，并就当事人的对照族群，重复得到一致的见解，作为理解当事人的参考（Clark，2007）。然而，也需要考虑对事物的反应有个别差异，同样的际遇，可能不同族群有不同反应，但是相同族群的反应会比较接近。作为治疗师比较适合使用客观的共情，所以，在倾听当事人陈述经验的过程中，治疗师需要自我觉察个人被引发的想象和情绪，虽然个人经验可能有助于去理解当事人的经验，然而不可忽略治疗师毕竟不是当事人本身。

对于共情的性质，有学者主张，基本上共情是情感的现象（Allport，1961；Langer，1967；Mehrabian & Epstein，1972），指当下对他人的情感体验。不过也有学者主张，基本上共情是一种认知性质（Barrett-Lennard，1993；Kohut，1971；Rogers，1986），指理性上了解他人的经验。还有学者主张共情同时包含认知和情感两种因素（Brems，1989；Gladstein，1983；Hoffman，1977）。如果依据前述关于共情的建构概念，共情应该包括认知和情感两种元素，缺一不可。

Gladstein（1983）在探究以往与共情相关的文献后，依据社会心理学和发展心理学的理论，主张共情有两种模式：一种称作"角色担当模式"（model of role-taking），指"理智上担当另一人的角色或观点"，即在能力上了解他人的想法和感受，或是能知觉他人的世界，如同那个人的知觉。这个模式和罗杰斯对于共情的定义，有相互呼应的情形。Gladstein 从发展心理学的观点认为，假如一名治疗师具有智能（intellectual ability），然而其认知的发展仍旧是自我中心的人，他在角色担当中的共情能力，将会像个小孩，而不像成人，因此无法设身处地，只能以自己的立场或观点，认为他人也如此。由于这种情况，以致有些治疗师难以学习共情反应，因此，他建议在能够成功训练共情之前，有些研究生需要在认知发展上给予特别的协助。另一种是"情绪感染模式"，指"对于他人的情绪给予相同的情绪反应"（Gladstein，1983），即一个人对另一个人的实际情境或预期的情境所产生的情绪反应，例如治疗师能够共情当事人的悲伤，而自己也感到悲伤。社会学的文献指出，规范、情境和共情交互作用，能预测利他行为，然而一个成人对他人处境有情绪共情反应，不见得有利他行为。所以可能一名治疗师在第一阶段有情绪感染，然而由于他内化的规范为"保持冷漠"，不要显露情绪，如此一来，可能该治疗师甚至不能觉察个人情绪。虽然他可以使用正确口语技巧沟通共情，然而不带丝毫情绪，这样的共情，当事人会觉得治疗师只是一个技术熟练的人却无法感受当事人的心情，这是所谓"匠气十足"的共情，无法让当事人感动。

根据 Gladstein（1983）的模式，Duan 和 Hill（1996）也将共情分为两种："智性的共情"（intellectual empathy）和"共情的情绪"（empathic emotion）。"智性的共情"是指一个人采取另一个人的观点，从而了解另一个人在认知或情绪上的状态，或者对于认知和情绪的状态两者都了解，就如同另外的那个人所经验到的。所以 Duan 和 Hill 所谓的"智性的共情"，与 Gladstein 的"角色担当的共情"意义相当；至于"共情的情绪"则是指一个人（治疗师）与另一个人（当事人）有相同的情绪反应，即所感受到的情绪，就如同另外的那个人所经验到的。所以"共情的情绪"，也与 Gladstein 的"情绪感染"相似。智性的共情涉及能正确了解另一个人的主观情绪经验，可能与这个人公开给人的情绪线索有别（Duan & Hill，1996；Hassenstab, Dziobek, Rogers, Wolf, & Convit，2007；Zaki, Bolger, & Ochsner，2009）。例如在一个团体聚会，小烨在团体中一直保持微笑，在这次聚会中看起来似乎心情愉悦，然而在会后她私下透露，在这次整个聚会中她感到伤感。就智性的共情而言，领导者需要正确地了解在团体中小烨感到伤感，所以智性的共情，是正确理解另一个人的情绪经验，而不是他在团体中公开呈现的情绪表现。

长期以来学者努力探究共情的本质，以便提出恰当的定义。Duan 和 Hill（1996）建议避免将共情的认知和情绪因素分隔，而是应将"智性的共情"视为认知历程，以及将"共情的情绪"视为共情经验的情感方面。从上面的论述来看，确实不宜将共情视为单纯的认知性质，或只是情感的性质，尤其身为治疗师的角色，对于共情应该有这样的认识，以免流于匠气的单纯技术呈现或只是一种情感上的同情。

五、共情的操作

由前述对共情的建构概念和性质的探讨，可以扩大对共情的认识。治疗师对当事人正确和贴切的共情，可以分为三个历程。首先，需要经由治疗师完整地观察当事人表述时的相关信息，而这个"观"，不只是用"眼"看，还得用"脑"想；其次，治疗师必须"察"其相关信息，察为用"心"，所以察觉是一种体验的意思，不只有情感，也有认知的成分，敏锐地设身处地体验当事人的经验，对当事人体验的情绪产生共鸣与理解；最后，则需向当事人表达治疗师经由用"心"、"观"、"察"所得的理解。Clark（2007）提出共情有三种方式可供治疗师运用。

a. 经验的方式，与罗杰斯的概念相似。个人中心学派所谓的共情，指治疗师与当事人同感。Clark认为这是一种态度，重点在于治疗师投入当事人的经验，以便想象究竟会如何像当事人。

b. 沟通的方式，这个方式是治疗师以语言或非语言的方式，沟通对当事人体验的了解，让当事人知道治疗师能共情他，所以必须以语言表达出来，或以可以让当事人看得出来的非语言表达。

c. 观察的方式，这种方式的共情，是治疗师用来搜集资料的活动。经由不断观察，治疗师对当事人的人生有了更深入的了解和更宽广的看法。观察当事人相关的经验，可以用来指引治疗的方向，引导治疗师对于个案的概念化，以便提供治疗的介入。

在运用共情的时候，也需要注意一些条件。领导者对成员的共情沟通，必须注意团体发展的阶段，以及随伴真正的关心。领导者若不是出自于对成员真正的关心，只是一种技术性表达，是瞒不了接收的成员的。其次，在团体的初期，深度的共情可能让成员感到不安，有如在陌生的人际关系中，被他人看穿心情或心事一样，会感到有威胁或害怕。由于共情也是一种沟通，属于有助于关系的沟通，需要让对方感受到关心和安心，否则共情可能让对方感到被人知道内心的情感，而不自在。最后一项条件，即成员必须能够觉察和接受自己的内在经验，否则可能领导者可以感受一个成员的内在情绪经验，但是该成员却拒绝接受或否认。

六、共情和同情心的差异

共情和同情心功能很不相同，两者都是一个人用以表达对于另一个人体验的觉察反应。然而，在治疗的应用上，两者的质量很不同，若误用可能会误导治疗过程，因而有很大差异（Clark，2007，2010）。共情是指治疗师能够掌握当事人的感受和意思，并将这些了解传达给当事人的一种能力（Myers，2000）；不同的是，同情心在人与人的关系当中很重要，用以表达一个人对另一个人在人生或生活中遭遇困难事件的关切或遗憾（Meier & Davis，2008）。在咨询与治疗当中，可以从目的、评估、内涵和同意等四方面，去区分治疗师的共情和同情心（Clark，2010），现分别说明如下。

在目的方面：共情，是治疗师用以表示对当事人的了解的意图；而同情心，则聚焦在当事人的困难和具挑战的环境。因此，共情所强调的是治疗师积极地分享对当事人的体验的感同身受，但保持某些程度的情绪抽离；同情心，则表达治疗师对于当事人处境或困境的热情。举例：有位当事人失业，孩子又生病。

当事人："我觉得最近倒霉透了。刚丢了工作，孩子又肺炎住院。本来就没什么储蓄，这下子不知道日子要怎么过了！"

治疗师 A："这件事真令人感到心里难过。我们来谈谈比较不让你气馁的事吧！也许你的心情可以好过一些。"（同情，治疗师因怜悯而害怕触碰到更多当事人负面的情绪，因此转移会谈焦点。）

治疗师 B："你感到最近运气很不好，屋漏偏逢连夜雨。很担心家庭经济和孩子治病医药开销的问题。钱的事，让你感到束手无策。"（共情，治疗师可以体验和理解当事人处境中的心情，并分享这样的了解。）

在评估方面：治疗师的共情需要负起调和当事人情绪的意义。例如当事人心爱的宠物狗死了。

治疗师 A："死去最心爱的宠物，是多么令人心碎的事啊！去年

我的仔仔死了，我几乎哭了三个月……"（同情）

  治疗师 B："它曾经是逗你开心的陪伴者，你心里一定很不舍。"（共情）

在内容方面：共情，是治疗师从多方面共情地去理解当事人，对当事人有更深入的认识；而同情心，可能发生在治疗师并未多了解当事人，没有进入当事人的世界，只是怜悯当事人而产生的个人反应。尤其治疗师可能因此而自我揭露，以为这样可以让当事人感到治疗师很能够理解他。然而，由于治疗师揭露自己的故事，其冗长陈述让当事人感到治疗师占用过多时间，可能让当事人觉得治疗师关注的焦点是在他自己，而不是当事人。

从赞同方面：治疗师共情地了解当事人，并不表示治疗师同意当事人的想法或情绪反应；同情心则是治疗师表示怜悯或可怜当事人，同情地传递同意当事人的看法和情绪反应。如下面例子：

  当事人："我的老板是个很挑剔的人。昨天我不认为我给他的计划有什么不妥，他却鸡蛋挑骨头似地一直找毛病。还数落我不够用心。当时我被他骂到心里有够恼气的，真想拿起那份计划书掉头就走。不过怕被炒鱿鱼，还是忍着。所以整天觉得胸口很憋气。"

  治疗师 A："你那个老板，那种没有鼓励，只有挑剔。我听了都感到生气。"（同情）

  治疗师 B："你认为已经很用心写的计划，却被他否定，因此心里感到很不服气"（共情）

由上述说明和举例，督导者或治疗师可以从四方面去检视治疗师在会谈中使用共情的正误。适当运用共情可以引导当事人自我觉察，促进当事人情感表达和自我探索的深化，也有助于建立和当事人的同盟。

第四节　反馈

一、反馈的重要与定义

　　反馈，无论在个体治疗或团体治疗历程，都是治疗常用的一种沟通技巧。Kluger 和 DeNisi（1996，p.255）对反馈的定义为："由外在的作用者所采取的行动，给予一个人在任务的某些表现提供信息"，显然这是一个比较通用的定义。在咨询方面，Hill 对于反馈的定义为："助人者对个案提供关于他的行为或对他人的影响的信息"（Hill，2004/2006）。对于一个人的行为和认知，假如有一个人以上提供观点，则对他的行为建构或认知建构，将会有所帮助（Posthuma，2002）。所谓"众口铄金"正是如此，很多人都一致这样说了，一个人不得不相信。在团体中，成员接收的反馈不只来自领导者，还来自其他成员，因此，对于接收反馈的成员，在行为或认知的建构特别有利。

　　人际知觉和人际反馈是团体的基本历程。在团体聚会当中，成员个人可以从其他成员给他的反馈中，学习到对自己更有所觉知，也学习到自己给予他人的冲击和印象。由于人都希望可以知道别人怎样看他这个人，以便确定他人对自己的看法，所以在治疗团体中，当反馈的过程变得活跃起来，团体成员便有机会满足他们这个需求，从所接收到的反馈，成员可以知道和确定他们行为的效果，以及和其他人相互之间如何产生什么样的关系。

二、反馈的影响

　　在治疗团体的历程，成员从他人处获得反馈是重要的治疗因子。文献显示，对于反馈的研究可分为两方面：一为人际反馈，二为反馈介入。人际反馈通常被视为疗效因子；而反馈介入，则被视为在特定事件或过程中的调停或修正（Davies，Burlingame，Johnson，Greave，& Barlow，2008）。在团体凝聚力、宣泄和普同化等治疗因子产生的过程中，涉及团体中领导者和成员之间反馈的给予和取得。因此，反馈不只本身是治疗因子，可能也是形成其他治疗因子的中介因子。

（一）反馈的单位与影响

　　以个人为反馈对象，可以增进自我概念、个人吸引力和亲密态度；以团体为反馈对象，可以促进团体凝聚力。在个体治疗中，已经有相当多有关反馈介入的研究文献；相对地，团体治疗情境下则较少有关反馈介入方面的研究。在提供反馈的相关研究中，有针对个人提供反馈和以团体为单位的反馈两种研究。在提供个别成员反馈介入的研究方面，有关增进班级亲密训练的实验研究发现，接受反馈介入的学生在自我概念、吸引力和亲密态度三项上，整体都有显著进步（Widra & Amidon，1987）；在训练学生合作学习方面的研究结果发现，向个人提供反馈介入的效果较优，学生成就较高，凝聚力也较高（Archer-Kath，Johnson，& Johnson，1994）。在以团体整体当作一个单位的反馈介入研究中，从比较是否给反馈介入的两种团体的研究发现：接受到团体反馈介入的团体，凝聚力较高，成员口语交谈较多，这种影响力在团体初期特别明显（Corder，Whiteside，McNeill，Brown，& Corder，1981）。由上述研究结果，不论提供个人或团体反馈都有助于团体凝聚力的提升，尤其在团体初期为了促进团体凝聚力，提供反馈很重要。其次，在促进个人和团体投入工作或增加成效中，反馈也扮演着重要推力，由此可知，领导者可以考虑介入的目的，而选择以个别成员或团体整体作为反馈的对象。

（二）提供反馈与治疗效果

领导者对团体历程提供反馈，可以促进凝聚力和提高治疗效果；成员彼此反馈，则可以提高治疗效果。Dies 和 Dies（1993）研究以团体历程为重点的反馈介入对团体气氛的影响，从研究结果来看，他们认为反馈可能促进治疗的某些成分，而提高治疗效果。此外，在团体治疗情境中，比较领导者有无给予成员反馈也发现，提供反馈给成员，远比没有提供反馈给成员的状况，更能影响成员在临床的改变，相差两倍之多（Lambert et al.，2001）。这两项研究发现都提醒了领导者，不论给成员个人或团体整体，提供反馈对于治疗效果都很重要。而有关成员彼此的反馈方面，研究发现：在团体中一般关系的成员之间和配对关系的成员之间彼此相互的反馈，对于接受反馈者而言，所感受到对方的积极关注并无差异。成员知觉他人给予自己的积极关注越多，对于他的一般症状的影响效果也越好，同时也不受到给予反馈的人和他之间的关系是一般关系或是配对关系的影响（Piper，Ogrodnigzuk，Lamarghe，& Joyce，2006），也就是不分成员之间彼此关系的亲密程度，来自同侪的反馈对成员个人都很受用。由此可知，领导者鼓励成员彼此相互反馈，甚至需要教导成员如何给彼此反馈，是领导者的重要任务。Kivlighan（1985）指出，就理论而言，给予团体整体取向的任务反馈和给予个别成员取向的积极性反馈，都能更加促进团体凝聚力。他更进一步认为在团体层面的历程反馈，有助于建立和维持治疗的规范；尤其在人际反馈方面，对于治疗规范之建立和维持很有帮助，领导者的介入技术和人际反馈可能有交流现象。

（三）无效和反效果的反馈

反馈时缺乏明确对象，或给予冲突较高的成员反馈，或成员彼此用词不当的消极性反馈，都会产生反效果。Davies 等人（2008）在领导者和个别成员同时提供关于团体整体的反馈介入的研究中有不同于前述的发现，他们发现对于团体气氛的反馈介入，不但对于团体凝聚力和成员的顿悟没有正向影响，对于成员的团体参与也没有促进，在疗效上也没有差异，也没有增进团体气氛。导致这样的结果值得注意的是，给予团体冲突高的成员反馈，有20%和治疗效果呈现负相关，可能由于这些成员感受到别人认为他们导致冲突；此外反馈介入本身无效，可能与接收反馈的个别成员无法指认谁给他反馈有关。其次，成员的回应认为团体凝聚力或多或少有增减，但是在团体中他们没有接收到有关他们自己或他人的信息，因此没有什么人际信息可言，可能因此也影响介入效果，且这项研究使用临床的开放式团体，成员进出不定也有影响。从这项研究结果显示，成员关系的稳定性会影响反馈的效用，其次，从人际交换理论来看，由于反馈可以产生人际联结，成员需要知道谁给他反馈，这样的反馈才有力，Kluger 和 Denisi（1996）便认为反馈必须有清楚标靶的对象。Davies 等人的研究还有一项值得注意的是，给予团体冲突高的成员反馈，有反效果，最好避免；此外成员彼此的消极性反馈，是具有建设性还是反生产性的质量，视其所使用的语汇而定。所以，若该成员使用的语汇倾向导致反生产性，领导者需要请该成员修改说法，使更符合其用意，这样对方才不会坚持拒绝他的反馈（Clark，1995）。

三、反馈在团体的运用

首先，反馈可以分为积极性反馈和消极性反馈；消极性反馈，尚可进一步区分为负向性反馈和矫正性反馈。虽然都是针对成员的不适应行为给予反馈：矫正性反馈，以客观描述其行为和表达反馈者的感受为主；负向性反馈，对于其行为描述带有批判性。因此，前者可以促进接收反馈者的自我觉察和自省，后者可能引发接收反馈者的防御。其次，反馈的对象可以分为给予成员个人的反馈和团体整体的反馈两种。

给予团体整体的反馈，例如要保持聚焦团体，或许可以这样说："我们好像离题了。"若要澄清过程，可以这样说："我注意到 A 一直都在替团体说话。"或"我注意到 A 一直都在承担团体需要说话的压力。"若要平衡认知和情感的内容，或可这样说："你们似乎在回避有关正在讨论的这个议题的情感。"其次，若是一项由成员们共同承担的团体任务，假如只给予一名个别成员的表现提供反馈，对于被指名的成员个人，以及和这名成员有相互依赖关系的其他成员都是伤害。此外，由于团体和个别成员有相互依存关系，若给予成员个人或团体的反馈都能够一致，则可影响团体整体的表现（Saavedra，Earley，& Van Dyne，1993），而且给予的反馈，以发生在此时此地的行为为主，而不是发生在彼时彼地的行为。最后，任何情况所给的反馈，都必须是针对所发生状况的描述性反馈，而不是评价性或批判性的反馈。

虽然大部分人通常都喜欢得到反馈，然而身为领导者需要切记，成员渴求反馈的程度不尽相同，所以领导者需要有心理准备，成员对于反馈可能有各种不同的反应。此外，成员也比较能接受积极的反馈，相较于消极的反馈，成员的心理准备是倾向相信积极的反馈为正确的（Lundgren & Budawsky，2000），所以听到消极的反馈，可能会感到突兀而出现防御。因此，给成员反馈是一项需要觉察力的技术。以下建议仅供领导者使用反馈时作为参考。

a. 及时的反馈：不只效果较好，也让成员在团体剩余的时间里可以重复可接受和积极的行为，或改变行为。给予成员个人和团体整体的反馈，必须就此时此地的行为，让反馈与成员个人行为或团体的行为可以紧密联结。不要等到团体快要结束，在做结论或评论的时候才给反馈。例如"你此刻的自我揭露，能特别协助我对于你在团体一直以来的沉默，有了真实的了解。"这样的反馈可能鼓励成员后续愿意勇于自我揭露；或"你今天很沉默。"如此可以让成员在团体剩余的时间去改变。

b. **适当的时机**：如前述，反馈的提供也需要视成员个人或团体准备接受反馈的程度。因此，领导者需要觉察成员或团体所准备好的需求是什么信息的时候，方给予反馈。否则，即便领导者观察到成员的最重要行为和团体的重要事件，然而他们不一定准备要听，尤其是矫正性或对质性的反馈，成员可能对于反馈会加以否认。

c. **团体初期，尽量减少使用或不使用对质性和矫正性反馈**。由于团体缺乏足够的凝聚力，过早面质会引起成员或团体整体的防御，接着将影响成员的参与。即便只是对于成员个人的反馈，也会发生寒蝉效应，导致团体整体产生禁忌的氛围，成员们会变得拘谨和小心翼翼。

d. **领导者要作为典范提供反馈**。尤其在团体初期，成员通常偏好给他人建议和说道理，可能不知道如何给他人反馈，甚至担心给他人反馈。因此领导者需要先提供反馈给成员，如下例。

> 领导者对着成员 A 说："当你不断地掏出口袋中的手机来看，我发现我很难专注。"然后对着团体说："有其他人也感到被打扰吗？"
> 成员 B 回应："有。"
> 领导者邀请成员 B："你能将感到被打扰告诉 A 吗？"接着邀请其他成员。

在社交场合给人反馈，是一件冒险或唐突的事，以致一般人习惯上回避给人反馈。在治疗团体情境中，由于领导者示范可以被接收的反馈就在此时此地，成员可以观察到接收反馈的成员的反应，因而成员会感到比较自在地跟随领导者给予同侪反馈。

e. **适量反馈的信息**。过量信息的反馈，不只让接收者或团体感到被信息轰炸，也可能过于冗长或频繁，而感到混淆，失去焦点，甚至忽略所有的反馈。

f. **不要使用说教、评判或指责性的反馈**。这种性质的反馈，不只在团体初期成员无法接受，即便在团体后期成员也无法接受，特别无益于成员。例如，一个为期十次聚会的团体，一名在情感上和团体与成员都疏离的新手领导者，由于无法推进团体，感到很挫折。在第六次聚会时间已经过半时，成员都谈一些很表浅的话题，团体漫谈而没有主题。领导者没有觉察自己的愤怒和成员漫谈的意图，而给团体反馈："到目前我看到没有人谈到自己，你们对于团体目前的状态感到满意吗？"由于没有信任和支持氛围，成员漫谈是用以回避自我揭露，领导者缺乏觉察的反馈。显然这是一个不需成员回答的问题，让成员们感到被指责，顿时团体鸦雀无声，落入很长的沉默。有帮助的反馈，除了应重视自己与团体成员的关系之外，领导者或可这样表达："今天是第六次聚会，到目前我看到每个人都谨慎地回避不谈自己，让我为我们团体感到着急。"这样反馈，领导者揭露自己的感受，而不是指向成员。

此外，在团体中往往需要利用反馈来帮助成员统整新的学习。最简单的方式，领导者可以提问下列三个问题（Edelwich & Brodsky，1992）：

a. 你听到其他成员说了些什么？

b. 从这些反馈你学习到什么？

c. 你准备做什么？

这三个问题，首先可以协助接受反馈的成员整理他人提供的反馈。其次检视自己的领悟，最后思考自己的改变计划。由于透过口语表达，可以让成员听到自己的陈述，有增进记忆的作用。

最后，不只成员接受反馈很重要，领导者倾听和接纳来自成员的反馈也是非常重要（Nelson-Jone，1990），由此领导者能够获得如何改变领导相关的有价值信息，以便修正和改进自己的领导风格和方法，如果面对来自团体成员的反馈就防御，将会破坏个人作为成员典范的功能，且阻碍了自己的学习。

第四篇

团体成员与领导

孩子的质量，决定一个家族的兴衰；成员的质量，也决定一个团体的发展和绩效。孩子的质量，主要决定于父母的教养有方和家庭环境；成员的质量，也决定于领导者的领导有方与团体环境。与父母不同的是，父母不能选择子女，只能无条件地接受子女，以组成一个家庭，而领导者则可以，也必须选择成员，以组成一个适合治疗的团体。

绪　论

团体组成有两种角色，主角为团体成员和领导者，团体的组成影响团体特征和历程至深。首先，身为领导者必须具备适合作为团体领导者的个人特质，并且应该对所要领导的团体，拥有专业训练资历和经验，以便能够胜任领导该团体，这样才是合乎专业伦理的行为。至于团体成员，仅仅成员个人对团体有需求和期待，并不能构成可以参加一个特定团体的充分条件。虽然团体的组合，并不意味着团体的命运就此被决定，然而团体的组合对于团体功能的许多方面，确实有不同的影响。不过，无论从理论的立场或实践的立场，至今仍无法建立完美团体组合的定律，只能提出参考原则。亚隆曾经提道，若就"社会缩影的理论"而言，异质性人际风格和冲突的成员，可以仿造出一个迷你的社会，成员便急需发展出新的人际互动方法，因此可以产生最大的学习机会；然而，若就"凝聚理论"而言，吸引力对于介入的效果影响至为关键。因此，最重要的便是组合一个和谐的团体，而同质性高的成员便是上选（Yalom & Leszcz，2005）。第四篇将分别在第十八章、第十九章和第二十章，就团体成员和领导者，以及联合领导等重要议题加以论述，以供领导者参考。

| 第十八章 |
团体成员

大部分的团体，最可贵的资源就是团体的成员。由于成员攸关团体的成败，团体成员堪称独特形式的当事人，在团体中他们带来不同的个性和人格，因此每位成员都得同时学习应对领导者和其他成员。在团体中，成员不只和他们在个体咨询与治疗中相似，必须要发展与治疗师的关系，以及学习处理个人困扰；还必须结合个人差异和所具备的功能去面对团体任务，以便作为一个团体的成员。这样将与他们在个体咨询与治疗中作为一名当事人的特征会有所不同。所以，如同作为一名领导者的身份，人格最重要；作为一名成员的身份，最重要的也是其个人人格。团体是由成员个人外显的和隐晦的需求、特征、好恶、优点、弱点等人格特质所组合，这些在他们生活中的一些特征，便成了团体历程的一部分，因而造就了每一个团体都是独一无二的。所以，领导团体极为重要的事，就是领导者必须了解成员，以及他们的行为。

第一节 成员的性质

有效的团体成员，必须能够与整个小团体联结起关系。基本上，每一名成员对于团体的关系都相当重要，成员个人决定如何参与，将影响到团体是否可作为一种具有疗愈性的工具。因此，可以让一个团体产生最起码的效能，一名成员必须至少具备的指标为：（1）成员个人能够让人际"取"和"与"的过程发生；（2）表现出一定程度的人际主动性；（3）能觉察到他人的人际影响，而不断增加在团体的适应（Trotzer，2013）。所以在筛选成员的时候，虽然没有所谓"理想的成员"个人指标可以作为选择有效成员的指引。然而，至少需要排除缺乏上述三项指标的成员，或许他们更适合个体咨询与治疗。其次，作为成员除了个人所具有的个别差异，还需要有顺应团体的必要条件，这些条件是作为成员身份的共同因素。虽然每个人都有其主要需求，也受个人需求的导引来行动，但大部分的时候，人类的需求是经由社会互动历程，以及社会或人际关系当中取得。在团体历程，成员可能体验到个人某个或某些需求被剥夺，例如在团体初期，当他们无法自己去满足需求时，会倾向以企图满足其个人需求的任何方式来行动。因此，团体便成为他们学习如何去满足个人需求的一个场合，尤其对人际关系有困难的成员来说，这项学习便显得特别珍贵。

当领导者与一群成员工作的时候，可能产生领导者和成员双方之间的一些问题。常见的有：领导者对成员的期待与成员对自己的期待不一致，或反之；有优越感的成员，可能直接或间接地挑战领导者的专业知识与技术；领导者不一定始终都能够控制团体情况，而是被成员所控制，使得团体失控；团体中的直接沟通，永远都是有助于咨询和治疗团体的历程，然而有些时候基于个人因素，成员难以遵循；即便具凝聚力的团体，亲密关系若止于配对或亚团体内少数成员之间，那就团体整体的关系而言，还是比较带有社交性质，而非纯属于情感方面的性质；由于成员都知道在何处画下人际情感的界限，因此即便是团体成员，他们自己也难以定义所谓"亲密"的广度。上述这些问题都会影响到团体的运作和绩效，所以领导者若要能应对和充分处理这些状况，则需要了解成员行为的动力。

第二节　团体的大小

团体的大小，是指团体所包括的成员人数之多寡，这是形成任何一种团体时的一项重要的指标。不论何种团体，一个团体的大小需视成员的年纪、领导者的经验、团体的类别，以及成员呈现的问题种类而定（Corey，2015）。由于决定团体的大小除了需要考虑人际关系，也就是团体凝聚力的发展之外，还需留意团体中的人际互动。一个团体的人数应该多少，最重要的考虑就是每一位成员都能够有直接参与的机会，因此从实证研究结果来建议，为了能够在讨论团体中获得彼此互动，以 8~10 人以下为最合适（Douglas，1991）。当成员人数越多，就会倾向于有越多的成员与领导者互动的现象，而有越少的成员与成员彼此的直接接触，这将倾向于抑制亲密感和凝聚力的发展（Gazda，1989）。有研究指出，随着人数增加，成员的参与、产值和凝聚力发展等都将随之减少（Wheelan & McKeage，1993）。而当团体人数为 10 人或超过 10 人以上的时候，团体容易分出两个亚团体，其中一群为活跃的团体成员，而另一群则为较消极的成员（Shatter & Galinsky，1989）。不过团体成员也不宜过少，最好不要少于 4 人（Levine，1991），因此学者多数建议团体大小约在 5 ~ 12 人（Roark & Roark，1979；Yalom & Leszcz，2005）。至于儿童的团体，则由于儿童有被成人或他人注意的需求，因此以 3 ~ 5 人最恰当，不过新手领导者最好从 3 名儿童开始，等到较有经验再增加人数（Corey，2015）。诸如上述的人数条件，可以容许团体成员有一些异质性，能够维持成员的兴趣，也给成员足够的参与机会，同时也因为有足够人数，而有人际空间，让成员个人感到安全和自在。不过仅就成人团体而言，亚隆（1983）主张对于住院病人的团体，偶尔即便是只有 3 人的团体，也可以产生一些成功的功能。

Burlingame 等人（2011）在有关凝聚力与团体治疗效果的研究中发现，不只凝聚力和治疗效果之间显著相关，成员互动和时间也很重要。当团体聚会时间的次数超过 12 次以上，且成员在 5 ~ 9 人，与凝聚力的相关最高。成员 5 ~ 9 人的团体，凝聚力最强，5 人以下和 9 人以上的团体，凝聚力较弱。根据 Burlingame 等人的研究结论，成员的人数和聚会时间都与凝聚力和治疗效果有关联，显然团体聚会的时间不宜过短，如果有 12 次，甚至 12 次以上，不只可以发展高凝聚力，也可以产生较好的治疗效果。同时，团体的人数和成员的互动，也影响凝聚力的发展，可以推测人数在 5 ~ 9 人，可能因成员直接互动的频率和关系的质量，以及所产生的团体动力都落在比较理想的范围之内，因此凝聚力较高，治疗效果也较好。

不过团体大小的原则，有时不可避免得需要变通。可以形成团体的人数多寡，常依赖外在因素，例如机构的限制，这就不是领导者所能完全控制的。当然最重要在于，对任何团体而言，成员的适当人数，需要依据团体目标、结构、成员参与能力，以及领导者的自信和技术等条件而定。由于新手领导者通常在人数较多的团体中会感到较不自在，最好以人数较少为宜，等到有经验再增加成员人数。

第三节　成员选择与准备

成员选择和准备，是团体开始之前很重要的工作，这两件事都与团体前对于未来成员的个别初次会谈有关。一旦当事人表示有兴趣参加团体，在允许的情况下尽可能安排时间，让他们来进行个别初次会谈；初次会谈不只用以选择未来的成员，也用来准备成员进入团体的事。这项初次会谈工作需要强调三件事，即当事人对团体的期望、治疗师对当事人的评估，以及当事人参加团体的承诺程度（Dinkmeyer & Muro，1979；Nelson，1971；Trotzer，2007；Yalom，1995；Yalom & Leszcz，2005）。现分别说明如下。

a. 当事人的期望。从当事人的立场，会谈的目的在提问和产生对于团体历程现实的期望，在当事人决定是否参加团体之前，需要了解作为一名成员被期待的各种事项，因此必须告知当事人有关改变的责任，以及协助团体中其他人改变也都为其承诺的一部分，且期待他们相互密切合作，以达成个人内在的或社会的成长目标（Dinkmeyer & Muro，1979）。此外，也需要告知他，团体将自由与诚实地表达情绪，如此团体成员将有机会建设性地讨论他们个人自己的和他人的问题（Trotzer，2007）。初次会谈当中要尽量协助当事人消除原先他们对团体的可能错误观念，最后需要提供机会让他们说明个人问题。这些准备工作让当事人可以成为具有建设性的团体参与者。

b. 治疗师的评估。从治疗师的立场，初次会谈的目的在于评估当事人对参加团体的准备度（Trotzer，2007），若当事人还未准备好，则应协助其发展出准备度。其次，获取有关当事人的资料，以便了解当事人，以及用以筛选和安排适合的团体（Yalom，1995；Yalom & Leszcz，2005）。治疗师必须善用专业判断，评价每位当事人可能对其他成员及团体整体的冲击，所以，初次会谈的目的不是咨询，而是筛选和筹划最适合当事人的团体。

c. 当事人的承诺。对于稳定全程出席和参加团体承诺模糊的成员，不是理想的未来成员。有三个步骤可以显示未来的成员对于参加团体的承诺：一是表示对团体有兴趣；二是来接受个别初晤；三是出席团体聚会。其中以接受初次会谈为最重要的指标（Nelson，1971），所以，初次会谈需要促进未来成员承诺的应允。

不过，有些情境让领导者没有机会为当事人安排个别的初次会谈，因此，团体前的团体聚会可用来替代初次会谈的一些任务（Chen & Rybak，2004）。利用团体前聚会给当事人对团体目标和过程的定向，评估他们参与团体的准备度，以及使他们产生承诺。这种团体前聚会程序的优点，在于领导者有第一手机会，就成员个人在一个团体中的功能，去评估每位成员的人际能力，因此，也具有筛选成员的功能。假如不便安排个别初次会谈，也无法安排团体前的聚会，还有一种做法，就是利用第一亚团体聚会时间作为筛选和准备成员（Trotzer，1999）。其次，不是每位领导者都喜欢事前进行成员筛选和准备，而是在团体历程中再去处理成员有关准备度和承诺的问题。

第四节　团体成员的组成

无论从年龄、性别、个性、人际风格、诊断、问题或是个体功能的程度来考虑组织成员，对于团体成员适合同质还是异质，学者看法都不太一致。在成员组成的因素当中，对于以问题和成员中心取向的团体而言，讨论最多的当属成员的同质性与异质性课题。由同质性的成员所组成的团体，可以带给成员团结一致的感觉，而让成员们感受到相当自在和安全（Donohue，1982）。因此同质性的团体比较有凝聚力，出席率较高，较少冲突，并且通过相互支持，症状可以较快降低；然而，同质性的团体也可能在操作时会比较肤浅或粗糙（Hansen，Warner，& Smith，1980）。同质性成员组成的团体由于有共同性，具有促进相互认可和促进团体凝聚力发展的优势。然而，成员彼此太相似可能导致无聊、固执、无趣或损坏团体历程；再则由相同年龄或疾病的成员组成的团体，由于有限的行为类型和功能形式，限制了成员可以接触到较多元的资源（Sadock & Kapland，1972）。

　　由于问题以及成员同质性所组成的团体功能有些限制，因此有学者主张由异质性成员组成团体。由于异质性成员组成的团体与每日实际生活情境较相近，可以帮助成员准备去面对其团体外的生活（Unger，1989），可以让成员学习与和自己不同类型的人相处（Bach，1954）。因此，有时由男女两性组成的团体，可以提供较多可以讨论的选择，并且比较接近实际社会情境，使团体比较像真实的社会缩影。例如生涯、两性关系、婚姻与家庭、人际学习之类的团体，都很适合性别为异质，然而问题则相同的成员。异质性成员的团体会比较具创造力，有产值和分析力（Barker，Wahlers，Watson，& Kibler，2000），可能由于认知的差异，而有较多创见和观念。然而，一刀两面的情况下，认知的差异也会导致团体内的冲突（Paulus，2000），尤其差异幅度太大的成员所组成的团体，可能造成沟通和关系形成的困难与问题（Mahler，1969a）。所以由异质性成员组成团体时，也需要考虑包含何种差异，以及差异的程度。

　　若以个人的个性特质作为选择成员的考虑，那么从年龄角度来看，某些年龄阶段如果由不同性别的团员组成团体，可能会干扰团体历程。由于成员试图吸引异性，或对于在异性面前自我揭露会感到焦虑和不自在，例如少年和青少年阶段，采取异性组合必须注意上述弊病。由不同文化的成员组成的团体，在面对冲突的处理、亲密关系或协商等议题，会出现不同信念和互动风格，因而对团体有负面影响（Posthuma，2002）。由多数族群和少数族群所组成的团体，对少数族群的参与和表现程度会有负面影响。由于多数族群所关切的沟通技巧、自我肯定、较少表达等特质，似乎对少数族群而言会有挫折感（Kirchmeyer，1993）。最后，在团体中成员通常会使用彼此作为负向和正向的典范，以便作为仿效或借鉴之用。团体治疗的特别优势，即在团体可作为一些新客体的提供者，提供成员，尤其是病人，作为长期的社会学习。还有，由于同辈解释的独特力量，对彼此很有帮助，有时胜过领导者的解释，因此成员的人际能力也是组成的要素。所以，在组成团体的时候，无论是什么样的情况，领导者都需要考虑到，选择成员或接受成员都要在领导者能应对和容忍的范围之内（Toothman，1978）。不过，无论同质性或异质性的团体，组成团体最有效的基本原则，就是计划和组织可以反映目前当事人群体所需求的团体。

由于对团体组成的见解倾向多元化的趋势，因而有逐渐趋向主张以异质性成员组成为佳的声音，不过同质性或异质性成员组成的团体，如前述各有优劣。以正常范围的当事人为主的团体，治疗师无需特别执着其中一种立场，比较合宜的办法是，维持弹性的态度，能够平衡成员的异质性和同质性，使异中有同，同中有异，可以产生较高的兴趣，也能够让成员认同彼此与感到自在。依据当事人的问题性质和需要治疗的当事人的性别、年龄与成熟度、人格特质等背景因素，以及团体目标和团体任务，来决定如何组成团体，是不变的基本原则。

第五节　成员的角色

从团体动力学的角度来看，在团体系统中，成员在团体的角色，也可以视为他在团体的功能、位置或是地位。所以角色的概念，实际上是位置、地位和声望的综合（Mabry & Barnes，1980）。所谓"位置"、"角色"或"地位"，若在家庭，可以是家庭的"位置"、"角色"或"功能"，代表他在家庭中的责任、功能和权力；若在职场可以是一个人的"职位"或"职称"或"职场地位"，因此代表着他的工作、责任和声望。此现象在咨询与治疗团体中亦然，在团体历程中，因团体聚会的次数增加，因团体的发展，每一位成员也随之获得一个以上的角色（Posthuma，2002），并随着团体阶段的发展，这些角色也可能产生改变（Trotzer，1999）。领导者需要了解成员在团体中的各种角色，以便能掌握到团体展开时团体整体的动力。领导者要掌握到各个成员在团体聚会中的角色，其中一个方法就是仔细观察成员的行为和互动，如此领导者可以知道和决定每一位成员在团体是什么角色，这个角色的功能，以及对团体和其他成员的影响力。

角色、功能或任务，三个名词虽异，所指内涵却相同。成员在团体中的角色是以一种隐喻的方式来呈现成员的行为特征。学者曾对小团体中成员的互动（Bale，1970）和功能（Dimock，1993）进行研究，提供后续学者对团体中成员角色的认识。从实证研究，成员角色约可分为三大类，不过这些角色来自小团体的一般性研究，并非特地针对咨询和心理治疗团体研究而得，因此仅供心理治疗师参考。在咨询与治疗团体，这些角色与团体阶段任务还是会有所差异（Posthuma，2002）。综合 Bale 和 Dimock 的研究结果，以及 Posthuma（2002）和 Trotzer（1999）的分类，成员角色可分为两大类别，说明如后。

第一类，是有利于团体的角色：（1）开启者，给团体建议或提议新的观念；（2）信息寻求者，就当下的问题寻求权威性的信息；（3）意见或信息寻求者，为寻求有关的信息、建议或澄清价值；（4）意见或信息提供者，提供事实或信息、或相关的个人经验、或价值观；（5）鼓励者，会赞美、评论、同意或接受其他成员的贡献；（6）解说者，提议或解释，以便扩展意义；（7）导向者，做摘要并界定团体下一步，或质问团体讨论的方向；（8）协调者，整合各种想法或建议，或协调不同成员或亚团体的行动，或调解不同立场，以便降低冲突情境的紧张；（9）控管者，以鼓励、促进、监控其他人的参与状况来调整所有成员的参与；（10）质管者，引用标准来评价团体过程的质量；（11）评价者，评估团体所完成的部分，或对团体过程提出警惕；（12）增能者，激励团体的行动或决定；（13）记录者，好像团体的记忆机，记录团体的重点、建议、决定等；（14）技术员，主动协助团体例行的事务，例如发放材料，摆好座位等；（15）妥协者，涉入冲突情境时，会迎合他人而放弃自己的立场或承认错误，来降低冲突；（16）随从者，只是跟随团体的动向和活动，被动地接受观念或其他人的决定。后两者虽然对于团体的完整与和谐有帮助，但在咨询与治疗团体不但不鼓励这两类成员，且需要协助这种角色的成员表达个人想法或观念，学习与不同观念和立场的成员沟通。

以上角色主要在于帮助团体界定和执行目标与任务，以及发展和维持团体核心的态度、行为和活动。

第二类，是有碍团体的角色：（1）攻击者，行为很多种，包括表示不赞成、打压、攻击、嘲讽等；（2）阻挠者，固执或消极地阻抗，不同意和毫无理由地反对；（3）求名者，使用各种方法让人注意他；（4）疏离者，以讥讽或漠不关心表现出对于参与团体过程没兴趣；（5）专断者，以操纵团体或某些团体成员，来确认自己的权威或优越；（6）自我告白者，只是喋喋不休地表达个人的情绪和问题；（7）争辩者，不断地表现出反对他人的看法，没有建设性意见，是一种阻挠的角色。

以上各类角色以自己为中心，他们对于团体整体的益处不关心，也没兴趣。具以上行为的成员，所关注的是个人需要的满足，这些角色往往对团体的发展和维持会有干扰。

由于成员在团体中的角色获得，与他们努力在团体中求生存，以及企图获得一席之地的行为有关，而成员的角色也会随着团体阶段的发展，承担不同阶段任务而变动，因而可以知道他们的角色与团体任务的关联。能确知成员的角色，可以向领导者提供有关每位成员的重要信息，以及知道他们如何与他人互动。当然在团体中，成员不是始终带着相同的角色，也不表示他在团体外的生活一定是这样的角色。由于在团体中的角色获得，除了个体自己的期待，其他成员在互动中对彼此的期待也影响着各个成员的角色获得。然而，成员角色会是一个很有用的信号，显示出这些成员有时候在他们实际生活中的行为如何，例如在家庭、工作场所等，可能也有这样的行为，扮演这类似的角色。领导者能够知觉成员的各种角色，不只可以了解团体过程，同时可以促进成员知觉自己的行为和承袭角色的细节。例如团体沉默的时候，有个成员总是会先出来自我揭露，若仔细听她陈述的内容，便可发现她好像在迎合领导者期待的班长；又例如一名很积极参与的成员，仔细听他说的内容，就会发现每次他都是在探问其他成员，而几乎很少自我揭露。如果将所观察到有关成员的行为和角色等信息反馈给他，可以帮助该成员变得比较有弹性，去改变或扩展他的角色。

第六节　成员的行为

在团体中，成员呈现出各式各样的行为，这些行为也可以作为了解成员的素材。有些成员行为对团体和他自己都有帮助，有些行为则否，并且以阻碍行为居多。领导者要达成团体目标和协助成员解决他们个人的问题，则必须理解，并努力处理成员的阻碍性行为或善用有益性的行为。Kottler（1992）曾分辨出 14 种成员最难搞的特征，并归纳为：僵化性格、行动化、操控和搞权力四大类，这均属于对自己或团体没有效用的负面特征。在咨询与治疗团体中常见的成员行为大致可归纳为五大类：阻抗行为、操纵行为、有益的行为、情绪化行为及亚团体行为（Trotzer，2013）。其中除了"有益的行为"之外，其余对成员自己、团体或其他成员，都是有害而无益的行为。以下就这五类行为做进一步说明。

一、有益的行为

有益的行为是可以刺激和提升团体治疗过程，使得成员彼此获益的行为（Trotzer，2013），这些行为都是身为领导者有责任示范和教导成员的技术或功能，以便他们可以相互协助。有一些行为有的成员自然就能够表现出来，领导者可以将之导引成为对团体历程有意义的贡献。有益的行为包括：（1）倾听，即积极的、不判断的聆听，倾听能够表示接纳、共情、关心和尊重，让对方感到有价值；（2）催化，成员的催化行为能够让团体成员加入讨论，表达自己和分享他们关心的事，也能协助较少说话的成员出来表达，同时也可以减轻领导者的责任，且成员自己也能够获得自信、自尊和责任的成长；（3）引导，成员分担了领导者的责任，能够反映情绪，提建议，指引有组织的活动；（4）自我揭露，不只揭露个人问题或彼时彼地的信息，更重要的是揭露个人此时此地的反应；（5）提供反馈，是在团体中成员作为助人角色的一种行为；（6）回报，向自我揭露成员开诚布公地分享他们真正是怎样的人；（7）保持信心，保密是每位团体成员的责任，而保持信心则是实现这个责任的行为，可以建立信任；（8）个人化沟通，成员陈述的时候使用"我"和"你—我"，因为成员使用"你"或"你们"来取代"我"的陈述，目的在于隔离与自己的情绪和行为的关系，而使用"他"，目的也是在于回避直接与对方沟通。领导者务必自己作为典范，使用"我"和"你—我"沟通，并请成员也要如此，便可以协助成员养成有效的沟通行为。

二、阻抗行为

（一）阻抗行为的本质

阻抗行为由焦虑所产生，能以不同的行为方式呈现。然而，不论这些行为如何呈现，成员的目的都在保护自己，以及避免接触自己的内在和他人，让自己维持现状。这些行为主要的共同特征，就是抑制的行为，禁止了成员个人去自我揭露内在的信息，或是阻碍成员彼此之间信息的流通，因此这类行为也被视为是回避的行为（Rybak & Brown，1997）。阻抗行为主要源自于成员个人，可能害怕一旦自我揭露了个人问题，将不被其他成员所接纳；或是一旦揭露个人问题，可能会遭到其他成员聚焦，而个人无从招架的窘况。有些成员则是尚未准备好去面对他们的痛苦遭遇，或有成员可能感到无法改变个人困境或苦难，或无法获得个人所期望的目标。阻抗行为可能是领导者需要面对的一种最主要的成员行为。

阻抗行为，通常是团体初期最显而易见的一种成员行为。由于安全和信任感很低，成员回避进行个人试探的行为，学者认为这是属于"社会阻抗"（Dinkmeyer & Muro，1979）。社会阻抗是成员阻抗行为中最普遍，也最容易克服的一种，只要团体历程推进，关系的亲和力发展，成员能够分享关系的基本共同因素形成了，社会阻抗便能迎刃而解。到了团体后期，阻抗行为则呈现出较难以捉摸或微妙的方式，且可能具有破坏性。不过成员出现阻抗行为，也是治疗进步的迹象，表示成员和治疗师都接近了关键议题（Kemper，1994）。成员在面对自己的问题时，会产生个别化的一种阻抗，不愿意采取必需的步骤去处理个人的问题，这种阻抗有时候很难察觉，需要领导者和团体成员们共同仔细观察方能看到。

（二）阻抗行为处理的通则

几乎多数的领导者都会努力去处理团体成员的阻抗行为。不能允许团体成员阻抗行为的理由主要在于：（1）阻抗会增加打破守密的可能性，对于团体越不能承诺投入的成员，越容易到团体外泄密；（2）阻抗会增加行动化行为，与团体关系越不亲密，越不会冒险，也越会出现公开的干扰行为；（3）阻抗会鼓励成员停留在依赖彼此的关系，而不是更有意愿努力工作以改善他们的生活；（4）阻抗协助成员逃避责任，作为他们没有意愿融入团体过程的应对方式（Ohlsen，1970）。

虽然克服阻抗是一件棘手的事情，然而又必须面对。彻底减少阻抗问题的最有效方法，就是在团体组成之前的初次会谈，以便可以让成员了解到个人的责任，就是准备到团体探讨和解决自己的问题，且选择已经具有准备度的成员来组成团体（Ohlsen，1970）。若团体初期出现社会阻抗，最好使用亲切和接纳的方法来处理，可以通过团体的一些活动，或分享此时此地对于团体的感受，以建立共同经验的基础，这通常很有效。至于团体后期，成员个人的特殊阻抗，则较难以解释和有效处理，一般会使用解释和面质两种技术来对付阻抗。然而，这两种技术可能都有些限制。使用解释技术，容易倾向于鼓励当事人智性化，且变得依赖领导者，尤其关系尚未建立之前，使用解释技术容易使成员对领导者感到憎恨；而使用面质技术，有将当事人放在热锅上的意味。所以使用这两种技术，都必须以安全和信任的关系为基础。在适当的时候，不妨以试探性的陈述态度来使用解释技术，可能会较有帮助，同样地，使用面质技术也必须在适当的时候。尤其当团体成员自动出来面质正在阻抗的成员，而出来面质该成员的那些团体成员，很显然都已经对这一名成员表现出接纳和关心，如此时恰当地面质，特别有效。

（三）阻抗行为的形式与处理

传统的治疗理论主张所有的阻抗都得面质与解释，由于阻抗的原因和形式不尽相同，不是所有的阻抗都能这样处理。在团体中成员需要自我揭露的压力特大，阻抗可能因为文化差异，害怕陌生人，内心害怕退化，憎恨领导者描绘成员或因团体中互动等引起。也许有的治疗师并不认识有些阻抗是成员应对的一种因素，对于这个人具有顺应的价值，让他得以自我持续，有个起码的自我认同。因此，解释可能如同攻击其自我认同，将引起对立（Fenchel & Frapan，1985）。阻抗行为表现形式不同，因此处理也不同，说明如下。

a. **垄断**，可能害怕被团体孤立或攻击，以至于都得抓住团体的注意，一旦不受到注意就会很焦虑（Dinkmeyer & Muro，1979），由于爱说话，团体初期常让其他人可以松一口气。

b. **超爱讲话**，与垄断者的差别在于当团体中有人先开话头，他就抓着别人的话题讲个不停，主要由于焦虑或紧张引起，越焦虑，话越多。

c. **憎恨**，由于过去曾被他需要爱的人伤害、轻视或遗弃（Trotzer，1999），这种成员很难交谈，由于无法接触或获得他的信任或相信。

d. **沉默**，成员可能为了逃避现实或冲突，或为了处罚领导者或某个成员，或是想隐藏自己，有些成员则由于人际沟通有困难所致。

e. **退缩**，退缩和沉默常相伴，不过沉默不一定是退缩，有些沉默的成员事实上是在参与。退缩通常与成员个人的负面自我概念有关，呈现和团体或领导者之间保持情感的和物理的距离（Trotzer，1999）。

f. **缺席**，在团体早期的缺席可能是成员对于团体缺乏兴趣，或缺乏承诺，或是害怕所导致，故在初次会谈需强调承诺。在团体后期，可能害怕会被看穿或受伤害、或感到尴尬，便以缺席来逃避。可以积极处理成员的情绪，使他可以建设性地面对自己的困扰问题，或者表达关切，并强调责任的议题。

g. **窃窃私语**，将干扰到团体的流程和焦点，必须积极以此时此地的流程来直接处理。

h. **理智化**，指成员只就议题去讨论，而不是就自己有关该议题的方面去谈，使用知识的内容作为隐蔽，不涉及个人（Higgs，1992）。处理方法是鼓励成员以直接关联到他自己的方式讨论，并保持聚焦在团体内。

i. **老手**，指有参加小团体经验的成员，有时有帮助，有时则很干扰，不宜过度对质他们，对老手提问或探问可能有用，可以带出其他成员对于老手的情绪，来给老手反馈，所提供的反馈，需要能够帮助老手了解他们正在做的行为。

j. **开玩笑**，成员可能依靠开玩笑来避重就轻，处理这种行为的有效方法是可反映他们沟通下面严肃的另一面，以便帮助他们克服使用幽默作为阻抗，也可以协助成员看到他很不同的另一面。

k. **不停地抱怨**，为自我告白者角色常见的行为，抱怨连连和说一堆他认为无解的问题，引人注意，然而与人不亲近。亚隆（2005）认为处理方法是主要聚焦在过程，而不是他陈述的内容。对于他这样的行为给予反馈，不要企图去解决他的问题，其次，也可以使用限制说话的时间，让他感到责任和能控制。

l. **自以为是**，常以道德自居的人，最明显的特征就是要求正确和显示他人是错的。主要原因是其内在羞耻感的动力是其行为的力量；另一个原因来自投射，由于认为若不固守一个立场，可能整个会被他所不赞成的想法推翻（Trotzer，2013）。这种人的防御机制，内在很脆弱，因此面质或任何处理都很冒险，效果也不大。只有在团体情感能充分发展，团体可以容忍这样的成员时，他或许才能够逐渐松动自己的立场，且学习较有弹性的人际关系模式，开始重建获得自重感的基础。

m. 救星，只要团体有负面的紧张升起，他就会出来表示同情、给保证和将对方情绪缓和下来，他不是提供支持，而是企图以庇护来改变成员的个人化互动，彼此不用揭露个人信息，可以回避痛苦。处理这种行为的方式是，可以在他行动之后，通过直接教导或以共情的反应取代同情的反应，其次，促进他的自我揭露，让他体验到对他人有用。

三、操纵行为

（一）操纵行为的本质

操纵行为指以有技巧的方式去影响他人，使对方在不知不觉的情况下采取或改变行为，以便满足了操纵者自己的需求或利益。是一种让别人没有威胁感，便可以控制团体和其他成员的做法，这种行为的有些形式具有攻击的性质。操纵者通常具有一些特质：（1）知道如何侦查他人的弱点；（2）一旦发现他人弱点，便加以利用；（3）通过操纵机制，操纵者相信对方会放弃自己，成为服务他的自我需求的奴役；（4）一旦得逞，食髓知味，将重施故技。因此操纵可以成功，操纵者和被操纵者通常有相对特质。Shostrom（1967）以"占上风"（top dog）和"居下风"（under dog）的概念，展示操纵和容易被操纵的相对特质："控制与依赖"、"实力与敏感"、"支持与批评"、"温和与攻击"。根据这些模式，不管处在哪一个位置的成员，都能构成对他人很大的影响。

通常都是领导者先发现操纵的存在，随之成员才会觉察到。Trotzer（1999）认为操纵行为和阻抗行为的差异，在于阻抗行为是直接用来保护自己，而操纵行为则是控制他人，让自己得以获利。然而，在团体早期对于干扰团体治疗发展，这两种行为则相同；操纵，会让成员产生人际距离，阻碍沟通，妨碍凝聚力，而让团体形成不信任和禁锢的氛围，由于操纵会使团体成员产生警觉而隐藏自己，以免无助地落入操纵者的掌控中，故领导者必须积极处理操纵者的行为。

（二）操纵行为的形式与处理

Trotzer（1999，2013）对于操纵采取比较宽松的界定，举出操纵行为有交际、代罪羔羊、依赖、顺从、攻击、批评、支配、呵护及计较等形式。宽松的界定行为，可以协助领导者注意到无益团体或自己的成员行为，以便处理。现从几个重要方面来说明行为的形式和处理要点。

a. 交际，有这样行为的人受欢迎，也使自己成为被注意的人物，主要目的在于扩展治疗关系成为社交关系。处理的方法主要是必须提醒他团体的目标和意图，有时候得阻止他的建议和提议，以免团体方向被岔开或是目标被模糊了。

b. 找代罪羔羊，这种行为可能使用投射性认同，将自己的问题归因于别人，来回避个人的责任（详见第十四章）。

c. 依赖或装傻，以弱者姿态迫使他人接手他的责任，这样他就可以免除需要面对责任或是需要主动的焦虑。处理的方法，就是让他学习独立和负责任的行为，不论领导者或是团体成员都要坚决地拒绝替他决定和抉择。使用鼓励、赋能、肯定能负责等，协助他放弃依赖的行为。

d. 攻击行为，以指责或批评的语言攻击团体或个别成员，由于这样的成员令人感到害怕，容易让团体陷入害怕动辄得咎的情况。批评的行为主要是从个人参考架构的标准去评价和判断他人。处理批评的方法是：首先领导者应示范不批评的行为，其次，建立团体基本规范，以便检核批评性的反馈，同时也让批评者接受建设性的批评，以让他学到其行为对他人的冲击，因此能够换个方式给他人反馈，取代批评。指责的行为，通常与个人认知狭隘、情绪不自律、低自尊等有关。处理指责的行为，主要在于教导成员区辨自己的情绪状态，练习情绪自律，挑战其憎恨归因的偏见等。

e. 支配，以语言和非语言的方式，强力控制团体或其他成员的行动，包括目标和讨论的话题。支配也可能与手足竞争可以支配和被支配有关，目的在于迎合他个人的需求。如成员的支配对象为领导者，领导者不回避这种成员的挑战，才能发现自己对权威和支配的态度。这样的成员需要学习建设性地善用个人权力。处理的方法，一方面支持其他成员的独立行动，另一方面要尊重支配者对团体的投入。

f. 守护，这种成员会在其他成员面对攻击、危机或窘境的时候，提供庇护和支撑，使得他人依赖他，他好像是正义和福祉的守护者（Shostrom，1967）。从不断支持其他成员当中，他可以获得在团体中有权力的地位，同时可以回避处理自己的问题。这样的成员需要学习揭露自己的需求，以便其他成员可以给予关爱的反应，如此才能建立相互成长的关系。

Kottler（1994）提醒，处理有操纵行为的成员，主要可以使用面质技术，而不是解释技术，面质可以协助他面对自己的目的和真正的需求。其次，有操控行为的成员，无论是哪一种形式的操纵行为，会在团体混乱、紧张、冲突和憎恨的气氛中茁壮起来，因此领导者介入的时候，必须坚定、直接，同时是关心的态度，才能获得最好的结果。

三、情绪化行为与处理

这种行为与极端情绪有关，可能会使用语言或身体来表达。其中有几种普遍常见的行为。

a. 找出气口，在安全的氛围里，成员比较会用口语表达对人或情境的愤怒、憎恨、挫折、敌对等情绪，尤其有强烈负面情绪的时候，特别会冒险给情绪找出口。处理的首要工作就是倾听，让他说，并在过程中试着去了解和确定这是长期环境或是人际关系所造成的结果。处理的时候，必须先聚焦在发泄者的情绪上，而不要聚焦在被攻击的接收者身上，随后再转到接收者和团体的反应；不要针对一人，而是让团体的成员都一起来反应。该成员可以从其他成员的反馈中，思考他的情绪在所处情境中所扮演的角色，并在团体协助下理性地想一想可用的替代方法或意见。有时候，成员由于在团体情境中累积了很多情绪才会突然爆发，所以可以鼓励成员在有情绪发生的时候便立刻表达，不要闷在心里。由于为情绪找出气口的人，事后往往会忘了自己曾经说的话，因此在暂时喘息之后，回到这个成员身上再度沟通情绪和情境是很重要的程序（Trotzer，2013），且必须保持积极的看法，为负面情绪找出口对该成员基本上具有疗愈性。

b. **身体攻击**，很清楚且可以确定的是，这种行为违反团体基本规范，必须立刻中止，甚至必要时，可以将这名成员带出团体之外以终止其行为。找情绪出口的这名成员，很可能语言能力不足，或只借助语言不足够出气，那可以提议使用其他的表达活动，例如丢抱枕，但不可以攻击人。Trotzer（1999）建议另一种活动，即让这名成员躺在地板上，其他成员压住他的手脚和肩膀，鼓励他试着努力站起来，这样可以宣泄情绪，但不会有人受到攻击。

c. 痛哭，由很大的伤痛或心理压力而引起的自然反应。团体中有成员哭泣会影响其他成员，他们可能想协助，却不知道该怎么办，哭泣者便陷入孤立状态，其他成员也会想到自己千万不要这样，而试着努力压抑哭泣。处理的方式在于多数时候无声胜有声，在文化合适的范围内，支持性的接触很有用。如果有人去握着对方的手或半拥抱，会对其他成员很有影响力，有带头作用，不过通常需要领导者先示范，让成员们确定这样做适当，并鼓励成员去表达。此外，需要有信息沟通，让成员知道哭泣是一个人情绪的正常表达行为。

d. 外化行为，是一种非口语地、间接地表达情绪、想法或期望的行为，以回避正面的权力争执（Sliverstein，1997），通常与成员对领导者的负面情绪无从表达有关（Johnson，1963）。公开的外化行为表现在缺席、迟到、中途退出团体等；隐晦的外化行为，有散漫、拒绝参与或回避某些情绪等。处理的方法在于，不要给予压力或批评，需要表现出对其行为的好奇或关心地探问，以开展沟通，且不论这名成员的动机为何，都得让所有成员加入讨论，而不要成为一对一的面质场面。让团体成员都来表达他们的感受和看法，这样一来，一方面，这名成员可以接收到不同观点的反馈；另一方面，所有成员一起负责应对这名有外化行为的成员。

四、结集亚团体的行为与处理

亚团体是由三名或更多名成员所组成，三或三人以上便会出现团体动力现象。不论咨询团体或心理治疗团体，结集亚团体是所有团体会自然发生的成员行为，因此领导者需要了解和善用结集亚团体的行为。在团体内，亚团体是不容易处理的一件事，由于亚团体具有动力和此时此地的性质，一旦产生就会处于演进状况。亚团体的问题在于成员在团体中寻找亲密与友谊关系，有两个或更多成员相信，从较少数人彼此之间的关系中所得到的满足，胜于从整个团体（Yalom & Leszcz，2005）。然而，亚团体不论在团体外或团体中隐藏秘密，都是一种共谋，可能影响团体气氛或团体动力，对团体有破坏性。

基本上，这是破坏团体的信任规范，且亚团体成员主要是利用亚团体满足其爱与归属需求，而不是努力做改变（Trotzer，1999）。尤其面对领导者或其他成员面质的时候，亚团体的伙伴可能出现庇护行为，使该成员可以回避问题。以下为处理亚团体行为的原则：

a. 制定规范，在初次会谈时可以先排除可能形成亚团体的当事人。

b. 由于虽不鼓励亚团体，也难以禁止，因此在团体互动中，必须让成员清楚地知道，关于亚团体的相关期待。亚隆主张明白告知成员，亚团体在团体聚会外的活动需告知团体（Yalom & Leszcz，2005）。

c. 有联合、结盟、串联亚团体等行为发生于团体内的时候，领导者必须让团体注意到（Trotzer，1999）。

d. 当领导者在团体过程中知觉亚团体出现亚隆所谓的"沉默的共谋"时，必须邀请他们将隐晦的人际历程透明化。

e. 领导者不可以为了私人不当意图，隐藏对此的知觉或已知道亚团体发生或存在的事实，甚至与亚团体公然地或暗地里联盟，作为对抗其他成员或另一名领导者或者提升个人魅力的手段。

第七节　结语

谨慎且适当地选择成员和组合团体，固然是产生团体功能与绩效的有利基础，但是只有如此，并非成功和有效团体的安全保障。认识成员在团体历程中的种种角色和行为，对于领导者而言更是重要的工作与挑战。参考过去学者专家的研究和实务经验，可以扩大和深入观察与理解团体中的成员，以便善加运用和处理，以创造给予成员最佳的人际学习环境和机会。

第十九章

团体领导者与领导

孩子成长需要滋养性的家庭氛围，父母是家庭氛围形成的灵魂人物。团体领导者也是影响团体初期氛围形成的核心人物，而领导者个人特质便是决定团体氛围色彩的基本色调。

第一节　有效领导者的特质

一直以来，关于在论述咨询与心理治疗的历程中的有效治疗介入，不论精神分析、心理治疗或咨询的个别形式或团体形式，所不断讨论的重要课题就是作为助人角色者的这个人，更确切地说是领导者的人格或其个人特质。然而，诚如 Trotzer（2013）之见，由于这是一种人对人的服务，因此很难用实验室方法或实证方法这类如此机械化的研究过程，来决定什么样的人格特质是有效的领导者。

每位团体领导者不论有意识或无意识，都会将其个人特质带进团体，包括个人偏好的人生观、生活态度、人际经验等。Hulse-Killacky（1994）呼吁团体领导者必须自问："我是谁？""和你（成员）一起的我是谁？""我们（与所有成员）在一起的我是谁？"身为领导者经常这样自问，有助于提升自我感和检视团体中的自己。Gladding（1995）认为具有明确的自我感很重要，能决定一个人如何将个人特质转化成为团体领导者。其次，一个人若能保有自我认同，同时能欣赏他人，那他也许成为有效的领导者，所以学者在他们的著作或论述之中，都一再地强调个人特质是治疗师能力中很重要的一面（Corey，2015；Trotzer，2013；Yalom & Leszcz，2005）。此外，每位团体领导者都有其个人偏爱的领导风格，而在选择与发展个人领导风格之际，将受到多种因素的影响，其中领导者个人的人格特质，是最重要的影响因素。由此，可见作为有效的团体领导者，可能需要具备有助于团体历程效能的一些特定个人特质。

罗杰斯特别重视治疗师的个人特质，他曾提道，与其强调训练，不如多花时间去选择适合当治疗师的人。亚隆也认为有些人在训练的初始几个月，便可以看到开放和融入的自然特质，这些人经过训练后可以成为优秀的治疗师，而有些人则可能得花好几年的训练，才能走到他人在训练起步时已具有的特质（引自 Overholser，2005）。不过至今，关于有效领导者个人特质的主张，尚无一致定论，若将"树立典范的参与者"（model-setting participant）作为团体领导者的角色，那的确这个角色需要某些特征（Trotzer，1999；Yalom，1995）。亚隆（1995）从实证方面强调领导者的典范功能，在团体中成员将通过观察领导者自由自在的参与，且无不利结果的适宜行为，而受到鼓励去改变他们的参与行为。在团体中领导者的一举一动，都很难逃出成员的眼光，通常不论领导者刻意还是不经意的行为，都可能成为成员的典范。亚隆建议领导者应具人际诚实与自发性，以吻合成员的需求。或许有时候领导者需要保留一些情绪，虽然无需呈现完美的样貌，但是需要承认错误和失败，尤其做个真实的人是最好的典范。因为领导者期待成员在团体中呈现真实的自我，所以自己也必须是真实的，因此，领导者的透明性最受亚隆所重视。Corey（2015）认为仅从领导者的技术和成员的特征，不足以解释成功的团体；为了提升团体的成长，领导者必须生活在成长取向的人生观中，且需要致力于具备能提升团体的那些个人特质。一位治疗师不可能期待他的当事人，去做他自己都无法做到的行为，有的治疗师在个人的为人处世方式受到质疑的时候，会辩解说我的私生活和我的工作是截然分开的，这只是一种掩饰个人失败的借口。因此，不论在个人的专业技能或个性特质上，成为称职治疗师的道路都可以被视为是一个修炼的过程，如此才能使得那些需要的个人特质，以及专业的方法与技术日臻成熟与精炼。

　　学者对领导者的个人特质主张不一，有的主张有效能的领导者个人特质包括：勇气、示范的意愿、与成员同在、善心、真诚与关心、对团体历程的信念、开放、无防御的适应批评、觉察隐约细微的文化议题、能辨识个案的痛苦、个人能量、耐力、自我觉察、幽默感、创造力，以及个人的投入与承诺等（Corey，2015；Corey、Corey & Corey，2013）；或者如果只列举重要的来说，那么领导者最好具备自我觉察或自知之明、开放与弹性、容忍暧昧状况、积极、对他人真诚与真心、亲切与关心，以及成熟与完整（Trotzer，2013）。Chen 和 Rybak（2004）就过去学者所列举的各项特质予以归类，将有效领导者必备的特质分为三方面特征：第一方面，有关团体的概念和技术的知识；第二方面，足够的自知之明和文化敏感；第三方面，可信赖与诚实、对己与对人的同情心、幽默与弹性、直觉和创造力。由上可见，成为有效领导者需要具备个人的重要特质，学者有一些比较共同的看法是：自我觉察和自知之明、亲切与关心、真诚与真心、善心、开放与弹性、创造力、幽默、文化敏感，以及成熟与完整等。现分别说明如下。

一、自我觉察和自知之明

　　由于天赋特质或能力，有些治疗师比别人可以成为更有效的领导者。然而，即便内向个性的人经过适当训练，也能成为具有影响力的特质和优秀技术的领导者，原因在于，若一个人容易自满，就会不如一个对自己较有自我觉察且知道自己需要持续学习的人（Chen & Rybak，2004），由此可见自我觉察的重要。每个人都是独特的，而在团体咨询与治疗的历程，不管是领导者的个人意识或潜意识，他都会将个人特质带进助人的历程，有些可能有助于助人历程，有些可能对助人历程造成阻碍，而自我觉察的领导者会视情况调整自己。因此，为了确认那些特质可以使自己成为有责任的治疗师，身为一名团体的领导者，必须在工作过程不断自省，以便知道自己可善用的特质。所以，作为领导者的首要特质，就是自我觉察或自知之明。

　　自我觉察也可以视为是一种自我教育的过程，经由自我觉察，可以自我管理，自我改变，或是自我控制；甚至可以视为一种态度，了解个人的价值结构和态度，才可能对所领导的团体透明化。至于自知之明，则包括：知道个人优势、缺点、神经质的冲突范围，以及动机和需求（Mahler，1969b）；甚至知道与他人关系中的报酬，知道在关系中个人的什么属性增强了他人（Dustin & George，1973），这样才能有效地协助成员修正和改变行为。最后，领导者的自我觉察和自知之明，也包括清楚个人的意图和目标（Lakin，1969），以及自我监视和自我盘问，这样在介入之前才能够先行觉察在成员的情绪反应当中，是否有领导者个人的短缺或认同的个人议题（Kline，1990）。在台湾过去有一则有趣的刮胡刀广告，这样说："要刮别人的胡子，先将自己的胡子刮干净。"的确，一个不能自我觉察和自我审视，以及缺乏自知之明的领导者，是不可能协助成员去看自己的生活和人生的，在这方面领导者不只是典范，同时也是催化剂。

二、感性与理性的平衡和完整

一个人呈现出感性与理性的平衡和完整，可以作为人格成熟与完整的指标。可能有些人以为，如果一个人特别具理性特质，而少有感性特质，那么只要使用认知取向的治疗便没有问题，一定可以产生效能。Stockton 和 Morran（1982）论述有效团体领导者时提出了"情绪刺激"的能力，此概念指领导者能调和给予团体情绪刺激的量，例如能够挑战和面质成员，也能够揭露和表达个人情绪。这样的特质，属于感性与理性都能够表达，呈现感性与理性平衡的特质。感性于人际取向，有利于关系或凝聚力的发展；理性则是任务取向，有利于团体效率提升，两者不可或缺。Chen 和 Rybak（2004）在论述领导者运用自己作为工具时，特别指出在治疗中能运用自己作为工具，关键在于自我分化的程度。自我分化可以视为"一个人在情绪、心智和灵性发展上的指标"（Chen & Rybak，2004）。具有自我分化的人，遇到事情时能够避免被情绪反应强烈牵引，同时能够在不用审视的情况下，有鲜明的情绪并自动表达出来，因而这种人既能和他人有亲密的联结，同时又能够保留自己在一个议题上的立场，有个人的自由空间。这就是理性与感性的平衡和完整的现象。

三、良好的情绪智商

一个能掌控理性与感性平衡的人，首要条件就是具有良好的情绪智商。所谓"情绪智商"是："能识别自己与他人的情绪，能激发自己，并且也能好好管理自己的情绪和关系的一种能力"（Goleman，2000）。研究指出，情绪智商与领导表现呈现高相关，然而，过于高估自己的领导能力者，其情绪智商与领导表现呈现负相关，情绪智商与自知之明具有密切关联（Bratton，Dodd，& Brown，2011）。显然，自知之明与情绪智商对于领导表现都具有重要性，领导者在团体历程需要能够与团体成员同在（presence）。能与团体成员同在的领导者，能够专注在当下，体验到成员的痛苦、努力和喜悦，同时又不会被成员个人强烈的情绪所淹没（Corey，2015），因此这个所谓的"同在"，更精确的意义是指情绪性的同在，所以在成为团体领导者的个人自我发展当中，发展高水平的情绪智商能力是相当重要的一环。

情绪智商的发展包括四方面：（1）情绪涵养；（2）情绪健康；（3）情绪深度；（4）情绪历练（Chen & Rybak，2004）。有良好的情绪涵养，那么领导者不管团体如何或自己正在做什么，心里都能够保持宁静，这样才有办法倾听自己的心声，对团体中隐约或爆发的事件，都能够有适当的反应。而情绪健康的领导者在遇到困境的时候，也能够全然地与团体同在，没有会阻碍关系的隐藏计谋，并会对自己带领的活动负责。情绪有深度的领导者，必然是诚实、清晰沟通、开放，能具有平衡与完整的特征，这样的领导者不管团体何时发生何种紊乱，例如团体冲突、成员阻抗等，都会将其信念付诸团体的人际历程。至于有情绪历练的领导者通常能够感受一般的人际互动，而在最佳时机与团体成员交流自己想起的信息，带给成员转化的机会。由于有些成员可能自己也考虑过个人处境，而做过一些努力，但是一再失败而感到挫折、泄气和无力，很需要有一线希望，有情绪历练的领导者，往往能够在这个时候给予转化愿景，让成员顿悟可能的希望与前景。

在前述情绪智商的四方面里，情绪涵养、情绪健康和情绪深度都是个人所具备的情绪状态，唯有情绪历练是一种过程，可以是个人生活与人生修炼的过程。四者虽然息息相关，然而对于治疗师的工作而言，其中情绪历练难度最大，且影响前三者的运作也最大。《大学》说："知止而后有定，定而后能静，静而后能安，安而后能虑，虑而后能得"，这句格言正是将治疗师如何修炼在咨询与治疗历程运用情绪智商的能力，进行了很系统化的步骤分析。"知止"，可以解释为知道自己和当事人的情绪界限，同时也止于当下的情绪，以便稳定个人情绪，所以能引导领导者如何止于此时此地，迅速保持定静，而能够自我觉察当事人的行为反应如何影响自己，以便决定适当的反应与介入。

四、亲切与关心

关心包括尊重、信赖和重视他人（Corey et al., 2013）。由于关心是来自真诚地为他人着想和考虑，能够开诚布公地对待他人，因此，具有高度关心特质的领导者，能够给成员提供支持、鼓励和保护。关心的表现可能有很多渠道，有人呈现热心和热情，有人则以微笑和专注，有人会以认真和肃静表达深沉的关切，因此表达关心的方法，不限于一种特定风格。领导者能以亲切的态度和关心的举止融入团体，不只缔造安全与支持氛围，同时也作为典范；成员彼此喜欢对方和相互尊重，是团体成功的要素；亲切和关心与同情心的意义很相近（Trotzer, 1999, 2013）。领导者对自己的同情心，来自个人的自信和热情，因此领导者对自己的同情心，乃是能够同情他人的基础，领导者的同情心和关心，不只能给予成员温暖，也能成为他重新启动力量的燃煤。一个有人际距离而冷漠的领导者，便很难让成员动起来，值得领导者慎思。

五、真诚与真心

真诚和真心在人际关系中具有渗透力，能感动对方。罗杰斯非常强调治疗师的真诚、一致是必要条件；一致也就是真心，真诚和真心在人际关系中也具有感染力，能鼓舞成员面对真实的自己，并对自己有良好的感受，进而能够发展治疗关系。此外，真诚和真心的领导者，也可以让成员感受到亲和力。成员若发觉领导者对他们真正有兴趣，则能引起他们参与和投入的兴趣，以及感到兴奋。一个好的领导者，能够以不具威胁的样貌，以真诚和真心，传达热心给成员。领导者的主要工作，就是协助成员以有效的方式获得他们所要的，而不是继续以成员们的无效方式去求取，因此，领导者能够真诚和真心关切成员们的福祉，甚为重要（Corey et al.，2013）。若具有真诚与真心，又对成员有敏察力，这样的领导者往往能够将成员的兴趣，以及他们的问题视为第一优先。

六、开放与弹性

开放与弹性，是成为有效的团体领导者的两项重要人格特质。开放和弹性的特质，可以让一个人能与多数人融洽相处（Trotzer，1999，2013）；反过来，封闭和僵化将使得一个人只能局限于和特种特征的人相处。不过，开放与弹性并非指领导者对团体和成员毫无界限和毫无要求，开放是指领导者能够对团体成员做足够的自我揭露，并能够发展适合成员和其问题的界限，且开放不应作为一种技术来使用，而是能够自发性地表达（Corey et al.，2013）。通常开放的领导者会以真诚和自然的语调，表达对成员的努力或优势的情感反应，例如："我很佩服你一直很有毅力地对抗困境。""你的努力让我感动。""我喜欢你能够信任这个团体，坦然揭露自我。"

由于开放的特质是来自领导者个人安全的自知之明，因而能毫无威胁感地接收成员的观念和行为。领导者来自对自己的认识，而能将自己开放，暴露在成员面前，不需要对成员进行判断或评价以作为自保的工具。成员因而可以感受到自己被领导者完全接纳，得以安心地、更进一步地走到与揭露个人问题相关的部分。开放也与透明化的意思相近，领导者适当的透明化，有助于解决成员的移情和建立团体真心、开放的规范（Yalom，1995）。要特别强调人际关系的治疗方法，成员和领导者就如同在漫长旅途中的伙伴，因此需要共同移除阻碍成长的障碍（Yalom，2001）。

至于弹性，就是能变通，因此弹性的另一端就是固执，弹性来自领导者具有自信，且能敏察成员的需求，因此能够知道自己的界限，同时又愿意在界限内求变，且持续考验个人的限制，以及再确认自身处境。所以弹性乃是一种轻松的态度，由于持有轻松的态度，往往能够变通与幽默，不会拘谨，甚至固执。弹性是作为有效领导者重要的人格特质（Chen & Rybak，2004；Trotzer，1999，2013）。由于任何一个团体的过程与互动，在带领时都无法完全预测，领导者需要持足够轻松的态度，以便能够与团体的精力交互流动。由于持轻松的态度，比较可能有创见与自发性，领导者不固执其预期或执着的想法，而能够允许团体在成员和领导者的特质交错当中，以其独特的步调推进历程。

七、创造力与幽默

创造力与幽默的共同特质，就是自发性与直觉，而其共同基础都来自领导者个人的自信。每一个团体都具独特性，领导团体既无法简化成为一个可以依循的公式，也无法以机械化的方式应对。Corey 等人（2013）认为通过有创意的实验，来发现新的带领团体的方式很重要。创意的介入，不只能够提高团体成员的兴趣和精力，往往也可以有起死回生的功能，让似乎走到死胡同的情境，开创出新局面。有些领导者会事前计划安排结构活动，然而在实施的时候会发现：似乎对于勉强或突兀地切入团体过程，成员有时不一定有兴趣，反而可以借以逃避责任。

创意的介入，是领导者自发和直觉的因地因时之举，可以激发成员而提升团体效能。笔者曾经带领过一个团体，有两三名成员正在讨论表达愤怒的问题：不管他们多努力，他们的父母经常批评他们，或从小就只给负面评价，小时候常常感到很伤心，虽然长大后对于父母这样的行为会感到愤怒，但是基于孝道，敢怒不敢言，反而觉得自己很孬。其他人沉默地观望这三名成员交谈，由于这是一个在傍晚开始的团体，成员开始表现出疲倦，团体气氛很沉闷，领导者突发奇想地提议，大家一起来丢抱枕，将情绪丢出去。成员突然精神为之一振，起先成员各自将抱枕丢向墙壁或圆圈中的空地，后来越丢越起劲，竟然朝对方互丢起来，在一阵疯狂的丢抱枕之后，团体精力有所提高。后续的讨论中，相继有更多成员出来表示，他们也有同样的困境，而引发他用抱枕攻击的人，是他在团体中因移情而感到愤怒的对象。显然丢抱枕的举动让成员打破了人际界限并推进团体历程。

幽默也可以视为是一种创意的想法，而幽默也可能以非语言行为表达。自发性的幽默，所伴随的机智反应，可以让成员对领导者感到真实与没有权威的威胁感；幽默有时候具有"柳暗花明又一村"的作用，让人摆脱困境感。

一位因妻子很强悍，而觉得郁闷的丈夫在其他成员也做了一些自我分享之后，突然"幽己一默"地说："俗话说：'惧内大丈夫'。让老婆开心，被以为她可以控制我们。不是我们怕她，是我们心胸宽大。"然后与其他成员一起开心地大笑。虽然幽默通常可以带来正向效果，但有时可能不是每位成员的反应都相同。除此之外，在团体中领导者"幽己一默"，通常比"幽他一默"安全，因为有些成员可能有人际过度敏感的议题，或由于文化差异，无法接受被幽默一番。所以，领导者在团体中使用幽默，需要先清楚地确知使用幽默的意图，以及分辨对成员可能的冲击。

八、善心

对人有善心，是身为一名心理师或团体领导者的必备条件。当事人或成员多数为处在生活或人生困境当中的个体，也可以是处在较脆弱状态下的个体。若缺乏善心，一名心理师或领导者可能违法或违反专业伦理，乘人之危，做出侵害当事人或成员福祉的不当行为。具有善心的人会真心关心对方，替对方着想，关切对方福祉。身为心理师或领导者角色，正是需要如此对待当事人或成员。虽然，咨询不是慈善事业，而是服务业，然而对于服务的对象，也需要怀有慈悲心。佛教对"慈悲"两个字如此诠释："无缘大慈，同体大悲"。《大智度论》云："大慈，与一切众生乐；大悲，拔一切众生苦。"故"慈"能与乐；"悲"能救苦，也就是带给人快乐，助人脱离痛苦。佛教宣扬的慈悲、功能和心理咨询与治疗很贴近，与儒家所谓："恻隐之心"，也相近似。此外，从《菩萨善戒经》里可以归纳培养增长慈悲心的方法，就是培养善心的方法，主要有两种：一是，自他互易观；二是，怨亲平等观。前者指设身处地去了解和感受别人，与咨询和治疗主张以共情对待当事人的意思相近似；后者为不区分爱恶亲疏地平等对待，即平等待人，没有差别心，尊重每位不同背景和特质的当事人。佛经里这些理念更清晰而全面地诠释了罗杰斯的主张，以人对人的方式对待当事人的意思。

九、文化敏感力

具有文化敏感力的领导者，能够以促进成员确定内化的自我认同，来催化团体的历程，使成员比在参加团体之前更为自我确定，能够给成员赋能，帮助弱势族群卸除过去内化无能和自卑的信息。因此，文化敏感力是团体领导者的重要特质，尤其台湾现有的咨询与治疗理论，主要都从西方国家引进。提到团体成员的文化差异，需要注意两方面：一是东西文化的差异；二是本国不同族群的差异。族群的差异包括：性别、种族、宗教、性取向、身心障碍、社会经济地位、城乡差异、年龄、职业社群等。所以作为领导者，首先，需要反省个人对东西方文化与各族群的认识，以及相关的个人态度和信念，以便获得可以适切地与所领导的团体成员工作的知识与技术。其次，领导者需要敏察族群文化差异，在理念和介入技术上做适当的调整与修改。

十、成熟与完整

由于带领团体的过程，领导者本身就是一项重要工具。《论语·魏灵公》云："工欲善其事，必先利其器"，人格的成熟与完整是心理健康的重要条件。从事心理健康与咨询工作的专业者，维护个人心理健康为首要条件，身为领导者必须重视优先解决自己的未竟事宜。由于在团体的人际"拉"、"扯"当中，个人的未尽事宜很可能被牵引出来，将会阻碍领导者去辨识成员所带来的议题，在协助成员时也无能为力，甚至会伤到成员（Chen & Rybak，2004）。因此，团体领导者需要经由专业协助或个人成长的发展，来解决自己的未尽事宜。一位身经个人生活、人生挑战与困境历程的领导者，能战胜各种关键问题与困境并从中学习，可以确认自我认同与自我分化，这样的领导者在领导团体的时候，可能比较能够了解与欣赏正在经历生活与人生上各种问题的成员。人格成熟与完整的领导者，能自信地表现出具有较高意愿在团体中分享自己，且能自信地接受和尊重成员不同的价值观和信念，而不担心个人价值观与信念的丧失或产生混淆。同时，也能有足够的坚强，不滥用权力指导或压制成员，以及具有足够的强健，可以在团体分享个人的弱点，让成员可以认识和知道较完整和真正的他，而不担心失去自尊。所以 Trotzer（1999）曾说："他们是积极地和在成长的人类持续努力去自我实现，而不会剥夺他人做相同事情的机会。"

第二节　领导者的功能与任务

一、学者对于领导者功能与任务的主张

不论带领的是心理教育团体、心理咨询团体或是心理治疗团体，领导者都需要知道，以何种功能和策略来领导一个特定性质的团体最佳，而每种角色与功能都需要特殊的技巧，以发挥和达成特定的功能。Trotzer（1999）主张："领导者的功能，体现了领导者的团体理论和方法构成的必要要素。"由于不同理论取向、不同类别和不同性质的团体，可能强调的领导功能有所差异，因而运用的技术也有别。领导者的角色、任务和功能为领导内涵的一体三面。现讨论领导者的功能、领导者的任务，以及领导者的功能、意图与领导技术的关联如下。

（一）领导者的功能

可能早期团体咨询的定义和性质，甚至范围，尚未演进如当前这般广泛与复杂，领导者的功能通常不如现在的更具挑战。早期学者强调领导者的功能有：（1）提升凝聚力，领导者需要敏察机会，甚至创造机会，让成员能够分享情感、想法、态度和意见；（2）摘要，在每次团体聚会过程，将会出现一到数个很清楚如何开始与结束的主题，领导者协助团体发现意义，并就团体的讨论，做出一个能够催化团体历程的摘要，甚至请成员摘要他们所讨论的内容或状况；（3）解决冲突，由于成员个人需求、目标冲突、隐藏的待议事项、对领导者功能的失望、摸索着结构或是对于新情境的焦虑等，在团体发展的历程，冲突几乎不可避面，除非冲突形式为代罪羔羊或嘲讽，领导者必须包容不同的有价值和具干扰的行为，并持着诚实态度，持续处理这些差异，直到成员可以了解；（4）引导，是指一系列能够用以提升个人成长的技术（Dinkmeyer & Muro，1971）；（5）催化沟通与互动，即领导者需要增进成员之间的互动，反映成员表达的内容和感受，甚至教导成员如何以语言表达出沟通背后的想法和情感；（6）示范行为，领导者需要有意识地选择他认为成员需要学习的行为，并通过自我揭露、角色扮演、讲解或创意的行动来示范；（7）促进觉察，指协助成员觉察自己的行为是在开启沟通管道还是在抑制沟通（Bates，Johnson，& Blaker，1982）。

Trotzer（1999，2013）针对咨询团体方面，提出领导者的 10 种功能：提升互动、催化互动、开启互动、引导互动、介入、维持规范、统合、增进沟通、解决冲突，以及调动团体资源。Trotzer 特别强调这些功能没有完全地彼此排他，而是相当综合的。

吴秀碧、许育光、洪雅凤和罗家玲（2004）的研究，从领导者在团体历程里使用的技术中归纳出四种领导功能与相对应的 53 种技术，分别为：第一类，基本沟通技术 9 种；第二类，深化与探索技术 12 种；第三类，过程催化技术 20 种；第四类，行动化介入技术 12 种等。若将团体历程分为前、中、后三个时期，领导者在团体历程使用的领导技术变化，也可以呼应不同阶段领导的功能有别。研究发现，四大类别领导技术的使用次数由高至低的变化，在团体前期依序为，过程催化技术、基本沟通技术、深化与探索技术、行动化介入技术；在团体中期依序为，深化与探索技术、过程催化技术、行动化介入技术、基本沟通技术；在团体后期依序为，深化技术、过程催化技术、基本沟通技术、行动化介入技术（吴秀碧等，2004）。由此可以推测，前期领导者着重在团体历程，以便可以催化凝聚力，团体中期开始协助成员试探和处理个人困境，团体后期则除了继续工作之外，逐渐准备结束团体。

由上述可知，学者都特别重视团体成员的互动，因此团体历程的催化功能，也成为领导的重要任务。Trotzer 还提出"开启"、"提升"、"催化"、"引导"四种领导技巧，来增进团体成员的互动，可能主要目的在于促进团体凝聚力，以及提升和维持团体精力，以便团体能工作。其次，解决冲突也是学者共同重视的领导功能；至于调动团体资源，则是团体治疗有别于个体治疗的最大特色，只有在团体里，领导者才有不同成员的各种资源可以运用；而维持规范、统合、示范行为、摘要、促进觉察、介入等，也都是学者和实务工作者所重视的领导功能。

（二）领导者的任务

由于强调此时此地的重要，亚隆根据他的人际互动团体治疗理论，提出团体初期领导者的三项基本任务：（1）创造与维持团体；（2）建立团体文化；（3）激活与阐释此时此地。可见团体前期，以推进团体历程为主要任务；而团体后期，领导者必须有协助成员个人获得改变和结束团体的能力和技术

（Yalom，1995；Yalom & Leszcz，2005）。显然协助成员个人改变和妥善结束团体，是团体后期重点任务。

吴秀碧（2010b）从领导历程的研究发现，有 28 项领导策略，并可归纳为七种主要领导任务：（1）"展开与形成团体"，包括第一次聚会的结构技术和讨论团体任务两种策略；（2）"建立团体规范与文化"，包括人际沟通技巧训练、建立团体规范、建立负责与主动的文化，以及建立团体互助模式四种策略；（3）"增进团体凝聚力"，包括平衡沟通、建立工作同盟和促进成员揭露当下人际情感三种策略；（4）"推进团体历程"，包括促进团体互动、形成团体主题、此时此地、处理亚团体、运用团体资源、推进团体深度和转换焦点等八种策略；（5）"促进个人探索与深化"，包括促进自我觉察和了解、协助成员建立目标、人际互动类型觉察、深化个人经验和促进个人朝向工作五种策略；（6）"进行改变"，包括促进改变、检核成员对领导者介入的效应和促进学习迁移三种策略；（7）"终结团体"，包括处理分离议题、准备结束团体和整合团体学习经验三种策略。以上七项领导任务，似乎与团体的发展有关联，前四项可以视为团体前期重要领导任务，而后三项为团体后期主要的领导任务。领导任务与领导策略的适配对应，可以协助领导者知道如何运用领导策略，以达成领导任务。

（三）领导者的功能、意图与领导技术

领导者的意图与领导任务或功能也有密切关系。笔者等人研究发现，领导者的意图共有 12 大类，分别为：（1）表达支持；（2）处理情绪；（3）增强与协助个人改变；（4）促进洞察；（5）形成与推进个人目标；（6）获取信息与评估；（7）人际技巧训练；（8）建立团体文化；（9）促进团体凝聚力；（10）催化团体历程；（11）满足领导者的需求；（12）其他。且领导者意图的焦点随着团体发展过程而有变化，其中以"团体历程"为焦点的情况随着团体的发展而逐渐减少，而以"成员个人"为焦点的情况则随着团体的发展而逐渐增加。这种情况反映了领导者在团体历程中焦点任务的转换，在团体较早期聚焦在团体，随团体历程推进，逐渐转为聚焦在成员个人，呼应团体的阶段任务。领导者意图的焦点在"团体历程"时，其主要的意图是"促进凝聚力"与"催化团体过程"，显然这是领导者面对团体时的主要任务。领导者

意图的焦点在"成员个人"时，其主要的意图是"促进洞察"、"获得信息与评估"、"训练人际技巧"与"表达支持"，显示这是领导者在面对成员个人时的主要任务（吴秀碧、洪雅凤、罗家玲，2003）。

二、领导者的主要任务

综观上述，有关领导者的功能与任务的研究与论述，可以将领导者的主要任务归纳为六大类别，即：（1）创造与发展团体；（2）建立文化与规范；（3）促进和维持互动；（4）处理冲突；（5）介入与统合；（6）行动与运用资源。现分别详述如下。

（一）创造与发展团体

亚隆认为创造和招集团体是领导者独一无二的任务（Yalom，1995；Yalom & Leszcz，2005），这两项任务大部分在团体第一次聚会之前需要完成。领导者需负责计划团体的目的和性质，实施的方式与方法，选择成员，组成团体，准备成员，以及决定聚会的时间和地点。其中选择和准备成员，是团体成败的最大关键，这需要重视两项任务：一是团体成员需要知道他们的任务，而领导者则需要协助他们达成任务，他们才会摒除不确定感和犹豫；二是促进成员之间共享关系的发展，创造一个具有治疗性的情境，即亚隆所谓的"治疗的社会系统"（a therapeutic social system）（Yalom & Leszcz，2005，p.120），让成员可以从团体中获得协助和利益，利用团体满足个人需要。所以，一旦团体开始聚会，学者都强调领导者的重要任务便是促进和推进团体发展（吴秀碧，2010b；Trotzer，2013；Yalom & Leszcz，2005），目的在推进团体历程和凝聚力的发展。因此，成员能够越快融入彼此的关系越好，而领导者也需要努力与成员形成治疗关系，所以领导者需要知道如何提升团体凝聚力，以及辨识和阻止威胁团体凝聚力的力量。

（二）建立文化与规范

这是一项对于领导者而言很重要的基本任务与功能。文化，通常指一个团体的风气、习惯、习俗、规则、法律等，会受组成团体的成员背景影响。文化不离规范，然而规范是比较具体的，而文化则是比较抽象的，所以建立团体规范，即在发展团体文化。规范的创造与塑形，在团体早期便开始，其至在团体开始聚会之前准备成员的时候，便可让成员知道明文规定的规范。由于一个团体的规范与风气一旦形成便很难改变，所以领导者对于建立文化与规范必须慎始（吴秀碧，2010b）。团体展开之后，领导者便要努力维持明文规范，同时致力于建立起指引团体互动的非明文规范和行为准则，而所需要建立的文化与规范，主要与有益于有效的团体互动有关。

团体规范的形成，是由成员对团体的期望与领导者明言或非明言的指导交互作用所形成的，而非明文规范的影响力，前者普遍胜于明文规定的规范，所以规范建构的任务，主要由领导者承担。在塑形团体规范方面，亚隆（1995）提出领导者的两个角色：其一是技术专家，领导者可以言明规范，并暗中使用增强技术，塑造成员符合言明和未言明规范的行为；其二是树立典范的参与者，即领导者在团体中作为典范。由于咨询与治疗团体适合的规范，例如坦白、真实、自我揭露、不用客套话与社会仪式等，往往与一般社交情境或成员所熟悉的家庭规范不同。当领导者在团体中呈现典范行为而没有不良后果时，成员可以放心抛弃对于治疗团体无益的社会规范，通过观察领导者的示范而学习新行为。

（三）促进和维持互动

维持团体互动，是领导者最基本的功能，而促进团体互动，则是比较积极的功能。维持互动，是保持团体成员之间的互动状态，包括维持规范，观察团体的互动是否保持在所建立的规范架构当中，以便管理成员的互动；而促进团体成员互动，则需要领导者更有作为。Trotzer（1999，2013）提出四种与团体互动有关的领导者作为，即开启互动、提升互动、催化互动和引导互动，堪称最为具体和全面，对于新手领导者特别有参考价值。

开启团体互动，不限于在团体开始之初，在团体历程中亦为重要功能，是领导者在建构团体互动的积极功能和角色，主要在于决定互动焦点，用以产生互动，以及选择和决定如何进行互动。提升互动则在团体开始时，领导者通过创造互动的气氛、场地和座位安排等，来达成这项任务。至于催化互动，Trotzer（2013）认为催化实际上是一种反应的功能（responsive function），主要用以提升团体成员的相互了解或对团体的了解，包括协助成员更精准地表达自己，以及了解彼此。而引导互动，领导者在执行这项功能时，主要需要控制速度，以及涉入和互动的深度。由于团体的复杂性，以及隐藏潜在的破坏性，需要有人保持团体的动向朝向目标，掌理和引领成员的互动，使之处在最有利于团体和成员的途径上。Morran（1992）认为领导者催化团体互动，共包括三元素：首先要知觉团体正发生什么状况；其次发展出策略；最后采取介入。这个意见也适合用在提升互动和引导互动的任务中，领导者在采取介入之前，必须先知道与辨识团体当下状况，以便选择适合当下需要的介入策略。

（四）处理冲突

团体开始之后，领导者参与团体便如同守门人的角色，尤其要防止成员摩擦（Trotzer，1999），不过团体冲突很难避免。在咨询与治疗的团体历程中，张力大的人际互动容易发生冲突，冲突本身显示团体发展的一个水平。虽然冲突对团体有破坏性，假如冲突的解决能让成员体验到满足，成员可以学习到建设性的对话；冲突也是团体朝向有产值的一个因素（Rybak & Brown，1997）。领导者首先需要知道冲突的来源，而后才能选择解决冲突的策略，冲突的处理需要考虑与冲突相关的文化和成员个人价值观，冲突发生时，领导者也需要知道如何反应与何时介入，以及何时可以让团体或特定的成员去处理。有关团体冲突的处理，详见第十五章"团体中的冲突"。

（五）介入与统合

领导者介入，是为了从团体或成员个人的行动介入。领导者介入的功能，是可以保护团体成员和管理团体历程，主要用以确保每位成员的表述有得到其他成员的倾听，同时也能够维持隐私的权利。由于有时团体会发生因给个别成员过大的压力而失控，或扭曲现实造成伤害的情况，若事态变得几乎要伤害个人或团体时，领导者需要介入历程，以防范负面后果发生。Trotzer（1999，2013）认为领导者使用的互动技巧，大部分用以执行这项功能，以维护成员的心理健康，以及团体历程的治疗意图。此外，也会用来管理时间和将讨论带回适当的焦点。Dinkmeyer 和 Muro（1971）建议下列情况，领导者可以介入。

a. 当个别成员沦为团体力量的受害者。

b. 当团体要求一致性，而制造出过度的焦虑和压力。

  c. 当误导仇恨。

  d. 当听取众议，而多数人是错误的。

  e. 当强制个别成员接受团体的解决办法。

  f. 当团体发生太过于舒适，而没有朝向解决问题。

  统合功能，指领导者采取行动将团体中的事件以有意义的方法拉在一起，让成员可以看到与他们自己的关联。领导者可能觉察到团体成员存在着不同的意见和想法，领导者可以将团体中很多的想法和感受，以简明的方式贯穿在一起。因此，统合功能能协助成员了解他们之间的相似和相异之处，并继续沟通。领导者若善用澄清、摘要、联结等技巧，便能够达到统合功能（Trotzer，2013）。

（六）行动与运用资源

  行动的任务，主要在于扩展和深化团体，使团体能够有治疗的产值。如何促进个人探索与深化，领导者需要促进成员自我觉察和了解、协助成员建立目标、觉察人际互动类型、深化个人经验和促进个人朝向工作等（吴秀碧，2010b）。Trotzer（2013）建议领导者利用提问和探问、设调（tone-setting）、面质、个人分享、示范等技巧，作为行动的工具，这些技巧能够协助团体和成员个人深化，或甚至导向改变。有关领导者的行动功能，亚隆在他的书中以很大的篇幅，论述领导者活化此时此地与阐释此时此地的任务，并强调活化和阐释两者缺一不可，显示他对这项任务的重视（Yalom，1995；Yalom & Leszcz，2005）。亚隆相信以此为重点工作，能催化反馈、宣泄、有意义的自我揭露及社会化技术习得，由此可以大大地催化团体的发展，以及出现每位成员的微缩世界。这项任务包含两项很具体的功能，即：掌舵导引团体进入此时此地，以及催化自我省思的循环或历程阐释（Yalom，1995；Yalom & Leszcz，2005）。虽然成员也有主导掌舵推进此时此地的功能，然而领导者还是需要担负起大部分的任务。

  至于团体资源，团体治疗和个体治疗差异最大之处，便在于丰富的资源。在个体治疗的方式下，当事人除了个人资源之外，便是以治疗师为资源的主要来源者。在团体中，每位成员既是求助者，同时也是助人者，成员有各种不同的个人资源，领导者需要具备评估团体资源在哪以及有何资源的技术，并要有能调动资源以有利于个别成员和团体的技术。当成员个人的资源被需要和被运用，会让成员感到被接纳，有助于提升成员个人的能量感和自我价值感，对于促进自尊的成长有帮助。从马斯洛的需求理论观点来看，团体成员获得归属感和自尊，是成员对自己的问题负责任，而愿意去改变的垫脚石（Trotzer，1999，2013）。因此，领导者需要慧眼识"英雄"，能够辨识和发掘团体成员可用的资源，如此不只有利于团体，也有利于成员个人。

第三节　领导团体的主要能力

借用 Miller（1990）关于治疗师必备的临床能力（clinical competence）模式，团体咨询师所应具备的临床工作能力，也可分为四个阶层的能力结构：一是"知道"，就是必须要具备团体咨询相关的专业知识；二是"知道如何做"，就是应用团体咨询理论的知识于具体的团体咨询与治疗情境的能力；三是"表现出怎样做"，表现为将知识用于具体行动的能力，即有方法将技术落实在领导团体当中；四是"行动"，就是一个临床专业者每日的活动。因此，第一阶层的能力主要与理论的涵养有关；第二至第三阶层的能力，与实务表现的能力有关；第四阶层的能力，即承担临床工作的普遍能力。由此可知，团体咨询师的养成，除了理论课程和实务课程之外，还需要临床实际经验。

ASGW（Association for Specialists in Group Workers）在规范团体领导者的训练准则时，对于领导者能力规范使用的是"技巧能力"（skill competence）一词，是组合性技巧表现的能力，而不是单一技巧，可见作为团体领导者的能力，与领导团体的能力，两者有别。作为一名团体领导者需要具备的"技巧能力"比较宽泛，包括：（1）招募和筛选成员；（2）知道团体成员自我挫败的行为；（3）能为不同年龄和需求的当事人执行自己所选择的团体模式；（4）有效介入团体过程，对于干扰团体的成员行为能够适当地处理；（5）在团体过程中能善用主要的领导策略、技术和程序；（6）使用家庭作业之类的联合团体结构（adjunct group structure），能够有效地与协同领导者合作；（7）能使用评估程序，去评价团体咨询的效果和团体咨询的贡献等（ASGW，2000）。在实证研究方面，分析了领导者在领导团体历程时所需具备的主要技巧能力，有："改变与行动能力"、"促进凝聚力的能力"、"深化团体的能力"、"引导与推进过程的能力"、"深化个体的能力"、"建立互动规范的能力"、"突破过程障碍的能力"、"强化学习和获得的能力"八项（吴秀碧、许育光，2015）。

不过，有效领导者除了有能力之外，还需具备能融入团体的态度和知觉广度的能力。能融入团体的态度，指对人和团体有兴趣，这是从事团体工作的首要态度，有的治疗师喜欢与个人一起工作，不见得也喜欢和一群人一起工作的情境。因此，只有对人有兴趣还不够，这或许适合从事个体治疗，不见得适合从事团体治疗。其次，团体领导者需要具备知觉广度，所谓"知觉广度"有两项。一是有能力至少同时注意到团体中的个体与人际层面，或人际与团体层面，或个体与团体层面，正在发生的状况。由于团体进行中，成员个人、人际和团体三个层面都交互有关联，领导者必须能同时注意这些交互作用的状况。二是有能力均衡地留意团体内容与团体过程。

领导者选择聚焦在团体内容还是团体过程，可能会因个人的理论取向而异。然而，团体成员的注意焦点，则会普遍与团体的内容并进，团体内容的性质与成员讨论的话题或主题有关。成员会由于个人生活或人生经验，而被团体内容吸引并跟进，因而外显的部分是能给予他人反应，例如给人共情、支持，或后设自我揭露。内隐的反应可能会联结到自己的议题，而有所自省，成员外显的反应，特别能增加团体动力。所以，取向不同的领导者，也需要适度留意团体的内容，特别是要留意成员反映出有兴趣的主题。至于团体过程，则能带动有意义的互动因素，以及促进团体中的互动，在团体过程中，当成员使用"你"和"我"来沟通的时候，比较容易增进两名沟通的成员之间的互动。或是领导者可以留意某一个段落的成员交谈情况，可能在团体左边的三、四名成员很积极投入，而在团体右边的三、四名成员较沉默或很少加入讨论。当领导者能注意到并反映讨论过程的状况时，通常能产生有意义的成员自我揭露，或披露此时此地的重要信息。

当领导者在团体中体验到团体在变得平淡无趣、步调缓慢，且好像整个团体缺乏精力，这种现象是团体历程出了问题，而不是团体内容有问题。所以，领导的反应不在于提醒成员找一个有趣的话题或主题，而是需要反映团体历程的现象，使成员可以觉察自己如何导致团体如此。当成员能够揭露团体历程此时此地的个人内在经验，往往可以导致有意义的团体内容，并带动团体历程，即便团体发生了一段不算短的沉默时间，反映团体历程通常可以带动成员互动，并获得有用的成员个人信息。

第四节　领导者的训练与督导

一、当前团体咨询师养成的问题

　　1966 年台湾师范大学教育系设置了"辅导组"，这是台湾最早开始培育辅导与咨询人才的科系。该组课程中与团体相关的科目，只有"团体辅导"和"团体活动"两科目，还无"团体咨询"课程的设置，直至 1971 年台湾"省立"教育学院（彰化师范大学前身）成立，才设有辅导学系。在该系课程当中，不只有"团体辅导"一科，还有"团体咨询"这个科目的设置，以培训辅导专业人员在团体工作方面的能力。所以台湾从那时候开始至今，大学辅导与咨询相关院系设置团体咨询课程，以培训团体咨询师已达半个世纪之久，不过团体咨询与治疗服务的推广状况，以及团体咨询师训练的普及状况，一直远不如个体咨询与治疗。至今，仍只有极少数的辅导与咨询相关院系有完整的团体咨询训练课程，所谓完整的训练课程，指至少包括：（1）理论课程，向受训者提供可以获得与团体咨询相关的专业知识；（2）实验室课程（或称实务课程），向受训者提供在密集的现场督导之下，学习带领团体的机会；（3）实习课程，向受训者提供接受机构实务训练的机会。此外，在训练过程必须有足够的最少的领导团体数量，以确保最少的学习经验。目前有关院系在团体咨询领导者的培训方面，课程结构不尽相同，有的院系，只有团体咨询理论课程，而团体咨询实务课程则与团体辅导实务课程合为一科，以致实务训练不足；或将团体辅导与团体咨询的理论合并为一科，以致理论养成不足；或仅有团体咨询的理论课程，没有实务训练课程。尤其，极少有研究所在该实务课程采取现场督导的训练方式，学生接受的学习和训练不免受限，因此很难养成团体咨询专精人才。多数团体领导者，比较熟悉结构式的团体或心理教育的团体。

除了大学院校相关院系的培训课程议题之外，有关团体治疗师训练模式的研发，在中国台湾地区也很少受到注意。在20世纪70年代，美国便发展出主要用在入门或硕士层级的训练模式，可以分为两种性质的模式：其一为传统的经验式训练模式，与英国的塔维斯托克（Tavistock）训练方式相似，以体验团体动力为主；其二为技术本位的训练模式，出现于20世纪90年代。前者以"敏觉训练团体"（Sensitivity Training Group）、"人际关系训练"（Human Relation Training，HRT）、自我成长团体（Personal Growth Group）等为典型；后者以"模拟式团体咨询"（Simulated Group Counseling，SGC）（Romano，1998）和"技术性团体咨询训练模式"（Skilled Group Counseling Training Model，SGCTM）（Smaby，Maddux，Torres-Rivera，& Zmmick，1999）为代表。继之，在20世纪初出现"双向鱼缸模式"（Two-way Fishbowl Model）（Hensley，2002），至今在中国台湾地区很少开发适用于入门或硕士层级的训练模式，可能多借用美国的训练模式，而适用于进阶受训者的训练模式研发则更少。

二、向美国借鉴

亚隆认为每个培训课程有其独特需求和资源，无法提出一个具有普世性的训练方案，因此，理论课程之外，在实务训练方面，他提出可适用于广泛的训练方案的四个主要因素为：（1）观摩有经验的团体领导者的工作；（2）密切地临床督导学生的初次工作；（3）个人的团体经验；（4）个人的心理治疗工作（Yalom，1985，1995；Yalom & Leszcz，2005）。亚隆认为学生参加团体经验，很少能提供足够的个人自我试探，他也从调查研究资料，看到很少有人反对，成为成熟的团体治疗师需要参加个人心理治疗的经验，因此建议训练方案需要包括第四个因素。然而，由于经济因素，可能不是每个人都能够获得个人的心理治疗经验，所以亚隆也提出另一种替代方案，就是参加团体治疗的经验，可以一举两得，既有团体经验，也有心理治疗经验。

由于作为人的自我，是助人专业的核心。对于成为咨询与治疗团体领导者的过程，个人的治疗经验很重要，至少能够参加经验性的团体，可以提供个人试探和个人成长的学习经验。ACA 在 2000 年起规范入门的咨询师训练，必须参加至少 20 小时的经验团体，作为成员的经验，对于即将成为团体领导者有一些益处，包括：（1）体验互动过程与团体动力；（2）学习自在面对众人自我揭露；（3）学习开放去发现自己；（4）学习处理冲突和应对面质；（5）学习真诚、一致和共情；（6）学习自我觉察；（7）学习有效的人际沟通技巧；（8）体验领导及成员关系。所以在团体咨询师的养成过程中，这是不可少的入门途径。

三、系统化认知训练模式

前述美国现有技术本位的训练模式，主要使用在入门的团体咨询与治疗的受训者上，使之可以系统而具体地学习团体各阶段的领导技巧。然而，对于进阶的领导者训练，主要在于加强学习带领非结构式团体、对团体概念化、人际与团体现象的观察与介入、能同时注意团体一到两个层面的状况，以及团体整体的动力均衡等，而技术本位的训练模式难以达成这些训练目标。笔者研发的"系统化认知训练模式"（吴秀碧，2010a），经实证研究初步验证其具有训练成效（吴秀碧，2010b），这个训练模式为博士生实验室教学而研发，后来也用在实验室之外的现场训练与督导的场合。这个系统化模式的建构，主要以"社会认知训练模式"（Larson，1998）的主要因素作为发展本模式训练要素的依据，该模式最重要的五项因素为：（1）精熟的经验；（2）替代性学习；（3）反馈性沟通；（4）自省；（5）情绪激起。训练需要有精熟的经验，因为经验在训练中扮演着非常重要的角色。Kolb（1994）建构了一个由四种学习类型构成的四阶段学习循环模式，"经验"便在学习过程扮演着核心角色。由经验的转化，创造出知识；而知识，则是结合对经验的领会与转化的结果。受训者学习的进展，是由以"具体经验"作为"观察"与"省思"基础的学习循环所推进的。"省思"被"同化"与"浓缩"成为"抽象概念"，这一个步骤为"经验转化"，所以，经验转化是形成知识的重要过程。而经由"抽象概念化"所得的新知识，可以应用于行动，以作为一种试验的或创出的新经验，这便是"主动实验"的步骤。实验的结果，又产生新经验，依此循环，可以不断产生新知与获得新经验。

在督导方面，以心理治疗为依据的个别督导方式，比较重视被督导者的个人议题，而团体督导，则比较重视督导的结构和教学（Bernard，1992）。"系统化认知训练模式"以团体督导为主，个别督导为辅。有关团体督导，有许多的优势，包括："督导者的反馈"、"同辈的反馈"、"支持"、"观察学习"及"团体平行现象的学习"。尤其"观察学习"，观摩同辈可以看到不同的咨询方法、个人风格和技术。此外，团体督导方式还有"信息传播"的功能，可以学习咨询技术、临床情境、心理异常等（Linton，2003）。在团体督导情境中，可以获得较多的反馈，受训者除了来自督导者给予的积极与建设性的反馈（Linton & Hedstrom，2006），也来自同辈的反馈，都被受训者所重视（Starling & Baker，2000）。"系统化认知训练模式"使用同辈典范与替代性学习两种原理，由于采取现场团体督导的方式，受训者可以观摩同辈领导团体。在团体督导中，虽然观摩资深领导者之典范可以提供仿效的机会，但发觉自己与精熟的资深领导者的表现差距过大时，容易感到挫败。而使用同辈典范有它的优势，较有经验的新手可以向较少经验的新手示范技术，使得较少经验的新手能为自己的表现，负起较多的责任，以及由于观摩其他新手，有增进自我效能的知觉。此外，研究指出受训者认为影响咨询督导过程的因素中，"与同辈分享"可以获得感情上的支持，并降低焦虑，同时可以了解自己的专业需求，领悟自己的不足，以及了解督导的相关议题（施香如，2004）。

其次，反馈通常具有提供反馈者的主观成分，因此在"系统化认知训练模式"中，将提供反馈视为一个沟通的过程，而不是强迫喂食的行为，以提升反馈的影响力。在团体督导中，反馈的来源可以包括督导者和同辈。反馈的方式，可以分为口头和书面两种，以口头反馈和讨论的方式进行，能重视接受反馈者的反应。书面反馈的形式，可以分成检核表式和描述式反馈两种。反馈的性质，可以分为积极性的反馈和矫正性的反馈。根据 Zimmick、Marlowe 和 Maddux（2000）的研究，受训的学生认为在技术学习方面，矫正性反馈是有必要的，可以让他们知道自己所使用的介入技术有多么的重要，并在下次聚会的咨询中去矫正错误，而若欠缺建设性反馈，对于受督者并没有助益（王文秀，2000；卓纹君，黄进南，2002；许雅惠，2005；许韶玲，

2003；连廷嘉，徐西森，2003；谢丽红、翁毓秀、张欣祐，2007；Linton，2003）。最后，这个训练模式重视使用适合受训者难易程度的真实团体，作为刺激与维持受训者适度的情绪激起，以减少挫败感，并增加学习兴趣与动机，同时维持适当的学习焦虑，以提升学习的效率。

| 第二十章 |

联合领导

第一节　联合领导的意义与模式

一、联合领导的意义

常见的团体领导结构，可以是由一位治疗师独自带领或由两位治疗师共同领导一个团体。治疗师在团体治疗中运用"联合领导"（co-leading）的方式由来已久，始自 20 世纪 20 年代，由在维也纳的阿尔弗雷德·阿德勒首创使用这项技术（Dreikurs，1950）。"联合领导"一词，是指一种团体治疗的领导结构，由两位治疗师共同催化团体成员有意义的互动（Okech & Kline，2006）。因此，联合领导与单一责任的领导不同，是由两位领导者共同分担催化团体的责任。实证研究很早便指出，以联合领导的方式来带领团体，是有利于催化团体的介入技术（Hadden，1947）。同时，这种由两位治疗师共同领导的方式，也在团体治疗师之间颇受欢迎（Fried-man，1973；Paulson，Burroughs，& Gelb，1976），现在已成为各种心理健康领域广为运用的领导结构（Yalom & Leszcz，2005）。根据 Roller 和 Nelson（1991）的研究报告，在他们的样本中有 85% 的样本，在带领咨询团体时采取联合领导的模式，尤其，学者建议当团体成员高达 12 人或 12 人以上的时候，特别需要使用联合领导（Gladding，2012）。不过也有学者认为联合领导是一种不经济的方式，因此，联合领导并不是一种绝对优先选择的领导结构。使用联合领导的效用，需要考虑较多因素，包括经济、对团体的利益、领导者两人的和谐性等。

二、联合领导模式的种类

联合领导是一种两人共同领导的形式，根据两位治疗师在领导团体的角色和功能上的组合，可以区分为不同的联合领导模式。常见的联合领导主要有三种模式：一是"师徒模式"（apprenticeship model），领导者当中一人为精熟的领导者，主导团体，以便给另一位新手领导者示范如何进行领导团体，同时可以为新手领导团体提供支持（Gladding，2012），因此，在训练新手领导者的时候，这是常见的一种团体领导者训练模式；二是"轮流领导模式"，这种模式的重点在分工性质的合作，由领导者两人轮流在所要带领的团体聚会之前做计划，然后两人依次规律地轮流负责各次聚会的主要领导任务，通常还可以分为两种轮流方式。一种是领导者每人轮流在每次团体聚会前策划该次聚会，并成为该次聚会的主要领导角色，主持该次的聚会，另一人便只是参与者或辅助者角色。另一种方式是两人共同计划各次团体方案，并分出几个工作段落和任务，然后在每一次的聚会中，两人轮流担任不同段落任务的主要领导角色。这类领导模式，重点都在于按照领导的事务进行事前分工，领导者两人事前已同意划分工作与任务，这两种方式都是台湾地区很普遍的咨询与治疗团体的领导模式。三是"协同领导模式"（co-leadership model）（Gladding，2012），两位领导者对于团体的策划、催化和介入的责任相当，虽然每次领导团体之前，两位领导者会就该次团体聚会进行事前讨论与沟通，然而，并不需要将领导角色与任务做事前分配，因此，两人必须一起分享每次团体聚会的介入与经营步骤。在团体历程的实际场景中，两位领导者需视情况相辅相成，这种形式的领导也称为"分享的领导模式"（shared-leadership model）（Chen & Rybak，2004）。由上说明，第三种领导模式是真正符合协同（collaborative）性质的领导，在美国这是最主要的一种联合领导的模式。

协同和合作（cooperation）在性质上不同，协同的两人角色和任务不分，必须共同承担所有任务、功能和工作，来一起完成目标；合作的两人则采取分工的形式，在一次的任务当中将角色、功能与工作在事先进行分配，然后一起完成该次领导团体的目标。因此，"协同领导模式"也可以称为"合伙领导模式"，通常非结构团体很适合采取这样的领导模式，两位领导者可以相辅相成；"轮流领导模式"则比较适合称为"合作领导模式"，结构式团体容易事前进行明确分工，因此通常较容易采取"合作领导模式"。此外，由于"协同领导"需要经过训练与学习，以便熟悉合伙的运作方式，因而目前在中国台湾地区相较于轮流领导模式，协同领导模式比较不普遍。本章第五节主要说明这种领导模式的领导原则。

第二节　联合领导的益处与不足

一、联合领导的益处

不只在临床团体实务工作中采用联合领导，美国和中国台湾地区的咨询师教育也会采用联合领导来训练团体领导者。这种领导训练模式，对于新手领导者益处颇多，通过联合可以让新手领导者更多地暴露在多元观点中，获得强力支持，以及持续获得有价值资源的反馈，而能扩大学习机会（Roller & Nelson，1991），且因其优势，除了训练情境，在非训练情境中也广为运用。

综合学者从实证研究或实务经验中获得的对于联合领导益处的看法（Breeskin，2010；Chen & Rybak，2004；Gladding，2012；Jacobs，Masson，Harvill，& Schimmel，2012；Kivlighan，Miles，& London，2012；Yalom & Leszcz，2005），现分别就成员的益处和领导者的益处，陈述如下。

（一）对成员的益处

a. 领导者示范健康的人际互动。由于联合领导，可以让成员看到在团体工作历程中两种不同人的人际互动，成员观察两个人如何互动，以及意见不同时，如何尊重彼此和如何沟通，以促进合作。若两人性别不同，为一男一女时，便犹如团体中的父母档；或年龄不同，为一老一少时，则如同团体中的亲子档。因此，运用团体情境，成员可以充分理解和释放早期原生家庭的动力，并针对未尽事宜部分做工作。

b. 获得来自领导者较多的反馈。有两位领导者，成员可以得到比单一领导多倍数的反馈，或由于领导者两人彼此提供的反馈焦点不同，使成员获得对自己有更多层面的理解。

c. 在青少年团体的研究中，联合领导的效果显著比单一领导高。在团体人数增加的时候，成员在联合领导的团体中比在单一领导的团体中较少回避参与，可能青少年感到回避其中一人时，可以与另一人结盟；或感到被一人面质时，可以得到另一人的支持。

d. 提高成员与领导者形成同盟的机会。成员因个人因素，可能容易倾向与特定特质的人联结关系，有两位领导者，可以向成员提供同盟时的选择机会。

e. 当一名领导者缺席时，有另一人可以继续领导，不用中断团体聚会。

（二）对于领导者的益处

一位领导者独自领导团体的时候，表面似乎更自由，更能按照个人想法去策划和催化成员互动，然而，却需要对团体的绩效和成败独自完全负起责任，有时不免感到孤单，而比较有压力。而采取联合领导，虽然较费时，在事前和事后需要持续讨论和检视领导相关事宜，然而，彼此可以相互支持。因此，这种领导结构自有其优点，列述如下。

a. 可以共同分享团体计划，能够彼此从对方处得到反馈，因此可以获得不同的观点与观察的机会。

b. 可以得到联合领导伙伴的支持。团体本身是一个复杂的情境，尤其对于新手领导者而言，由于有两人都在观察、注意和关心同一个团体，因此可以从伙伴那儿得到支持。

c. 当团体处于困境的时候，有人可以协助处理。由于有两位领导者在现场，所以可以相互帮助，催化团体移动和前进。例如一位领导者被卡住，另一位领导者可以协助提出一个新话题，或新方向，或在团体结束后相互讨论，所以对于困境的处理，也就比较有办法。

d. 可以减少领导者对于移情的焦虑。由于团体中有两位领导者，在团体中可以增加观察的广度，同时也为成员提供较宽广的移情反应，因此可以减少单一领导者对于移情的焦虑。

e. 两人领导可以比单一领导增加技术和经验的丰富性，以及减少遗漏成员非语言行为线索的危险性。由于两人各有所长，或有不同的领导风格，在领导过程可以为团体和成员带来较多元的介入，俗云："两只眼睛，不如四只眼睛"，对于团体成员的动静可以获得更全面的观察。

f. 分享特殊的知识与技术，这是联合领导特有的益处。两人可能存在训练和经验的差异，因此领导同一个团体的时候，可以分享对同一个情境的观感、想法和介入，因而可以扩大个人视野。

g. 一个团体的领导质量，影响团体至深。对于单一领导模式，若其唯一的领导者的专业质量在水平之下，可能伤害其本身、成员以及所领导的团体，但当有两位领导者时，便可以减少这种状况发生。

二、联合领导的不足

尽管多数学者赞同联合领导的益处，然而联合领导模式本身也不是没有缺点。学者所提醒的有关联合领导的一些不足，值得采取联合领导时参考（Bowers & Gauron，1981；Chen & Rybak，2004；Gladding，2012；Kottler，2001；Okech，2008；Roller & Nelson，1993；Trotzer，2007）。其中，尤其当两位领导者未能和谐合作时，其实也是在示范不健康的人际关系，特别值得领导者注意。以下共整理出七项联合领导可能不利之处，以供参考。

a. 策划团体计划的过程比较费时。在策划团体计划的过程中，由于每个议题的观点都有两面，需要费时耗力地去协商，以便达成彼此可接受的共识。

b. 领导过程必须不断地协调，有时甚至缺乏协调，而发生不可预期的后果。团体成长的程度相当依赖联合领导者的协调，当两人无法对团体历程的动向和状况有共识时，将产生破坏性的冲突，两人必须讨论，以便产生有共识的目的。

c. 当两位领导者的方法与观点没有协调时，团体领导犹如双头马车，可能让团体成员感到混淆与不一致，以致无所适从。

d. 当两位领导者的焦点都在对方身上，便会忽略团体和成员。当领导者注意的焦点主要是在对方，而不是成员和团体时，特别容易发生双头马车的现象，这种状况是由于他们注意的是对方，以对方的角色和领导作为关注的焦点，而不是以成员为主要的焦点。

e. 领导者彼此竞争控制力。两人相互竞争的结果，就是缺乏反省的实践，由于没有反省个人与合作助人的经验，因而缺乏领悟和觉察，联合领导者相互竞争控制力，容易引发公开的或隐晦的冲突，影响团体绩效。

f. 领导者与成员联盟对抗一名成员。这通常容易发生在团体初期，两位领导者没有努力去平衡团体压力和充分地发展接纳，反而与成员联盟，一起对特定的一名成员进行施压，作为处理因领导者所引起的成员阻抗。

g. 领导者相互较劲吸引力。这种情况的发生，是由于其中一位或同时两位领导者都与成员形成联盟，来对抗另一位领导者的领导质量。最常见的就是吸引成员的注意和使用相反的理论和技术，尤其当有成员要与其中一位领导者联盟，来提升个人在团体中的重要性或影响力的时候，最容易发生而领导者又未觉察，便与一名或数名成员形成联盟，以便作为自己有吸引力的证据。领导者专注在他们自己的领导角色与地位，而不是成员的目标，领导者两人的影响力互相抵消，也让团体付出代价，从而缺乏效率与产值。

h. 可能变成以领导者为焦点。这种情况的发生，特别容易出现在两位领导者都具有较为鲜明的个性特征，且领导风格为领导者中心取向时，通常领导者中心取向的领导者倾向以专家角色为主，而不是催化者角色，由此可能比较关注的是领导者认为重要的方向与议题，或预设的方案，由于团体中过多的注意力都在领导者身上，因此对成员没有好处。

根据上述联合领导的不足，两人共同带领一个团体时，需要谨慎避免上述情形。最好在学习带领团体的阶段，能够包括在督导之下学习联合领导，尤其是带领非结构团体的协同领导者更有这个必要。

第三节　联合领导者的组合对团体的影响

联合领导的益处已如前述，然而联合领导者的组合若不当，可能会造成对团体和成员的伤害，将弊多于利。McGee 和 Schuman（1970）建议当采取联合领导模式时，应在决定合伙或合作领导的人选时考虑多项因素，包括年龄、性别、婚姻状况、先前从事治疗的经验、所属机构、人格特征，以及个人人际风格等，由于在这些因素上两人可能相似或不相似，对于联合领导将有不同的影响。有关联合领导对于团体的影响，在实证研究方面，主要以探究领导者两人的相似性与相异性对团体的影响居多。

学者根据实证研究结果指出，联合领导者的相似性与团体历程的关系，远比两人之间的关系更为复杂（Miles & Kivlighan，2010）。然而，领导者两人的相似性与相异性对于团体的有利性并不是全面的或绝对的，这要根据两人相似和相异的元素而定。回顾实证研究的文献，大致可归纳出联合领导者组合的相似性与相异性的影响为：对于诊断和成员的概念化（Miles & Kivlighan，2008，2010；Roller & Nelson，1993）、领导者自我揭露和方向（direction）（Bernard，Drob，& Lifshutz，1987），以及领导者的人口学背景、理论取向、个人气质，以及治疗风格（Bernard，et al.，1987），或领导风格（Paulson，Burroughs，& Gelb，1976）等，两人具有相似性对团体比较有利；相反地，联合领导的两人在使用的介入技术（Piper，Doan，Edwards，& Jones，1979）、两人的外表和人格特质（Dick，Lessler，& Whiteside，1980）、两人的性别配对（Yalom & Leszcz，2005）、信息和专家知能、领导风格和技术（Mannix & Neale，2005）等，具相异性的组合对团体比较有利。现分别详述如后。

一、对成员概念化与治疗计划的影响

首先，联合领导者对每位成员的概念化，以及治疗计划，具相似性与一致性最为必要。Roller 和 Nelson（1993）主张团体治疗所以能成功，是因为联合领导者两人至少在一些层面相似。一般而言，两人在诊断，以及在对每位病人的疾病之严重程度的判断上要有共识，以便可以形成一致的治疗计划，而不至于相互阻碍彼此的努力。对于成员的诊断，在联合领导者的观点若有很大差异便很危险，尤其"团体联合领导者的治疗缺乏弹性时，成员可能遭受持续焦虑的痛苦，不知道究竟哪一位治疗师的观点才是正确"（Roller & Nelson，1993）。显然，若联合领导的两人在成员的概念化上有很大差异，且僵持不愿协调，便无法形成彼此可以接受的一个治疗计划，那受害者就是成员。

Miles 和 Kivlighan（2008）从联合领导"团队认知-团队相异模式"（team cognition-team diversity model）的研究结果来看，当联合领导者的认知模式相似，也就是对成员的概念化相似，而在领导风格和技术相异时，组合最为有效。他们在联合领导者的相似性与团体效能的相关研究中发现：两位联合领导者对团体成员的认知模式相似，与具生产性的团体气氛呈正相关，成员自评参与也比较高，比较少回避。他们认为两人若对每位成员有相似的认知，则在处理每位成员时有共同的治疗目标，而不会相互对抗。因此，建议采取联合领导的时候，应考虑领导者两人对团体成员概念化的相似性。

二、意图、介入技术与领导风格的影响

有关联合领导者的意图和介入的差异性对团体历程与成员治疗效用的影响，在 Piper 等人（1979）关于联合领导者的相似性与团体过程以及治疗效果关系的研究中获得的结论是，介入技术的相异性对病人有利。Piper 等人（1979）认为联合领导的两人在介入技术相异时，可以"为病人提供宽广而不同的介入……（他们的）介入可以彼此互补"。此外，他们的研究也发现，若两人陈述的内容和意图具有差异性，则与团体成员的人际功能和症状改善有正相关，因此领导者所陈述的内容和意图具有差异性，有利于生产性的团体历程和正向的治疗结果。由此可见，领导者两人在使用的介入与意图具有差异性时，由于可以有较宽广的处理，甚至互补，因而对团体和成员确实比较有利，成员的疗愈情况也较好。Mannix 和 Neale（2005）的文献回顾也主张，组合联合领导的两人在技术、信息等各方面相异时，将更有效率和创意。因此，综合而言，在介入意图、介入技术、信息等方面，两位联合领导者具有相异性比较有利。

有关领导风格的相似性对团体气氛的影响方面，Miles 和 Kivlighan（2010）利用"团队认知-团队相异模式"的研究结果发现：联合领导风格相异性与团体整体的参与无显著相关，然而与团体内的冲突和回避都有相关，领导风格的相似性与相异性的影响还与团体聚会时间的推进有关。虽然两人领导风格相异时冲突较高，但若从团体历程观之，随着聚会时间的进展，当成员对两位领导者的行为看法比较相似时，冲突则较低；而当对两位领导者的行为看法越来越相异时，冲突却也越来越低。主要在于在团体历程早期发生冲突时，若能够得知团体内的差异，并加以讨论，则可以发展出具生产性的冲突，那么团体内的冲突也将与时俱减，所以领导者两人领导风格相似较有利。但若两人相异，也不一定是败笔，而是需要及早知道因差异造成的冲

突，并能面对和开诚布公地讨论，便可以否极泰来。此外，成员对领导者行为的看法越相似，成员回避也将越减少，且团体内的对话也越有生产性，因此就成员回避这方面而言，Miles 和 Kivlighan 建议联合领导者两人领导风格的相似性是有必要的。

三、有关合作和谐度的影响

联合领导者的相似性与合作的和谐度，是另一个重要议题。若领导或治疗风格相似，则联合领导的两人可以和谐相处，因为联合领导不满意的来源，主要为领导取向不同（Paulson et al., 1976）。可能由于领导取向不同，领导目标与任务便有差异，领导行为的方向也互异，彼此使用的专业术语也不同，导致沟通障碍。Bernard 等人（1987）的研究发现：联合领导者行为相似，对于合伙的和谐程度具有重要意义。配对的两位领导者在自我揭露和方向上，若差异越少，甚至没有差异，则两人将越认为彼此很和谐。此外，他们也发现人口学背景、理论取向、个人气质，以及治疗风格与联合领导者的和谐度有很高的相关。因此，他们的结论认为：治疗风格的相似性，有利于了解联合领导者彼此将会和谐相处，不过他们并未进一步从团体历程去研究两人的相似性是否可以增进和谐度、治疗效果或领导效率。

四、其他

有关性别、外表和人格特质的组合方面，Dick 等人（1980）建议，若两位联合领导者的外表和人格特质不相同，可以经由联合领导的积极扮演或导引，让成员进入一个宽广而有利的多元角色。两位领导者角色的相对性，能够示范健康亲密的人际关系，以及问题解决。Yalom 和 Leszcz（2005）也建议由男女配对的联合领导，这能够示范健康、合作的两性人际关系，成员可以由此获益。

综合上述，对联合领导而言最重要的是领导者两人在领导理论取向上相似，对于每一位成员的概念化必须具相似性，以便可以形成一致的治疗计划，有共同的方向与目标可以一起努力。若对于成员的认知不同，便无法形成一致的治疗计划，双头马车将危害团体历程与成员。此外，领导风格、治疗风格和个人气质若相似，有助于双方和谐相处。然而，在介入、技术、信息、专家知能，甚至性别、人格特质等方面，若为相异性，则可以提供更宽广的典范和见解，以及多元介入，这对于团体历程和成员反而比较有利。可见联合领导者的组合对于团体历程和成员，以及咨询与治疗的结果而言，为不容忽视的影响因素。然而，两位领导者的相似性与相异性，何者为佳则无法笼统论断，要视领导者的某些元素是否相似或相异而定，才能成为最佳拍档，且也可能必须考虑团体历程与成员的不同层面，相信这个议题将随着联合领导受到重视的程度增加，以及研究的发展而有更多的理解。

第四节　联合领导者的关系

虽然，对于联合领导者两人的组合条件目前还需继续从实证研究中获得更多的信息，以作为选择组合人选的参考依据。但学者认为选择联合领导的两人，基本上至少需要彼此熟悉（Yalom & Leszcz，2005）、相互喜欢（Gazda，1989；Yalom & Leszcz，2005），并具有正向的关系（Trotzer，1999），以便可以展开合作的关系，由此可见联合关系的重要。

一、联合领导者关系的重要性

实证发现及学者均指出联合领导的各种益处，然而也指出其不足。进一步观察有关联合领导所列出的益处与不足，发现主要都与联合领导的两人的关系有关，因此联合领导者两人的关系，便成为联合领导模式产值高低的枢纽。Okech 和 Kline（2006）对成员进行质化研究，发现成员认为：联合领导者的关系，同时影响了联合领导者两人的互动，以及团体的互动，因此他们建议联合领导的两人应该在团体聚会之外，好好面质他们在团体中所呈现的关系状态，以便可以尽量提升他们的合伙效率。Dugo 和 Beck（1997）更是强调团体本身的发展依赖联合领导者两人关系的质量，团体的进展将不会超越这两人关系的顶点。所以，学者都主张对新手团体领导者的督导，要特别强调协助联合领导者的关系和团体整体的发展（Dugo & Beck，1997；Okech & Kline，2005；Rubel & Okech，2006）。

二、影响联合关系的因素

影响领导者联合关系的因素不少，而最主要者有两项因素。

a. 联合领导关系，受到两人在团体内与团体外配对关系动力的影响。也就是联合领导的两人在团体历程合作的互动状况，以及在团体外两人相处的人际关系，都会影响到他们领导的联合关系，这种情形与其原生家庭关系的经验很相似。个人在原生家庭对于自我的反映，对于家庭成员的反映，以及对于家庭整体的反映，都来自其对于自我、家人和家庭整体互动的反应与问题。而这些经验便成为个人产出对自我、家人和家庭意义的来源，因而影响个人的家庭人际关系。每位合作的领导者，其个人内在自我的反映，对于对方的反映，以及对于团体的反映，都会影响他的配对关系。因为其内心对于自我、对方和团体互动的反应与问题，都是产出意义所依据的经验，所产出的意义便决定了关系的质量（Okech & Kline，2005）。因此，联合领导的两人对于合伙的和谐性看法，是彼此良好的联合关系的基础，所以与和谐性有关的适当配对因素，就应该是事前寻找配对人选的重要考虑因素。

b. 沟通的诚实程度。Fall 和 Wejnert（2005）运用 Tuckman 和 Jensen（1977）所提出的团体阶段论，主张联合领导者的关系发展与团体历程的发展要有平行的现象。在联合关系当中，由于担心自己的能力，使得配对的两人都减少沟通，而导致联合领导效能受到限制，在团体初期这样的情形特别明显（Dugo & Beck，1997；Fall & Wejnert，2005；Okech & Kline，2006）。当一位领导者认为他的伙伴对自己的能力持有负向的信念（Okech & Kline，2006），也不认为自己有权力和足够水平的经验（Okech，2008；Roller & Nelson，1991）时，由于这些负向的知觉，导致联合领导的两人对彼此的自我揭露有负面影响。领导者对于他们的联合关系缺乏沟通，也因而限制了在团体聚会当中的合伙与效能（Okech & Kline，2005）。

两人若要发展良好的联合关系，必须有一起反省的过程。当联合领导者各自能够向对方揭露自己内心的想法、感受和反应，且两人可以就此去对话，讨论他们内心的省思，及他们工作中关系的动力，他们将可以发展出对自己和关系有更高的觉察。Dugo 和 Beck（1997）主张合伙的两人需要对他们的关系进行某种程度的检讨与探讨，只有通过对关系进行挑战性的对谈，两人才能发展出对彼此的了解与尊重。如此，在团体中可以提供密切的治疗性合伙关系。

所以，若联合领导者重视他们的联合关系，应该要有动机去处理关系的挑战性议题。如诚实沟通的程度、互动的质量，以及在合伙当中冲突的次数等，都会影响到关系的意义（Okech，2008；Okech & Kline，2005，2006）。Okech 与 Kline（2005）的研究便发现，领导者知觉联合关系当中的安全和信任程度，影响了他们之间个人分享的程度，他们依据对伙伴接受的知觉，来决定自我揭露的多少。显然，诚实是提升两人在联合关系中的安全与信任的最佳良方。

三、联合领导关系的发展阶段

有关联合领导的研究，早期较多聚焦在其益处，以及对成员的影响上，近期则开始注意到联合领导两人的内心经验。尤其，有关联合领导两人关系发展的过程和关系的建立，在 20 世纪 70 年代之后，相继有多位学者提出联合领导关系发展的阶段论（Brent & Marine，1982；Dugo & Beck，1997；Fall & Wejnert，2005；Gallogly & Levine，1979；McMahon & Links，1984；Winter，1976）。在提出联合领导者关系发展的阶段论的人当中，Winter（1976）可能是第一人，他从个人的领导经验和督导经验出发，提出一个包括"会心"（encounter）、"分化"、"生产"与"分离"四阶段的发展模式，每个阶段主要是从成员关心的角度来描述。其后，Gallogly 和 Levine（1979）根据 Winter 的模式提出一个五阶段模式，将 Winter 模式的第三阶段划分为"亲密"和"相互"（mutuality）两阶段，而成为五阶段。两人都主张关系有退化的可能，不过两个模式都未经实证研究验证，使用者也不普遍。

Brent 和 Marine（1982）根据 Skynner（1976）和 Coleman（1977）的婚姻与家庭关系理论提出一个四阶段发展模式。第一阶段为"会心"，联合领导的两人将发现彼此期待的差异，而联合领导的经验也如同家庭的基本问题，阻碍发生在"治疗性的婚姻"（therapeutic marriage）关系当中，在这个阶段，成长的重点在于领悟和沟通。第二阶段为"权力"和"控制"，两人经过相互对质，排斥对方，并互相争夺地位，双方对于自己和对方在知觉上的差异，各自做出反应，也就是各说各话，若能够敞开沟通、尊重差异，则问题便可以避免。第三阶段为"亲密"，一旦理想化和竞争可以降低，就可以持现实的看法，强化合作，发展出亲密关系，两人对于个人的家庭议题可以彼此公开，并探讨那些议题如何同时冲击到个人的联合领导关系，以及他们的团体。最后第四阶段为"分离"，与他们和原生家庭的分离很类似，会感到悲伤与失落，同时也感到愤怒。这个模式的独特之处在于将联合领导的团队与婚姻相比拟，并鼓励开放讨论他们的家庭议题对其领导团体的影响。此模式特别适用于联合领导"夫妻团体"，但是对于新手领导者，或没有额外训练经验的人而言，可能难以将婚姻动力和团体动力加以关联。

Fall 和 Wejnert（2005）在回顾过去各个模式的优劣之后，主张联合领导的关系发展若能与咨询和治疗团体发展的阶段理论相同，则不但容易学习，也容易理解其发展的历程，且联合领导的关系发展历程和团体发展历程可以相映照，这样的概念还有利于将两者视为平行的历程。Fall 和 Wejnert 认为 Tuckman 和 Jensen（1977）的团体阶段理论普遍被学者所肯定，因此很适合作为建立联合领导关系阶段发展的依据，于是 Fall 和 Wejnert 提出了一个联合领导关系发展的五阶段模式，将联合领导关系的发展与团体阶段发展视为相似的结构。平行现象有利于理解两人的动力关系，同时也可以检视在平行现象中，团体的动力与联合关系的动力之间的关联。Fall 和 Wejnert 以团体阶段发展为依据，作为阐释联合领导关系的阶段，很值得参考。现以第六章团体发展的五阶段模式为依据来诠释联合领导关系的五阶段。

第一是"社交阶段"，联合领导的配对和他们的团体成员相似，在开始合作的时候，会感到不明确和焦虑，即便两人曾经合作，由于在一起带领的是新团体，他们还是得面对一堆新议题，因此总是客气地试探着对方。Fall 和 Wejnert 认为在这个阶段领导者的问题在于：我们的优势和限制将如何在团体中适用。

第二是"联结阶段"，两人期待也努力想要将联合关系建立起来，以方便顺利展开工作。然而，面对团体和对方，不论第一次合作或曾经合作过的两人，在一个新的团体中都会企图各自找寻作为领导的地位和认同，并在彼此的关系中去试探，于是在这个阶段有个无可避免的问题就是两人"并驾齐驱"。

这种情形是，当联合领导者将语言表达当作是一种权力的表现，或是宣示一种正统地位的时候，便会发生在其中一人说话之后，另一人就会跟进。例如：

成员 A："我觉得我现在心跳好快，我在一群人面前说话会感到紧张。"

领导者 A："我可以理解你的意思，在这个团体里大家都还不熟悉，特别容易令人感到害怕。"

领导者 B："确实，在这种情况下，通常一般人都会有些犹豫要不要出来说话。"

成员 A："对啊！我就是这样，刚刚真的很焦虑，或许过些时候大家如果能熟悉一点，我会感到可以比较自在地出来说话。"

领导者 B："我希望通过分享和讨论这些不安的心情，你可以变得自在一些。"

领导者 A："就是啊！你有没有注意到你说出来之后，可能感到好一些了。"

这种一前一后跟进的说话方式，表明联合领导的两人不需要使用相互矛盾，而是使用认同对方说的话，以便尽可能和团体联结，同时也表示他们彼此认定对方，并希望以此和对方联结。不过这样的表现，从动力的角度来看，对团体成员没有太大意义，反而让团体学会在等待两位领导者反应之后，才做反应。假如两位领导者的反应相互矛盾，团体成员便会立刻感受到这两位领导者的竞争，这对团体的负面影响就更大，不只会干扰团体历程，而且联合领导的两人的关系也可能就停止在形成阶段了。

当联合领导者开始了解自己的角色，也开始认识和觉知他的伙伴时，便转换进入新的阶段，此时两人将体验到关系同盟的困难，同时也希望关系能够成长，假如他们都能参与团体督导的活动，则可以减少并克服障碍。对于处理此阶段的关系有帮助的策略为：（1）带领团体后的减压（Debriefing），在事后两人一起更深入地探讨团体的互动，以及他们之间的互动；（2）接受督导，可作为阐明两人各自的目的和内心历程的手段（Fall & Wejnert，

2005)。所以，这两种策略都有助于领导者的个人认同和关系的发展。

在关系产生联结之后，联合领导的关系和成员的团体关系相似，到了不用再客气相待的时候都会体验到冲突，因为当人露出真正本性时便会有不同意见和冲突的问题，其特征为两人意见相左的冲突，以及期待坦诚相待，而憎恶对方虚伪的礼貌。冲突的发生也来自每位领导者在治疗情境中都在进一步冒险，并开始真实体验到彼此的风格、人格特质和哲学观的差异。领导者必须将冲突视为必须且是发展历程期待中的一部分，正视修通冲突的重要，否则将产生其他问题。这个阶段会由于发现和对方不同，而感到个人能力不足，若没有开诚布公地与对方讨论这个议题，可能会导致双方关闭沟通的心路，因为沟通而阻碍了关系的发展，同时由于未能形成关系，而减少了联合领导的益处（例如增加观察、示范、增进远见等），最终将冲击到团体的历程。两人的权力竞争和团体内的掌控，必然导致各自试着要赢得团体成员的拥护，而较劲"我比你行"。很糟糕的情况是，由此制造出以领导者为首的亚团体来相互较劲。

在此阶段的另一种状况是，联合领导的两人感到个人和对方不同或不如对方，然而因为害怕冲突，不敢沟通想法和感受，结果关系可能退回到第一阶段，继续停留在表面化关系。因此，两位领导者若觉察到隐藏的冲突，需要在带领团体聚会之后的减压或督导时间，以建设性的沟通提出来讨论，需要注意联合领导的关系发展，可能和团体历程发展平行的现象。当团体处在冲突阶段，领导者也可能出现冲突状况，Fall 和 Wejnert（2005）提醒联合领导者要谨记在心："联合领导者可以将他们的冲突视为给团体的丰富学习资源，在这个阶段的发展当中，要如何推进和自在地感受内心的冲突"。

第三是"共享关系阶段"。在团体方面，其特征为凝聚力增加，成员可以接纳团体和其他人的个性。在联合领导的两人上，则是一个人对另一人的考虑和想法比较敏察，由于两人有成功的体验以及有将冲突视为正常的状况，因而他们了解关系可以在彼此有不同意见的时候生存下去。当领导者能够强调接纳彼此的方法，则两人可以分享对团体结构的认识及在领导进程中相互支持。领导者可以在联合关系和团体中定义自己的角色和彼此的角色，也能够认定这就是"我们的团体"。

不过，在这个阶段的初期也有一个容易发生的议题，就是联合领导者两人的共谋（collusion）。共谋的发生来自两人没有充分认识到，承认和接纳差异可以产生凝聚力，反而以为冲突会妨碍关系，误以为如果提出不同的展望，可能冒犯对方，会伤到彼此的情感，因此为了保持良好关系，将不同想法保留在心中。在督导时间或在受训学生的每周领导记录里，我会听到或看到联合领导者有类似的表达："我们的团体现在大致进行得还顺利，不过有时候我的协同领导者有一些做法让我很不放心，我觉得成员可能有被强迫的感觉。我很想告诉他，他那样做，对团体和成员可能有一些负面的影响。不过我没有说出来，因为怕对他不好意思，好像我在批评他的做法不对"。其实，在这样的陈述当中可以嗅到害怕冲突的味道，这种情形是一种不完全成熟的处理冲突方法，两人的联合关系并未完全脱离联结阶段而真正进入共享关系阶段。由于对治疗的目标和任务的看法很具个人观点，因此领导者需要容纳自己和他人的意见，来共同形成对于团体和成员最有帮助的方向。在这个阶段，假如联合领导者能够就一段团体历程的不同观点和做法持续成功地公开讨论，才能去认同与检视彼此对团体历程的独特观点和催化方法，让彼此的情感自在交流，这样才是进入成熟的共享关系阶段，同时可以真实地感受凝聚和觉察反移情等现象。Fall 和 Wejnert 建议在督导时间使用录音、录像来回顾和讨论，这会特别有助于领导者检视内心的感受和想法。

第四是"互助工作阶段"。联合领导的两人运用他们的人际结构作为工具，来使团体持续增加力量和速度，并调和两人的关系。这时两人已经克服阻抗和冲突，能运用"事先讲好"和"开展过程"以利于联合领导和团体，维持团体顺利推展。两人"事先讲好"，能够让其中一人领导团体程序顺利，不至于中途毫无预警地突然改变方向。例如领导者 A 事先说好："今天假如成员 A 再出现喋喋不休，不断抱怨她对丈夫的不满和愤怒的情况，那么我想我们的团体已经准备好了，我打算介入来处理她"。如此事先讲好，届时另一位领导者便能知道这位领导者的目的和任务，且可以知道自己的角色和任务，该如何配合与协助。

至于"开展过程"，指联合领导者两人愿意向对方或团体，分享个人对团体历程或对个别成员的观察所得到的领悟，这对于联合领导或团体往往有帮助。这种分享个人内在的对话，是一种打开团体过程的行动。例如在团体进行中，领导者 A 对领导者 B 公开分享个人这样的内在对话："请暂停一下，我觉得好像有些迷失了。我们来讨论看看团体到底现在怎样了？"或是对团体分享，例如领导者 A 说："当我们一谈到成员 B 前一次在团体的反应时，我感受到的是整个团体的不自在气氛。"Fall 和 Wejnert 认为"开展过程"不只是可以检视个人内在的对话，自在地面对内心的两难，展现联合领导者的亲近关系，以及信任整个团体，而且对于团体成员而言，还具有一种典范作用。这个阶段，联合领导的关系和谐而深入，通常彼此可以开诚布公地分享与讨论，因此不同于前些阶段那样依赖督导。

　　第五是"休会阶段"，就是将团体带到结束的阶段。塔克曼（1965）在团体的最后阶段，不使用"结束"或"终止"，而使用"休会"，含有移往他处的意义，相当独特。一方面意味着在团体中的学习经验可以迁移到实际生活；另一方面也表示成员可以离开团体，回到现实生活。以此用在联合领导的最后阶段，也可以具有独特意义，领导者可以将在这个团体获得的联合领导经验，迁移到未来所带领的其他团体中；同时也表示两人的联合关系告一段落了，将来可能会，也可能不会再一同带一个团体。在这个阶段，领导者个人面对分离的经验，对联合领导关系可能有复杂的影响。由于，一方面要结束一个团体，另一方面也要结束联合的关系，有的领导者可能有个人情绪，回避将团体带向结束历程，他的做法好像这个团体还没有要结束；也有领导者可能在团体中，花费过多时间进行个人情绪处理，而这个问题应该在团体外的场合处理（例如减压或督导的时间），以免占用团体成员处理结束的时间；可能也有领导者退回到团体早期的权力竞争议题。无论哪一种情况都会妨碍团体进行结束的处理，领导者都必须有所认识和预防。

　　要成功地结束团体，领导者需要事先充分规划，并且有足够时间让成员向团体告别。在事先的规划中，也需要包括有关联合领导者两人的关系，使用"三人组督导模式"（triadic supervision model）处理领导者关系的结束，是一种好办法（Fall & Wejnert，2005）。在督导中讨论，并适当地处理关系的结束，然后可以在团体中与成员分享而带动成员去分享结束关系的情感。结束联合领导与结束团体相同，应该要包括：回顾共同领导一个团体的经验，检视正向的和成长的各方面，以及相互反馈以催化健康的结束，为未来开启合作的可能机会。

四、促进联合领导的关系

督导者要如何增进联合领导的两人的关系？首先督导者必须熟悉联合领导的关系发展与沟通技巧（Huffman & Fernando，2012）。实证研究指出，若联合领导者能够对个人内心与个人人际的忧虑，以及对他们合作关系的满意状况，进行省思、反馈、开放且诚实的沟通，则将有利于联合领导关系的发展，尤其在研究所的训练阶段，就应将其作为开始学习的重点（Okech & Kline，2005，2006）。因此，若联合领导者有接受督导，督导者需要协助联合的两人同时对个人内在心理和外在人际进行反省。在内心持续地评估他的伙伴关系，并增加自我揭露，以及由伙伴提供反馈，这样就可以促进关系的发展。此外，领导者也要开放且诚实地揭露个人的信息，以便增进信任关系和在团体聚会中的冒险介入（Okech，2008；Okech & Kline，2005）。在合作期间对于进行中的种种想法、感受、需求与反应，需要注意并养成直接、开放与诚实沟通的习惯（Dugo & Beck，1997；Fall & Wejnert，2005）。因此，当有安排督导时，联合领导者两人都参加是最有帮助的，尤其在团体督导情境中，不论是获得的反馈或支持都有较多的来源。

Huffman 和 Fernando（2012）根据亲密人际历程模式在督导中的研究结果，针对督导者可以促进联合领导关系，提出三项建议：（1）促进两人对联合领导关系发展的觉察；（2）通过亲密关系的发展，提升安全的环境；（3）促进联合领导者的亲密关系。针对前述三项建议，首先督导者需要与受督导的两人分享有关联合关系发展与团体发展的平行发展模式的知识。让他们了解两人所构成的亚团体与团体整体在关系发展上具有平行的现象（Delucia，Bowman，& Bowman，1989）。这项工作必须在督导历程的早期进行，让联合领导者了解培养关系的重要，使其可以在未来能够了解沟通的必要。其次，必须请联合领导者省思和分享他们以前生活中亲密伙伴关系的经验。由于一个人过去的个人依恋和亲密关系的经验，会影响当前对他人关系的信念（Reis & Patrick，1996）。这个分享不但可以了解彼此，更重要的在于增进对于联合关系的自我觉察。此外，督导者需要先开启有关受督导者个人能力的讨论，开始先将受督导者对于个人表现如何和伙伴对于其能力的评估的害怕，给予正常化。接着，督导者便可以鼓励受督者，讨论个人对于当前能力程度的忧虑，以及分享他所知觉的伙伴对于他的能力的信念。在每次团体聚会之后，要立即鼓励联合领导者彼此给对方反馈，这些督导做法的主要目的，在于促进联合领导者对于关系发展的觉察。

其次，督导者要负责强化督导环境的安全感，以便可以支持受督导者进行人际学习，安心地自我揭露，以及诚恳且尊重地给予伙伴反馈（Fernando & Herlihy，2010）。此外，督导者本身若能够对合伙的领导者做适当的自我揭露和共情，则可以示范亲密关系的发展。督导者可以自我揭露对当下督导过程的体验，将个人内在的反应告知受督导者，由于督导也是另一种合伙关系，所以这样可以向受督导者示范自我揭露的价值。最后，督导者也要善用机会和联合领导的受督导者沟通，以表达了解和共情。督导者的这些作为主要在于促进督导的安全关系，也示范合伙的两人可以如何进行安全的沟通。

最后，若要促进联合领导者的关系，督导者不能只聚焦在增进亲密关系的介入上，还需要容许受督导者去辨识亲密中存在的冲突的性质。由于人需要亲密的接触，同时也害怕亲密接触，所以督导者要留意受督导者的关系发展过程，观察他们亲密对话的增减状况。他们若能进行个人内心与个人人际的反省，并能够开诚布公地自我揭露，而伙伴也能够表达具尊重的反馈，则亲密关系将可以不断地提升。在这个过程，督导者需要示范，并鼓励自我揭露与反馈，同时也向受督导者表达共情与了解，如此营造支持的督导环境，以供受督导者学习发展亲密的联合关系。

第五节　联合领导者的沟通与合作原则

沟通与合作有密切的关联，沟通是促进合作的必要手段。在联合领导者的沟通方面，本节主要想说明联合关系中的三个沟通时段：团体聚会前、聚会中和聚会后的沟通。其次，主要针对联合领导，尤其是采取分享领导模式的协同领导者，提出建议性的合作原则，以供领导实务的参考。

一、领导者的沟通

无论是哪一种模式的联合领导，核心任务都是合作完成共识的治疗计划，因此能够密切而和谐地共同带领一个团体，充分沟通是成功的第一关键。由于强调合伙，因此协同领导模式比轮流领导模式，更加不容易达成合伙。由于后者通常可以在事前明确划分团体领导的任务、工作和责任，而前者则不能。不过，无论哪一种联合领导模式，领导者的沟通都需要包括：团体聚会的事前沟通和事后沟通，以及在团体聚会中的沟通。

（一）团体聚会的事前与事后沟通

领导者两人在计划带领团体的时候，以及在每次带领团体聚会之前和聚会之后，都要持续地积极沟通。尤其，在事前规划团体的时候，应该先讨论彼此的团体观念和领导理念。亚隆认为忙碌的机构为了讲究效率和经济，而不安排联合领导者的讨论时间，这是一种严重的错误，他主张在每次团体聚会前，联合领导的两人至少应该要有几分钟时间谈谈上次聚会的事，同时检视当天聚会可能的流程（Yalom & Leszcz，1999，2005）。并且在每次团体聚会结束之后，也需要有 15~20 分钟的时间，一方面作为减压之用，另一方面分享对于彼此行为的省思（Fall & Wejnert，2005）。联合领导的两人需要有足够的时间一起讨论、学习彼此对于领导团体的观点和方法，并建立起合作关系。事前与事后的沟通，都有利于两人对团体中的关键事件进行观点交换，并产生最好的共识，如果没有时间可以沟通彼此的认知，可能会由于个人错误的假设，以为另一位领导者会如此想、如此做，导致在团体中合作困难。在团体中尤其是严重的意见分歧与冲突，不只是对成员而言是最坏的人际示范，同时对领导者、成员和团体都会造成伤害（Chen & Rybak，2004）。因此，当两人对团体中的议题有严重的歧义，那最好在团体聚会之后，两人坐下来，使用足够的时间好好地讨论，而不要在团体中占用过多团体时间去讨论，甚至发生争执。尤其在团体中讨论时，两人为了顾及个人在团体成员面前的面子，更容易坚持己见，而无法好好沟通。

（二）团体聚会中的沟通

由于团体情境的本质具有复杂性、多变性、易变性，以及不可预测性。尽管领导者两人事前已经进行过充分的沟通，然而在团体进行过程中难免有需要通过非语言或语言沟通的议题和事项。有些时候为了避免在团体过程中显得突兀或干扰，不适合或不需要用语言来沟通，这时领导的两人就得使用非语言来沟通。在团体过程中，眼神和手势便是联合领导者常用来了解彼此意图的非语言沟通。例如，团体进行剩下约 10 分钟，有一名成员话快说完了，当你注意到可以准备结束该次聚会时，可以向正在与该名成员交谈的联合领导者示意，用食指指一指手表，表示团体结束的时间快到了。当该成员结束了说话，你的联合领导者便会给这名成员的表述进行简短小结，然后，你就可以出来开始进行结束团体。又例如，团体成员讨论一个不重要的话题，已经花了不少时间，你看到你的联合领导者的非语言，显示出不想让团体继续这个话题，而你也认为应该转换个话题时，可以使用眼神和点头表示同意。然后，由其中一人截断成员们的话题，并提出与团体成员有关且比较有意义的议题，将团体导向较有意义的讨论方向。

使用语言来进行团体中两人的沟通，其通常目的是用来协助对方或厘清方向，而不是用来指挥与你联合领导的伙伴。当你的联合领导者可能忽略或遗漏了某些部分，或是团体的方向和焦点偏离了，而他不觉察地继续在工作，这时你可以指出状况，或与他进行确认。例如，团体成员 A 提出了个人议题，在团体讨论过程中，其他两名成员，成员 B 和成员 C 相继提出和成员 A 的自我揭露相似的议题，因而团体正在讨论这个议题，然而从观察来看，你发现原先提出议题的成员 A 并没有继续加入讨论，这是由于成员 B 和成员 C 自我揭露的时间比成员 A 更多，内容更容易吸引团体，你的联合领导者（L1）似乎也将焦点更多地放在成员 B 和成员 C 身上，虽然你可能不确定 L1 的意图，然而可以指出团体的状况来沟通："L1，由于方才是由成员 A 开启这个议题的，我看到成员 A 可能还有一些地方需要探讨，等一下我们是否可以回到成员 A，让他再来谈谈？"

虽然，联合领导者意见不同的时候，可以在团体内沟通，若成功解决意见分歧或冲突，可以给成员带来人际示范与学习。然而，在团体初期则不适用这项原则（Yalom，2005）。由于团体初期成员对领导者的了解极为有限，团体的安全和信任程度较低。联合领导者两人在团体内发生意见分歧或冲突，不只影响成员使其对两位领导者产生负面观感，也将升高成员对领导者和团体的不信任感。因此，在团体初期，领导者在团体中不论有不同意见或可能的冲突，都应在该次团体聚会结束之后，在督导或减压时间进行讨论。

最后，当联合领导者在团体内进行沟通时，有两项禁忌：其一，两人使用悄悄交谈的方式；其二，指挥另一位领导者。领导者在团体聚会进行中悄悄交谈，会让成员感到这两位领导者之间有秘密，而他们却被置身度外。怀疑是一种破坏关系的毒素，将影响团体成员的信任，所以领导者应将沟通的意图透明化。其次，若是联合领导者的沟通是用来指挥另一位领导者，这种行为表示对另一位领导者不信任或不尊重，或表示这位领导者企图控制另一位领导者。这种行为，会构成对团体成员的错误人际示范，所以应该绝对禁止这样的行为。

二、联合领导的原则

成功的联合领导，首要条件就是信任与沟通。研究发现，当两人同意联合领导的时候，彼此将首先考虑到能力的议题，由于自认为是有效率或无效率的联合领导者，因而一想到能力和合作关系的性质，都会有先入为主的焦虑（Okech & Kline，2006）。联合领导者心中感到矛盾，一方面会很焦虑能力的议题；另一方面则承诺要建立密切的联合关系，而且也会从一开始对领导能力的焦虑，转移到对建立关系的能力上，因此影响联合领导的关系。

联合领导者对于合作能力的知觉包括两种：一种是领导团体的能力；另一种是建立关系的能力。若两人之间能够诚实分享情绪以及对于关系之间互动的认知，则关系可以提升，若彼此不诚实，将导致关系的禁制。因此，Okech（2008）建议联合领导者两人应当善用反省，去检视个人内心的历程，与另一位领导者和成员的人际互动历程，以及做决策时身为联合领导者的角色，并将省思的觉察与发现，在两人之间诚实地提出来讨论，如此对于联合领导才有帮助。

除了上述领导者两人的信任与沟通十分重要之外，还有一些实务上的合伙原则也可以促进和谐、有效的合作。虽然，在前述三种联合领导模式当中，轮流领导模式在角色与任务分配上比较容易，但 Chen 和 Rybak（2004）并不推荐接受训练的领导者采用这种领导模式，而建议采取协同领导模式作为学习两人要如何联合领导。因为，这种领导模式可以让团体中联合领导的两人，向成员示范互相辅助、彼此支持与良好沟通。协同领导模式对于成员而言确实有很多优点，不过根据笔者训练领导者经验，这种领导模式对于入门级的受训者而言特别困难，在带领团体和合作之间顾此失彼。故倾向建议入门的新手领导者训练时，宜采取轮流领导模式，等到对团体历程、团体动力和沟通都比较有经验之后，在进阶的训练中再学习协同领导模式。

协同领导模式是合伙的挑战性较高的一种联合领导模式，以互相支持与机动性互助为首要原则。笔者从多年实务与督导当中，提出下列联合领导原则，可供采取协同领导模式者参考：

（一）领导者两人权力的运用，需要宽严并济

团体或个别成员在治疗过程面对治疗的压力时，容易退缩，甚至阻抗。如果是联合领导的情境，领导者分担不同任务与角色，就比较容易去平衡彼此，让团体或成员个人感到比较有力量去面对压力。治疗的历程是一个有压力的历程，当一名成员卡在一个地方不前进的时候，通常是由于内心的冲突：一方面要努力去治疗以突破个人的困境；另一方面却感到害怕。当一名成员因为害怕，而有压力感的时候，这个氛围将影响整个团体的压力感，因此需要其中一位领导者去鼓励这名成员，并给成员个人一点点压力，以便能去面对会引发他害怕的治疗工作；而另一位领导者，则对这名成员所感到的焦虑提供支持，表示理解他尚未准备好。如此，不但这名成员在获得支持之下，比较有力量去工作，也给团体示范了如何在有压力，同时又有支持的状况下去面对治疗。在团体中，联合领导者犹如一个家庭中的父母两人，一个严厉时，一个便宽松。如果父母都严厉，孩子便无所逃遁，被压力所逼迫；如果父母都过于宽松，孩子便放纵，不会学习。团体领导者与团体成员关系也是这样，领导者两人通过任务与角色的分配，可以达到领导权力运作的平衡。

（二）当一人处理个别成员时，另一人需要照顾整个团体

团体进行中，当一位领导者专注在与特定的一名成员对话的历程时，另一位领导者的目光务必巡视照顾整个团体与其他成员，以便知道团体整体的反应和氛围，以及其他个别成员的非语言反应状况。以便观察到有特殊反应的成员时，能适时引导这名成员加入这个讨论历程，尤其在团体初期，从成

员个人焦点转换为人际焦点，可以避免团体历程过度聚焦在一名成员身上。让更多的成员参与团体，有促进团体历程发展的作用。

（三）在非结构团体中使用结构活动

即便非结构团体，在团体历程中，领导者可能因团体或个别成员的需要，而选择一种结构活动作为介入技术来使用。如果在团体中使用结构活动，应该由决定该活动的领导者为主要领导者，负责说明活动，甚至示范。进行活动的过程中，两人需要互助，而最后通常仍由该开启的领导者负责结束该活动。因为他选择这个活动，有他的意图，也比较知道何时该结束，而另一位领导者，则在该结构活动结束之后，负责开启另一个段落的团体方向。

（四）切忌在团体中指挥你的联合领导者

在团体历程中，一方面领导者两人各有不同的任务，另一方面要避免权力高低的不良示范。尤其在使用结构活动或特殊介入的时候，若你是负责提出这项介入或活动的领导者，不宜指挥你的合伙领导者作为你的助手，两人需要各司其职，方能完成一项介入的绩效。在历程进行中，团体成员通常会有两种角色，参与活动者与观察者，因此你的联合领导者需要在该活动进行的历程中，负责观察团体和其他旁观的每一名成员的状况与反应。例如领导者 A 采取角色扮演的介入技术，需要有人承担某角色的时候，应该找适当的成员来担任，当 A 这位领导者全心投入，协助成员进行角色扮演的历程时，领导者 B 便负责观察团体和其他成员，以便当需要有成员加入活动的时候，他比较清楚当下的成员动静，可以协助找出适当的成员，且在完成角色扮演活动后的讨论过程中，由于他在前面段落的全程观察，也比较清楚特别需要引出哪些成员加入讨论或对这些成员进行反应。

（五）使用绕圈活动

绕圈活动也是一种结构活动，通常使用绕圈活动，是为了让每位成员都有表达的机会。如果使用绕圈轮流发言，那么由一位领导者主持开始，或兼作为示范。若这个轮流活动主要为了成员介入，则当绕圈子轮到另一位领导者时，他可以选择跳过，若他决定也采取参与者角色，通常留在最后进行。当负责该活动的领导者结束这个绕圈活动时，便由另一位领导者开启新的团体方向。

（六）两位领导者切勿同时聚焦在同一名成员上

当其中一位领导者与一名成员对话讨论时，另一位领导者不要插手其中，以免形成两人对付一人，或相互较劲的局面。如此，不但该成员压力特大，两位领导者也容易由于对于该成员概念化的差异，或对于介入的看法不同而起冲突，或让成员感到混淆或失焦。由于在团体进行中，如果只有一位领导者，通常需要保持一只眼观照整个团体，另一只眼观照个别成员，这是很吃力的工作，若有两人一起带领团体，便能够分担这两项任务。

（七）切勿为另一位领导者的说明做补充，因为那个需要可能来自你个人的焦虑

有的领导者习惯于在另一位领导者说明之后，再补充说明。这位领导者应该反省自己这个习惯与个人内在焦虑的关联，这个焦虑可能来自不信任，或竞争的需要。当一位领导者在进行一项说明，另一位领导者应该注意成员们的反应，以确定成员注意听讲的状况，以及是否有疑惑，以便可以询问非语言显示似乎没听懂的成员是否有疑惑或不了解，若成员有疑惑或不了解，需要请求补充说明，则是该成员的责任，不要剥夺成员发展自发性和主动性的机会。需要补充说明，也将由原说明的领导者进行补充。

（八）彼此协助

当其中一位领导者被成员挑战或攻击的时候，另一位领导者可以扮演中间人，协助引导沟通，或是将成员挑战的议题转个角度，以便该领导者、成员和团体能够沿有助益的方向继续讨论下去，而不是扮演一个仲裁者。例如在一个非结构团体的初期，由于团体成员需要自我揭露的压力大，在一次聚会当中经过数分钟的沉默之后，有一名成员出来对着其中一位领导者 A 说："我们以前就认识，我知道你也有一些个人的困扰，今天就轮到你也来让我们了解你的事了。"当这位被挑战的领导者 A 回应："团体的时间是给你们大家使用的，我是来协助你们的。"这一名成员突然口气不太好地对这位领导者说："你不是讲过，在团体里大家都平等，而且要坦诚吗？可是我觉得你在团体里很虚伪，好像只有我们有问题，你是个没有问题的人。"显然这个冲突已经明显化。这时候另一位领导者 B 介入，对这名成员说："我感觉到此时在这个团体，每个人都感到需要自我揭露的压力。由于你和 A 相互认识，让你

对 A 在团体中的领导者角色感到很不自在。不过我想知道其他人对于团体时间使用的看法？"领导者 B 的介入可以让领导者 A、那一位挑战的成员，以及其他成员打开沟通的机会。

（九）两位领导者切勿轮流不停地说话

当一位领导者刚刚讲完话，另一位领导者紧接着也说话，形成两人轮流说话的局面时，如同两人在唱双簧。每当一位领导者说完话之后，应先等待团体成员的反应，成员在团体中的倾听和反应都是很重要的行为，如果领导者只重视自己的"讲话"，不重视"倾听"成员的反应，可能重演了成员早期不良的亲子互动。可以想象，假设一个家庭的父母轮流讲个不停，却没有给孩子说话的机会，这样的父母绝对不知道、也不了解孩子对于父母的反应，反而是孩子已经看清父母两人。在团体中领导者亦如是。

（十）座位的安排

领导者的座位，不但影响与成员的关系，也影响团体的动力，因此选择座位需要注意：（1）两人分别坐在三或四点钟位置，切勿正对面而坐，由于领导者两人若彼此坐在正对面，那么一个团体如同被切成两半，将影响团体成员的互动与团体动力。从实务经验中会看到，被分成两半的团体，各半成员内部彼此互动较多，而对面的另一半团体成员则容易成为观望者，更有可能成为挑战或对立者；（2）邻座会影响关系发展，团体初期领导者尽量不要每次都坐在相同的位置，领导者要变化地选择座位，尽量每次与不同的成员邻座，以增加初期的物理接触，这对于和成员的关系有正面影响；（3）主动选择位置，不要坐在成员预留给领导者的位置上，这是成员企图利用控制位置，来控制领导者；（4）可以选择坐在被团体忽略的成员邻座，由于通常成员比较会注意领导者，由此也会增加对与领导者邻座的成员的注意，当一名成员被团体其他成员所注意，也会增加参与行为。

（十一）需要让给对方照顾的成员

刚好坐在领导者自己两侧的成员，最好由另一位协同领导者负责主要观察与介入工作。很多时候，坐在领导者两侧的成员，由于与他们相邻的领导者比较不容易看到他们的非语言行为，可能容易被该领导者忽略，而另一位领导者则可以清楚观察到那两名成员的非语言行为。所以与你的协同领导者邻座的两名成员，主要由你观察和介入，或协助你的联合领导者处理。例如，你的伙伴（L1）正在就一个亲子冲突议题，协助两三名成员进行探讨，你观察到你的伙伴右手邻座的那一名成员（M1），数次似乎想出来说话，然而由于你的伙伴没有看到这名成员的非语言行为，而未能给予机会，这时你可以这样来协助："L1，我看到 M1 有几次好像有话要说"。

（十二）不要在团体内阻止对方正在进行的介入

在领导团体过程中，若对方已经开始进行一项介入，而对于这项介入你不同意或感到不妥，即便你很不同意对方的介入，切勿阻止，以免发生冲突，或让成员感到无所适从。这种不信任或权力较劲的行为要绝对避免，应该在团体聚会的事后减压或督导时间，再将你的观点提出，并共同评估与讨论对方所采取的介入的影响与效果，这对于联合领导的两人都是一种学习。

（十三）开展与结束的原则

一次聚会以由一位领导者开始，由另一位领导者准备结束为原则。此外，也不要每次都由同一位领导者开展团体，如此可以均衡团体领导者的权力。而一个段落的讨论则由一位领导者开始，也由同一位领导者结束，这样他开展这个段落的意图可以充分完成。而另一位领导者由于较有余力观察与理解这段历程，刚好可以知道如何开启另一个新的段落。

第六节　结语

团体的领导者有如家庭中的父母，僵化的分工不如弹性的合作。联合领导，不仅仅是将一人的工作分成两人做，而是发挥由两人领导胜于一人领导的功能。在团体历程，领导者两人都得积极投入不同功能与角色，参与团体中的每项催化与介入，同时，彼此要相辅相成，互补彼此的工作。合伙行为的学习来自实务，而合伙关系的发展则来自协商；合伙的默契很重要，主要来自了解对方，合伙不只是一种技术，也是一种艺术，因此联合领导的效能，来自熟能生巧。

参考文献

王文秀. 咨询督导历程研究——咨询督导者之发展历程与受督导者的 "最佳与最差被督导经验" 之整理与诠释. 行政院国家科学委员会项目研究报告（NSC 88-2413-H-134-003）. 台北：行政院国家科学委员会，2000.

何华国. 人际沟通. 台北：五南出版社，2005.

吴秀碧. 一个进阶领导者系统化训练模式的建构. 辅导季刊，46（2），55-65，2010a.

吴秀碧. 咨询团体领导原理的建构：螺旋式领导方法. 中华辅导学报，17，1-32，2005.

吴秀碧. 系统化训练模式对咨询团体领导者进阶训练效果之研究. 中华辅导与咨询学报，28，101-146，2010b.

吴秀碧. 有关团体，亚隆他们说清楚了吗？咨询心理学报，3（1），1-13，2015.

吴秀碧，洪雅凤. 成员投入程度及与缺席和流失的关联之初探. 论文发表于中国辅导学会年会暨学术研讨会，台北，2006.

吴秀碧，洪雅凤，许育光. 团体成员自我揭露行为与团体气氛之分析研究. 论文发表于中国辅导学会年会暨国际学术研讨会，台北，2005.

吴秀碧，洪雅凤，罗家玲. 团体咨询历程中领导者意图与聚焦之分析研究. 中华辅导学报，13，117-150，2003.

吴秀碧，许育光. 团体领导能力量表之常模建构与领导者能力分析. 台湾咨询心理学报，3（1），27-51，2015.

　　吴秀碧，许育光，李俊良．咨询团体历程中成员自我揭露频率与深度之初探．彰化师大辅导学报，25，1-24，2003.

　　吴秀碧，许育光，洪雅凤，罗家玲．团体咨询历程中领导者技术运用之分析研究．文化特质与共同性的谐和与发展．2004第三届国际跨文化研究会议，台北市，2004.

　　李郁文．团体动力过程中"代罪羔羊"现象的探讨．咨询与辅导，143，40-42，1997.

　　李新乡．组织心理学．台北：五南出版社，2008.

　　卓纹君，黄进南．咨询实习生接受个别督导经验调查研究——以高雄师范大学辅导研究所为例．论文发表于咨询与心理治疗实习和专业监督学术研讨会，高雄市，2002.

　　林万亿．团体工作——理论与技术．台北：三民书局，1998.

　　施香如．受督导者对于咨询督导过程的影响因素：从受督导者的知觉检视．咨询辅导学报，10，31-50，2004.

　　美国精神医学学会．台湾精神医院学会，译．DSM-5 精神疾病诊断手册．台北：合记，2015.

　　张春兴．教育心理学：三化取向的理论与实践．台北：东华出版社，2003.

　　许育光．团体咨询成员自我揭露因素之力成变化分析．教育心理学报，42（4），655-676，2011.

　　许育光．非结构式咨询团体不同历程阶段成员气氛知觉与自我揭露因素之相关研究．中华辅导与咨询学报，45，95-122，2016.

　　许雅惠．督导者的反馈介入对实习咨询师的冲击及咨询行为影响之分析研究：以一对咨询督导为例（未出版的博士论文）．高雄师范大学，高雄市，2005.

　　许韶玲．督导者知觉受督导者影响咨询督导过程之因素．应用心理研究季刊，18，113-144，2003.

　　连廷嘉，徐西森．咨询督导者与实习咨询员督导经验之分析．应用心理研究季刊，18，89-111，2003.

陈皎眉，王丛桂，孙蒨如. 社会心理学. 台北：双叶出版社，2007.

彭泗清，杨中芳. 人际交往关系的影响因素与发展过程. 本土心理学研究，12，291-312，1999.

杨中芳. 人际关系与人际情感的概念化. 本土心理学研究，12，105-179，1999.

叶永文. 排除理论. 台北：扬智文化，1998.

潘正德. 团体动力学. 台北：心理出版社，2012.

谢丽红. 成长团体过程与团体效果之分析研究（未出版的博士论文）. 彰化师范大学，彰化县，1995.

谢丽红，翁毓秀，张欣祐. 团体督导对硕士层级准咨询师团体领导能力督导效果之分析研究. 辅导与咨询学报，29（2），99-116，2007.

蓝采风. 社会学. 台北：五南出版社，2000.

阿姆斯特朗. 人本取向沙盘治疗. 许智杰，谢政廷，译. 台北：心理出版社，2012.

布雷姆，卡辛，费恩. 社会心理学. 王庆福，译. 台北：双叶出版社，2006.

卡普其，格罗斯. 咨询与心理治疗：理论与实务. 伍育英，陈增颖，萧景容，译. 高雄：复文出版社，2006.

卡什丹. 客体关系治疗：关系的运用. 林秀慧，林明雄，译. 台北：心理出版社，2011.

科里. 咨询与心理治疗理论与实务. 郑玄藏，等译. 台北：双叶出版社，2002.

迪沃德. 动力取向治疗：支持取向与洞见趋向的心理治疗. 林明雄，林秀慧，译. 台北：心理出版社，2000.

弗兰科尔. 生存的理由. 游恒山，译. 台北：远流出版社，1991.

希尔. 助人技巧：探索、洞察与行动化的催化. 林美珠，田秀兰，译. 台北：学富出版社，2006.

霍夫曼. 人性探索马斯洛：心理学大师的淑世旅程. 许晋福，译. 台北：

美商麦格罗希尔，2000.

霍洛维茨著. 人际观点心理病理学. 何政岳，杜家兴，林伯彦，吴淑真，陈秋榛，译. 台北：心理出版社，2007.

罗梭拉图. 牺牲——精神分析的指标. 卓立，杨明敏，谢隆仪，译. 台北：心灵工坊，2008.

泰伯，麦克克鲁著. 徐明丽，译. 人际历程心理治疗. 台北：心理出版社，2003.

威斯曼，马科维茨，科勒曼. 人际治疗理论：理论与实务. 唐子俊，唐慧芳，何宜芳，黄诗殷，郭敏慧，王瑓瑛，译. 台北：五南出版社，2005.

亚隆. 人际互动团体心理治疗：住院病人模式. 陈登义，译. 台北：桂冠出版社，2001.

Abdullah, M. (2002). Bibliotherapy. (Report No. EDO-CS-02-08). Washington, DC: Office of Educational Research and Improvement. (ERIC Document Reproduction Service No. ED00036).

Abdullah, M. (2002). Bibliotherapy. In B. T. Erford, S. T. Eaves, E. M. Bryant, & K. A. Young. *Thirty-five techniques every counselor should know*. Columbus, OH: Merril.

Adler, A. (1929). *The practice and theory of individual psychology*. London, UK: Routledge.

Adler, A. (1930). *The education of children*. New York, NY: Greenberg.

Adler, A. (1931). *What life should mean to you*. Oxford, England: Little Brown.

Adler, A. (1938). *Social interest: A challenge to mankind*. London, UK: Faber & Faber.

Adler, A. (1959). *The practice and theory of individual psychology*. Patterson, NJ: Little flied.

Agazarian, Y. (1989). Group-as-a-whole systems and practice. *Group*, 13, 1301-1354.

Agazarian, Y. (1997). *Systems centered therapy for groups*. New York, NY:

The Guilford Press.

Agazarian, Y. M. (1992). Contemporary theory of group psychotherapy: A system approach to the group-as-a-whole. *Journal of Group Psychotherapy*, 42, 177-203.

Agazarian, Y., & Peter, R. (1981). *The visible and the invisible group*. London, UK: Routledge.

Aguayo, J. (2013). Review of projective identification: The fate of a concept. *Psychoanalytic Psychology*, 30(3), 516-522. doi: 10.1037/a0030654

Ainsworth, M. D. S. (1982). Attachment: Retrospect and prospect. In: C. M. Parkes & J. Stevenson-Hinde (Eds.), *The place of attachment in human behavior* (pp. 3-30). New York, NY: Basic Books.

Alexander, F., & French, T. M. (1946). *Psychoanalytic therapy: Principles and application*. New York, NY: Ronald Press.

Alford, K. M. (1998). Family roles, alcoholism, and family dysfunction. *Journal of Mental Health Counseling*, 20(3), 250-260.

Allport, G. (1961). *Pattern and growth in personality*. New York, NY: Holt, Rinehart & Winston.

Allport, G. W. (1937). *Personality: A psychological interpretation*. New York, NY: Holt, Rinehart, & Winston.

Alonso, J. T. (2011). *Cohesion's relationship to outcome in group psychotherapy: A meta-analysis review of empirical research* (Unpublished doctoral dissertation). Brigham Young University, Provo,UT.

Amason, A. C., & Sapienza, H. J. (1997). The effects of top management team size and interaction norm on cognitive and effective conflict. *Journal of Management*, 23, 495-516.

Anderson, S. M., & Beck, M. S. (1998). Transference in everyday experience: Implication of experimental research for relevant clinical phenomena. *Review of General Psychology*, 2(1), 81-120.

Ansbacher, H. L. (1968). The concept of social interest. *Journal of Individual*

Psychology, 24, 131-149.

Ansbacher, H. L., & Ansbacher, R. (1956). *The individual psychology of Alfred Adler: A systematic presentation in selections from his writings*. Oxford England: Basic Books.

Appelbaum, A. H. (1998). Supportive therapy: A developmental view. In L. Rockland (Ed.), *Supportive therapy: A psychodynamic approach*. New York: Basic Book.

Archer-Kath, J., Johnson, D. W., & Johnson, R. (1994). Individual versus group feedback in cooperative groups. *Journal of Social Psychology*, 143, 681-694.

Arizmendi, T. G., Beutler, L. E., Shanfield, S. B., Crago, M., & Hagaman, R. (1985). Client-therapist value similarity and psychotherapy outcome: A microscopic analysis. *Psychotherapy*, 22, 16-21.

Aron, L. (1996). *A meeting of minds-mutuality in psychoanalysis*. London, UK: The Analytic Press.

Association for Specialists in Group Workers (2000). ASGW professional standards for the training of group workers. *Journal for Specialists in Group Work*, 25, 327-342.

Author, N., & Achenbach, K. (2002). Developing multicultural counseling competencies through experiential learning. *Counselor Education and Supervision*, 41, 111-119.

Bach, R. (1954). *Intensive group psychotherapy*. New York, NY: Ronald Press.

Back, K. (1950). The exertion of influence through social communication. In L. Festinger, K. Bach, S. Schachter, H. H. Kelley, & J. Thibaut (Eds.),*Theory and experiment in social communication* (pp. 21-36). Ann Arbor, MI: Edwards Bros.

Bagwell-Reese, M. K., & Brack, G. (1997). The therapeutic use of reframing and worldview in mental health counseling. *Journal of Mental Health Counseling*, 19(1), 78-86.

Bakan, D. (1966). *The duality of human existence: Isolation and communion in western man*. Boston, MA: Beacon.

Baker, J., Parks-Savage, A., & Rehfuss, M. (2009). Teaching social skills in a virtual environment: An exploratory study. *Journal for Specialists in Group Work*, 34(3), 209-226.

Bale, R. F. (1970). *Personality and interpersonal behavior*. New York, NY: Holt, Rinehart & Winston.

Bales, R. F., & Borgatta, E. F. (1965). Size of group as a factor in the interaction profile. In A. P. Hare, E. F. Borgatta, & R. F. Bales (Eds.), *Studies in social interaction*. New York, NY: Knopf.

Barak, A., & LaCrosse, M. B. (1975). Multidimensional perception of counselor behavior. *Journal of Counseling Psychology*, 22(6), 471-476.

Barbara, E. (2006). *Personality theories: An introduction*. Boston, MA: Houghton Miffin.

Barber, J. P., Stratt, R., Halperin, G., & Connoly, M. B. (2001). Supportive techniques: Are they found in different therapies? *Journal of Psychotherapy Practice and Research*, 10, 163-172.

Barker, L. L., Wahlers, K. J., Watson, K. W., & Kibler, R. J. (2000). *Group in process, an introduction to small group communication* (6th ed.). Englewood Cliffs, NJ: Prentice- Hall.

Barrett-Lennard, G. T. (1981). The empathy cycle: Refinement of a nuclear concept. *Journal of Counseling Psychology*, 28, 91-100.

Barrett-Lennard, G. T. (1993). The phases and focus of empathy. *British Journal of Medical Psychology*, 66, 3-14.

Basch, M. F. (1983). Empathic understanding: A review of the concept and some theoretical considerations. *Journal of the American Psychoanalytic Association*, 31, 101-126.

Bates, M., Johnson, C. B., & Blaker, K. E. (1982). *Group leadership: A manual for group counseling leaders* (2nd ed.). Denver, CO: Love.

Bateson, G. (1955). A theory of play and fantasy: A report on theoretical aspects of the project of study of role of paradoxes of abstraction in communication.

Psychiatric Research Reports, 2, 39-51.

Batson, C. D., & Coke, J. (1981). Empathy: A source of altruistic motivation for helping. In J. Rushton & R. Sorrentino (Eds.), *Altruism and helping behavior* (pp. 167-187). Hillsdale, NJ: Erlbaum.

Bauer, G. P., & Mills, J. A. (1989). Use of transference in here-and-now: Patient and therapist resistance. *Psychotherapy*, 26(1), 112-118.

Beck, A. P. (1981). The study of group phase development and emergent leadership. *Group*, 5(4), 48-54.

Beck, A. T. (2009). *Depression* (2nd ed.). Philadelphia, PA: University of Pennsylvania Press.

Bednar, R. L., & Langenbahn, D. M. (1979). Structure and ambiguity: Conceptual and applied misconceptions. *Journal for Specialists in Group Work*, 4, 170-175.

Bednar, R. L., Melnick, J., & Kaul, T. (1974). Risk, responsibility and structure: A conceptual framework for initiating group counseling and psychotherapy. *Journal of Counseling Psychology*, 21, 31-37.

Bednar, R. L., Melnick, J., & Kaul, T. J. (1974). Risk, responsibility and structure: A conceptual framework for initiating group counseling and psychotherapy. *Journal of Counseling Psychology*, 21, 31-37.

Beech, A. R., & Hamilton-Giachritsis, C. E. (2005). Relationship between group climate and treatment outcome in group-based sexual offender treatment programs. *Sexual Abuse: A Journal of Research and Treatment*, 17(2), 127-140.

Behrends, R., & Blatt, S. J.(1985). Internalization and psychological development throughout the life cycle. *Psychoanalytic Study of the Child*, 40, 11-39.

Bendersky, C., & Hays, N. A. (2012). Status conflict in groups. *Organization Science*, 23, 323-340.

Benedetti, F. (2011). *The patient brain's: The neuroscience behind the doctor-patient relationship*. New York, NY: Oxford University Press.

Benjamin, A. B. (1987). *The helping interview with case illustrations*. Boston, MA: Houghton Mifflin.

Benjamin, L. (1993). *Interpersonal diagnosis and treatment of personality disorder* (2th ed.). New York, NY: Guilford Publication.

Benjamin, L. (1995). Grief and mourning in infancy and early childhood. *Psychoanalytic Study of the Child*, 15, 9-52.

Berlincioni, V., & Barbieri, S. (2004). Support and psychotherapy. *American Journal of Psychotherapy*, 58(3), 321-334.

Bernard, H. S., Drob, S. L., & Lifshutz, H. (1987). Compatibility between cotherapists: An empirical report. *Psychotherapy*, 24, 96-104.

Bernard, J. M. (1992). The challenge of psychotherapy-based supervision: Making the pieces fits. *Counselor Education and Supervision*, 31(4), 232-237.

Bernier, N., & Dozier, M. (2002). The client-counselor match and the corrective emotional experience: Evidence from interpersonal and attachment research. *Psychotherapy, Theory/Research/Practice/Training*, 39(1), 32-43.

Beutler, L. E., Pollack, S., & Jobe, A. M. (1978). "Acceptance", values, and therapeutic change. *Journal of Counseling and Clinical Psychology*, 46, 198-199.

Bion, W. R. (1952). Group dynamics: A review. *International Journal of Psychoanalysis*, 33, 235-247.

Bion, W. R. (1961). *Experiences in groups*. New York, NY: Basic Books.

Bion, W. R. (1962). The psychoanalytic theory of thinking. *International Journal of Psychoanalysis*, 43, 306-310.

Black, M. J. (2007). Enhancing the therapeutic experience: A relational commentary on Judith Pickle's Case. *Psychoanalytic Inquiry*, 27(1), 66-87.

Blatt, S. J. (1990). Interpersonal relatedness and self-definition: Two personality configurations and their implications for psychopathology and psychotherapy. In J. Singer (Ed.), *Repression and dissociation: Implication for personality theory, psychopathology and health* (pp. 299-335). Chicago, IL: University of Chicago Press.

Bollen, K. A., & Holye, R. H. (1990). Percieved cohesion: A conceptual and empirical examination. *Social Force*, 69(2), 479-504.

Book, H. E. (1988). Empathy: Misconceptions and misuses in psychotherapy. *American Journal of Psychiatry*, 145, 420-424.

Bordin, E. S. (1979). Generalizability of psychoanalytic concept of working alliance. *Psychotherapy: Theory, Research and Practice*, 16, 252-260.

Bordin, E. S. (1979). The generalizability of the psychoanalytic concept of the working alliance. *Psychotherapy: Theory, Research, and Practice*, 16, 252-260.

Bowers, W. A., & Gauron, E. F. (1981). Potential hazards of the co-therapy relationship. P*sychotherapy: Theory, Research, & Practice*, 18, 225-228. doi:10.1037/h0086083.

Bowlby, J. (1969). *Attachment and Loss: Attachment* (Vol. 1). New York: Basic Books.

Bowlby, J. (1973). *Attachment and loss, vol. 2: Separation: Anxiety and anger.* London, UK: Hogarth Press and Institute of Psycho-Analysis.

Bowlby, J. (1980). *Attachment and Loss, vol. 3: Loss: Sadness and depression.* London, UK: Hogarth Press and Institute of Psycho-Analysis.

Bowlby, J. (1982). *Attachment and loss, Vol. 1: Attachment.* New York, NY: Basic Books.

Bowlby, J. (1988). *A secure base: Parent-child attachment and healthy human development.* London, UK: Tavistock Professional Book.

Boyd, R. D. (1994). The matrix model: A conceptual framework for small groups analysis. In R. B. Boyd (Ed.), *Personal transformation in small groups: A Jungian perspective* (pp. 14-40). New York, NY: Routledge.

Boyd, R. D. (1991). P*ersonal transformation in small groups: A Jungian Perspective. London*, England: Routledge.

Brack, G., Brack, C., & Hartson, D. (1991). When a reframe fails: Explorations into students' ecosystems. *Journal of College Student Psychotherapy*, 6, 103-118.

Brandt, M. J., Chambers, J. R., Crawford, J. T., Wetherell, G., & Ryna, C.

(2015). Bounded openness: The effect of openness to experience on intolerance is moderated by target group conventionality. *Journal of Personality and Social Psychology*, 109(3), 549-568.

Bratton, V. K., Dodd, N. G., & Brown, F. W. (2011). The impact of emotional intelligence on accuracy of self-awareness and leadership performance. *Leadership and Organization Development Journal*, 32(2), 127-149. doi: http://dx.doi. org/10.1108/01437731111112971.

Braucher, D. (2000). Projective identification: A request for relationship. *Clinical Social Work Journal*, 28(1), 71-83.

Breeskin, J. (2010). The co-therapist model in groups. *The Group Psychologist*, 20, 5-6.

Brems, C. (1989). Dimensionality of empathy and its correlates. Journal of Psychology, 123, 329-337.

Brent, D., & Marine, A. E. (1982). Developmental aspects of the cotherapy relationship. *Journal of Marital and Family Therapy*, 4, 69-75.

Bretherton, I. (1987). New perspectives on attachment relations: Security, communication, and internal working models. In Osofoky (Ed.), *Handbook of Infant Development* (pp. 1061-1100). New York, NY: Wiley.

Brown, N. W. (1992). *Teaching group dynamics: Process and practice*. London, UK: Praeger.

Brown, N. W. (2009). *Tapping the unconscious: Fairy tales in adult group therapy*. Paper presented at the American Psychological Association 117th Annual Convention, Toronto, Canada.

Buckley, P. (1994). Self psychology, object relations therapy and supportive psychotherapy. *American Journal of Psychotherapy*, 48, 519-529.

Budman, S. H., Soldz, S., Demby, A., Davis, M., & Merry, J. (1993). What is cohesiveness? An empirical examination. *Small Group Research*, 24(2), 199-216.

Buie, D. H. (1981). Empathy: Its nature and limitations. *Journal of the American Psychoanalytic Association*, 29, 281-307.

Burford, B. (2012). Conflict and power as intergroup processes: Not below the surface, but part of the fabric. *Medication Education*, 46, 830-837.

Burlingame, G. M., McClendon, D. T., & Alonso, J. (2011). Cohesion in group therapy. *Psychotherapy*, 48(1), 34-42.

Cannon, W. (1929). *Bodily changes in pain, hunger, fear and rage*. New York, NY: Appleton.

Caple, R. B. (1985). Counseling and the self-organization paradigm. *Journal of Counseling and Development*, 46, 173-178.

Carroll, M. R., Bates, M. M., & Johnson, C. D. (2003). Group leadership: Strategies for group counseling leaders (3rd ed.). Denver, CO: Love.

Carron, A. V., & Spink, K. S. (1995). The group-size cohesion relationship in minimal groups. *Small Group Research*, 26(1), 86-105.

Carron, A.V. (1982). Cohesiveness in sport groups: Interpretations and considerations. *Journal of Sport Psychology*, 4, 123-138.

Carron, A.V. (1988). Group dynamics in sport. London, Ontario: Spodym.

Carson, R. C. (1969). *Interaction concepts of personality. Chicago*, IL: Aldine.

Cartwright, D., & Zander, A. (1962). *Group Dynamics: Research and Theory* (2nd ed). Evanston, IL: Row, Peterson.

Casement, P. (1985). *On learning from the patient*. London: Routledge.

Casement, P. (1990). *On further learning from the patient*. New York, NY: Guilford.

Cashdan, S. (1988). *Object relations therapy: Using the relationship*. New York, NY: Norton.

Castonguay, L. G., & Hill, C. E. (2011). *Transformation in psychotherapy: Corrective experiences across cognitive behavioral, humanistic, and psychodynamic approaches*. Washington, DC: American Psychological Association.

Chen, M. W., & Rybak, C. J. (2004). *Group leadership skills: Interpersonal process in group counseling and therapy*. Belmont, CA: Brooks/Cole.

Choate, L. (2010). Interpersonal group therapy for women experiencing bulimia. *The Journal for Specialists in Group Work,* 35(4), 349-364.

Clark, A. (1995). An examination of the technique of interpretation in counseling. *Journal of Counseling and Development*, 37, 483-490.

Clark, A. J. (1989). Question in group counseling. *Journal for Specialists in Group Work*, 14(2), 121-124.

Clark, A. J. (1992). Defense mechanisms in group counseling. *Journal for Specialists in Group Work*, 17(3), 151-160.

Clark, A. J. (1997). Projective identification as a defense mechanism in group counseling and therapy. *The Journal for Specialists in Group Work*, 22(2), 85-96.

Clark, A. J. (1998). *Defense mechanisms in the counseling process*. Thousand Oaks, CA: Sage.

Clark, A. J. (2002). Scapegoating: Dynamics and interventions in group counseling. *Journal of Counseling and Development*, 80(3), 271-276.

Clark, A. J. (2007). *Empathy in counseling and psychotherapy: Perspective and practice*. Mahwah, NJ: Lawrence Arlbaum Associates.

Clark, A. J. (2010). Empathy and sympathy: Therapeutic distinctions in counseling. *Journal of Mental Health Counseling*, 32(2), 95-101.

Clark, M. S., & Reis, H. (1988). Interpersonal process in close relationships. In M. R. Rosenzweig &L. Porter (Eds). *Annual Review of Psychology* (pp.609-672). Palo Alto, CA: Annual Review.

Clark, M. S., Mills, J. R., & Corcoran, D. (1989). Keeping track of needs and inputs of friends and strangers. *Personality and Social Psychology Bulletin*, 15, 533-542.

Clark, M. S., Mills, J. R., & Corcoran, D. M. (1999). Keeping track of needs and inputs of friends and strangers, In E. Aronson (Ed.), *Readings about the social animal* (8th ed., pp. 500-510). New York, NY: Worth.

Clark, M. S., Mills, J. R., & Powell, M. (1986). Keeping track of needs in communal and exchange relationships. *Journal of Personality and Social Psychology*, 51, 333-338.

Clark, M.S., & Mills, J. R. (1979). Interpersonal attraction in exchange and communal relationships. *Journal of Personality and Social Psychology*, 51, 333-338.

Coates, S. W. (2004). John Bowlby and Margaret S. Mahler: Their lives and theories. *Journal of the American Psychoanalytic Association*, 52(2), 571-601.

Cobb, S. (1979). Social support as a moderator of life stress. *Psychosomatic Medicine*, 38, 300-314.

Coleman, S. A. (1977). A developmental stages hypothesis for non-marital dyadic relationships. *Journal of Marriage and Family Therapy*, 3, 71-76.

Connors, J. V., & Caple, R. B. (2005). A review of group systems theory. *Journal for Specialists in Group Work*, 30(2), 93-110.

Cooley, C. H. (1998). *On Self and Social Organization*. Chicago, IL: University of Chicago Press.

Corder, B. F., Whiteside, R., McNeill, M., Brown, T., & Corder, R. F. (1981). An experimental study of structured videotape on adolescent group psychotherapy process. *Journal of Youth and Adolescence*, 10, 255-262.

Corey, G. (1985). *Theory and practice of group counseling* (2nd ed.). Pacific Grove, CA: Brooks /Cole.

Corey, G. (1995). *Theory and practice of group counseling* (4th ed.). Monterey, CA: Brooks/Cole.

Corey, G. (2007). *Theory and practice of Counseling and psychotherapy. Belmont*, CA: Thomson Brooks/Cole.

Corey, G. (2011). *Theory and practice of group counseling* (8th ed.). Pacific Grove, CA: Brooks /Cole.

Corey, G. (2015). *Group counseling: Theory and practice* (9th ed.). Boston, MA: Cengage Learning.

Corey, M. S., Corey, G., & Corey, C. (2013). *Groups: Process and practice* (9th ed.). Belmont, CA: Brooks & Cole.

Cormier, W. H., & Cormier, L. S. (1997). *Interviewing strategies for helpers:*

Fundamental skills and cognitive behavioral interventions (4th ed.). Pacific Grove, CA: Books/Cole.

Cottle, T. J. (1968). The group as a unique context for therapy. *Psychotherapy: Theory, Research & Practice*, 5(3), 195-197.

Coulson, W. R. (1999). Client-centered therapy. In J. Donigian & D. Hulse-Killacky. *Critical incidents in group therapy* (2nd ed.) (pp.7-19). Belmont, CA: Brooks/Cole.

Coutinho, J. F., Silva, P. O., & Decety, J. (2014). Neurosciences, empathy, and healthy interpersonal relationships: Recent findings and implications for counseling psychology. *Journal of Counseling Psychology*, 61(4), 541-548.

Cox, M., & Paley, B. (1997). Families as systems. *Annual Review of Psychology*, 48, 243-267.

Crouch, E., Bloch, S., & Wanlass, J. (1994). Therapeutic factors: Interpersonal and intrapersonal mechanisms. In A. Fuhriman & G. M. Burlingame (Eds.), *Handbook of group psychotherapy: An empirical and clinical synthesis*. New York: John Wiley & Sons.

Crown, S. (1988). Supportive psychotherapy: A contradiction in terms ? *British Journal of Psychiatry*, 152, 266-269.

Cutrona, C. E., & Russell, D. W. (1987). The provision of social relationships and adoption to stress. In W. H. Jones & D. Perlman (Eds.), Advance in personal *relationships* (Vol. 1, pp. 37-67). Greenwich, CT: JAI.

Cutrona, C. E., & Suhr, J. A. (1994). Social support communication in the context of marriage: An analysis of couples' supportive interactions. In B. Burleson, T. Albrecht, & I. Sarason (Eds.), *The communication of social support: Messages, interactions, relationships, and community* (pp. 113-135). Newbury, CA: Sage.

Danish, S., & Kagan, N. (1971). Measurement of affective sensitivity: Toward a valid measure of interpersonal perception. *Journal of Counseling Psychology*, 18, 51-54.

Davies, D. R., Burlingame, G. M., Johnson, J. E., Greave, R. L., & Barlow ,

S. H. (2008). The effects of a feedback intervention on group process and outcome. *Group Dynamic: Theory, Research and Practice*, 12(2), 141-154.

D' augelli, A. R. (1973). Group composition using interpersonal skills: An analogue study on the effects on members' interpersonal skills on peer rating and group cohesiveness. *Journal of Counseling Psychology*, 20(6), 531-634.

De Dreu, C. K. W., & Weingart, L. R. (2003). Task versus relationship conflict, team performance, and team member satisfaction: A meta-analysis. *Journal of Applied Psychology*, 88(4), 741-749.

De Jonghe, F., Rijnierse, P., & Janssen, R. (1994). Psychoanalytic supportive psychotherapy. *Journal of American Psychoanalytic Association*, 42, 421-434.

DeLucia, J. L., Bowman, V. E., & Bowman, R. L. (1989). The use of parallel process in supervision and group counseling to facilitate counselor and client growth. *The Journal for Specialists in Group Work*, 14, 232-238.

DeLucia-Waack, J. L. (1997). The importance of processing activities, exercises, and events to group work practitioners. *Journal for Specialists in Group Work*, 22, 277-293.

DeLucia-Waack, J. L. (2006). Using activities in group work. In J. L. DeLucia-Waack, K. H. Bridbord, J. S. Kleiner, & A. G. Nitza (Eds.), *Group work experts share their favorite activities: A guide to choosing, planning, conducting, and processing* (pp. 5-10). Alexandria, VA: Association for Specialists in Group Work.

Diamond, D., & Blatt, S. J. (1994). Internal working models of attachment and psychoanalytic theories of the representational world. A comparison and critique. In M. Sperling & W. H. Berman (Eds.), *Attachment in adults: Theory assessment, and treatment* (pp. 72-97). New York, NY: Guilford.

Dick, B., Lessler, K., & Whiteside, J. (1980). A developmental framework for cotherapy. *International Journal of Group Psychotherapy*, 30, 273-285.

Die, R. R. (1994). Therapist variables in group psychotherapy research. In A Fuhriman & G. M. Burglingame (Eds.), *Handbook of group psychotherapy: An empirical and clinical synthesis* (pp. 114-154). New York, NY: Wiley & Sons.

Dies, R. R., & Dies, K. R. (1993). The role of evaluation in clinical practice: Overview and group treatment illustration. *International Journal of Group Psychotherapy*, 43, 77-105.

Dimock, H. G. (1993). *How to observe your group* (3rd ed.). Guelph Ont., Canada: University of Guelph.

Dinkmeyer, D. D., & Muro, J. (1971). *Group counseling: Theory and practice.* Itasca, IL: F. E. Peacock.

Dinkmeyer, D. D., & Muro, J. J. (1979). *Group counseling: Theory and practice* (2nd ed.). Itasca. IL: F. E. Peacock.

Dinkmeyer, D. C., Dinkmeyer, D. C. Jr., & Sperry, L. (1987). *Adlerian counseling and psychotherapy* (2nd ed.). Columbus, OH: Merrill.

Dinkmeyer, D., McKay, G. D., & Dinkmeyer, Jr., D. (1997). *The parent's handbook: Systematic training for effective parenting.* Circle Pines, MN: American Guidance Services.

Dion, K. L. (2000). Group cohesion: From "Field of Forces" to multidimensional construct. *Group Dynamics: Theory, Research, and Practice*, 4, 7-26.

Donigain, J., & Malnati, R. (1997). *Systemic group therapy: A triadic model.* Pacific Grove, CA: Brooks/Cole.

Donigian, J., & Hulse-Killacky, D. (1999). *Critical incidents in group therapy* (2nd ed.). New York, NY: Brooks/Cole.

Donigian, J., & Malnati, R. (2005). *Systemic group therapy: A triadic model.* Pacific Grove, CA: Brooks/Cole.

Donohue, M. (1982). Designing activities to develop a women identification group. *Occupational Therapy in Mental Health*, 2, 1-19.

Douglas, T. (1991). *A handbook of common group work problems.* London, UK: Routledge.

Dreikurs, R. (1950). Techniques and dynamics of multiple psychotherapy. *Psychiatric Quarterly*, 24, 788-799. doi:10.1007/BF02229835

Dreikurs, R. (1973). *Psychodynamics, psychotherapy, and counseling:*

collected papers of Rudolf Dreikurs, M. D. Chicago, IL: Alfred Adler Institute of Chicago.

Drum, D. J., & Lawler, A. C. (1988). *Developmental interventions: Theory, principles, and practice*. Columbus, OH: Merrill.

Drum, D., & Lawler, A. (1988). *Design and delivery of developmental interventions*. Columbus, OH: Merrill.

Duan, C., & Hill, C. E. (1996). The current state of empathy research. *Journal of Counseling Psychology*, 43, 261-274.

Dugo, J. M., & Beck, A. P. (1991). Phases of co-therapy team development. In B. Roller & V. Nelson (Eds.), *The arts of co-therapy: How therapists work together* (pp. 155-188). New York, NY: Guildford.

Dugo, J. M., & Beck, A. P. (1997). Significance and complexity of early phases in the development of the co-therapy relationship. *Group Dynamics: Theory, Research, and Practice*, 1, 294-305. doi:10.1037/1089-2699.1.4.294.

Dunbar, N. E. (2011). Dyadic power theory: Constructing a communication-based theory of relational power. *Journal of Family Communication*, 4(3-4), 235-248. doi: 10.1080/15267431.2004.9670133.

Durkin, H. E. (1981). The group therapies and general system theory as an integrative structure. In J. E. Durkin (Ed.), *Living groups: Group psychotherapy and general system theory* (pp. 5-23). New York, NY: Brunner/Mazel.

Durkin, J. E. (1989). Mothergroup as a whole formation and systemic boundarying events. *Group*, 13, 198-211.

Dustin, D. J., & George, R. A. (1973). *Action counseling for behavior change*. New York, NY: Intext Educational.

Dutton, D. G., Van Ginkel, C., & Starzomski, A. (1995). The role of shame and guilt in the intergenerational transmission of abusiveness. *Violence & Victims*, 10, 121-131.

Dyaram, L., & Kamalanabhan, T. J. (2005). Unearthed: The Other Side of Group Cohesiveness. *Journal of Social Science*, 10(3), 185-190.

Easser, B. R. (1974). Empathic inhibition and psychoanalytic technique. *Psychoanalytic Quarterly*, 43, 557-580.

Eckstein, D. (1997). Reframing as a specific interpretive counseling technique. *Individual Psychology*, 53, 418-428.

Edelwich, A. E., & Brodsky, A. (1992). *Group counseling for the resistant client*. New York, NY: Lexington Books.

Egeland, B., Jacobvitz, D., & Papatola, K. (1987). Intergenerational continuity of abuse. In R. J. Gelles & J. B. Lancaster (Eds.), *Child abuse and neglect: Biosocial dimensions* (pp. 255-276). New York, NY: Aldine.

Eisenman, R. (1966). Birth order, anxiety, and verbalizations in group psychotherapy. *Journal of Consulting and Counseling*, 30, 521-526.

Elliott, R., Bohart, A. C., Watson, J. C., & Greenberg, L. S. (2011). Empathy. *Psychotherapy*, 48(1), 43-49.

Ellis, A. (1995). Rational emotive behavior therapy. In R. J. Corsini & D. Wedding (Eds.). *Current psychotherapies* (5th ed., pp.162-196). Itasca, IL: Peacock.

Emery, E. E. (1987). Empathy: Psychoanalytic and client centered. *American Psychologist*, 42, 513-515.

Erford, B. T., Eaves, S. H., Bryant, E. M., & Young, K. A. (2010). 35 *Techniques every counselor should know*. Columbus, OH: Merril.

Eron, J. B., & Lund, T. W. (1996). *Narrative solutions in brief therapy*. New York, NY: The Guilford Press.

Evans, C. R., & Dion, K. L. (1991). Group cohesion and performance: A meta analysis. *Small Group Research*, 22(7), 175-186.

Fairbairn, W. R. D. (1952). *Psychoanalytic studies of the personality*. London, UK: Tavistock.

Fall, K. A., & Wejnert, T. J. (2005). Co-leader stages of development: An application of Tuckman and Jensen. *The Journal for Specialists in Group Work*, 30(4), 309-327.

Fall, K. A., & Wejnert, T. J. (2005). Co-leader stages of development: An application of Tuckman and Jensen (1977). *Journal for Specialists in Group Work*, 30, 309-327.

Fenchel, G. H., & Frapan, D. (1985). Resistance in group psychotherapy. *Group*, 9(2), 35-47.

Fernando, D., & Herlihy, B. R. (2010). Supervision of group work: Infusing the spirit of social justice. *The Journal for Specialists in Group Work*, 35, 281-289.

Feshbach, N. D. (1975). Empathy in children: Some theoretical and empirical considerations. *The Counseling Psychologist*, 5(2), 25-30.

Festinger, L. (1950). Informal social communication. *Psychological Review*, 57, 271-282.

Festinger, L. (1950). Laboratory experiments: The role of group belongingness. In J. G. Miller (Ed.), *Experiments in social process: A symposium on social psychology* (pp. 31-46). New York, NY: McGraw-Hill.

Festinger, L. (1953). Group attraction and membership. In D. Cartwright & A. Zander (Eds.), *Group dynamics: Research and theory* (pp. 103-134). Evanston, IL: Row, Peterson.

Festinger, L., Shachter, S., & Back, K. (1950). *Social pressures in informal groups: A study of human factors in housing.* New York, NY: Harper & Row.

Fischer, J. L., & Wampler, R. S. (1994). Abusive drinking in young adults: Personality type and family role as moderators of family-of-origin influence. *Journal of Marriage and the Family*, 56, 469-479.

Fiske, A. P. (1992). The four element forms of society: Framework for a unified theory of social relation. *Psychological Review*, 99, 689-723.

Flowers, J. V. (1999). *Cognitive-behavioral therapy.* In J. Donigian & D. Hulse-Killacky. Critical incidents in group therapy (pp. 122-124). Belmont, CA: Brooks/Cole.

Forsyth, D. (1983). *An introduction to group Dynamics. Monterey*, CA: Brooks/Cole.

Forsyth, D. (2010). *Group dynamics* (5th ed.). Belmont, CA: Cengage

Learning.

Foulkes, S. H. (1948). *Introduction of group-analytic psychotherapy*. London, UK: Mansfield.

Foulkes, S. H. (1964). *Therapeutic group analysis*. New York, NY: International Universities Press.

Foulkes, S. H. (1990). The group as matrix of the individual life. In E. Foulkes (Ed.), *Selected papers: Psychoanalysis and group analysis*. London, UK: Karnac Books.

Fran, L. (1981). Bibliotherapy. *Journal of Reading*, 25(1), 76-79.

Frank, J. (1957). Some determinants, manifestations, and effects of cohesion in therapy groups. *International Journal of Group Psychotherapy*, 7, 53-62.

Freud, S. (1920). *Beyond the pleasure principle*. London, UK: International Psycho-Analytical Press.

Friedlander, M. L., Sutherland, O., Sandler, S., Kortz, L., Bernardi, S., Lee, H. H., & Drozd, A. (2012). Exploring corrective experiences in a successful case of short-term dynamic psychotherapy. *Psychotherapy*, 49(3), 349-363.

Friedman, B. (1973). Cotherapy: A behavioral and attitudinal survey of third-year psychiatric residents. *International Journal of Group Psychotherapy*, 23, 228-234.

Fromm-Reichman, F. (1950). *The principles of intensive psychotherapy*. University of Chicago Press.

Fuhriman, A., & Burlingame, G. M. (1994). Group psychotherapy: Research and practice. In A. Fuhriman & G. M. Burlingame (Eds.), *Handbook of group psychotherapy: An empirical and clinical synthesis* (pp. 3-40). New York, NY: John Wiley & Sons.

Gallogly, V., & Levine, G. (1979). Co-therapy. In B. Levine (Ed.), *Group psychotherapy: Practice and development* (pp. 296-305). Prospect Heights, IL: Waveland.

Ganzarain, R. (1977). General systems and object-relations theories: Their usefulness in group psychotherapy. *International Journal of Group Psychotherapy*, 27(4), 441-456.

Ganzarain, R. (1989). *Object relations group psychotherapy: The group as an object, a tool, and a training base*. Madison, CT: International Universities Press.

Gazda, G. M. (1971). *Human relation development: A manual for educators*. Boston, MA: Ally & Bacon.

Gazda, G. M. (1975). *Basic approaches to group psychotherapy and group counseling* (2nd ed.). Springfield, IL: Charles C Thomas.

Gazda, G. M. (1985). *Basic approaches to group psychotherapy and group counseling* (2nd ed). Springfield Ill: Charles C Thomas.

Gazda, G. M. (1989). *Group counseling: A developmental approach* (4th ed.). Boston: Allyn & Bacon.

Gazda, G. M., Ginter, E. J., & Horne, A. M. (2001). *Group counseling and group psychotherapy: Theory and application*. Boston, MA: Allyn & Bacon.

Gelso, C. J. (2011). *The real relationship in psychotherapy: The hidden foundation of change*. Washington, DC: American Psychological Association.

Gelso, C. J., & Carter, J. A. (1985). The relationship in counseling and psychotherapy: Components, consequences, and theoretical antecedents. *Counseling Psychologist*, 13, 155-243.

Gelso, C. J., & Hayes, J. A. (1998). *The psychotherapy relationship: Theory, research and practice*. New York, NY: John Wily & Sons.

Gelso, C. J., & Samstag, L. (2008). A tripartite model of the therapeutic relationship in psychotherapy. In S. Brown & R. Lent (Eds.). *Handbook of counseling psychology* (4th ed., pp.267-283). New York: Wiley.

Gelso, C. J., Kivlighan, D. M., Busa-Knepp, J., & Spiegel, E. B. (2012). The unfolding of the real relationship and the outcome of brief psychotherapy. *Journal of Counseling Psychology*, 59(4), 495-506.

Getzels, J. W., & Guba, E. G. (1957). Social behavior and the administrative process. *The School Review*, 65, 423-441.

Gibeault, A. (2000). In response to Otto F. Kernberg's psychoanalysis, psychoanalytic psychotherapy, and supportive psychotherapy: Contemporary controversies. *International Journal of Psychoanalysis*, 81, 379-383.

Ginter, E. J., & Bonney, W. (1993). Freud, ESP, and interpersonal relationships: Projective identification and the members' interaction. *Journal of Mental Health Counseling*, 15, 150-169.

Gladding, S. (2011). *Group work: A counseling speciality*. Englewood Cliffs, NJ: Merrill.

Gladding, S. T. (1995). *Group work: A counseling specialty* (2nd ed.). Englewood Cliffs, NJ: Prentice Hall.

Gladding, S. T. (2011). *Group work: A counseling specialty* (6th ed.). Englewood Cliffs, NJ: Prentice Hall.

Gladding, S. T. (2012). *Groups: A counseling specialty*. New York, NY: Pearson.

Gladstein, G. A. (1983). Understanding empathy: Integrating counseling, developmental and social psychology perspectives. *Journal of Counseling Psychology*, 30(4), 467-482.

Glasser, W. (1965). *Reality therapy: A new approach to psychiatry*. New York, NY: Harper & Row.

Glasser, W. (1971). *Identity society*. New York, NY: Harper & Row.

Goffman, E. (1959). *The presentation of self in everyday life*. New York, NY: Doubleday Anchor.

Goffman, E., (1955). On face-work: An analysis of ritual elements in social interaction. *Psychiatry*, 18, 213-231.

Gold, P. B., Kivlighan, D. M. Jr., Patton, M. J. (2013). Accounting for session-level dependencies in longitudinal associations of group climate and therapeutic factors in interpersonally focused counselor-training groups. *Group Dynamics: Theory, Research, and Practice*, 17(2), 81-94.

Goldberg, S. B., & Hoyt, W. T. (2015). Group as social microcosm: Within group interpersonal style is congruent with outside group relational tendencies. *Psychotherapy*, 52(2), 195-204.

Goleman, D. (2000). *Working with emotional intelligence*. New York, NY: Bantam.

Goodman, P. S., Ravlin, E., & Schminke, M. (1987). Understanding groups in organizations. In L. L. Cummings & B. M. Staw (Eds.), *Research in organizational behaviour* (Vol. 9, pp. 121-173). Greenwich, CT: JAI Press.

Gordon, T. (1970). P. E. T., *Parent effectiveness training: The tested new way to raise responsible children*. New York, NY: Peter H. Wyden.

Gordon, T. (1974). T. E. T., *Teacher effectiveness training*. New York, NY: Peter H. Wyden.

Greenberg, J., & Mitchell, S. (1983). *Object relations to psychoanalytic theory*. Cambridge, MA: Harvard University Press.

Greenberg, L. S. (1998). Allowing and accepting painful emotional experiences, *International Journal of Action Methods*, 51(2), 47-62.

Greenson, R. R. (1960). Empathy and its vicissitudes. *International Journal of Psychoanalysis*, 41, 418-424.

Greenson, R. R. (1967). *The technique and practice of psychoanalysis* (Vol. 1). New York, NY: International Universities Press.

Gregory, R., Canning, S., Lee, T., & Wise, T. (2004). Cognitive bibliotherapy for depression: A meta-analysis. *Professional Psychology Research and Practice*, 35, 275-280.

Grotstein, J. S. (1981). *Splitting and projective identification*. Northvale, NJ: Jason Aronson.

Gulley, S. M., Devine, D. J., & Whitney, D. J. (1995). A meta-analysis of cohesion and performance: Effects of level of analysis and task interdependence. *Small Group Research*, 26, 497-520.

Guterman, J. T. (1992). Disputation and reframing: Contrasting cognitive-change methods. *Journal of Mental Health Counseling*, 14, 440-456.

Guttmacher, J. A., & Birk, L. (1971). Group therapy: What specific therapeutic advantages? *Comprehensive Psychiatry*, 12(6), 546-556.

Hackney, H. L., & Cormier, L. (2012). *The professional counselor: A process guide to helping* (7th ed., pp.256). Needman Heights, MA: Pearson Education Company.

Hackney, H., & Cormier, L. (2012). *The professional counselor: A process guide to helping (7th ed.)*. Needman Heights, MA: Pearson Education Company.

Hadden, S. B. (1947). The utilization of a therapy group in teaching psychotherapy. *The American Journal of Psychiatry*, 103, 644-648.

Halverson, C. B., & Cuellar, G. (1999). Diversity and T-group development: Reaping the benefits. In A. L. Cook., M. Brazzel., A. S. Graig, & B. Greig (Eds.), *Reading book for human relations training* (pp. 111-116.).

Hansen, J. C., Warner, R. W., & Smith, E. J. (1980). *Group counseling: Theory and process* (2nd ed.). Chicago, IL: Rand McNally College.

Hare, A. P. (1976). *Handbook of small group research* (2nd ed.). New York, NY: Free Press.

Harman, R. L. (1974). Techniques of Gestalt therapy. *Professional Psychology*, 12, 257-263.

Hartman, H., Kris, E., & Lowenstein, R. M. (1949). Notes on theory of aggression. *Psychoanalytic Study of Child*, 3/4, 9-36.

Hassenstab, J., Dziobek, I., Rogers, K., Wolf, O., & Convit, A. (2007). Knowing what others know, feelings what others feel: A controlled study of empathy in psychotherapists. *Journal of Nervous and Mental Disease*, 195, 277-281.

Hawkins, D. (2008). Overview and underpinnings. In G. M. Saiger, S. Rubenfeld, & M .D. Dluhy (Eds.), *Windows into today's group therapy*. New York, NY: Routledge.

Hazan, C., & Shaver, P. (1987). Romantic love conceptualized as an attachment process. *Journal of Personality and Social Psychology*, 52, 511-524.

Heitler, S. M. (1990). *From conflict to resolution: Skills and strategies for individual, couple, and family therapy*. New York, NY: W. W. Norton.

Hemphill, S., & Sanson, A. (2001). Matching parenting to child temperament: Influences on early childhood behavioural problems. *Family Matters*, 59, 42-47.

Henry, P. C. (2005). Life stress, explanatory style, hopelessness, and occupational stress. *International Journal of Stress Management*, 12, 241-56. doi:10.1037/1072-5245.12.3.241.

Hensley, L. G. (2002). Teaching group process and leadership: The two-way fishbowl model. *Journal for Specialists in Group Work*, 27(3), 273-286.

Hewitt, P. L., Mikail, S. F., Flett, G. L., Tasca, G. A., Flynn, C. A., Der, X., ... Chen, C. (2015). Psychodynamic/interpersonal group psychotherapy for perfectionism: Evaluating the effectiveness of a short-term treatment. *Personality and Psychotherapy*, 52(2), 205-217.

Higgs, J. A. (1992). Dealing with resistance: Strategies for effective groups. *Journal for Specialists in Group Work*, 17(2), 67-73.

Hill, C. E. (2014). *Helping skills: Facilitating, exploring, insight and action* (4th ed.). Washington DC: APA.

Hill, C. E., & Knox, S. (2009). Processing the therapeutic relationship. *Psychotherapy Research*, 19, 13-29. doi:10.1080/10503300802621206

Hines, M. (1988). Editorial: Introduction to the special issue. *Journal for Specialists in Group Work*, 13, 171-172.

Hines, M. (1988). Similarities and differences in group and family therapy. *Journal for Specialists in Group Work*, 13, 173-179.

Hocker, J. L., & Wilmot, W. W. (1985). *Interpersonal conflict*. Dubuque, IA: Wm. C Brown.

Hoekstra, R. (2008). Functional analytic psychotherapy for interpersonal process groups: A behavioral application. *International Journal of Behavioral Consultation and Therapy*, 4(2), 188-198.

Hoffman, M. L. (1982). Development of prosocial motivation: Empathy and guilt. In N. Eisenberg (Ed.), *The development of prosocial behavior* (pp. 281-313). New York, NY: Academic Press.

Hoffman, M. L. (1984a). The contribution of empathy to justice and moral judgment. In N. Eisenberg & J. Strayer (Eds.), *Empathy and its development* (pp. 47-80). New York, NY: Cambridge University Press.

Hoffman, M. L. (1977). Empathy, its development and pro-social implications. In H. E. Howe, Jr. & C. B. Keasey (1977) (Eds.), *Nebraska Symposium on Motivation* (Vol.25). Lincoln: University of Nebraska Press.

Hoffman, M. L. (1984b). Interaction of affect and cognition in empathy. In C. E. Izard, J. Kagan, & R. B. Zajonc (Eds.), *Emotion, cognition, and behavior* (pp. 103-131). Cambridge, England: Cambridge University Press.

Hogan, R. (1969). Development of an empathy scale. *Journal of Consulting and Clinical Psychology*, 33, 307-316.

Hogg, M. A. (1992). *The social psychology of group cohesiveness: From attraction to social identity*. New York, NY: New York University Press.

Hogg, M. A. (1996). Social identity, self-categorization, and the small group. In E. H. Witte & J. H. Davis (Eds.), *Understanding group behavior: Small group processed and interpersonal relations* (Vol. 2, pp. 227-253). Mahwah, NJ: Erlbaum.

Hogg, M. A., & Chains, S. C. (1998). Friendship and group identification: A new look at the role of cohesiveness in group thinking. *European Journal of Social Psychology*, 28, 323-341.

Holmes, J. (1995). Supportive psychotherapy: The search for positive meaning. *British Journal of Psychiatry*, 167, 439-445.

Homans, G. C. (1961). *Social behavior: Its elementary forms*. New York, NY: Harcourt, Brace and World.

Hopp, M. A., Horn, C. L., McGraw, K., & Meyer, J. (2000). *Improving students'ability to problem sove through social skills instruction*. Chicago, IL: St Xavier University.

Horowitz, L. M. (2004). *Interpersonal foundations of psychopathology*.

Washington, DC: American Psychological Association.

Horvath, A. O., & Bedi, R. P. (2002). The alliance. In J. C.Norcross (Ed.), *Psychotherapy relationships that work: Therapist contributions and responsiveness to patients* (pp. 37-69). New York, NY: Oxford University Press.

Horvath, A. O., & Luborsky, L. (1993). The role of the therapeutic alliance in psychotherapy. *Journal of Consulting and Clinical Psychology*, 61, 561-573.

Horvath, A. O., & Symonds, D. (1991). Relation between working alliance and outcome in psychotherapy a meta-analysis. *Journal of Counseling Psychology*, 38(2), 139-149.

Horvath, A.O.(2009). How real is the "Real Relationship"? *Psychotherapy Research*, 19(3), 273-277.

Horwitz, L. (1977). A group-centered approach to group psychotherapy. *International Journal of Group Psychotherapy*, 27(4), 423-439.

Horwitz,J., (1983). Projective identification in dyads and groups. *International Journal of Group Psychotherapy*, 33(3), 259-279.

Huffman, D. D., & Fernando, D. M. (2012). Adapting the interpersonal process model of intimacy to enhance the co-leader relationship during training. *The Journal for Specialists in Group Work*, 37(2), 152-167.

Illing, V., Tasca, G. A., Balfour, L., & Bissada, H. (2011). Attachment dimensions and group climate growth in a sample of women seeking treatment for eating disorders. *Psychiatry: Interpersonal and Biological Processes*, 74, 255-269. doi:10.1521/psyc.2011.74.3.255.

Jackson, S. (2001). Using bibliotheray with clients. *Journal of Individual Psychology*, 57, 289-297.

Jacobs, E. E., Harvill, R. L., & Masson, R. L. (1994). *Group counseling: Strategies and skills*. Boston, MA: Brooks/Cole.

Jacobs, E. E., Masson, R. L., Harvill, R. L., & Schimmel, C. L. (2012). *Group counseling: Strategies and skills* (7th ed.). Belmont, CA: Brooks/Cole.

Janis, I. L. (1982). *Groupthink: Psychological studies of policy decisions and fiascoes* (2nd ed.). Boston, MA: Houghton Mifflin.

Jayanth, N. (2013). Power motivates interpersonal connection following social exlusion. *Organizational Behavior and Human Decision Processes*, 122(2), 257-265.

Jehn, K. A. (1995). A multimethod examination of the benefits and detriments of intragroup conflict. *Administrative Science Quarterly*, 40, 256-282.

Jehn, K. A. (1997). A qualitative analysis of conflict types and dimensions in organizational groups. *Administrative Science Quarterly*, 42, 530-557.

Jehn, K. A., & Mannix, E. A. (2001). The dynamic nature of conflict: A longitudinal study of intra-group conflict and group performance. *Academy of Management Journal*, 44, 238-251.

Jehn, K., & Shah, P. (1997). Interpersonal relationships and task performance: An examination of mediating processes in friendship and acquaintance groups. *Journal of Personality and Social Psychology*, 72, 775-790.

Johnson, D. W. (1972). Reacting out: Interpersonal effectiveness and self-actualization. *Englewood Cliffs*, NJ: Prentice-Hall.

Johnson, D. W. (1981). Reaching out: Interpersonal effectiveness and self-actualization. *Englewood Cliffs*, NJ: Prentice-Hall.

Johnson, J. A. (1963). *Group therapy: A practical approach*. New York: McGraw-Hill.

Jourard, S. (1968). *Disclosing man to himself*. Priceton, NJ: Van Nostrand.

Kahn, M. (1997). *Between therapist and client*. New York: W.H Freeman and Company.

Kappmeier, M. (2016). Trusting the enemy: Towards a comprehensive understanding of trust in intergroup conflict. *Peace and Conflict: Journal of Peace Psychology*, 22(2), 134-144. Retrieved from http://dx.doi.org/10.1037/pac0000159

Katz, R. L. (1963). *Empathy: Its nature and uses*. London, UK: Free Press of Glencoe.

Kees, N. L., & Jacobs, E. (1990). Conducting more effective groups: How to select and process group exercises. *Journal for Specialists in Group Work*, 15, 21-29.

Kelley, H. H. (1979). *Personal relationship: Their structure and processes.* Hillsdale, NJ: Erlbaum.

Kelly, H. (1967). Attribution theory in social psychology. In D. Levine (Ed.), *Nebraska symposium on motivation* (Vol.15, pp.192-238). Lincoln, NE: University of Nebraska Press.

Kelly, H. H. (1979). *Personal relationship: Their structure and processes.* Hillsdale, NJ: Erlbaum.

Kelly, L., & Duran, R. L. (1985). Interactions and performance in small groups: A descriptive report. *International Journal of Small Group Research*, 1, 182-192.

Kemper, B. J. (1994). Dealing with resistance in group therapy. *Perspectives in Psychiatric Care*, 30(3), 31-33.

Kenneth, D. B., & Sheats, P. (1948). Functional roles of group members. *Journal of Social Issues*, 4(2), 41-49.

Kernberg, O. F. (1993).Nature and agents of structural intra-psychic change. In L. M. Horowitz, O. F. Kernberg and E. M. Weinshel (1993)(eds). *Psychic structure and Psychic change.* Madison, CT: International Universities Press.

Kernberg, O. F. (1999). Psychoanalysis, psychoanalytic psychotherapy and supportive psychotherapy: Contemporary controversies. *International Journal of Psychoanalysis*, 80, 1075-1091.

Kerngber, O. (1987). Projective identification, countertransference, and hospital treatment. *Psychiatric Clinics of North America*, 10(2), 257-272.

Kiesler, D. J. (1982). Interpersonal theory for personality and psychotherapy. In J. C. Anchin & D. J. Kiesler (Eds.), *Handbook of interpersonal psychotherapy* (pp. 274-295). Elmsford, NY: Pergamon.

Kiesler, D. J. (1983). The 1982 interpersonal circle: A taxonomy for complementarity in human transactions. *Psychological Review*, 90, 185-214.

Kiesler, D. J. (1988). *Therapeutic metacommunication: Therapist impact disclosure as feedback in psychotherapy*. Palo Alto, CA: Consulting Psychologists Press.

Kiesler, D. J. (1996). *Contemporary interpersonal theory and research: Personality, psychopathology and psychotherapy*. New York, NY: Wiley.

Kirchmeyer, C. (1993). Multicultural task groups. *Small Group Research*, 24, 127-148.

Kirshner, B. J., Dies, R. R., & Brown, R. A. (1978). Effects of experimental manipulation of self-disclosure on group cohesiveness. *Journal of Consulting and Clinical Psychology*, 46(6), 1171-1177.

Kivlighan D. M. Jr., & Holmes, S. E. (2004). The importance of therapeutic factors: A typology of therapeutic factors studies. In J. L. Delucia-Waack, D. A. Gerrity, C. R. Kalodner, & M. T. Riva (Eds.), *Handbook of group counseling and psychotherapy* (pp. 23-36). Thousand Oaks, CA: Sage.

Kivlighan Jr., D. M. (2014). Three important clinical processes in individual and group interpersonal psychotherapy sessions. *Psychotherapy*, 51(1), 20-24.

Kivlighan, D. M. (1985). Feedback in group psychotherapy: Review and implications. *Small Group Behavior*, 16, 373-385.

Kivlighan, D. M. (2013). Three important clinical processes in individual and group interpersonal psychotherapy sessions. *Psychotherapy*, 23, 1-5. doi: 10.1037/a0032162.

Kivlighan, D. M. Jr, Miles, J. R., & London, K. (2012). Are two heads better than one? The relationship between number of group leaders and group members, and group climate and group member benefit from therapy. *Group Dynamics: Theory, Research, and Practice*, 16(1), 1-13.

Kivlighan, D. M. Jr., Coleman, M. N., & Anderson, D. C. (2000). Process, outcome and methodology in group counseling research. In S. D. Brown & R. W. Lent (Eds.), *Handbook of counseling psychology* (3rd ed., pp. 767-796). New York, NY: Wiley.

Kivlighan, D. M., Jr., & Angelone, E. O. (1992). Interpersonal problems: Variables influencing participants' perception of group climate. *Journal of Counseling Psychology*, 39, 468-472. doi:10.1037/0022-0167.39.4.468.

Kivlighan, D. M., Jr., Lo Coco, G., & Gullo, S. (2012). Attachment anxiety and avoidance and perceptions of group climate: An actor–partner interdependence analysis. *Journal of Counseling Psychology*, 59, 518-527. doi:10.1037/a0030173.

Kivlighan, D. M., Jr., Multon, K. D., & Brossart, D. F. (1996). The structure of group counseling helpful impact ratings. *Journal of Counseling Psychology*, 43, 347-355. doi: 10.1037/0022-0167.43.3.347.

Kiweewa, J., Gilbride, D., Luke, M., & Seward, D. (2013). Endorsement of growth factors in experiential training groups. *The Journal for Specialists in Group Work*, 38(1), 68-93.

Kizziar, J. (1989). Counseling survivors of dysfunctional families. *Class presented at the University of California*, Riverside, Jan. 21, 1989.

Klein, M. (1946). Notes on some schizoid mechanisms. *International Journal of Psychoanalysis*, 27, 99-110.

Klein, M. (1961). *Narrative of a child analysis*. New York, NY: Basic Books.

Kline, W. B. (1990). Responding to "problem" members. *Journal for Specialists in Group Work*, 15(4), 195-200.

Kline, W. B. (2003). Interactive group counseling and therapy. *Upper Saddle River*, NJ: Merrill Prentice Hall.

Kluger, A. N., & Denisi, A. (1996). The effect of feedback interventions on performance: A historical review, a meta-analysis, and a preliminary feedback intervention theory. *Psychological Bulletin*, 199, 254-284.

Knight, Z. G. (2005). The use of the "corrective emotional experience" and the search for the bad object in psychotherapy. *American Journal of Psychotherapy*, 59(1), 30-41.

Kobak, R. R., & Hazan, C. (1991). Attachment in marriage: Effects of security and accuracy of working models. *Journal of Personality and Social Psychology*,

60, 861-869.

Kohut, H. (1971). *The analysis of the self.* New York: International Universities Press.

Kohut, H. (1977). *The restoration of the self.* New York, NY: International University Press.

Kolb, D. A. (1994). *Experiential learning.* Englewood Cliffs, NJ: Prentice Hall.

Kolko, D. J., & Milan, M. A. (1983). Reframing and paradoxical instruction to overcome "resistance" in the treatment of delinquent youth: A multiple baseline analysis. *Journal of Consulting and Clinical Psychology*, 51, 655-660.

Kottler, J. A. (1992). *Compassionate therapy: Working with difficult clients.* San Francisco, CA: Jossey Bass.

Kottler, J. A. (1994). *Beyond blame: A new way of resolving conflicts in relationships.* San Francisco, CA: Jossey-Bass.

Kottler, J. A. (2001). *Learning group leadership: An experiential approach.* Needham Heights, MA: Allyn & Bacon.

Kraft, R. G., Claiborn, C. D., & Dowd, T. E. (1985). Effects of positive reframing and paradoxical directives in counseling for negative emotions. *Journal of Counseling Psychology*, 32(4), 617-621.

Kraus, K., & Hulse-Kellacky, D. (1996). Balancing process and content in groups: A metaphor. *Journal for Specialists in Group Work*, 21, 90-93.

Kris, A. O. (1998). Supportive therapy and psychic structure's change. In M. J. Horowitz, O. F. Kernberg, & E. M. Weinshel (Eds.), *Psychic structure and psychic change.* New York, NY: International University Press.

Kroake, J. W., & Olson, T. D. (1977). Family constellation and personality. *Journal of Individual Psychology*, 33(1), 9-11.

Lakin, M. (1969). Some ethical issues in sensitivity training. *American Psychologist*, 24, 923-928.

Lambert, M. J., Whipple, J. L., Smart, D. W., Vermeersch, D. A., Nielsen, S.

L., & Hawkins, E. J. (2001). The effects of providing therapists with feedback on patient progress during psychotherapy: Are outcomes enhanced? *Psychotherapy Research*, 11, 49-68.

Lamm, C., & Salani, G. (2014). Insight into collective emotions from social neuroscience of empathy. In C. von Scheve & M. Salmera (Eds.), *Collective emotions: Perspectives from psychology, philosophy and sociology* (pp.63-77). New York, NY: Oxford University Press.

Lang, F., & Claus, W. (1998). Is cohesiveness a double-edged sword? *Small Group Research*, 29, 124-139.

Langer, S. (1967). *Mind: An essay on human feeling* (Vols. 1 and 2). Baltimore, MD: Johns Hopkins University Press.

Larson, L. M. (1998). The social cognitive model of counselor training. *The Counseling Psychologist*, 26, 219-273.

Laurenceau, J., Barrett, L., & Rovine, M. J. (2005). The interpersonal process model of intimacy in marriage: A daily-diary and multilevel modeling approach. *Journal of Family Psychology*, 19, 314-323: doi: 10.1037/0893-3200.19.2.314.

Leal, R. (1982). Resistances and the group analytic process. *Group Analysis*, 15, 97-110.

Leary, T. (1957). *Interpersonal diagnosis of personality*. New York, NY: Ronald.

Leszcz, M. (1992). The interpersonal approach to group psychotherapy. *International Journal of Group Psychotherapy*, 42, 37-62.

Leszcz, M. (2008). Interpersonal approach to group psychotherapy. In G. M. Seigar, S. Rosenfeld, & M. D. Dluhy (Eds.), *Windows into today's group psychotherapy* (pp. 129-149). New York, NY: Routledge.

Leszcz, M., & Kobos, J. C. (2008). Evidence-based group psychotherapy: Using AGPA's practice guideline to enhance clinical effectiveness. *Journal of Clinical Psychology*, 64(11), 1238-1260.

Levine, B. (1979). *Group psychotherapy: Practice and development*.

Englewood Cliffs, NJ: Prentice Hall.

Levine, B. (1991). *Group psychotherapy: Practice and development.* Englewood Cliffs, NJ: Prentice- Hall.

Levy, L. H. (1963). *Psychological interpretation.* New York, NY: Holt, Rinehart & Winston.

Lewin, J. A. (1951). *Field theory in social science.* New York, NY: Harper.

Lewin, K. (1943). Defining the field at a given time. *Psychological Review*, 50, 292-310.

Lewis, C. M., Beck, A. P., Dugo, J. M., & Eng, A. M. (2000). The group development process analysis measures. In A. P. Beck & C. M. Lewis (Eds.), *The process of group psychotherapy: Systems for analyzing change* (pp. 221-262). Washington, DC: American Psychological Association.

Lieberman, M. A. (2008). Effects of disease and leader type on moderators in online support groups. *Computers in Human Behavior*, 24(5), 2446-2455.

Lieberman, M. A., & Golant, M. (2002). Leader behaviors as perceived by cancer patients in professionally directed support groups and outcomes. *Group Dynamics: Theory, Research and Practice*, 6, 267-276.

Lieberman, M. A., Lakin, M., & Whitaker, D. S. (1968). The group as a unique context for therapy. *Psychotherapy: Theory, Research and Practice*, 5, 29-36.

Lieberman, M. A., Yalom, I. D., & Miles, M. B. (1973). *Encounter groups: First facts.* New York, NY: Basic Books.

Lindesmith, A. R., & Strauss, A. L. (1968). *Social Psychology.* New York, NY: Holt, Rinehart and Winston.

Linton, J. M. (2003). A preliminary qualitative investigation of group processes in group supervision: Perspectives of master level practicum students. *Journal for Specialists in Group Work*, 28(3), 215-226.

Linton, J. M., & Hedstrom, S. M. (2006). An exploratory qualitative investigation of group processes in group supervision: Perceptions of masters-level practicum students. *Journal for Specialists in Group Work*, 31(1), 51-72.

Lo Coco, G., Gullo, S., Lo Verso, G., & Kivlighan, D. M. Jr. (2013). Sex composition and group climate: A group actor-partner interdependence analysis. *Group Dynamics: Theory, Research, and Practice*, 17(4), 270-280.

Locke, K. D., & Adamic, E. J. (2012). Interpersonal circumplex vector length and interpersonal decision making. *Personality and Individual Differences*, 53, 764-769.

Lott, A. J., & Lott, B. E. (1965). Group cohesiveness as interpersonal attraction. *Psychological Bulletin*, 64, 259-309.

Louis, W. R. (2014). Peace and conflict as group norms. Peace and Psychology: *Journal of Peace Psychology*, 20(2), 180-186.

Louis, W., Taylor, D. M., & Neil, T. (2004). Cost-benefit analyses for your group and yourself: The rationality of decision-making in conflict. *International Journal of Conflict Management*, 15, 110-43. doi: 10.1108/eb022909

Luborsky, L., Crits-Christoph, P., Mintz, J., & Averbach, A. (1988). *Who will benefit from psychotherapy? Predicting therapeutic outcomes*. New York, NY: Basic Books.

Luft, J. (1984). *Group process: An introduction to group dynamic* (3rd ed.). Palo Alto, CA: Mayfield.

Lundgren, D. C., & Budawsky, D. R. (2000). Speaking one's mind or biting one's tongue. *Social Psychology Quarterly*, 63, 253-263.

Mabry, E. A., & Barnes, R. E. (1980). *The dynamics of small group communication*. Englewood Cliffs, NJ: Prentice-Hall.

MacKenzie, K. R. (1983). The clinical application of a group climate measure. In R. R. Dies & K. R. MacKenzie (Eds.), *Advances in group psychotherapy: Integrating research and practice* (pp. 159-170). New York, NY: International Universities Press.

Maglo, D. (2002). The group-analytic society. *Goup Analysis*, 35(1), 17-42.

Mahalik, J. (1994). Development of the client resistance scale. *Journal of Counseling Psychology*, 4, 58-68.

Mahler, C. A. (1969a). *Group counseling in schools*. Boston, MA: Houghton Mifflin.

Mahler, C. A. (1969b). *Strategic family therapy*. San Francisco, CA: Jossey-Bass.

Mahler, M. (1952). On child psychosis and schizophrenia: Autistic and symbiotic infantile psychoses. *Psychoanalytic Study of the Child*, 7, 206-305.

Main, M., Kaplan,N., & Cassidy, J. (1985). Security in infancy, childhood, and adulthood: A move to the level of representation. *Monographs of the Society for Research in Child Development*, 50(1-2), Serial No.209, 66-104.

Mannix, E., & Neale, M. A. (2005). What differences make a difference? The promise and reality of diverse teams in organizations. *Psychological Science in the Public Interest*, 6, 31-55.

Marziali, E., Munroe-Blum, H., & McCleary, L. (1997). The contribution of cohesion and group alliance to the outcome of group psychotherapy. *International Journal of Group Psychotherapy*, 47, 475-497.

Maslow, A. H. (1943). A theory of human motivation. *Psychological Review*, 50, 370-396.

Maslow, A. H. (1954). *Motivation and personality*. New York, NY: Harper and Row.

Maslow, A. H. (1968). *Toward a psychology of being*. New York, NY: Van Nostrand.

Maslow, A. H. (1970). *Religions, values, and peak experiences*. New York, NY: Penguin.

Masson, T., & Fritsche, I. (2014). Adherence to climate change -related in groups norm: Do dimensions of group identification matter? *European Journal of Social Psychology*, 44, 455-456.

Matthews , C. (1992). An application of general system theory to group therapy. *Journal for Specialists in Group Work,* 17, 161-169.

Matthews, C. O. (1992). An application of general system theory (GST) to group therapy. *The Journal for Specialists in Group Work*, 17, 161-169.

May, R. (1981). *Freedom and destiny*. New York, NY: Dell.

McCall, G. J., & Simmons, J. L. (1978). *Identities and interactions: An examination of human associations in everyday life* (Rev. ed.). New York, NY: Free Press.

McCauley, C. (1989). The nature of social influence in groupthink: Compliance and internalization. *Journal of Personality and Social Psychology*, 57, 250-260.

McClure , B. (1998). *Putting a new spin on groups: The science of chaos*. Mahwah, NJ: Lawrence Erlbaum.

McClure, B. A. (1990). The group mind: Generative and regressive groups. *Journal for Specialists in Group Work*, 15, 159- 170.

McGee, T. F., & Schuman, B. N. (1970). The nature of the co-therapy relationship. *International Journal of Group Psychotherapy*, 20, 25-36.

McGrath, J. E. (1964). *Social psychology: A brief introduction*. New York, NY: Holt, Rinehart & Winston.

McMahon, N., & Links, P. S. (1984). Cotherapy: The needs for positive pairing. *Canadian Journal of Psychiatry*, 29, 385-398.

McRoy, C. R., & Brown, B. M. (1996). Effect of conceptual level on group conflict interaction. *Journal for Specialists in Group Work*, 21(1),11-18.

Mead, G. H. (1934). *Mind, self and society*. Chicago, IL: University of Chicago Press.

Meadow, D. (1988). Preparation of individuals for participation in a treatment group: Development and empirical testing of a model. *International Journal of Group Psychotherapy*, 38, 367-385.

Mehrabian, A., & Epstein, N. (1972). A measure of emotional empathy. *Journal of Personality*, 40, 525-543.

Meichenbaum, D. H. (1977). *Cognitive-behavior modification: An integrative approach*. New York, NY: Plenum.

Meier, S. T., & Davis, S. R. (2008). *The elements of counseling* (6th ed.). Belmont, CA: Brooks/Cole.

Mercer, J. (2006). *Understanding attachment*. Westport, CT: Praeger.

Merta, R. J., Wolfgang, L., & McNeil, K. (1993). Five models for using the experiential group in the preparation of group counselors. *The Journal for Specialists in Group Work*, 18, 200-207.

Mikulincer, M., & Horesh, N. (1999). Adult attachment style and the perception of others: The role of projective mechanisms. *Journal of Personality and Social Psychology*, 76(6), 1022-1034.

Miles, J. R., & Kivlighan, D. M. (2008). Team cognition in group interventions: The relation between co-leaders' shared mental models and group climate. *Group Dynamics: Theory, Research, and Practice*, 12, 191-209.

Miles, J. R., & Kivlighan, D. M. Jr. (2010). Co-leader similarity and group climate in group interventions: Testing the co-leadership, team cognition-team diversity model. *Group Dynamics: Theory, Research, and Practice*, 14(2), 114-122.

Miller, G. E. (1990). The assessment of clinical skills/competence/performance. *Academic Medicine*, 65(9), 63-67.

Mills, J. R., & Clark, M. S. (1982). Exchange and communal relationship. In L. Wheeler (Ed.), *Review of personality and social psychology* (Vol. 3, pp. 225-234). Beverly Hills, CA: Sage.

Minuchin, S. (1974). *Families and family therapy. Cambridge*, MA: Harvard University Press.

Minuchin, S., & Fishman, H. (1981). *Family therapy techniques*. Cambridge, MA: Harvard University Press.

Misch, D. A. (2000). Basic strategies of dynamic supportive therapy. *Journal of Psychotherapy Practice and Research*, 9, 173-189.

Mitchell, S. (1993). *Hope and dread in psychoanalysis*. New York, NY: Basic Books.

Mitchell, S. A., & Aron, L. (Eds.). (1999). *Relational analysis: The emergence of a traditional*. Hillsdale, NJ: The Analytic Press.

Mitchell, S. A., & Black, M. J. (1995). *Freud and beyond*. New York, NY: Basic Books.

Morran, K. D., Stockton, R., & Whittingham, M. H. (2004). Effective leader interventions for counseling and psychotherapy groups. In J. L. Delucia-Waack, D. A. Gerrity, C. R. Kalodner, & M. T. Riva (Eds.), *Handbook of counseling and psychotherapy* (pp. 91-103). Thousand Oaks, CA: Sage.

Morran, D. K. (1992). An interview with Rex Stockton. *Journal for Specialists in Group Work*, 17(1), 4-9.

Mosak, H. H. (1973). *Alfred adler: His influence on psychology today*. Park Ridge, NJ: Noyes Press.

Moser, C. J., Jones, R. A., Zaorski, D. M., & Mirsalimi, H. (2005). The impact of the sibling in clinical practice: Transference and countertransference dynamics. *Psychotherapy: Theory, Research, Practice, Training*, 42(3), 267-278.

Munich, R. L., & Astrachan, B. (1983). Group dynamics. In H. L. Kaplan & B. J. Sadock (Eds.), *Comprehensive group psychotherapy* (2nd ed., pp. 15-23). Baltimore, MD: Williams & Wilkins.

Myers, S. (2000). Empathic listening: Reports on the experience of being heard. *Journal of Humanistic Psychology*, 40, 148-173.

Napier, R., & Gershenfeld, M. K. (2004). *Groups: Theory and experience* (7th ed.). Boston, MA: Houghton Mifflin

Nelson, R. C. (1971). Organizing for group counseling. *Personal and Guidance Journal*, 50, 25-28.

Nelson-Jone, R. (1990). *Human relationships: A skills approach*. Pacific Grove, CA: Brooks/Cole.

Nemeth, C., & Owens, P. (1996). Making work groups more effective: The value of minority dissent. In M. West (Ed.), *Handbook of work group psychology*. London, UK: John Wiley.

Newman, L. S., Duff, K. J., & Baumeister, R. F. (1997). A new look at defensive projection: Thought suppression, accessibility, and biased person perception. *Journal of Personality and Social Psychology*, 72, 980-1001.

Nielsen, K. E. J., & Cairns, S. L. (2009). Social anxiety and close relationships: A hermeneutic phenomenological study. *Canadian Journal of Counseling*, 43(3), 178-197.

Norcross, J. C. (2011)(Ed.). *Psychotherapy relationships that work* (2nd ed.), New York: Oxford University Press.

Ogden, T. H. (1979). *On projective identification. International Journal of Psychoanalysis*, 60, 357-373.

Ogden, T. H. (1982). *Projective identification and psychotherapeutic technique*. New York, NY: Aronson.

Ogrodniczuk, J. S., & Piper, W. E. (2003). The effect of group climate on outcome in two forms of short-term group therapy. *Group Dynamics: Theory, Research, and Practice*, 7, 64-76. doi:10.1037/1089-2699.7.1.64

Ogrodniczuk, J. S., Piper, W. E., & Joyce, A. S. (2004). Differences in men's and women's responses to short-term group psychotherapy. *Psychotherapy Research*, 14, 231-243. doi:10.1093/ptr/kph019

Ohlsen, M. M. (1970). *Group counseling*. New York, NY: Holt, Rinehart & Winston.

Ohlsen, M. M., Horne, A. M., & Lawe, C. F. (1988). *Group counseling* (3rd ed.). New York, NY: Holt, Rinehart, and Winston.

Ohrt, J. H., Ener, E., Porter, J., & Young, T. L. (2014). Group leader reflections on their training and experience: Implications for group counselor educators and supervisors. *The Journal for Specialists in Group Work*, 39(2), 95-124.

Okech, J. E. A. (2008). Reflective practice in group co-leadership. *The Journal for Specialists in Group Work*, 33, 236-252.

Okech, J. E. A., & Kline, W. B. (2005). A qualitative exploration of group co-leader relationships. *The Journal for Specialists in Group Work*, 30, 173-190.

Okech, J. E. A., & Kline, W. B. (2006). Competency concerns in group co-leader relationships. *The Journal for Specialists in Group Work*, 31, 165-180.

Ormont, L. R. (1993). Resolving resistances to immediacy in the group setting. *International Journal of Group Psychotherapy*, 43(4), 399-418.

Overholser, J. C. (2005). Group psychotherapy and existential concerns: An interview with Irvin Yalom. *Journal of Contemporary Psychotherapy*, 35(2), 185-197.

Parrott, L. (1997). *Counseling and psychotherapy*. New York: McGraw Hill.

Paulson, I., Burroughs, J., & Gelb, C. (1976). Co-therapy: What is the crux of the relationship? *International Journal of Group Psychotherapy*, 26, 213-224.

Paulus, P. R. (2000). Groups, teams, and creativity: The creative potential of idea-generating groups. *Applied Psychology*, 49, 237-262.

Peabody, S. N., & Gelso, C. J. (1982). Countertransference and empathy: The complex relationship between two divergent concepts in counseling. *Journal of Counseling Psychology*, 29(3), 240-245.

Perls, F. (1969). *Gestalt therapy verbatim*. Moab, UT: Real People Press.

Pfeiffer, J. W., & Jones, J. E. (1972-1980). *A handbook of structured exercises for human relations training* (pp. 1-8). San Diego. CA: University Associates.

Pines, M. (1996). Malcom Pines' reflections on Bridgrm, Main, Foulkes, & Bion-interviewed by Gary Winship. *Therapeutic Communities*, 17(2), 117-122.

Pines, M. (2008). The group-as-a whole approach in Foulkesian group analytic psychotherapy. In G. M. Saiger, S. Rubenfeld, & M. D. Dluhy (Eds.), *Windows into today group therapy The National Group Psychotherapy Institute of the Washington School of Psychiatry*. New York, NY: Routledge.

Piper, W. E., Debbane, E. G., Garant, J., & Bienvenu, J. P., (1979). Pretraining for group psychotherapy: A cognitive-experiential approach. *Arch Gen Psychiatry*, 36(11), 1250-1256. doi:10.1001/archpsyc.1979.01780110104013

Piper, W. E., Doan, B. D., Edwards, E. M., & Jones, B. D. (1979). Cotherapy behavior, group therapy process, and treatment outcome. *Journal of Consulting and Clinical Psychology*, 47, 1081-1089.

Piper, W. E., Ogrodnigzuk, J. S., Lamarghe, C., & Joyce, A. S. (2006). Use of the social relations model by group therapists: Application and commentary. *International Journal of Group Psychotherapy*, 56(2), 191-209.

Pondy, L. R. (1969). Varieties of organizational conflict. *Administrative Science Quarterly*, 14, 499-506.

Ponsi, M. (2000). Therapeutic alliance and collaborative interactions. *International Journal of Psychoanalysis*, 81, 687-704.

Ponzo, Z. (1991). Critical factors in group work: Client's perceptions. *Journal for Specialists in Group Work*, 16, 16-23.

Posthuma, B. W. (2002). *Small groups in counseling and therapy: Process and leadership* (4th ed.). Boston, MA: A Pearson Education.

Posthuma, B. W. (2002). *Small groups in counseling and therapy*. Boston, MA: Allyn & Bacon.

Posthuma, D. (2002). *Genetic variation and cognitive ability* (Unpublished doctorate dissertation). Vriye University, Amsterdam, Netherlands.

Prager, K. J. (2000). Intimacy in personal relationships. In C. Hendrick & S. S. Hendrick (Eds.), *Close relationships: A sourcebook* (pp. 229-244). Thousand Oak, CA: Sage.

Ramchandani, D. (1989). The concept of projective identification and its clinical relevance. *American Journal of Psychotherapy*, XLIII(2), 238-247.

Rappoport, A. (1997). The patient search for safety: The organizing principle in psychotherapy. *Psychotherapy*, 34, 250-261.

Ratner, R. K., & Miller, D. T. (2001). The norm of self-interest and its effects on social action. *Journal of Personality and Social Psychology*, 81(1), 5-16.

Rawlins, W. K. (1981). *Friendship as a communicative achievement: A theory and an interpretive analysis of verbal reports* (Unpublished doctoral dissertation). Temple University, Philadelphia, PA.

Rea, B. D. (2001). Finding our balance: The investigation and clinical application of intuition. *Psychotherapy*, 38, 97-106.

Redfern, S., Dancey, C., & Dryden, W. (1993). Empathy: Its effect on how counsellors are perceived. *British Journal of Guidance & Counseling*, 21(3), 300-309.

Reik, T. (1948). *Listening with the third ear. New York*, NY: Grove Press.

Reis, H. T., & Patrick, B. C. (1996). Attachment and intimacy: Component processes. In E. T. Higgins & A. W. Kruglanski (Eds.), *Social psychology handbook of basic principles* (pp. 523-563). New York, NY: Guildford.

Reis, H. T., & Shaver, P. (1988). Intimacy as an interpersonal process. In S. Duck, D. F. Hay, S. E. Hobfoll, W. Ickes, & B. M. Montgomery (Eds.), *Handbook of personal relationship: Theory, research and interventions* (pp. 367-389). Oxford UK: John Wiley & Sons.

Reitan, A. (2013). *Maslow's theory of self-actualization, more or less actualized*. Retrieved from http://brainblogger.com/2013/01/08/maslows-theory-of-self-actualization-more-or-less-actualized/

Ribner, N. G. (1974). Effects of an explicit group contract on self-disclosure and group cohesiveness. *Journal of Counseling Psychology*, 21(2), 116-120.

Ridley, C. R., & Udipi, S. (2002). Putting cultural empathy into practice. In P. B. Pedersen, J. G. Draguns, W. J. Lonner, & J. E. Trimble (Eds.), *Counseling cross cultures* (pp. 317-333). Thousand Oaks, CA: Sage.

Ritter, K. Y., West, J. D., & Trotzer. J. P. (1987). Comparing family counseling and group counseling: An interview with George Gazda, James Hansen, and Alan Hovestadt. *Journal of Counseling and Development*, 65(6), 295-300.

Roark, A. E., & Roark, A. B. (1979). Group structure: Components and effects. *Journal for Specialists in Group Work*, 4(4), 186-196.

Robison, F., Stockton, R., & Morran, D. (1990). Anticipated consequences of self-disclosure during early therapeutic group development. *Journal of Group Psychotherapy, Psychodrama and Sociometry*, 43, 3-18.

Rockland, L. H. (1988). A review of supportive psychotherapy, 1986-1992. *Hospital and community psychiatry*, 44, 1033-1060.

Rockland, L. H. (1988). *Supportive psychotherapy: A psychodynamic approach*. New York, NY: Basic Books.

Rockland, L. H. (1993). A review of supportive psychotherapy, 1986-1992. *Hospital and Community Psychiatry*, 44, 1053-1060.

Roger, C. R. (1957). The necessary and sufficient conditions of therapeutic personality change. *Journal of Consulting Psychology*, 21, 95-103.

Rogers, C. R. (1951). *Client-centered therapy*. Boston, MA: Houghton Mifflin.

Rogers, C. R. (1959). A theory of therapy, personality and interpersonal relationships as developed in the client-centered framework. In S. Koch (Ed.), *Psychology: A study of a science* (Vol. 3, pp. 184-256). New York, NY: McGraw-Hill.

Rogers, C. R. (1967). The process of basic encounter group. In J. F. T. Bugental (Ed.), *Challenges of humanistic psychology*. New York, NY: McGraw-Hill.

Rogers, C. R. (1970). *Carl Rogers on encounter groups*. New York, NY: Harpe.

Rogers, C. R. (1975). Empathic: An unappreciated way of being. *The Counseling Psychologist*, 5, 2-10.

Rogers, C. R. (1986). Reflection of feelings. *Personal-Centered Review*, 1(4), 375-377.

Roller, B., & Nelson, V. (1991). *The arts of co-therapy: How therapists work together*. New York, NY: Guiford.

Roller, B., & Nelson, V. (1993). Cotherapy. In H. I. Kaplan & B. J. Sadock (Eds.), *Comprehensive group psychotherapy* (3rd ed., pp. 304-312). Bal-timore, MD: Williams & Wilkins.

Romano, J. L. (1998). Simulated group counseling: An experiential training model for group work. *Journal for Specialists in Group Work*, 23(2), 119-132.

Rose, G., & Bedner, R. L. (1980). Effects of positive and negative self-disclosure and feedback on early group development. *Journal of Counseling*

Psychology, 27, 63-70.

Rosenfeld, S. & Dluhy M. D. (2008) (Eds.). *Windows into today group psychotherapy* (pp.203-220). New York: Routledge.

Rosenthal, L. (2005). The therapeutic effect of the group as preoedipal mother. *Modern Psychoanalysis*, 30(2), 140-149.

Ross, J. M. (1994a). From mother to father: The boy search for a generative identity and the Oedipal era. In S. H. Cath, A. R. Gurwitt, & J. M. Ross (Eds.), Father and child: Developmental and clinical perspectives (pp. 189-204). Hillside, NJ: The Analytic Press.

Ross, J. M. (1994b). Mentorship in middle childhood. In S. H. Cath, A. R. Gurwitt, & J. M. Ross (Eds.), *Father and child: Developmental and clinical perspectives* (pp. 243-251). Hillside, NJ: The Analytic Press.

Rothke, S. (1986). The role of interpersonal feedback in group psychotherapy. *International Journal of Group Psychotherapy*, 36, 225-240.

Rotter, J. B. (1971). Generalized expectancies for interpersonal trust. *American Psychologist*, 26, 443-452.

Rubel, B., & Okech, J. E. A. (2006). The supervision of group work model: Adapting the discrimination model for supervision of group workers. *The Journal for Specialists in Group Work*, 31, 113-134.

Rutan, J. S. (1999). Psychodynamic therapy. In J. Donigian & D. Hulse-Killacky (Eds.), *Critical incidents in group therapy* (pp. 132-133). Belmont, CA: Brooks/Cole.

Rutan, J. S., & Stone, W. N. (2000). *Psychodynamic group psychotherapy* (3rd ed.). New York, NY: The Guilford Press.

Rybak, C. J., & Brown, B. M. (1997). Group conflict: Communication patterns and group development. *Journal for Specialists in Group Work*, 22(1), 31-51.

Ryum, T., Hagen, R., Nordahl, H. M., Vogel, P. A., & Stiles, T. C. (2009). Perceived group climate as a predictor of long-term outcome in a randomized controlled trial of cognitive-behavioural group therapy for patients with comorbid psychiatric disorders. *Behavioural and Cognitive Psychotherapy*, 37, 497-510. doi:10.1017/S1352465809990208

Saavedra, R., Earley, P. C., & Van Dyne, L. (1993). Complex interdependence in task-performing groups. *Jouranl of Applied Psychology*, 78, 61-72.

Sadock, B. J., & Kapland, H. I. (1972). Selection of patients and the dynamic and structural organization of the group. In H. I. Kapland & B. J. Sadock (Eds.), *The evolution of group therapy* (pp. 119-131). New York, NY: E. P. Dutton.

Safran, J. D., & Muran, J. C. (2000). *Negotiating the therapeutic alliance*. New York, NY: Guilford.

Safran, K. D.. & Segal, Z. V. (1999). *Interpersonal process in cognitive therapy*. New York, NY: Basic Books.

Sandlelr, J., Kennedy, H., & Tyson, R. (1980). *The technique of child psychoanalysis: Discussions with Anna Freud*. Cambridge, MA.: Harvard University Press.

Satir, V. M. (1972). *Peoplemaking*. Palo Alto, CA: Science and Behavior Books.

Sawyer, F. H. (1975). A conceptual analysis of empathy. *Annual of Psychoanalysis*, 3, 37-47.

Schafer, R. (1976). *A new language for psychoanalysis*. New Haven, CT: Yale University Press.

Scheidlinger, S. (1982). Presidential address: On scapegoating in group psychotherapy, *International Journal of Group Psychotherapy*, 32, 131-134.

Schindler, W. (1951). Family pattern in group formation and therapy. *International Journal of Group Psychotherapy*, 1, 100-105.

Schoenewolf, G. (1998). The scapegoat and the holy cow in group therapy. *Journal of Contemporary Psychotherapy*, 28, 277-287.

Seashore, S. E. (1954). *Group cohesiveness in the industrial work group*. Oxford, England: University of Michigan.

Seaward, B. L. (1999). *Managing stress*. Boston, MA: Jones & Bartlet.

Segal, H. (1964). *Introduction to the work of Melanie Klein*. New York, NY: Basic Books.

Segalla, M. A. (2008). *Beyond the dyad: An evolving theory of group psychotherapy*. In In G. M. Seigar.

Seligman, M. E. P. (1972). Learned helplessness. *Annual Review of Medicine*, 23(1), 407-412. doi: 10.1146/annurev.me.23.020172.002203

Sexton, T. L., & Whiston, S. C. (1994). The status of the counseling relationship: An empirical review, theoretical implications, and research directions. *The Counseling Psychologist*, 22(1), 6-78.

Shachter, S. (1952). Comment. *American Journal of Socialogy*, 57, 554-562.

Shaffer, J. B. P., & Galinsky, M. D. (1974). *Models of group therapy and sensitivity training*. Englewood Cliffs, NJ: Prentice-Hall.

Shakoor, M. (2010). *On becoming a group member: Personal growth and effectiveness in group counseling*. New York, NY: Routledhe.

Shapiro, A. F., Gattman, J, M., & Fink, B. C. (2015). Short-term change in couples' conflict following a transition to parenthood intervention. *Couple and Family Psychology: Research and Practice*, 4(4), 239-251.

Shapiro, J. L. (1978). *Methods of group psychotherapy and encounter: A tradition of innovation*. Itasca, IL: Peacock.

Shatter, J. B., & Galinsky, M. D. (1989). *Models of group therapy* (2nd ed.). Englewood Cliffs, NJ: Prentice- Hall.

Shechter, R. A.(1999). The meaning and interpretation of sibling-transference in the clinical situation. *Issues in Psychoanalytic Psychology*, 21, 1-10.

Shechtman, Z., & Toren, Z. (2009). The effect of leader behavior on processes and outcomes in group counseling. *Group Dynamics: Theory, Research and Practice*, 13(3), 218-233.

Sherif, M. (1956). Experiments in group conflict. In E. Aronson (Eds.), *Readings about the social animal* (8th ed., pp. 416-425). New York, NY: Worth/ Freeman.

Sherman, R., & Dinkmeyer, D. C. (1987). *Systems of family therapy: An Adlerian integration.* New York, NY: Brunner/ Mazel.

Shields, A., & Cicchetti, D. (2001). Parental maltreatment and emotion dysregulation as risk factors for bullying and victimization in middle childhood. *Journal of Clinical Child Psychology*, 30(3), 349-363.

Shostrom, E. L. (1967). *Man and manipulator: The inner journey from manipulation to actualization.* New York, NY: Abingdon Press.

Shutz, W. C. (1958). *FIRO: A three-dimension theory of interpersonal behavior.* New York, NY: Rhinehart.

Singer, T., Critchley, H. D., & Preuschoff, K. (2009). A common role of insula in feelings, empathy and uncertainty. *Trends in Cognitive Sciences*, 13, 334-340. doi: 10.1016/j.tics.2009.05.001.

Skynner, A. (1976). *Systems of family and marital psychotherapy.* New York, NY: Brunner/Mazel.

Slater, P. (1966). *Microcosm.* New York, NY: John Wiley.

Sliverstein, J. L. (1997). Acting out in group therapy: Avoiding authority struggles. *International Journal of Group Psychotherapy*, 47(1), 31-45.

Smaby, M. H., Maddux, C. D., Torres-Rivera, E., & Zmmick, R. (1999). A study of the effects of a skills-based versus a conventional group counseling training program. *Journal for Specialists in Group Work*, 24(2), 152-163.

Spotnitz, H. (1961). *The couch and circle.* New York, NY: Alfred Knopf.

Sprecher, S., & Hendrick, S. S. (2004). Self-disclosure in intimate relationships: Associations with individual and relationship characteristics over time. *Journal of Social and Clinical Psychology*, 23, 857-877.

Starling, P., & Baker, S. (2000). Structured peer group practicum supervision: Supervisees' perceptions of supervision theory. *Counselor Education and Supervision*, 39, 162-176.

Steinberg, P. I., & Ogrodniczuk, J. S. (2010). Hatred and fear: Projective identification in group psychotherapy. *Psychodynamic Practice*, 16(2), 201-205.

Stewart, D, A, (1956). *Preface to empathy*. New York, NY: Philosophical Library.

Stipek, D. E. P. (1988). *Motivation to learning*. Boston, MA: Allyn & Bacon.

Stockton, R. (2003). *Group process and leadership*. Paper presented at the annual convention of the American Psychological Association, Toronto, Canada.

Stockton, R., & Morran, D. K. (1982). Review and perspective of critical dimensions in therapeutic small group research. In G. M. Gazda (Ed.), Basic approaches to group psychotherapy and group counseling (3rd ed., pp. 37-85). Spring-field, IL: Charles C. Thomas.

Stockton, R., Morran, K., & Krieger, K. (2004). An overview of current research and best practices for training beginning group leaders. In J. L. Delucia-Waak, D. A. Gerrity, C. R. Kalodner, & M. T. Riva (Eds.), *Handbook of counseling and psychotherapy* (pp. 65-75). Thousand Oaks, CA: Sage.

Strupp, H. H., & Binder, J. L. (1984). *Psychotherapy in a new key*. New York, NY: Basic Books.

Sullivan, H. S. (1953). *The interpersonal theory of psychiatry*. New York, NY: Norton.

Sullivan, H. S. (1964). *The fusion of psychiatry and social science*. New York: Norton.

Sullivan, H. S. (1968). *The interpersonal theory of psychiatry*. New York, NY: Norton.

Summers, F. (1999). *Transcending the self: An object relations model of psychoanalytic therapy*. Hillsdale, NJ: The Analytic Press.

Swoboda, J. S., Dowd, E. T., & Wise, S. L. (1990). Reframing and restraining directives in the treatment of clinical depression. *Journal of Counseling Psychology*, 37, 254-260.

Tajfel, H. (1982). *Social identity and intergroup relations*. Cambridge, UK: Cambridge University Press.

Tajfel, H., & Turner, J. C. (1986). The social identity theory of intergroup behavior. In S. Worchel & W. G. Austin (Eds.), *Psychology of intergroup relations* (pp. 7-24). Chicago, IL: Nelson-Hall.

Tasca, G. A., & Lampard, A. M. (2012). Reciprocal influence of alliance to the group and outcome in day treatment for eating disorders. *Journal of Counseling Psychology*, 59(4), 507-517.

Teyber, E. (1997). *Interpersonal process in psychotherapy: A relational approach*. Pacific Grove, CA: Brooks/Cole.

Teyber, E. (2000). *Interpersonal process in psychotherapy: A relational approach*. Boston, MA: Brooks/Cole.

Teyber, E., & McClure, F. H. (2011). *Interpersonal process in therapy: An integrative model* (6th ed.). Belmont, CA: Brooks/Cole.

Thelen, H. A. (1959). Work-emotionality theory of small group as an organism. In S. Kock (Ed.), *Psychology: A study of a science*, Vol. 3. New York, NY: McGraw-Hill.

Thibaut, J. W., & Kelly, H. H. (1959). *The social psychology of groups*. New York, NY: John Wily.

Thomas, H., & Caplan, T. (1999). Spinning the group process wheel: Effective facilitation techniques for motivating involuntary client groups. *Social Work with Group*, 21(4), 3-21.

Token, E. (1972). The scapegoat as an essential group phenomenon. *International Journal of Group Psychotherapy*, 22, 320-332.

Toman, W. (1959). Family constellation as personality determinant. *Journal of Individual Psychology*, 15, 199-211.

Toman, W. (1976). *Family constellation: Its effects on personality and social behavior* (3rd ed.). New York, NY: Springer.

Toothman, J. M. (1978). *Conducting the small group experience*. Washington, DC: University Press of America.

Toseland, R., & Rivas, R. (2011). *An introduction to group work practice* (7th ed.). Boston, MA: Allyn & Bacon.

Trotzer, J. P. (1972). Group counseling: Process and perspective. *Guidelines for pupil services*, 10, 105-110.

Trotzer, J. P. (1977). *The counselor and the group: Integrating theory, training, and practice*. Philadelphia, PA: Accelerated Development.

Trotzer, J. P. (1979). Developmental tasks in group counseling: The basic for structure. *Journal for Specialists in Group Work*, 4(4), 177-185.

Trotzer, J. P. (1988). Family theory as a group resource. *Journal for Specialists in Group Work*, 13, 180-185.

Trotzer, J. P. (1999). *The counselor and the group: Integrating theory, training, and practice*. Philadelphia, PA: Accelerated Development.

Trotzer, J. P. (2007). *The counselor and the group: Integrating theory, training, and practice* (4th ed). Philadelphia, PA: Brunner-Routledge.

Trotzer, J. P. (2013). *The counselor and the group: Integrated theory, training, and practice* (4th ed.). New York, NY: Taylor and Francis Group.

Truax, C. B., & Carkhuff, R. R. (1967). *Toward effective counseling and psychotherapy*: Training and practice. Chicago, IL: Aldine.

Tuckman, B. W. (1965). Developmental sequences in small groups. *Psychological Bulletin*, 63, 384-399.

Tuckman, B. W., & Jensen, M. A. (1977). Stages of small-group development revisited. *Group & Organization Studies*, 2, 419-427. doi: 10.1177/104649647600700307.

Turner, J. C. (1978). Social categorization and social discrimination in the minimal group paradigm. In H, Tajfel (Ed.), *Differentiation between social groups: Studies in the social psychology of intergroup relations* (pp. 235-250). London, UK: Academic Press.

Turner, J. C., & Oakes, P. (1986). The significance of the social identity concept for social psychology with reference to individualism, interactionism and social influence. *British Journal of Social Psychology*, 25(3), 237-252.

Turner, J. C., & Reynolds, K. J. (2010). The story of social identity. In T.

Postmes & N. Branscombe (Eds.), *Rediscovering social identity: Core sources* (pp. 341-356). Taylor & Francis, NY: Psychology Press.

Turner, M. E., Pratkanis, A. R., Probasco, P., & Leve, C. (1992). Threat, cohesion, and group cohesiveness: Testing a social identity maintenance perspective on groupthink. *Journal of Personality and Social Psychology*, 63, 781-796.

Unger, R. (1989). Selection and composition criteria in group psychotherapy. *Journal for Specialists in Group Work*, 14(3), 151-157.

Van Denburg, T. F., & Kiesler, D. J. (2002). An interpersonal communication perspective on resistance in psychotherapy. *Journal of Clinical Psychology*, 58, 195-205. doi:10.1002/jclp.1143.

Vander Kolk, C. J. (1985). *Introduction to group counseling and psychotherapy*. Upper Saddle River, NJ: Prentice Hall.

Vander Zanden, J. W. (2003). *Human development* (7th ed.). New York, NY: McGraw-Hill.

Varela, O. E., Burke, M. J., & Linkdis, R. S. (2008). A model of emergence and dysfunctional effect in groups. *Group Dynamics: Theory, Research and Practice*, 12(2), 112-126.

Vernon, A. (1993). *Developmental assessment and intervention with children and adolescents*. Alexandria, VA: American Counseling Association.

Vogel, E. F., & Bell, N. W. (1960). The emotionally disturbed child as a family scapegoat. *Psychoanalysis and the Psychoanalytic Review*, 47, 21-42.

Volkan, V. D. (1976). *Primitive internalized object relations - A clinical study of schizoidphrenic, borderline, and narcissistic patients*. New York, NY: International Universities Press.

von Bertalanffy, L. (1951). Theoretical models in biology and psychology. *Journal of Personality*, 20, 24-38. doi:10.1111/j.1467-6494.1951.tb01611.x

von Bertalanffy, L. (1968). *General system theory: Foundations, development, applications*. New York, NY: George Braziller.

Walker, L. E. (1984). *The battered woman syndrome*. New York, NY: Springer.

Walters, D. A. (2009). Transference and contertransference as existential themes in the psychoanalytic theory of W. R. Bion. *Psychodynamic Practice*, 15(2), 161-172.

Wall, V. D., & Nolan, L.L. (1987). Small Group conflict: A look at equity satisfaction and style of conflict management. *Small Group Behavior*, 18, 188-211.

Wampold, B. E. (2012). Humanism as common factor in psychotherapy. *Psychotherapy*, 49(4), 445-449.

Ward, D. E. (2006). Classification of groups. *Journal for Specialists in Group Work*, 31(2), 93-97.

Watzalawick, P., Weakland, J., & Fisch, R. (1974). *Change: Principles of problem formation and problem resolution*. New York, NY: Guilford Press.

Wegscheider-Cruse, S. (1981). *Another chance: Hope and health for the alcoholic family*. Palo Alto, CA: Science and Behavior Books.

Weissman, M. M., Markowitz, J. C., & Klerman, G. L. (2000). *Comprehensive guide to interpersonal psychotherapy*. New York, NY: Basic.

Welbourne, J. L., Eggerth, D., Hartley, T. A., Andrew, M. E., & Sanchez, F. (2007). Coping strategies in the workplace: Relationships with attributional style and job satisfaction. *Journal of Vocational Behavior*, 70, 312-325. doi:10.1016/j.jvb.2006.10.006.

Wheelan,S. A., & McKeage, R. L. (1993). Developmental patterns in small and large groups. *Small Group Research*, 24, 60-83.

Wheeler, J. L., & Kivlighan, D. M. Jr. (1995). Things unsaid in group counseling: An empirical taxonomy. *Journal of Counseling and Development*, 73, 586-591.

Widra, J. M., & Amidon, E. (1987). Improving self-concept through intimacy group training. *Small Group Behavior*, 18, 268-279.

Wilfley, D. E., Mackenzie, K. R., Welch, R. R., Ayres, V. E., & Weissman, M. M. (2000). *Interpersonal psychotherapy for group*. New York, NY: Basic Books.

Winnicott, D. W. (1953). Transitional objects and transitional phenomena: A study of Not-Me possession 1. *International Journal of Psycho-Analysis*, 34, 89-97.

Winnicotte, D. W. (1971). *Play and reality*. London, UK: Tavistock.

Winston, A., Pinsker, H., & McCullough, L. (1986). A review of supportive psychotherapy. *Hospital and Community Psychiatry*, 37, 1105-1114.

Winter, S. K. (1976). Developmental stages in the roles and concerns in co-leaders. *Small Group Behavior*, 7, 349-362.

Wood, J. T. (2000). *Relational communication: Continuing and change in personal relationships* (2nd ed.). Belmont, CA: Wadsworth.

Wubbolding, R. E. (1981). *Using reality therapy*. New York, NY: Harper & Row.

Yalom, I. (2001). *The gift of therapy: An open letter to the new generation of therapist and their patients*. New York: Harper Collins.

Yalom, I. D. (1983). *Inpatient group psychotherapy* (3rd ed.). New York, NY: Basic Books.

Yalom, I. D. (1985). *The Theory and Practice of Group Psychotherapy* (3rd ed.). New York: Basic Books.

Yalom, I. D. (1995) .*The Theory and Practice of Group Psychotherapy* (4th ed.). New York: Basic Books.

Yalom, I. D., & Leszcz, M. (2005). *The theory and practice of group psychotherapy* (5th ed.). New York, NY: Basic Books.

Yalom, I. D., Houts, P. S., Newell, G., & Rand, K. H. (1967). Preparation of patients for group therapy. *Archives of General Psychiatry*, 17, 416-427. doi:10.1001/archpsyc.1967.01730280032003.

Yeung, K.T., & Martin, J. L. (2003). The looking glass self: An empirical test and elaboration. *Social Forces*, 81(3), 843-879.

Young, M. E. (1992). *Counseling methods and techniques: An eclectic approach*. Upper Saddle River, NJ: Merrill.

Young, M. E. (2013). Learning of the art of helping: Building blocks and techniques (5th ed.). Upper Saddle River, NJ: Pearson.

Zaccaro, S., & Lowe, C. (1986). Cohesiveness and performance in additive task: Evidence for multidimensionality. *Journal of Social Psychology*, 128, 547-558.

Zaki, J., Bolger, N., & Ochsner, K. (2009). Unpacking the informational bases of empathic accuracy. *Emotion*, 9, 478-487.

Zender, J. F. (1991). Projective identification in group psychotherapy. *Group analysis*, 24, 117-132.

Zimmerman, I. M. (2008). Interpersonal group psychotherapy. In G. M. Saiger, S. Rubenfeld, & M. D. Dluhy (Eds.), *Windows into today's group therapy: The National Group Psychotherapy Institute of the Washington School of Psychiatry*. New York, NY: Routledge.

Zimmick, R., Marlowe, H. S., & Maddux, C. D. (2000). Improving the use of a group counseling scale and related model to teach theory and skills integration. *Counselor Education & Supervision*, 39(4), 284-296.

Zornoza, A., Ripoll, P., & Peiro, J. M. (2002). Conflict management in groups that work in two different communication contexts: Face to face and computer-mediated communication. *Small Group Research*, 33(5), 481-508.

Zosky, D. L. (2003). Projective identification as a contributor to domestic violence. *Clinical Social Work Journal*, 31(4), 419-431.